"十四五"时期国家重点出版物出版专项规划项目

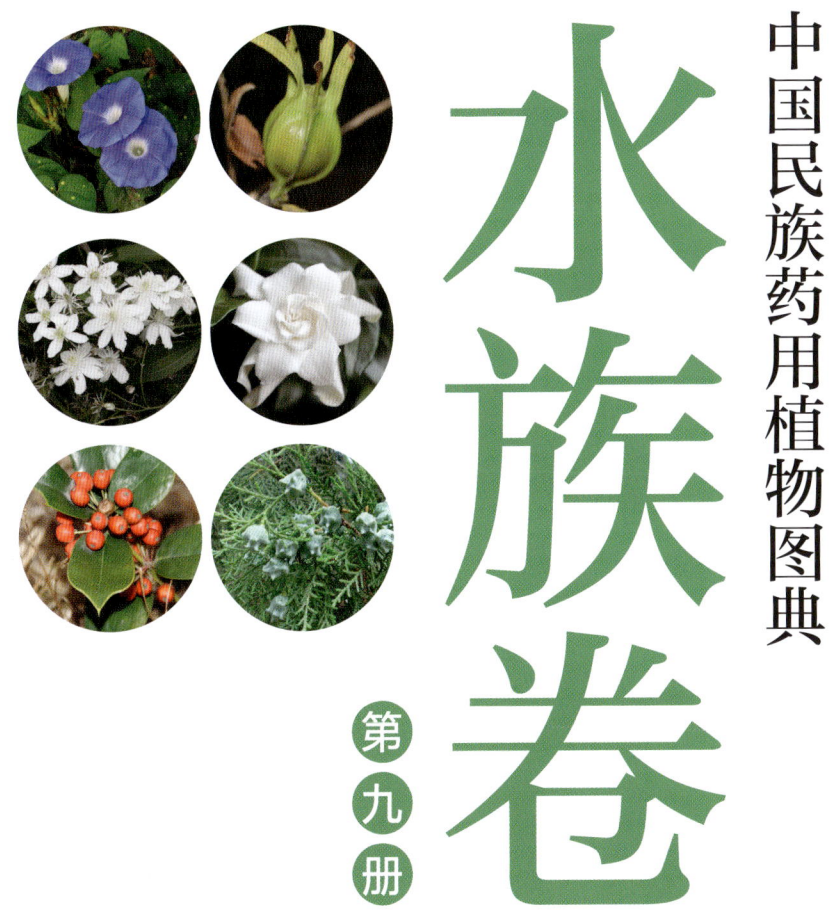

中国民族药用植物图典

水族卷

第九册

总 主 编：肖培根　诸国本

主　　编：司有奇

副 主 编：司岚清　司勤国

编　　委：姜 雷　司高飞　马永春　司勤元　杨光海　杜 蓉　袁树华

图片摄影：周重建　谢 宇　裴 华　邬坤乾　袁井泉　孙骏威　谢 言　钟炯平　司有奇　夏云海

CnS K 湖南科学技术出版社·长沙

国家一级出版社　全国百佳图书出版单位

"十四五"时期国家重点出版物出版专项规划项目

《中国民族药用植物图典》
丛书编委会

总主编： 肖培根　诸国本

编　委： 马光宇　王　庆　叶　红　田华敏　宁迪敏

朱　进　朱　宏　任智标　全继红　刘士勋

刘卫华　刘立文　刘建新　齐　菲　孙　真

孙瑷琨　严　洁　芦　军　李建军　杨　帆

肖　卫　吴　晋　吴卫华　何清湖　汪　冶

汪　昕　张在其　陈艳蕊　罗建锋　周　芳

周重建　赵志远　赵来喜　赵梅红　莫　愚

徐　娜　郭　号　程宜康　谢　宇　谢　言

路　臻　蔡　伟　裴　华　翟文慧　曾朝辉

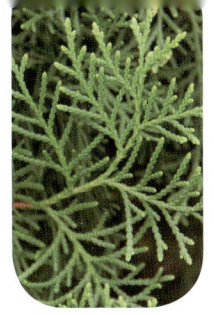

目 录

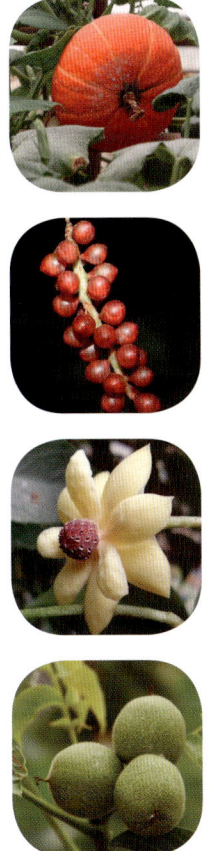

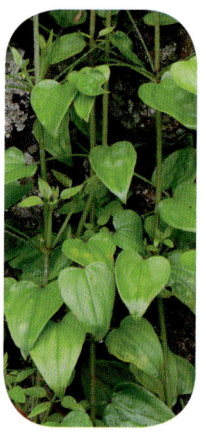

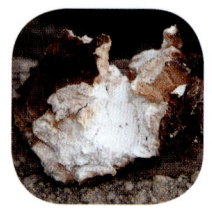

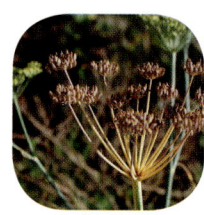

中国民族药用植物图典（第一辑）

水族卷（第九册）

中国民族药用植物图典·苗族卷
中国民族药用植物图典·壮族卷
中国民族药用植物图典·藏族卷
中国民族药用植物图典·蒙古族卷
中国民族药用植物图典·水族卷
中国民族药用植物图典·维吾尔族卷

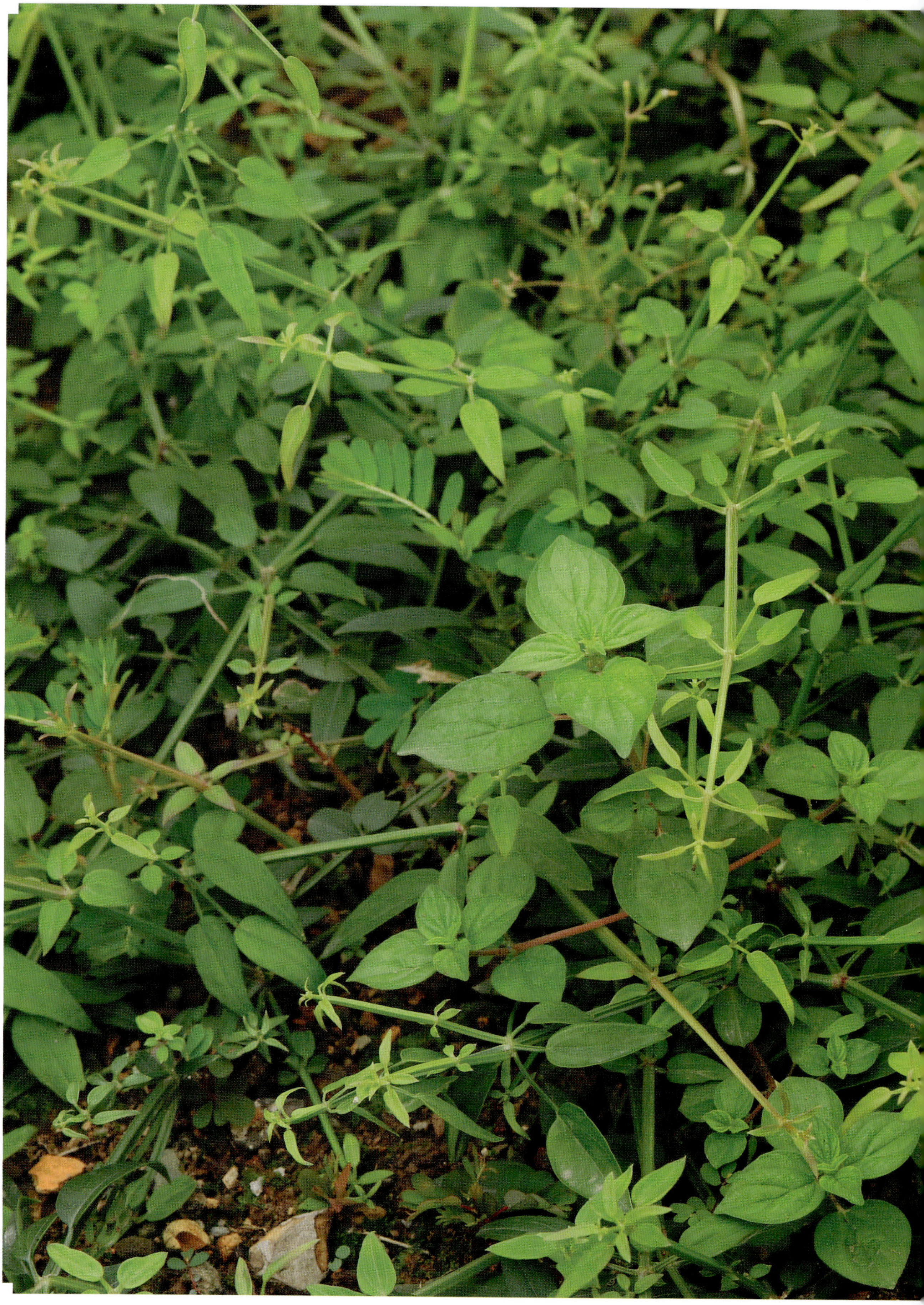

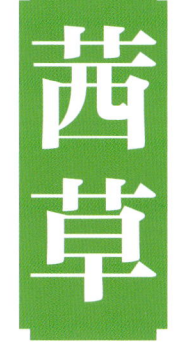

茜草

【水 药 名】要义。

【别　　名】小血藤、血见愁、活血丹、拈拈草、小锯锯藤、小活血龙、破血草。

【来　　源】本品为茜草科植物茜草 *Rubia cordifolia* L. 的干燥根和根茎。

【性味归经】味苦，性寒。归肝经。

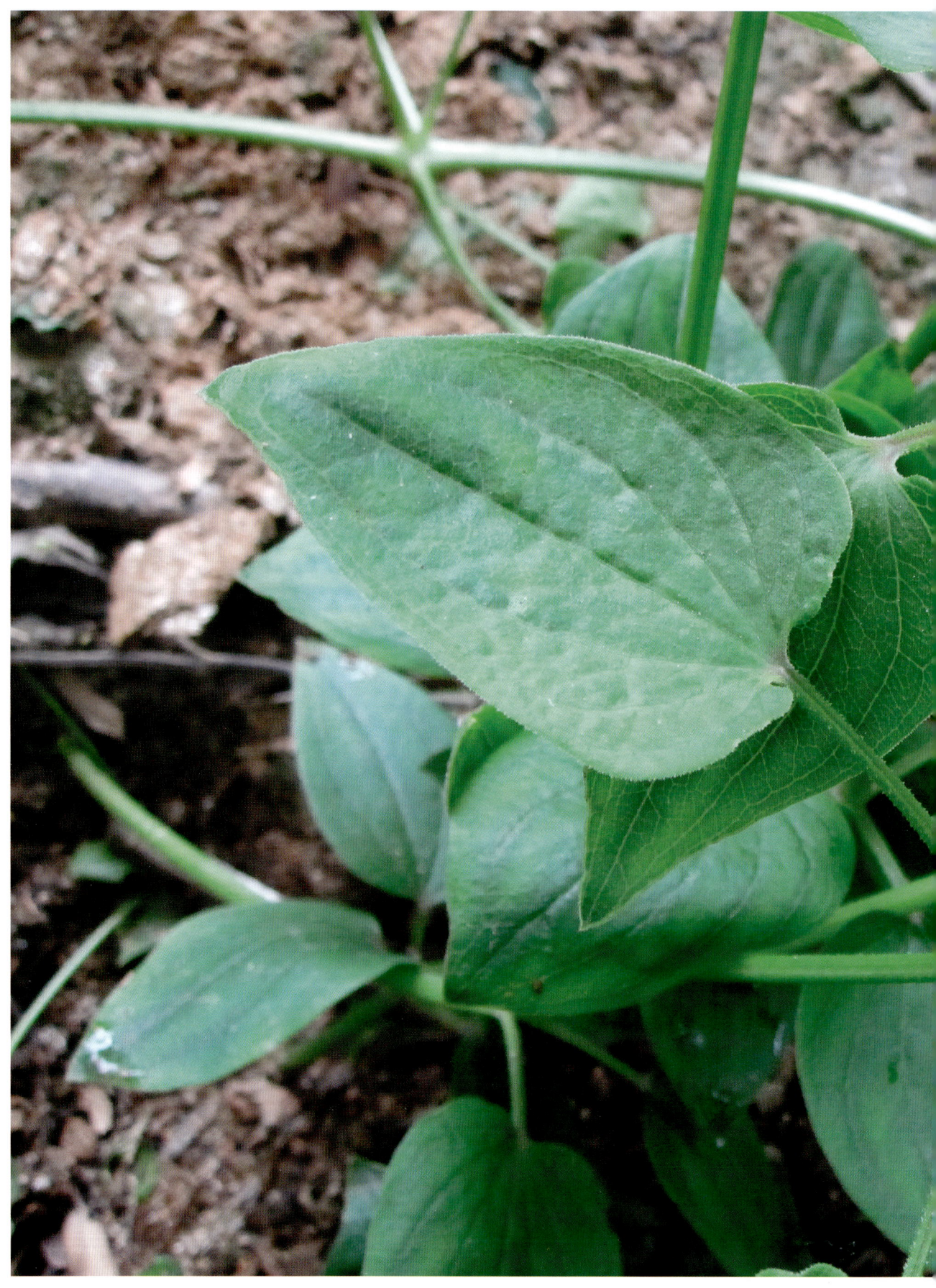

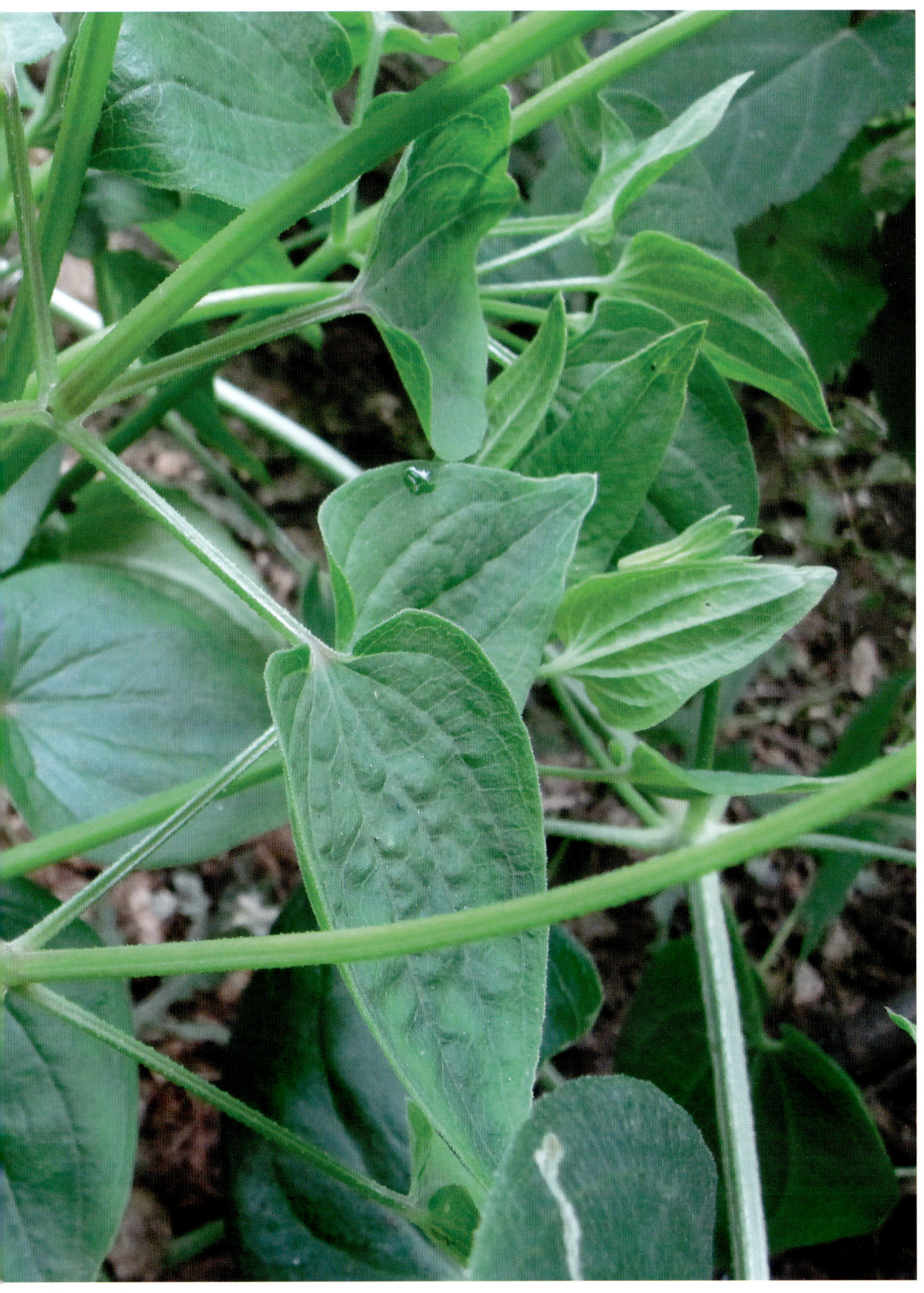

茜草

茜草

▌识别特征

多年生攀缘草本。支根数条，细长，黄红色。茎方形，4棱，棱上生倒刺。叶4片轮生，有长柄，叶片卵状心形或狭卵形，先端渐尖，基部心脏形或圆形，全缘。聚伞花序圆锥状，腋生或顶生。花小，淡黄绿色。浆果小球形，肉质，红色转黑色。花期7—9月，果期9—10月。

▌生境分布

生长于山坡岩石旁或沟边草丛中。分布于安徽、江苏、山东、河南、陕西等省。

▌采收加工

春、秋二季采挖，除去茎叶，洗净，晒干。

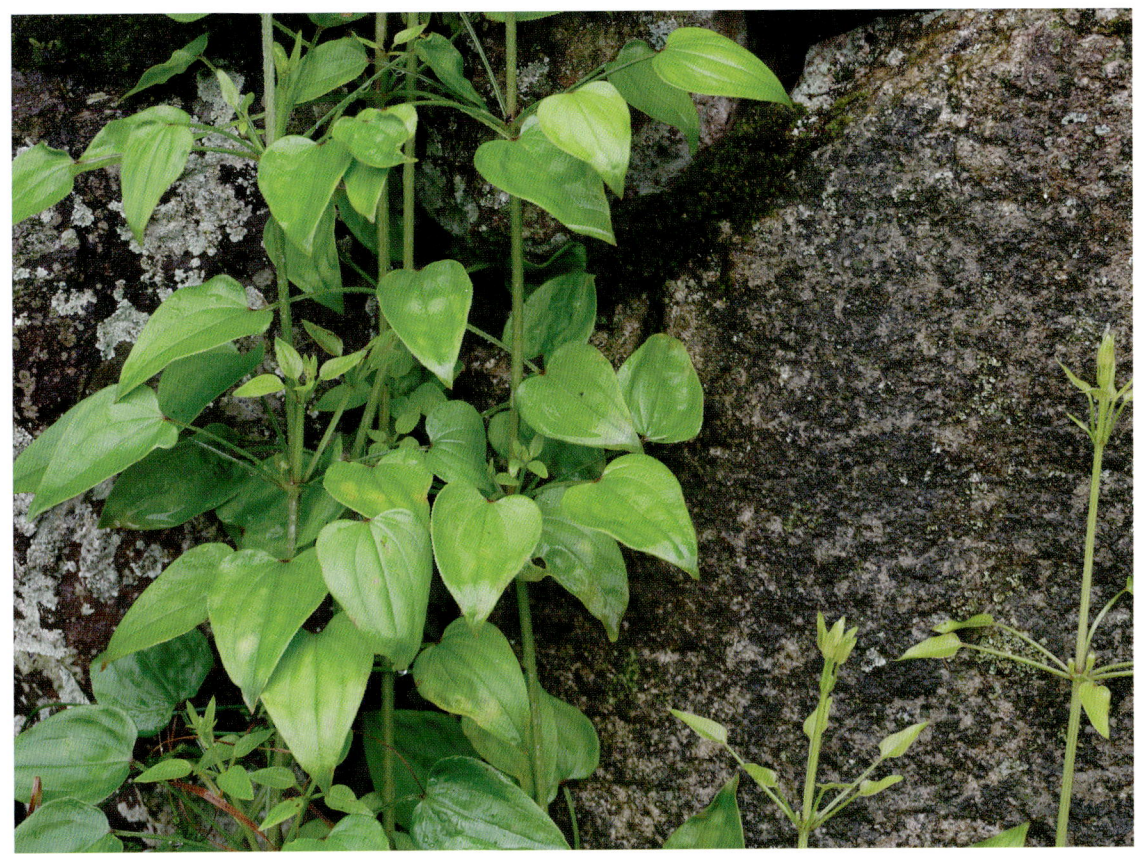

茜草

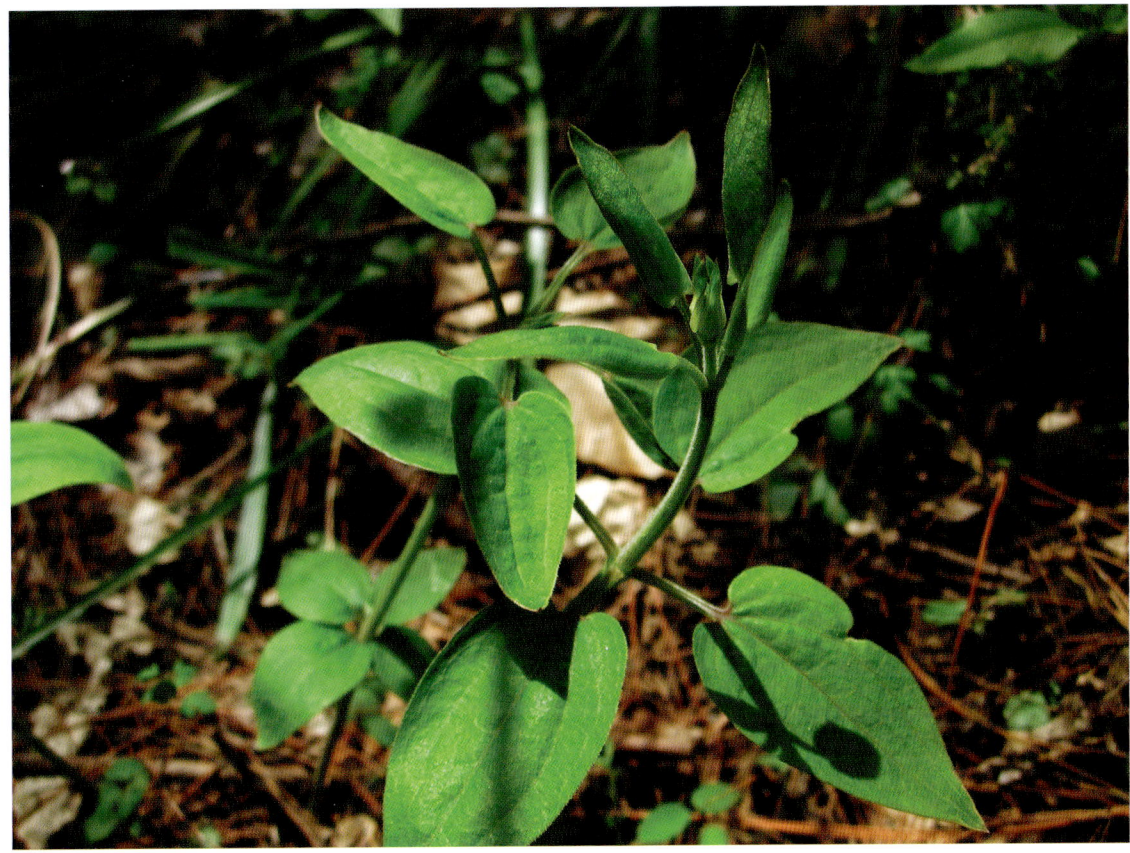

茜草

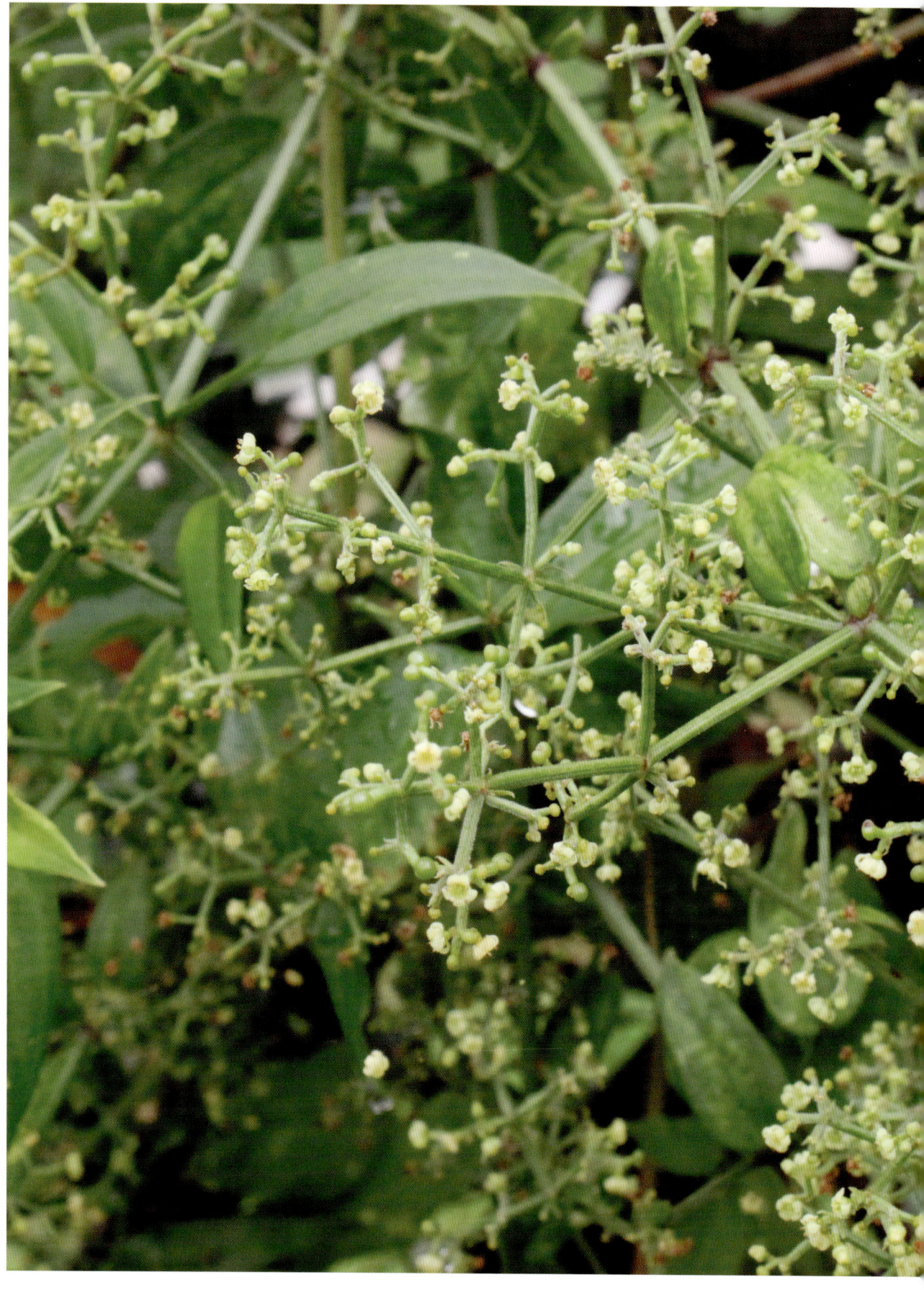

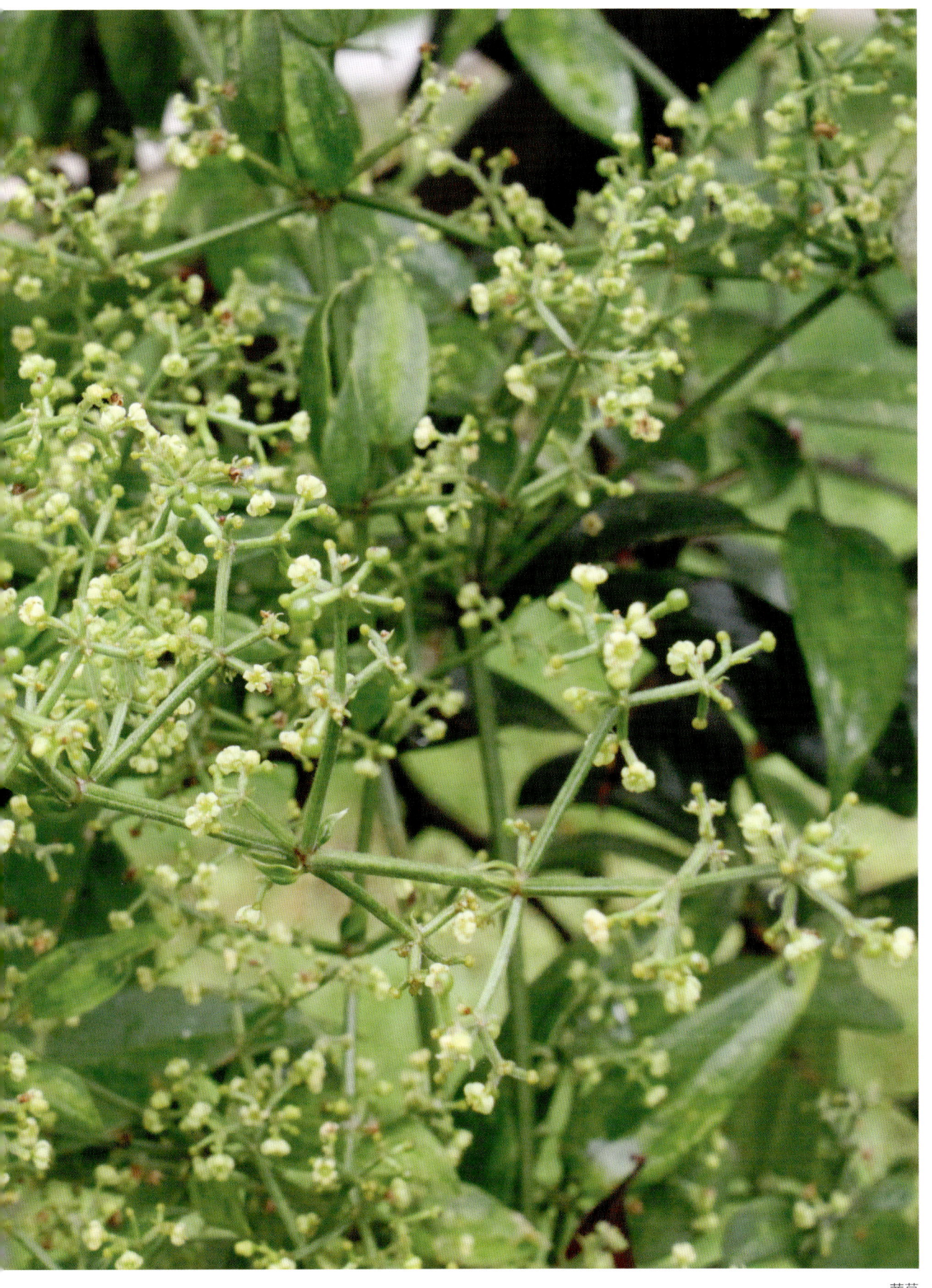

茜草

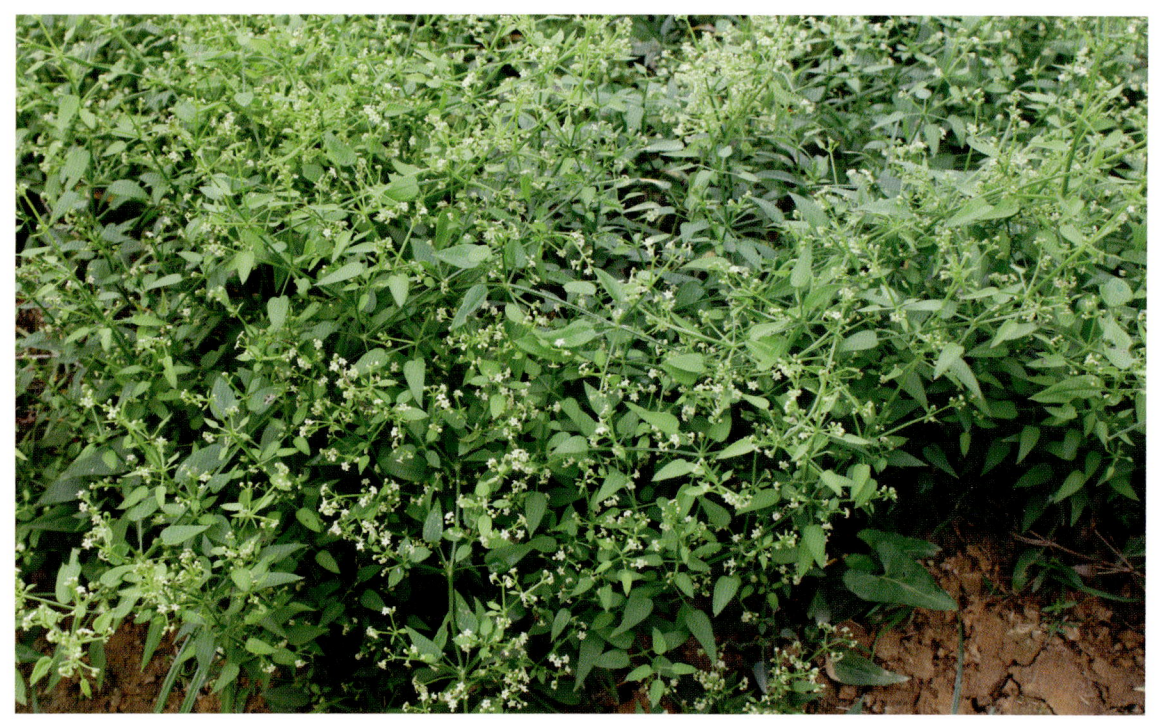

茜草

▍药材鉴别

本品根茎呈不规则块状，顶端有地上茎残基及细根残留，其下着生数条或数十条支根。支根圆柱形而弯曲，长 10 ~ 20 cm，直径 0.1 ~ 1 cm。表面棕色或红棕色，有细纵纹，栓皮较易剥落而露出黄红色本部。质脆易折断，断面平坦，黄红色或淡红色，有多数小孔。气微，味微苦。以条粗长、表面红棕色、内深红色，分歧少、无茎苗及细须根少者为佳。

▍功效主治

行血止血，通经活络，止咳祛痰。主治吐血，衄血，尿血，便血，血崩，经闭，风湿痹痛，跌打损伤，瘀滞肿痛，黄疸，慢性气管炎。

▍药理作用

本品能缩短凝血时间，有一定的止血作用；茜草素同血液内钙离子结合，有轻度抗凝血效应。水提取物有兴奋子宫作用。茜草提取物及人工合成的茜草双酯，均有升白细胞作用。茜草中的环己肽有抗肿瘤作用。此外，对多种细菌及皮肤真菌有抑制作用，还有明显的止咳和祛痰作用。

▍用法用量

内服：10 ~ 30 g，煎汤；或入丸、散服。止血炒炭用；活血通经生用或酒炒用。

民族药方

1. 贫血 茜草、红藤、小红袍、生地黄各 15 g，大红袍、鸡血藤各 30 g，当归 6 g，大枣 7 个，甘草 10 g，姜 3 片。水煎服，每日 1 剂。

2. 荨麻疹 茜草 25 g，阴地蕨 15 g。水煎加黄酒 100 mL 冲服。

3. 痛经，经期不准 茜草 15 g，益母草、大枣各适量。水煎服，每日 1 剂。

4. 软组织损伤 茜草 200 g，虎杖 120 g。用白布包煮 20 分钟，先浸洗，温后敷局部，冷后再加热使用，连续用药 5～7 日。

5. 外伤出血 茜草适量。研细末，外敷伤处。

6. 跌打损伤 茜草 120 g，白酒 750 mL。将茜草置白酒中浸泡 7 日，每次服 30 mL，每日 2 次。

7. 关节痛 茜草 60 g，猪脚 1 只。水和黄酒各半，炖 2 小时，吃猪脚喝汤。

8. 阴虚之经期延长 茜草、墨旱莲各 30 g，大枣 10 枚。水煎取药汁，代茶饮。

9. 吐血 茜根 50 g。捣成细末，每服 10 g，水煎冷服，用水调末 10 g 服亦可。

10. 妇女经闭 茜根 50 g。煎酒服。

11. 肺肾伤热，肺热咳嗽，痰中带血，膀胱热，尿痛，尿频等症 茜草、紫草茸、枇杷叶各 10 g。制成煮散剂，每次 3～5 g，每日 1～2 次，水煎温服。

12. 腑热，肠刺痛 茜草、麦冬 9 g，叉分蓼 16 g。制成煮散剂，每次 3～5 g，每日 1～2 次。水煎温服。

使用注意

脾胃虚寒、无瘀滞者禁用。

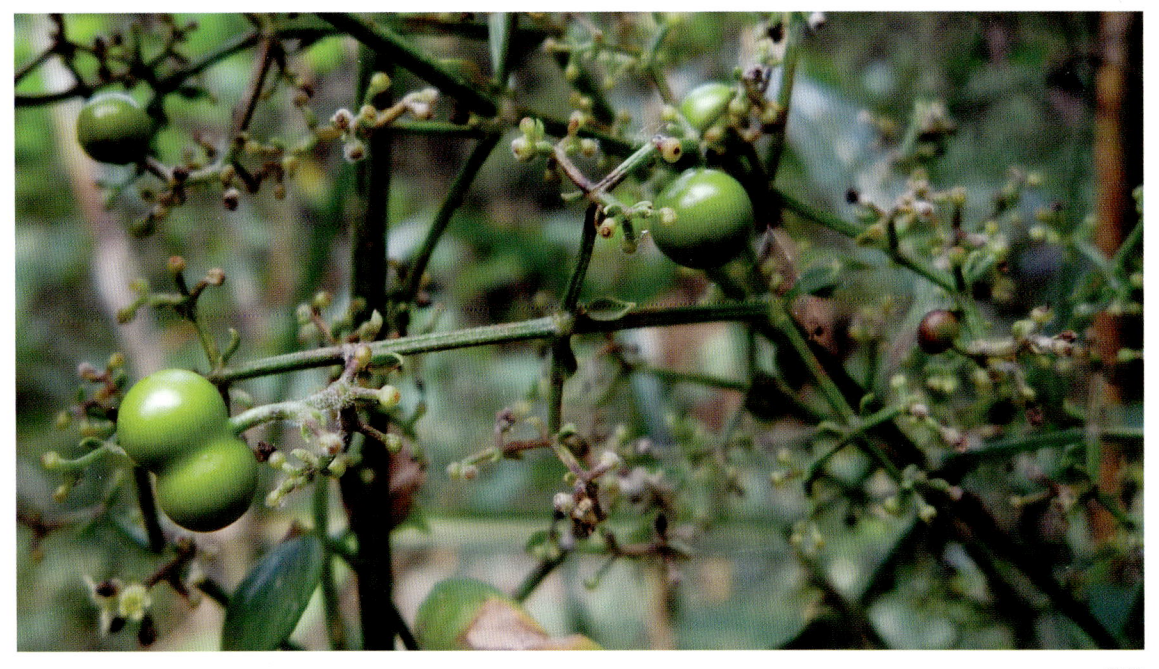

茜草

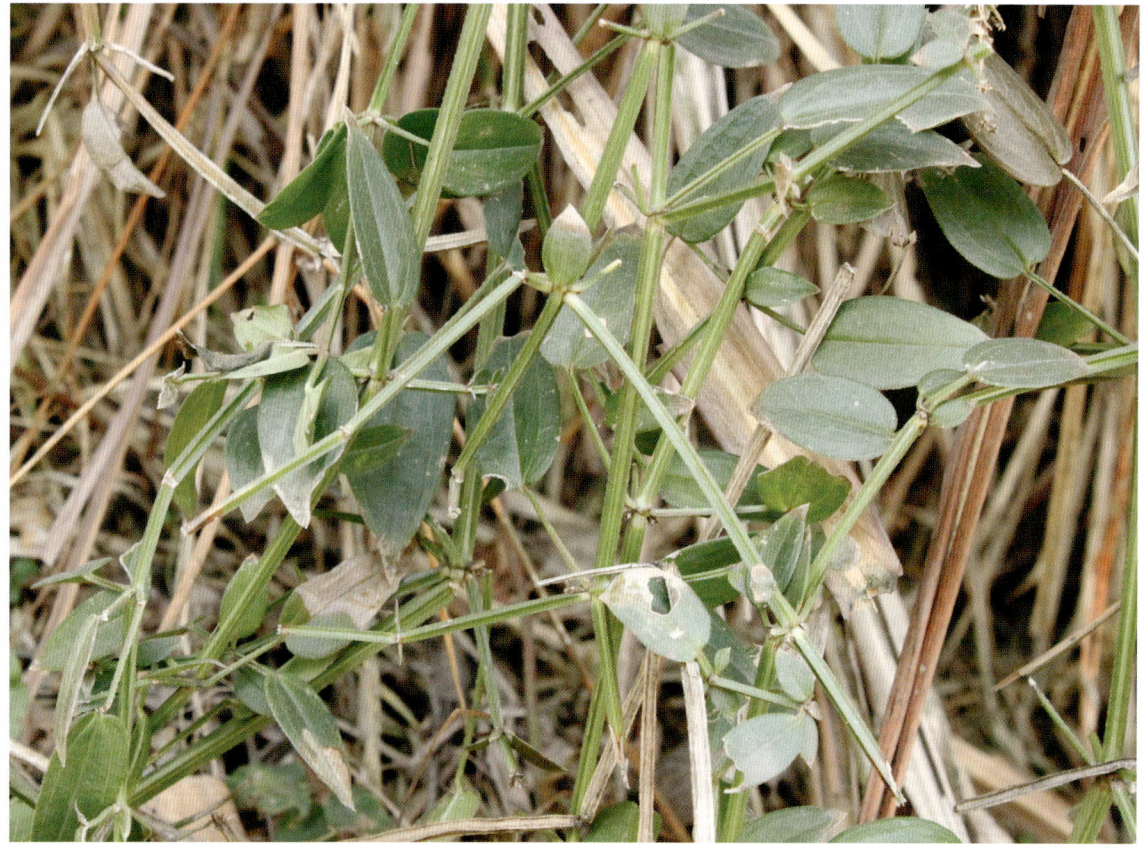

茜草

茜草

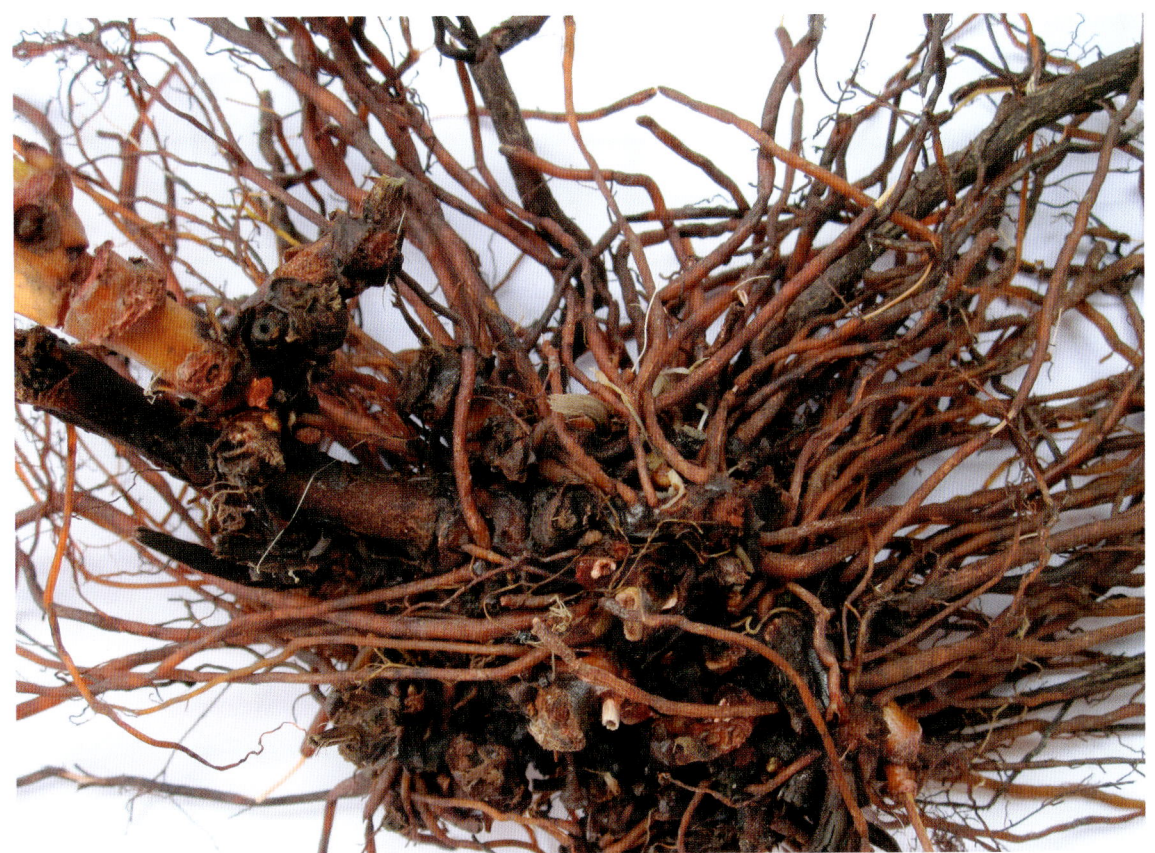

茜草根

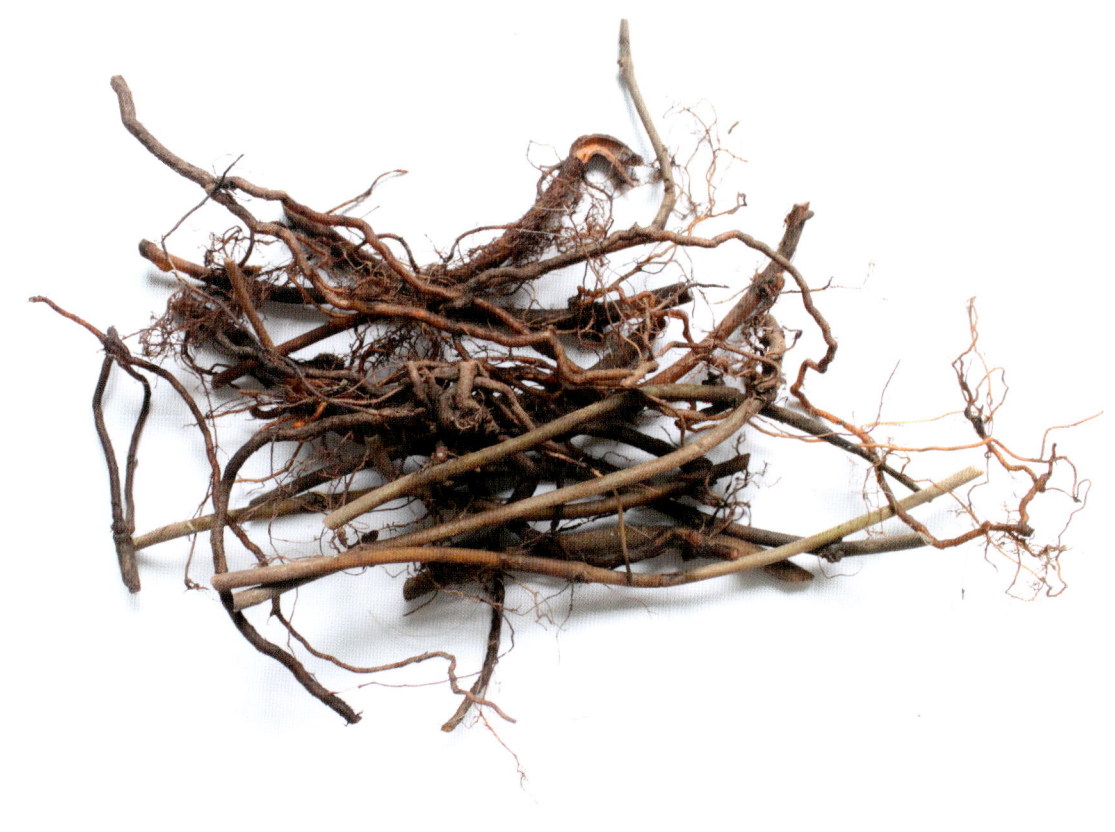

茜草药材

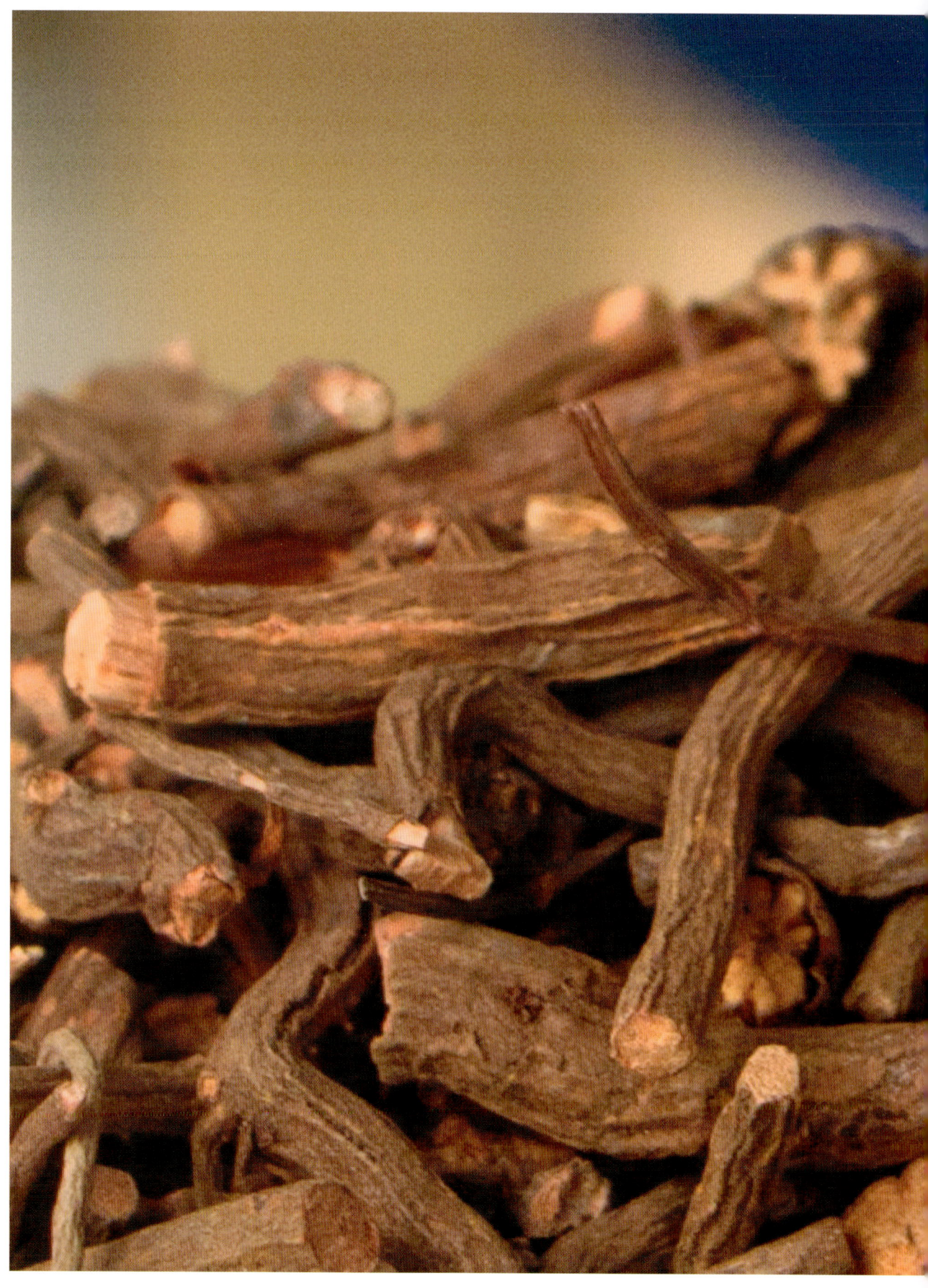

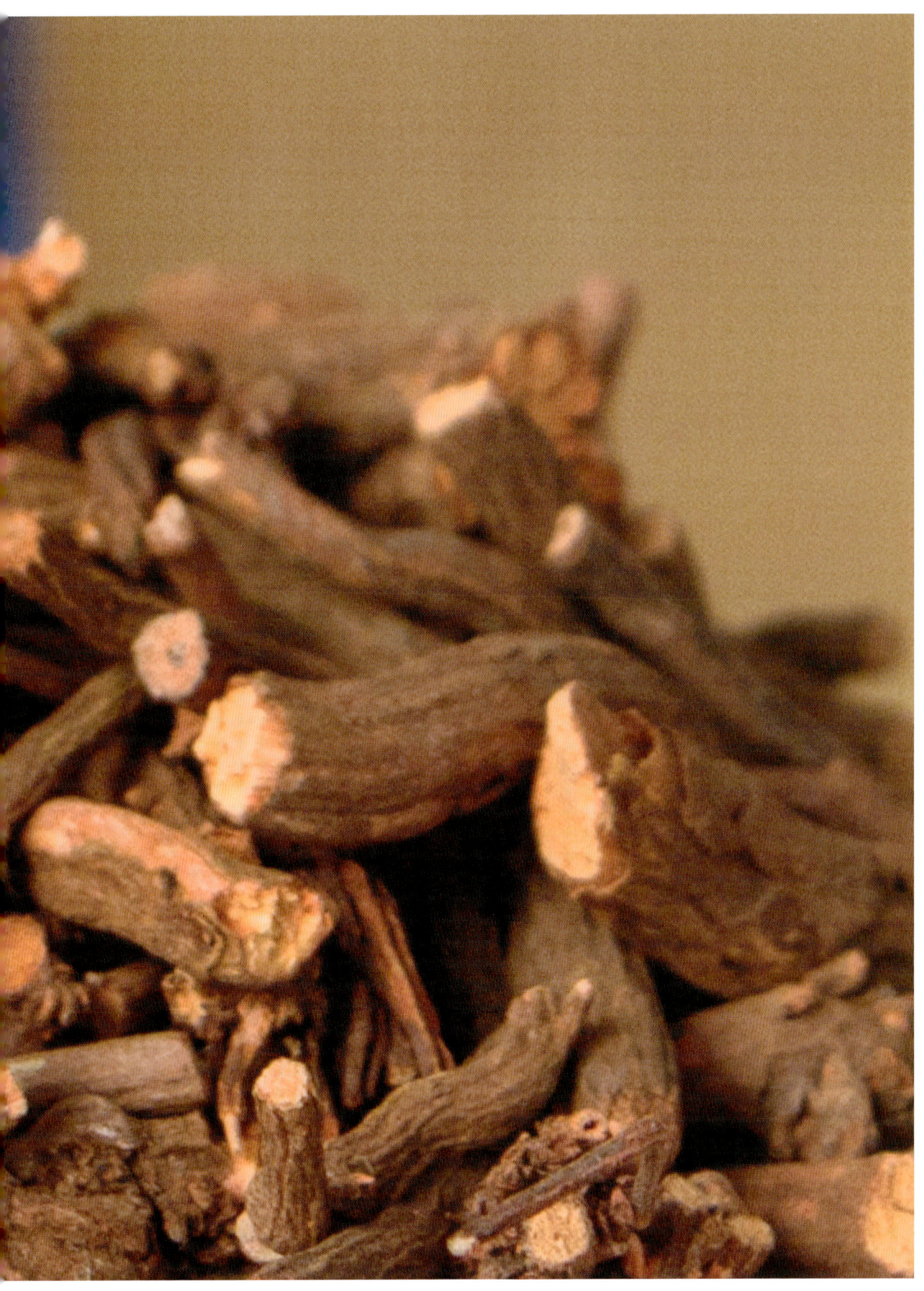

茜草饮片

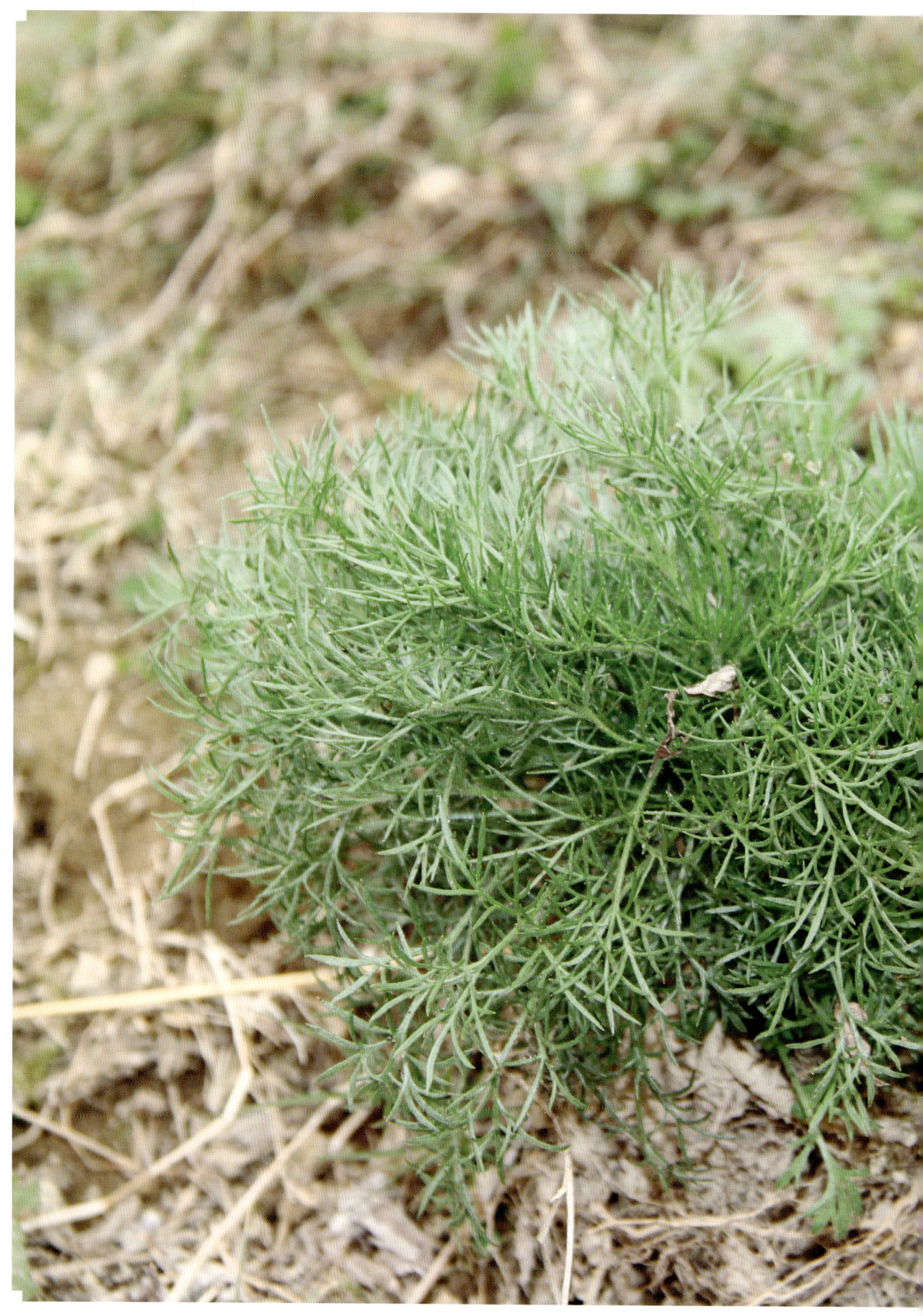

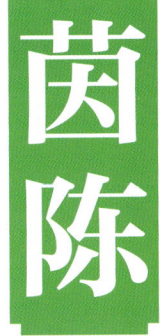

茵陈

【水药名】骂梅反。

【别　名】因尘、马先、绒蒿、野兰蒿。

【来　源】本品为菊科植物茵陈蒿 *Artemisia capillaris* Thunb. 或滨蒿 *Artemisia scoparia* Waldst. et Kit. 的干燥地上部分。

【性味归经】味苦、微辛，性寒。归脾、胃、肝、胆经。

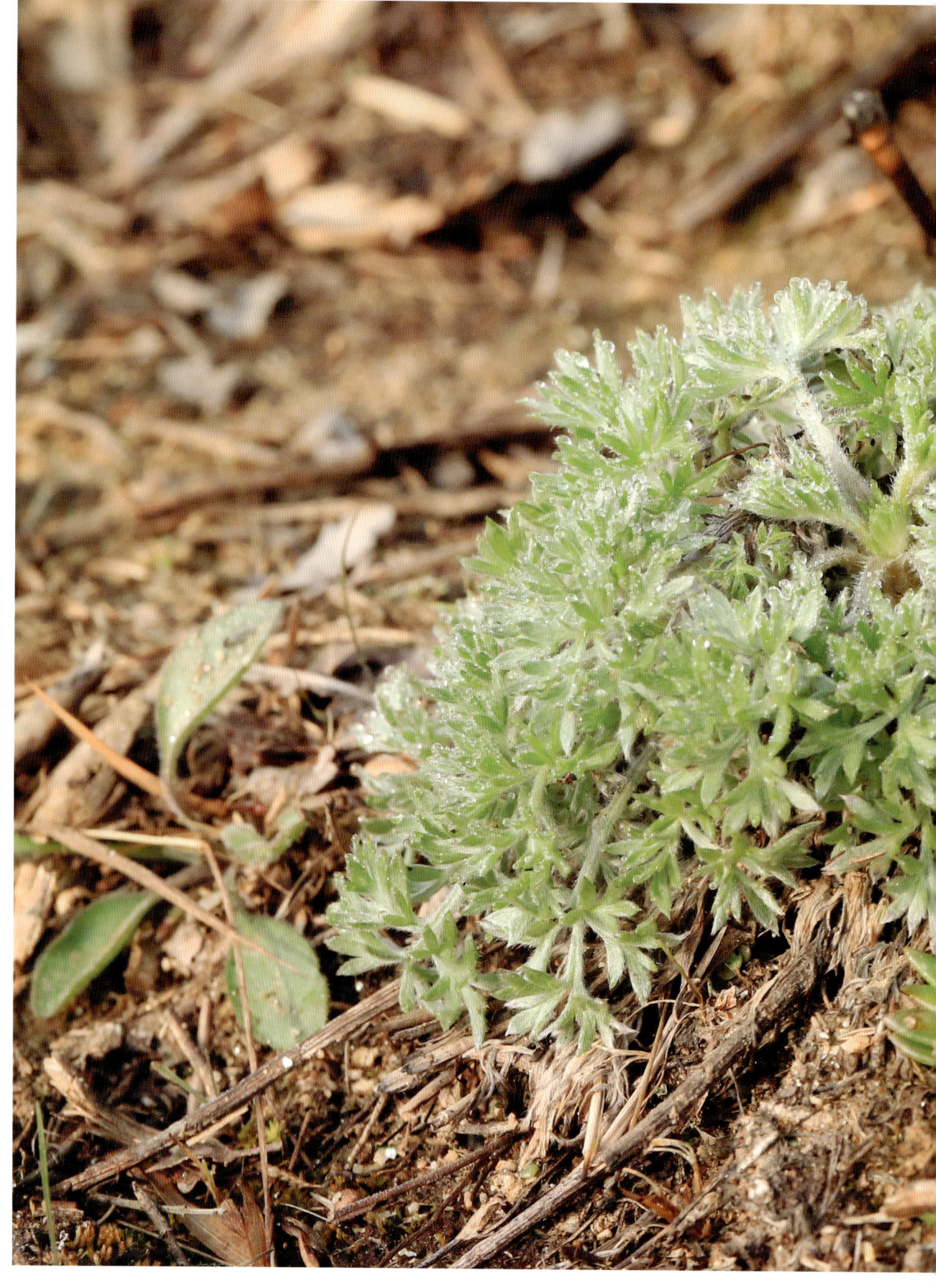

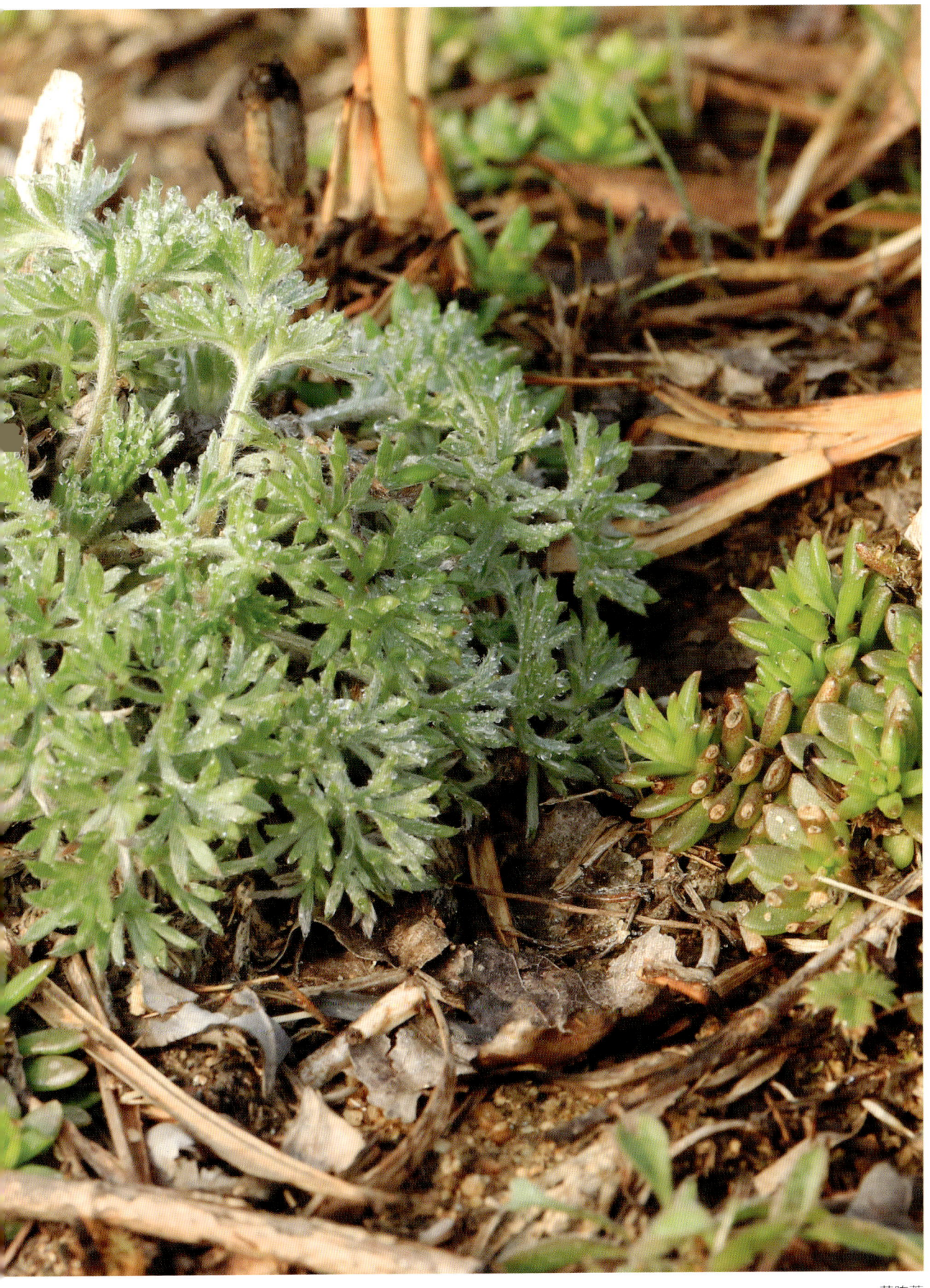

茵陈蒿

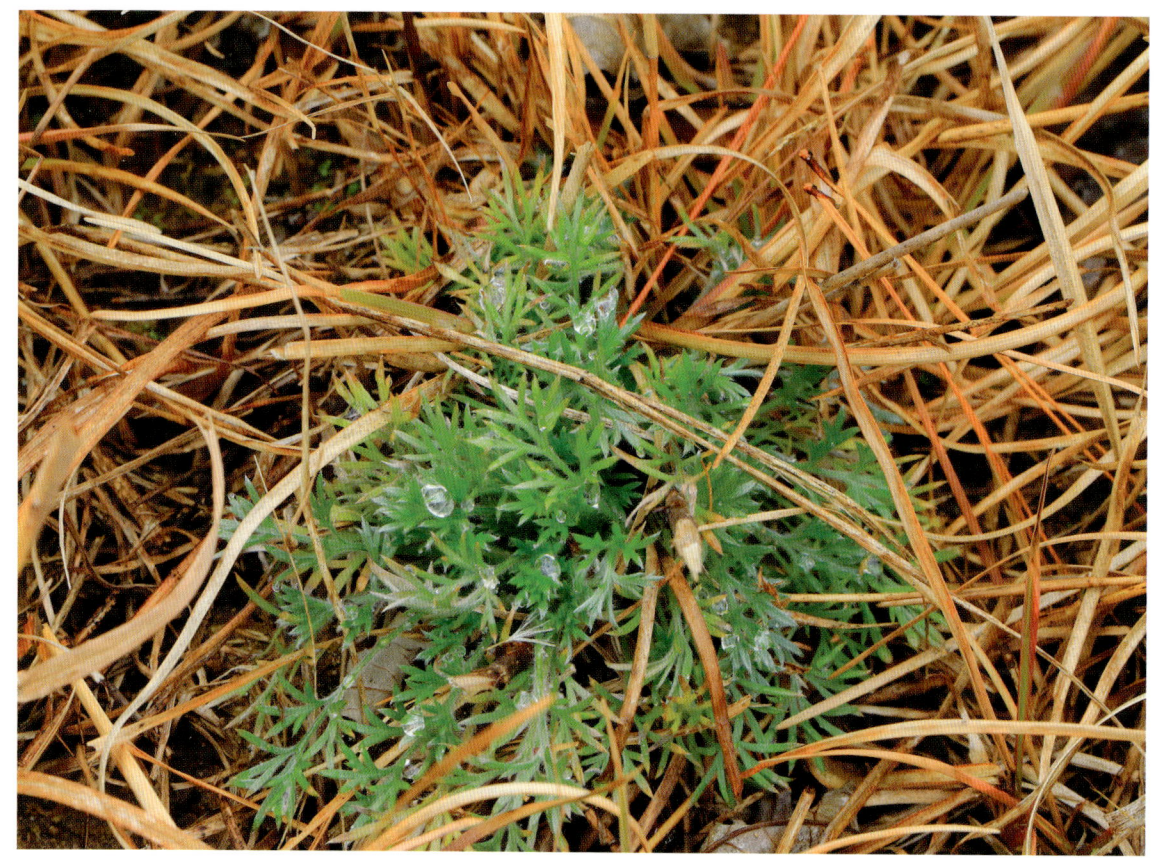

茵陈蒿

识别特征

茵陈蒿: 多年生草本, 幼苗密被灰白色细柔毛, 成长后全株光滑无毛。基生叶有柄, 二至三回羽状全裂或掌状分裂, 最终裂片线形; 花枝的叶无柄, 羽状全裂成丝状。头状花序圆锥状, 花序直径 1.5 ~ 2 mm; 总苞球形, 总苞片 3 ~ 4 层; 花杂性, 每一花托上着生两性花和雌花各约 5 朵, 均为淡紫色管状花; 雌花较两性花稍长, 中央仅有 1 雌蕊, 伸出花冠外, 两性花聚药, 柱头头状, 不分裂。瘦果长圆形, 无毛。花期 9—10 月, 果期 11—12 月。

滨蒿: 与茵陈蒿不同点为, 一年生或二年生草本, 基生叶有长柄, 较窄, 叶片宽卵形, 裂片稍卵形, 疏离, 茎生叶线形, 头状花序直径约 1 mm, 外层雌花 5 ~ 7 朵, 中部两性花约 4 朵。幼苗多收缩卷曲成团块, 灰绿色, 全株密被灰白色茸毛, 绵软如绒。茎上或由基部着生多数具叶柄的叶, 长 0.5 ~ 2 cm, 叶柔软, 皱缩并卷曲, 多为二至三回羽状深裂, 裂片线形, 全缘。茎短细, 一般长 3 ~ 8 cm, 直径 1.5 ~ 3 mm。花、果期 7—10 月。

生境分布

多生长于山坡、河岸、砂砾地。分布于全国各地。

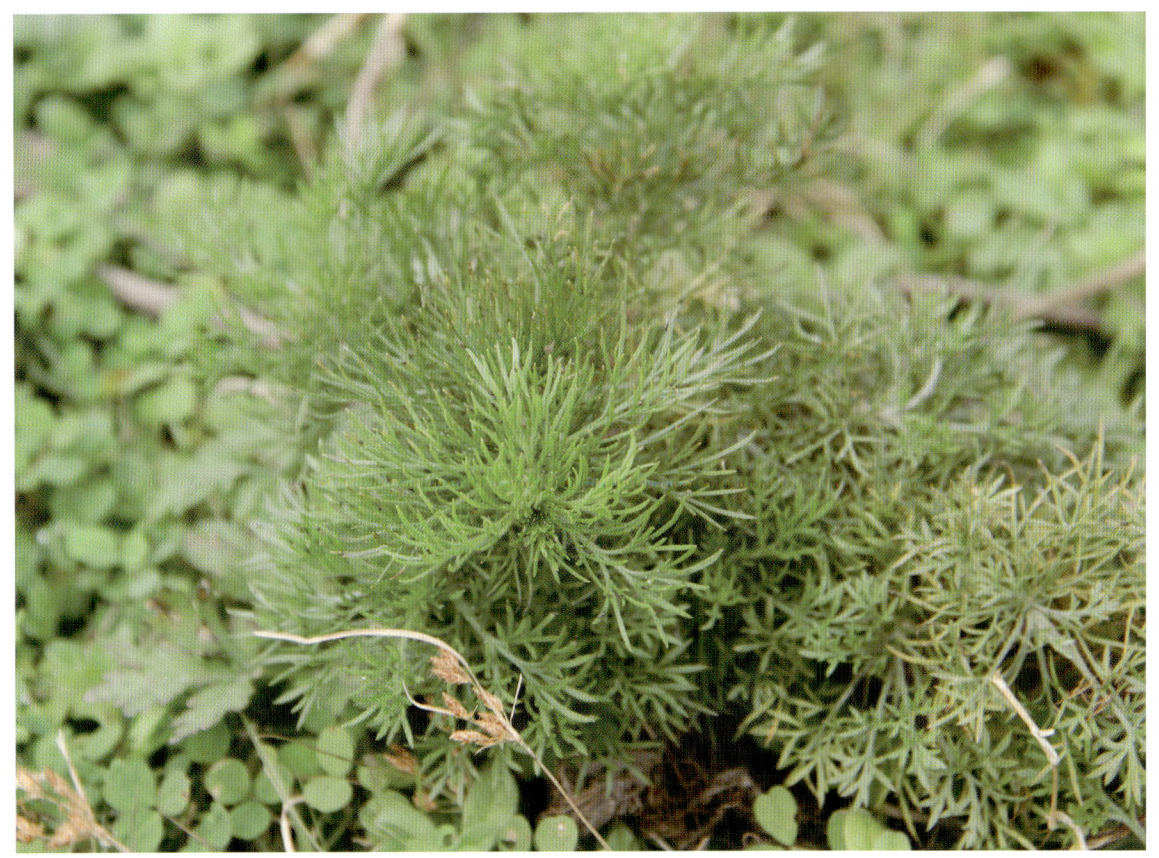

茵陈蒿

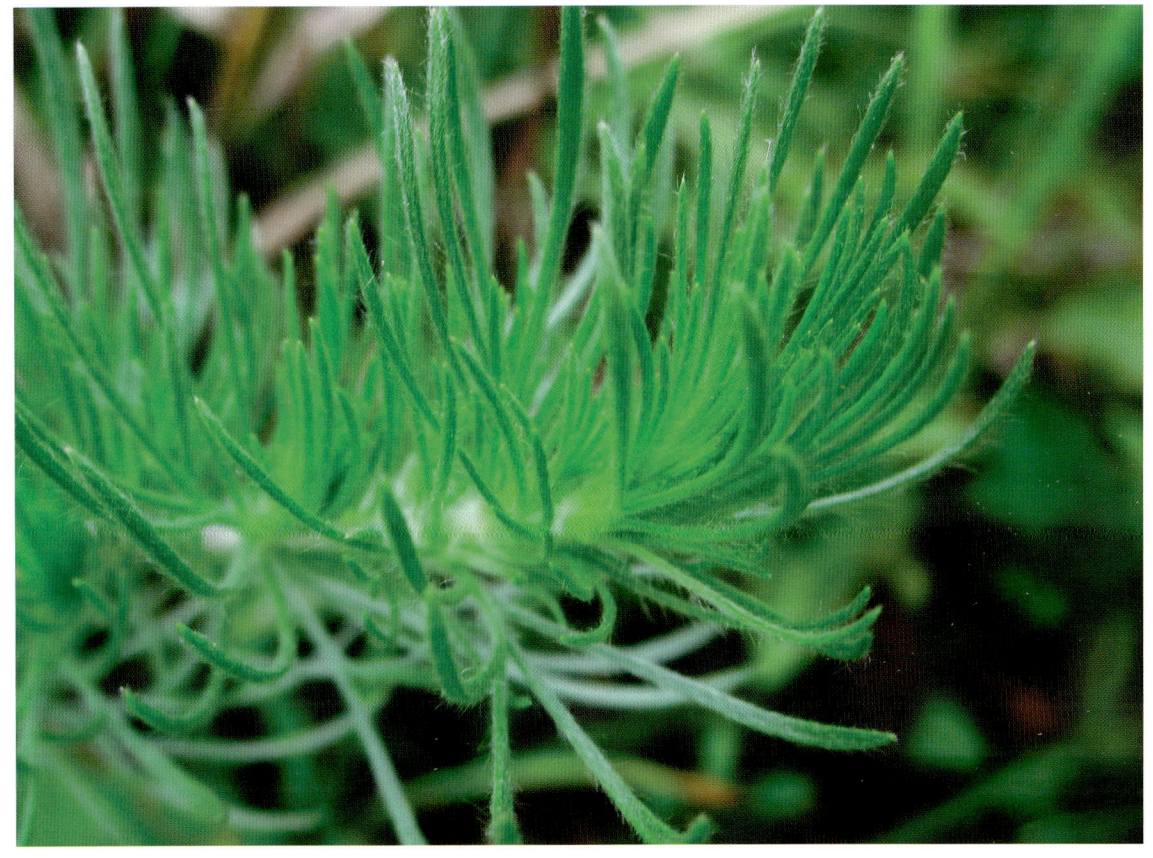

茵陈蒿

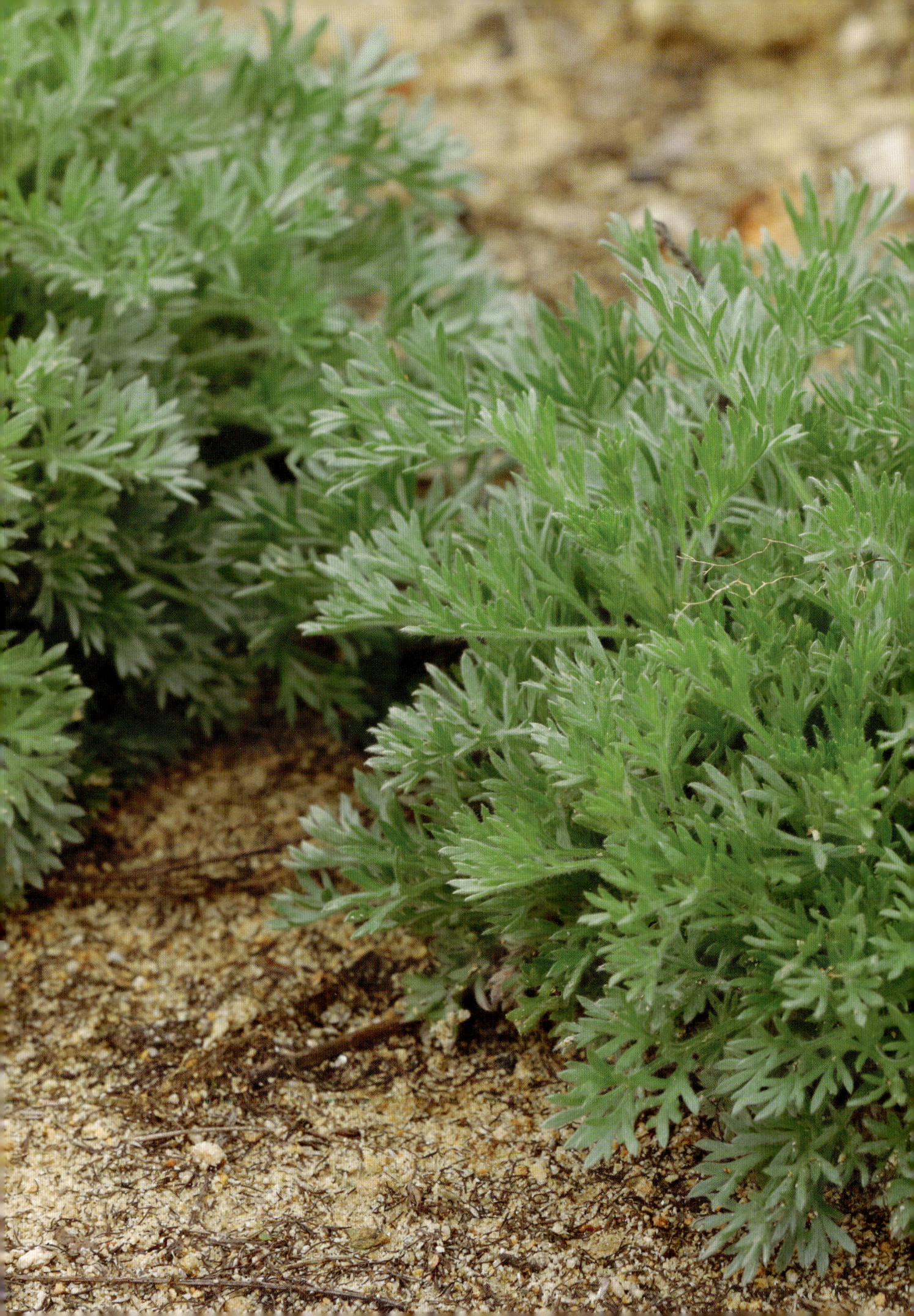

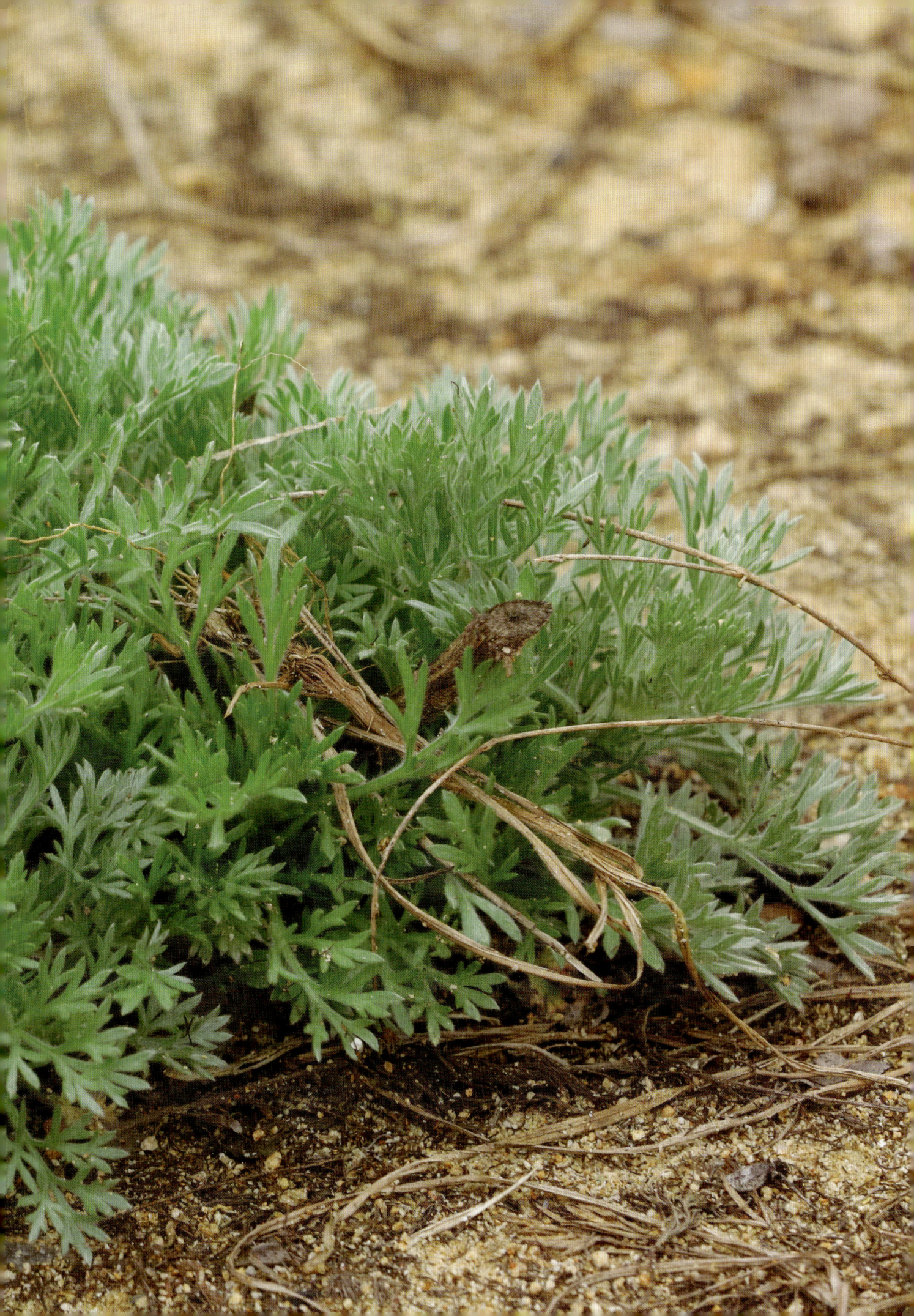

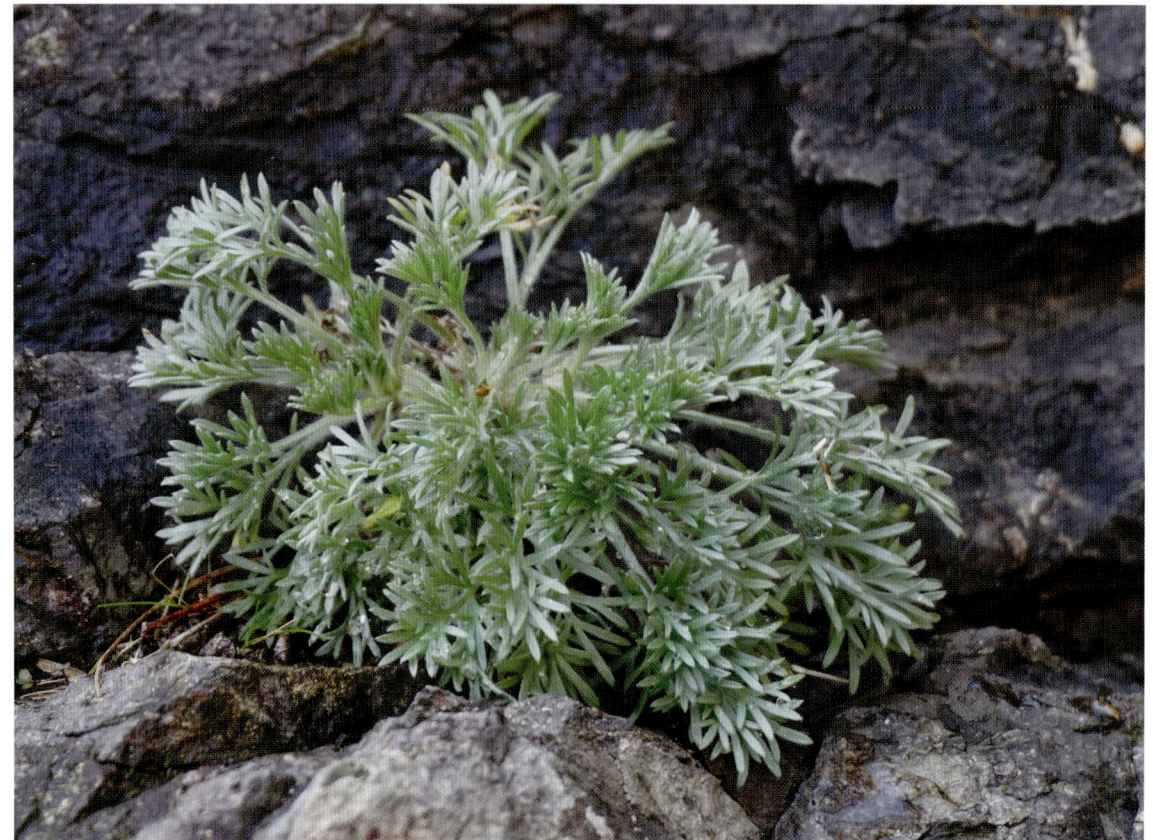

茵陈蒿

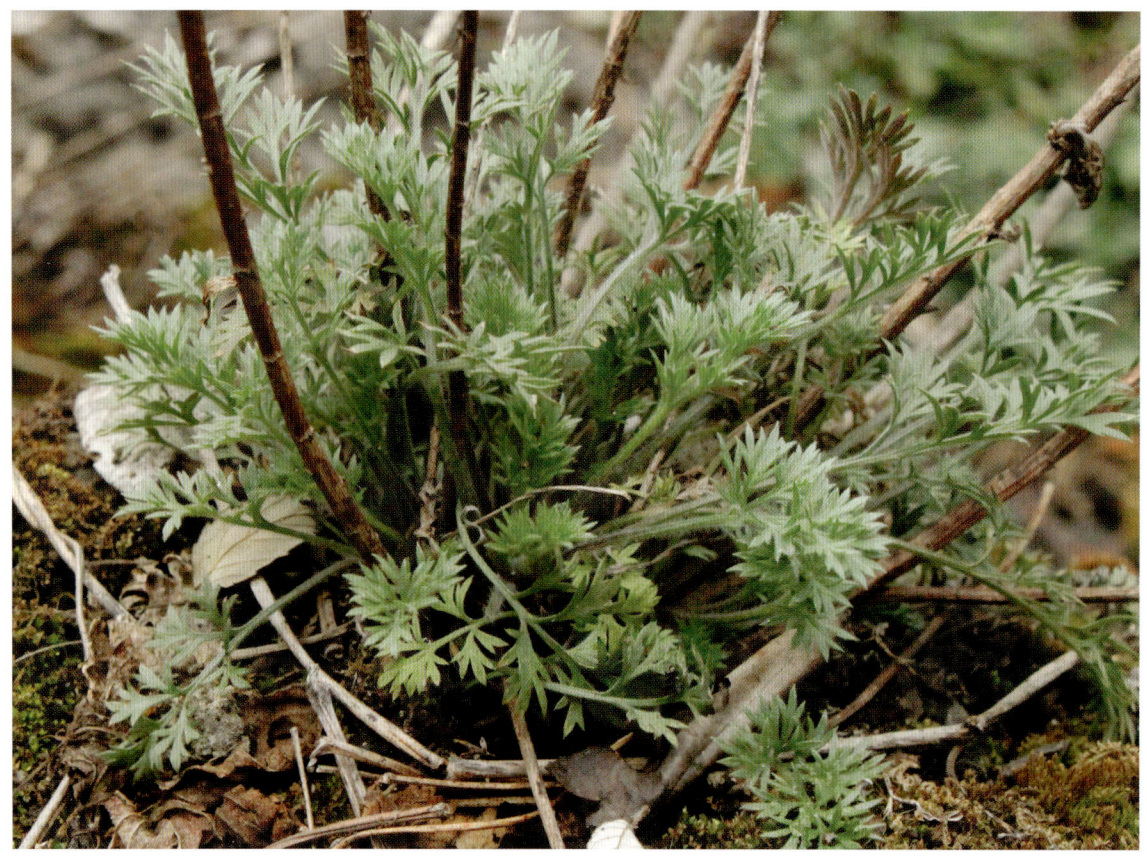

茵陈蒿

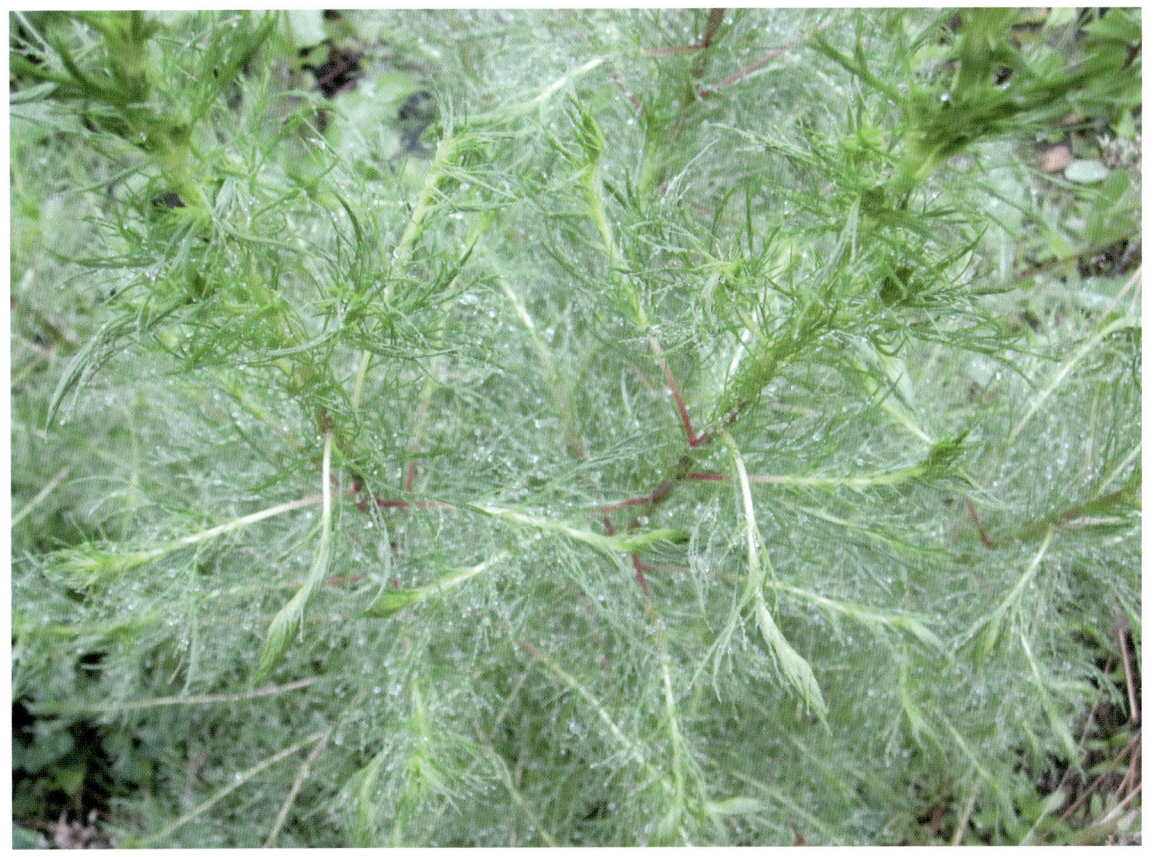

茵陈蒿

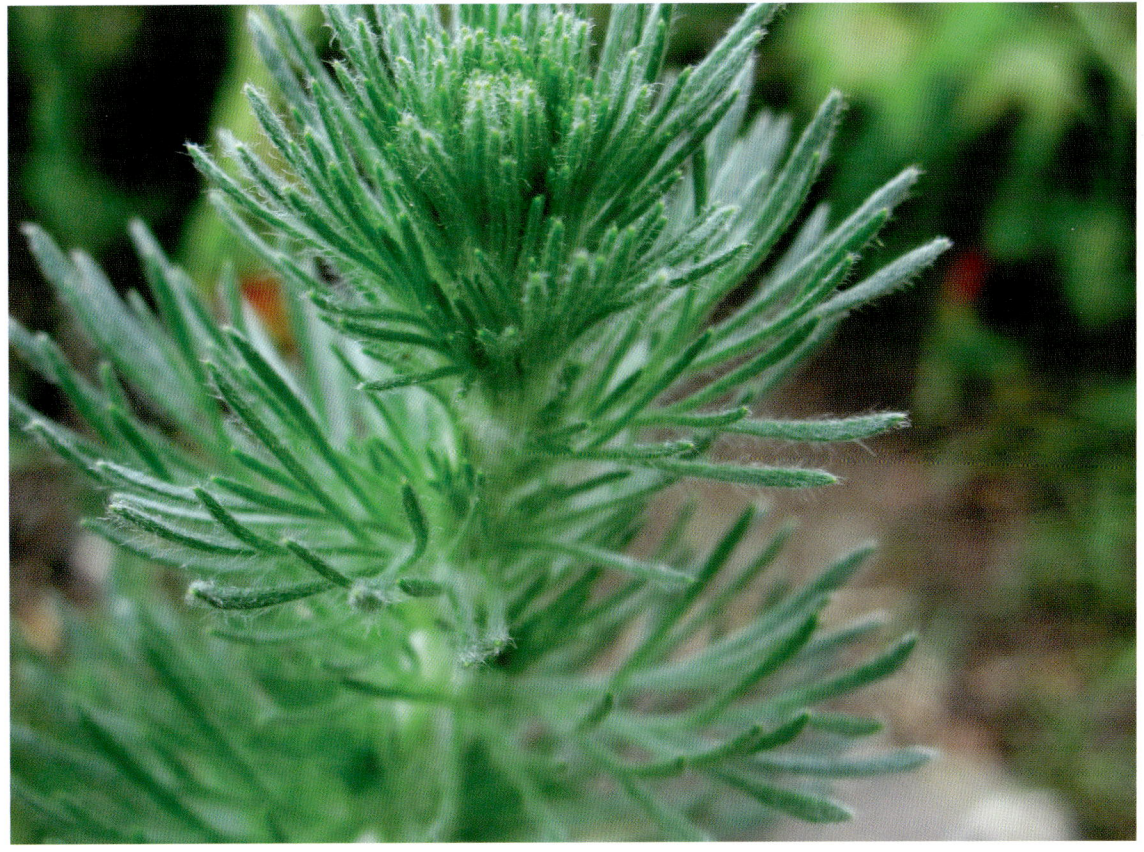

茵陈蒿

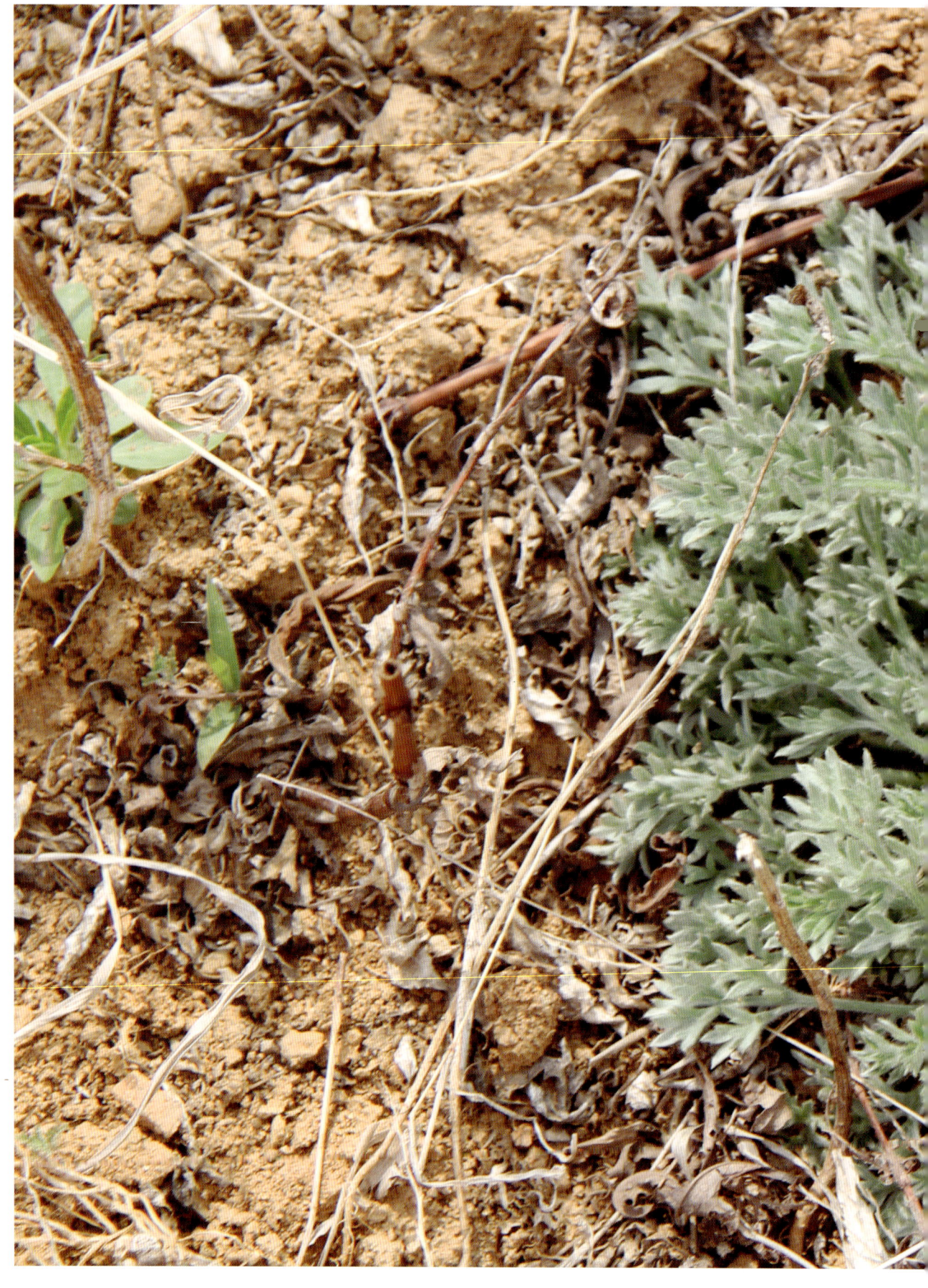

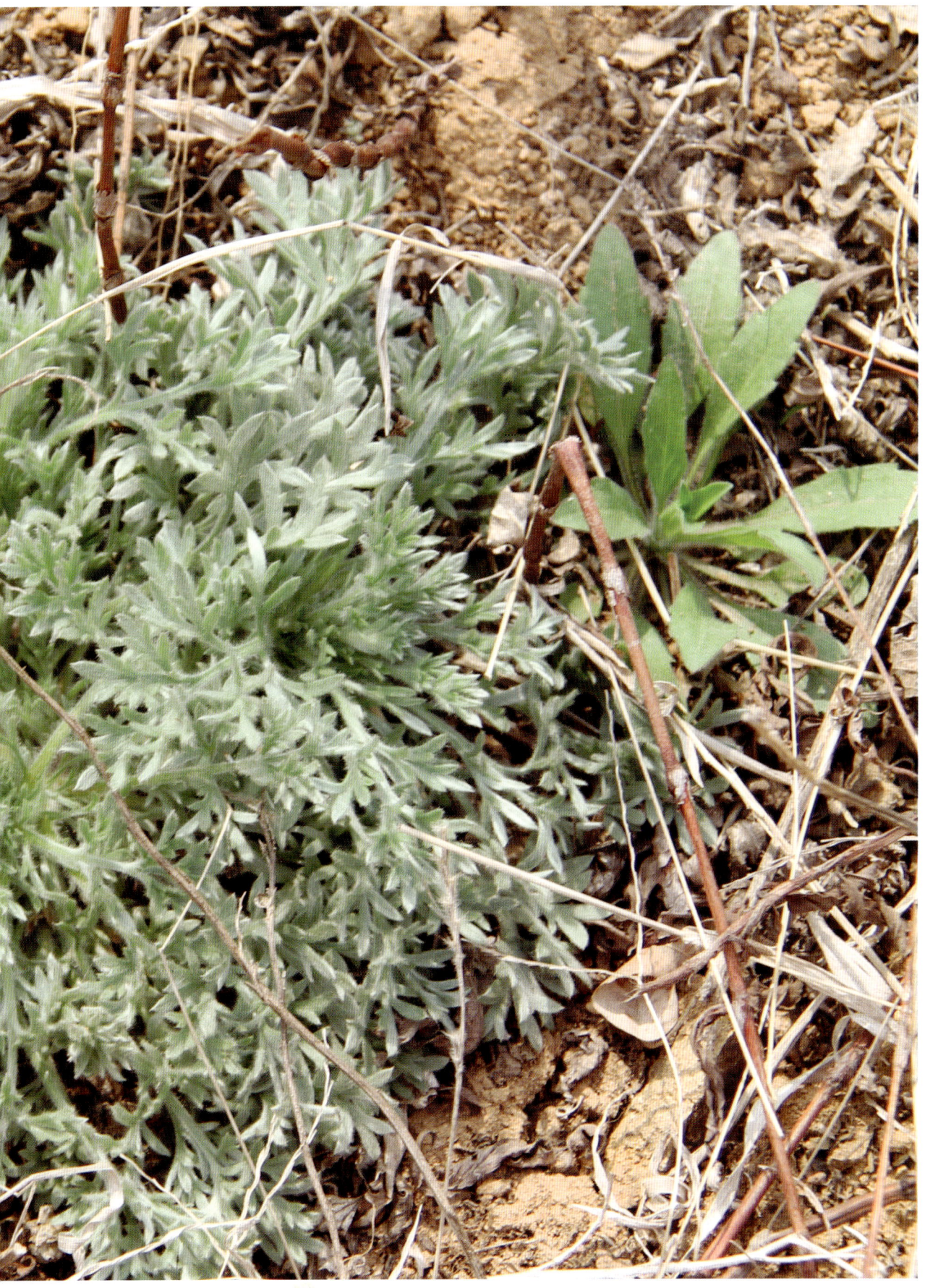

茵陈

滨蒿

采收加工

春季幼苗高 6 ~ 10 cm 时采收或秋季花蕾长成时采割，除去杂质及老茎，晒干。春季采收的习称"绵茵陈"，秋季采割的习称"茵陈蒿"。

药材鉴别

本品干燥的幼苗多揉成团状，灰绿色，全体密被白毛，绵软如绒。茎细小，长 6 ~ 10 cm，多弯曲或已折断；分枝细，基部较粗，直径 1.5 mm，去掉表面的白毛后，可见明显的纵纹。完整的叶多有柄，与细茎相连，叶片分裂成线状。有特异的香气，味微苦。以质嫩、绵软、灰绿色、香气浓者为佳。

功效主治

清热利湿，利胆退黄。主治黄疸尿少，湿温暑湿，小便小利，风痒疮疥。

用法用量

内服：10 ~ 30 g，煎汤。外用：适量，煎水洗。

民族药方

1. 黄疸性肝炎 茵陈、鬼针草、田基黄、母草、车前草各 15 g，虎杖 30 g，黄莲 5 g，栀子、地星宿、马鞭草、蚤休各 10 g。水煎服，每日 1 剂。

2. 病毒性肝炎 茵陈 30 g，丹参 60 g。水煎加红糖 15 g，浓缩为 200 mL，分 2 次服。

3. 预防和治疗感冒 茵陈 6 ~ 10 g。水煎服，每日 1 次，连服 3 ~ 5 日；或用醇浸剂。

4. 慢性胆囊炎急性发作 茵陈、蒲公英各 50 g，黄芩、山栀子、生大黄、枳壳、海金沙、泽泻各 15 g，郁金 20 g，玄明粉 10 g。水煎服，每日 1 剂。

5. 胆囊炎 茵陈、蒲公英、郁金各 30 g，姜黄 12 g。水煎服，每日 1 剂。

6. 胆道蛔虫症 茵陈适量。煎服，配合针刺内关穴止痛；或再配合其他驱蛔措施。

7. 带状疱疹 茵陈、猪苓、鲜仙人掌各 10 g，败酱草、马齿苋各 15 g，金银花、紫草、大黄、木通各 5 g。加水煎 2 次，混合两煎所得药汁，每日 1 剂，分早、晚服。

8. 预防肝炎 茵陈 500 g。加水煎煮 3 次，过滤，3 次滤液合并，浓煎成 500 mL，每服 16 mL，每日 2 次，连服 3 日。

使用注意

非因湿热引起的发黄忌服。

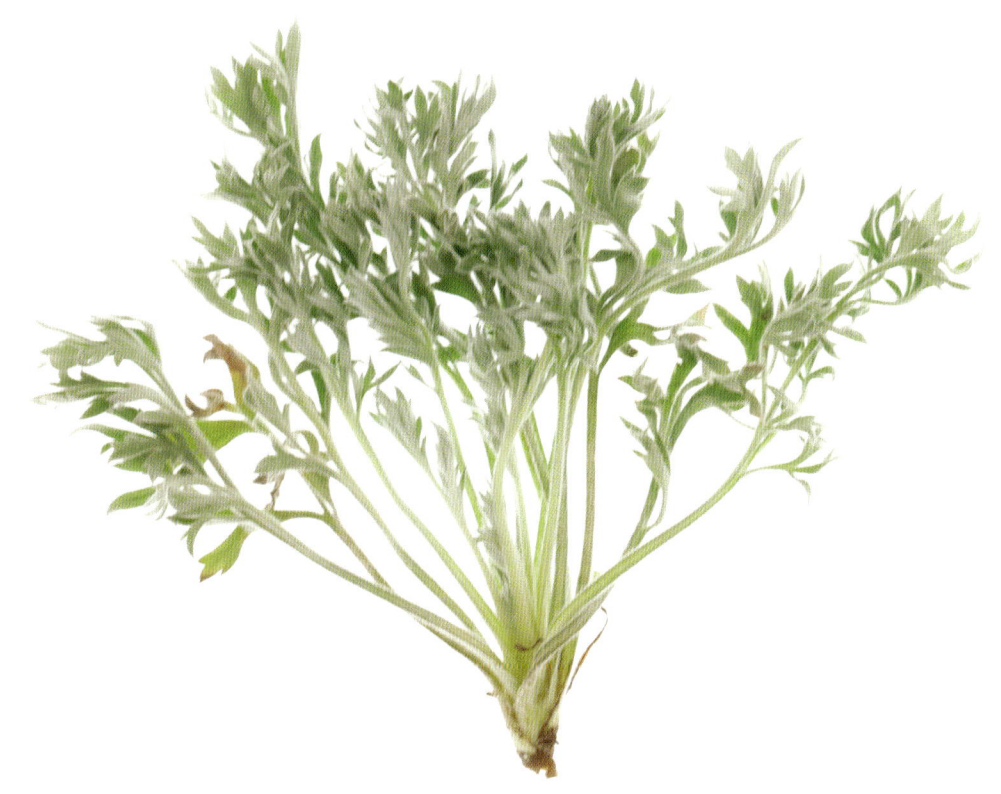

茵陈

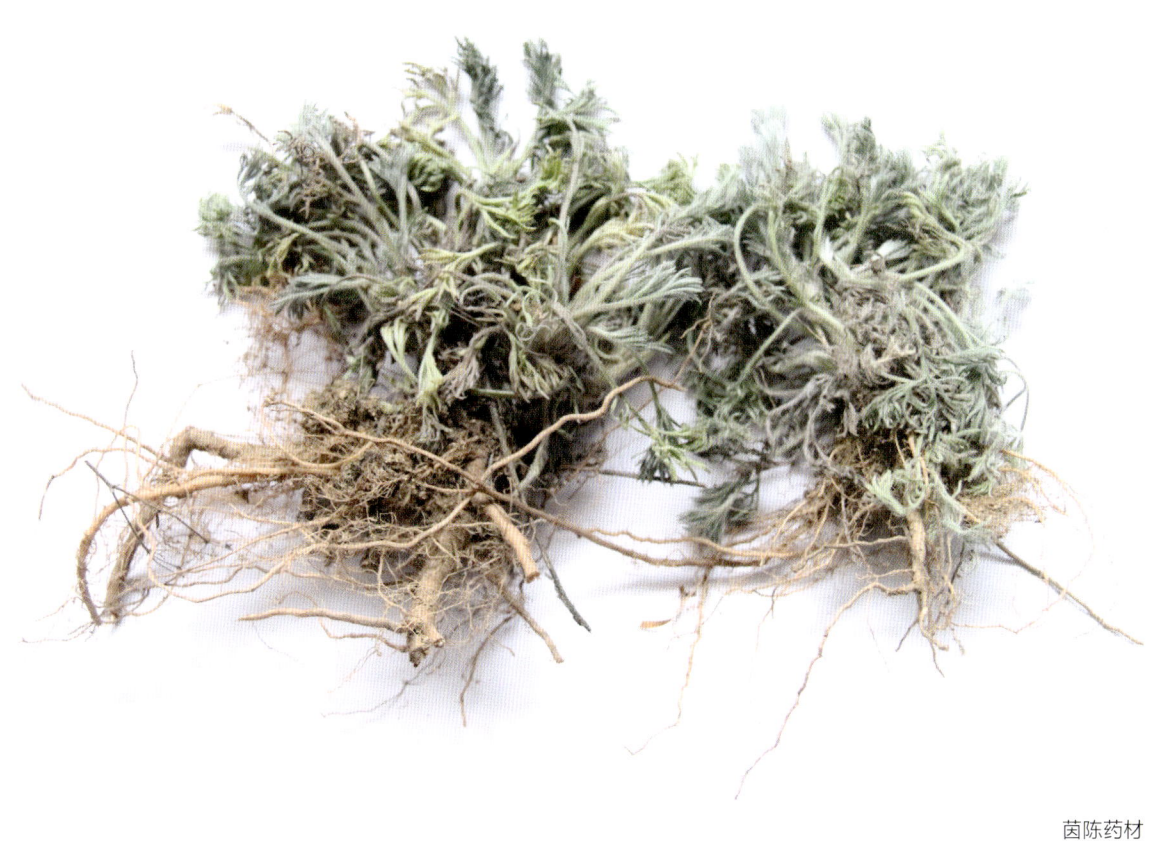

茵陈药材

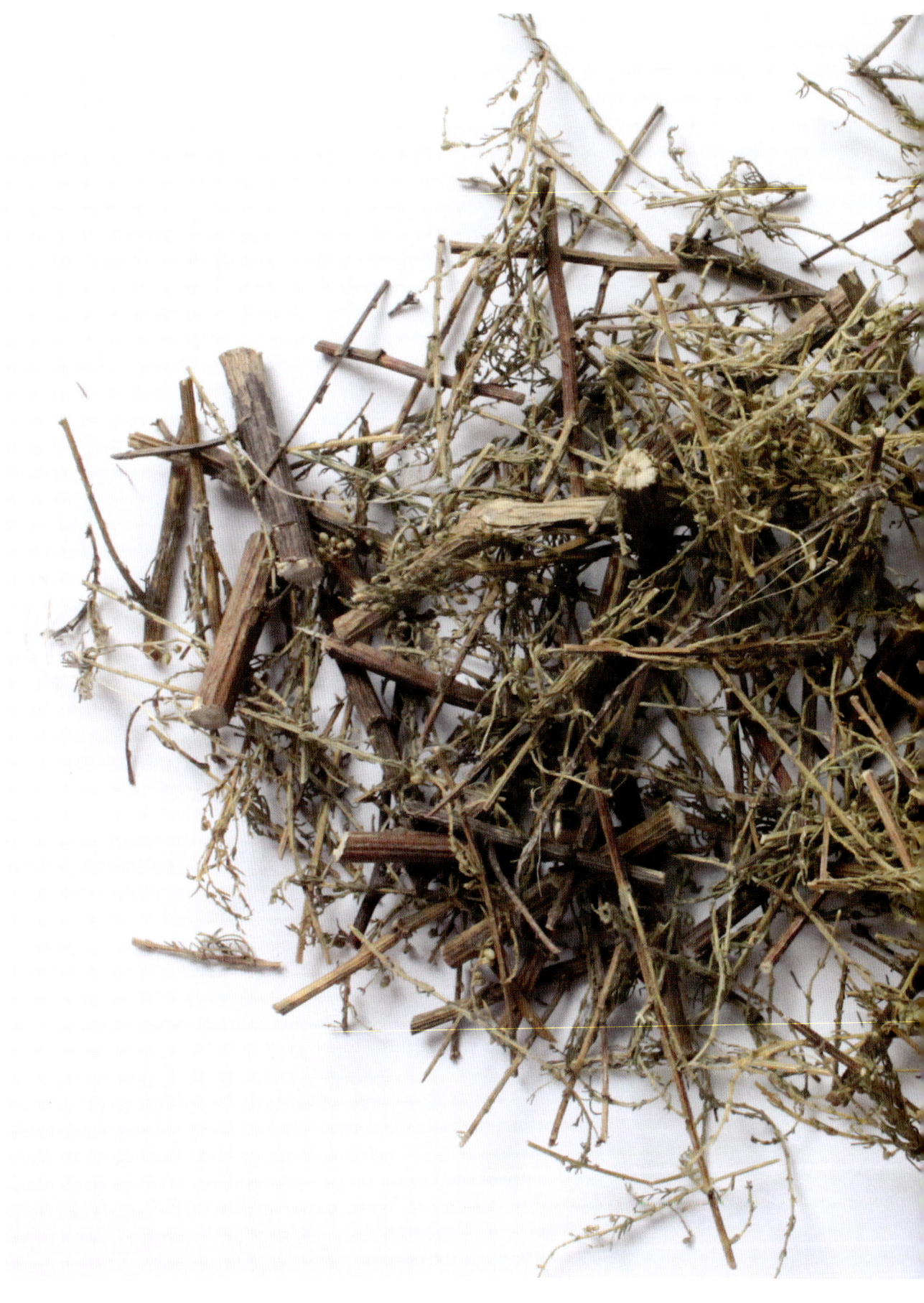

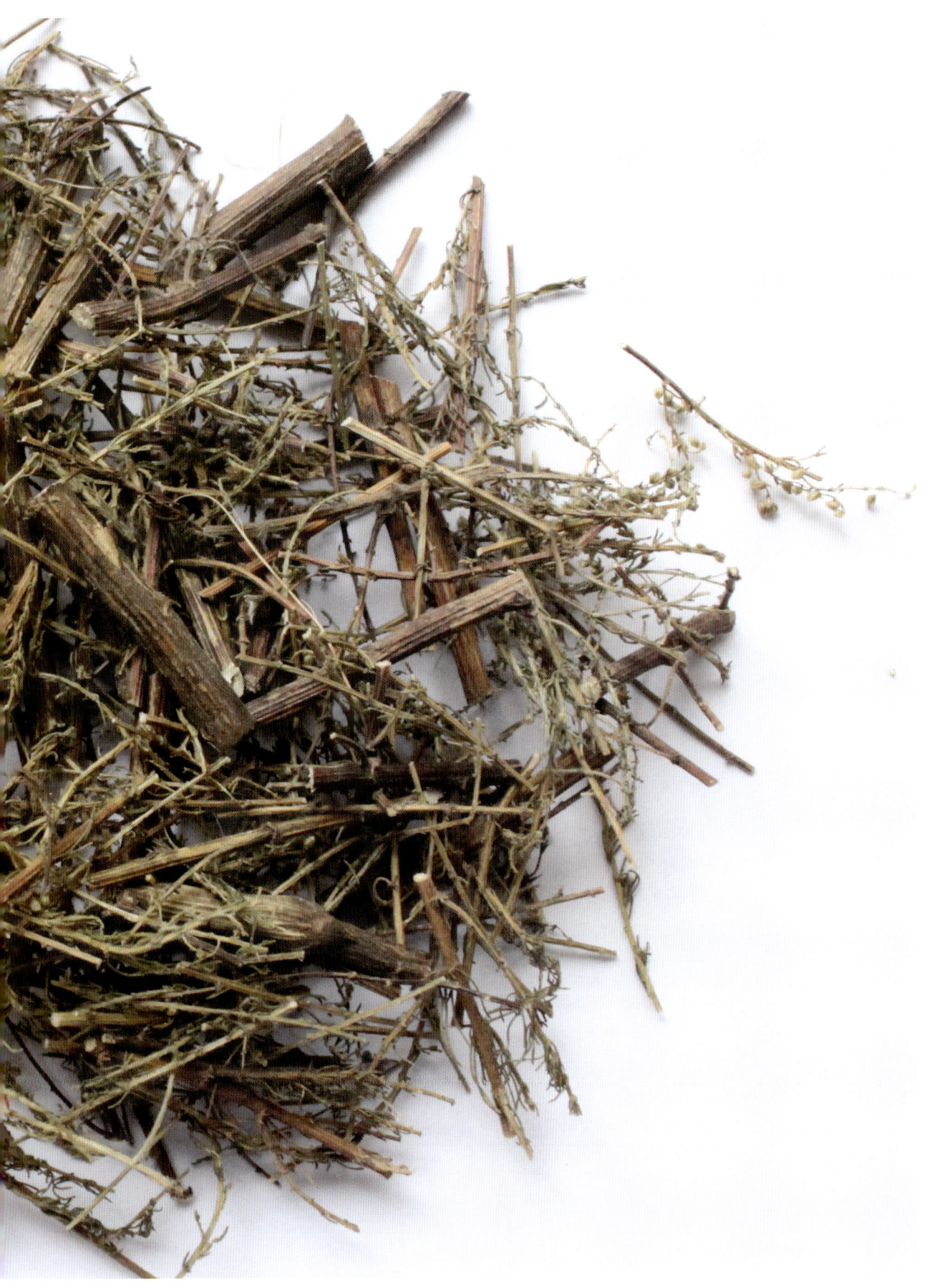

茵
陈

茵陈饮片

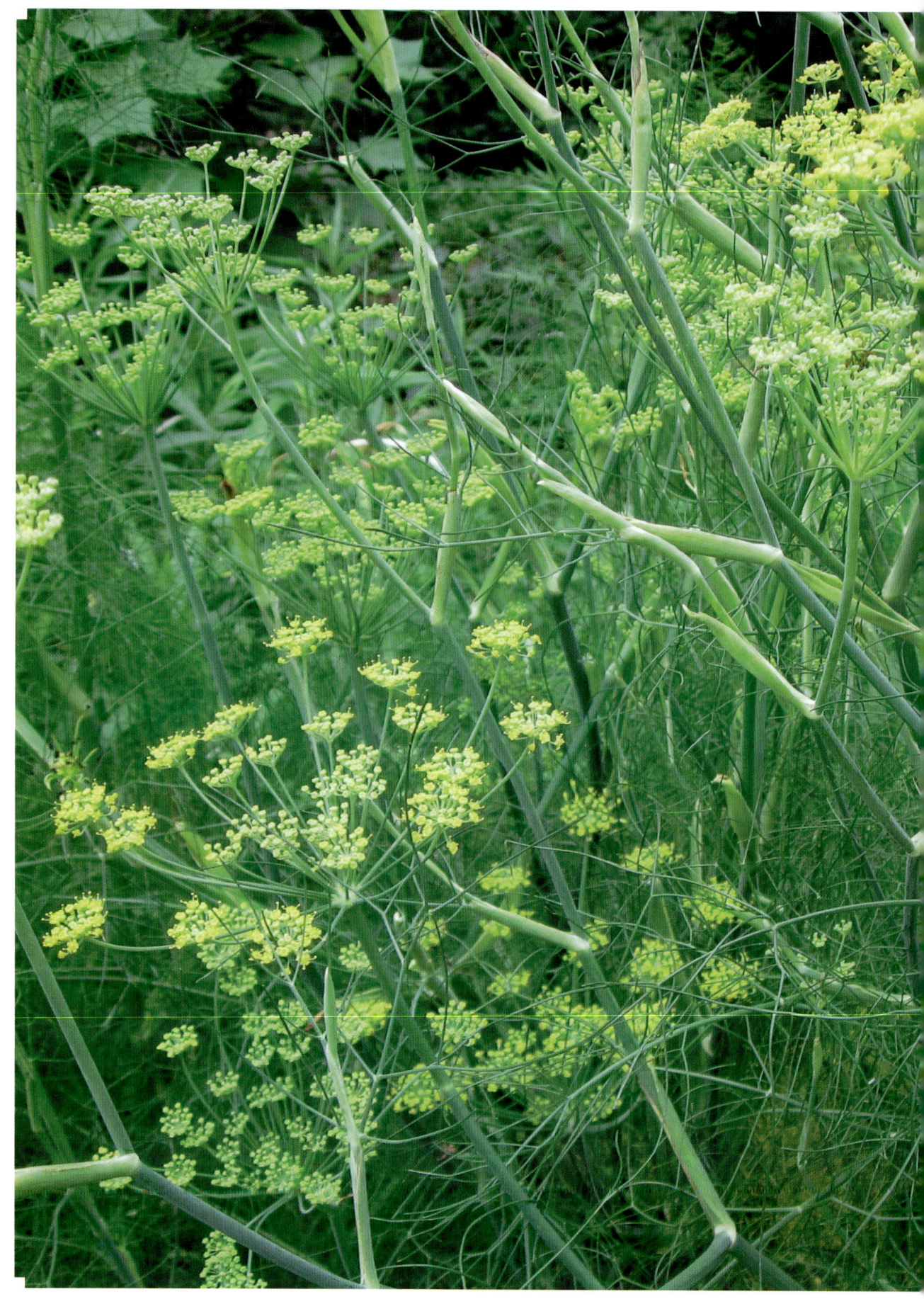

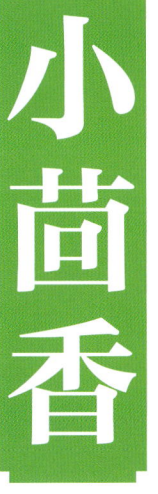

小茴香

【水 药 名】骂共饭。

【别　　名】土茴香、野茴香、谷茴香、谷香、香子。

【来　　源】本品为伞形科植物茴香 Foeniculum vulgare Mill. 的干燥成熟果实。

【性味归经】味辛，性温。归肝、肾、脾、胃经。

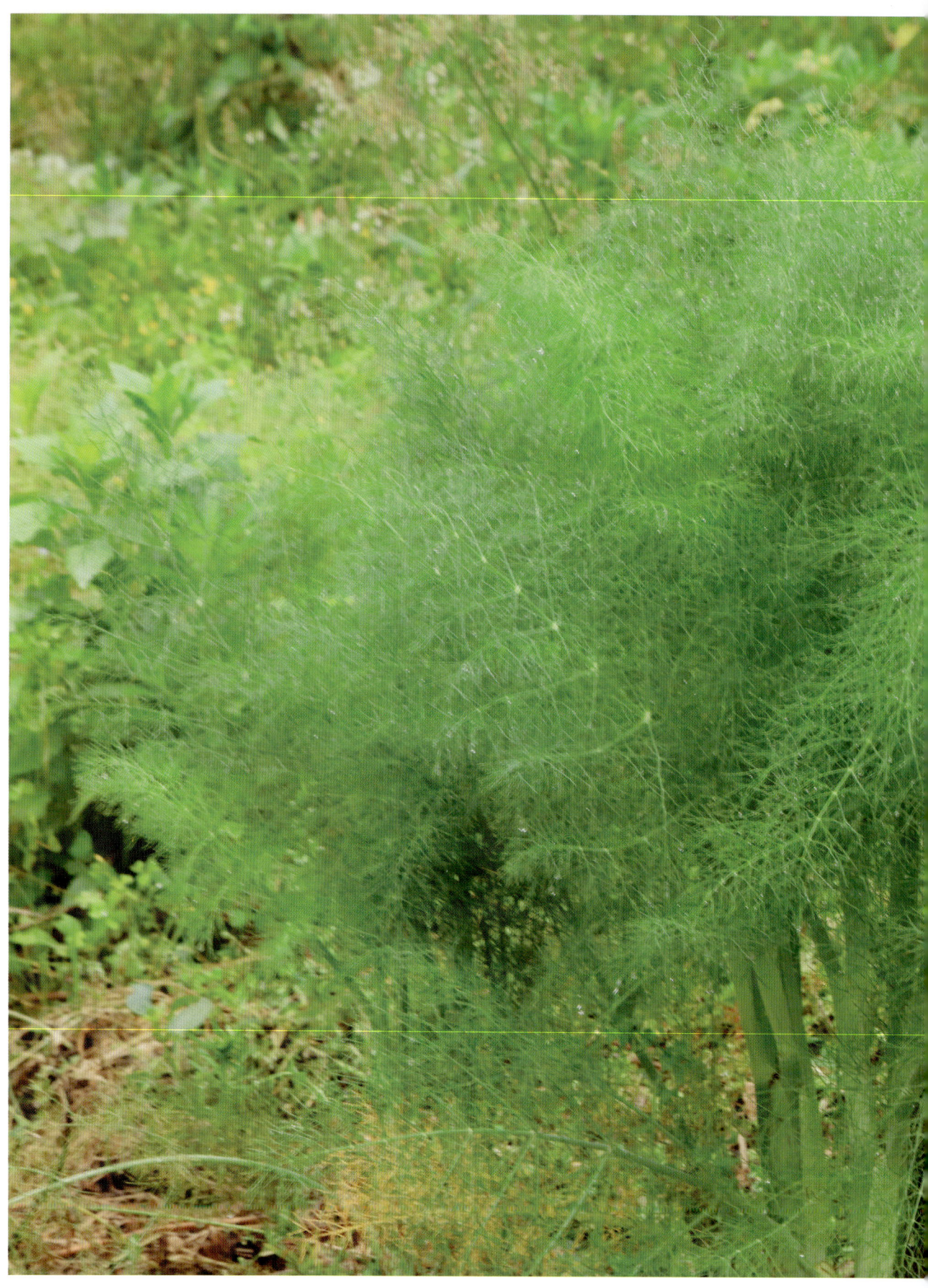

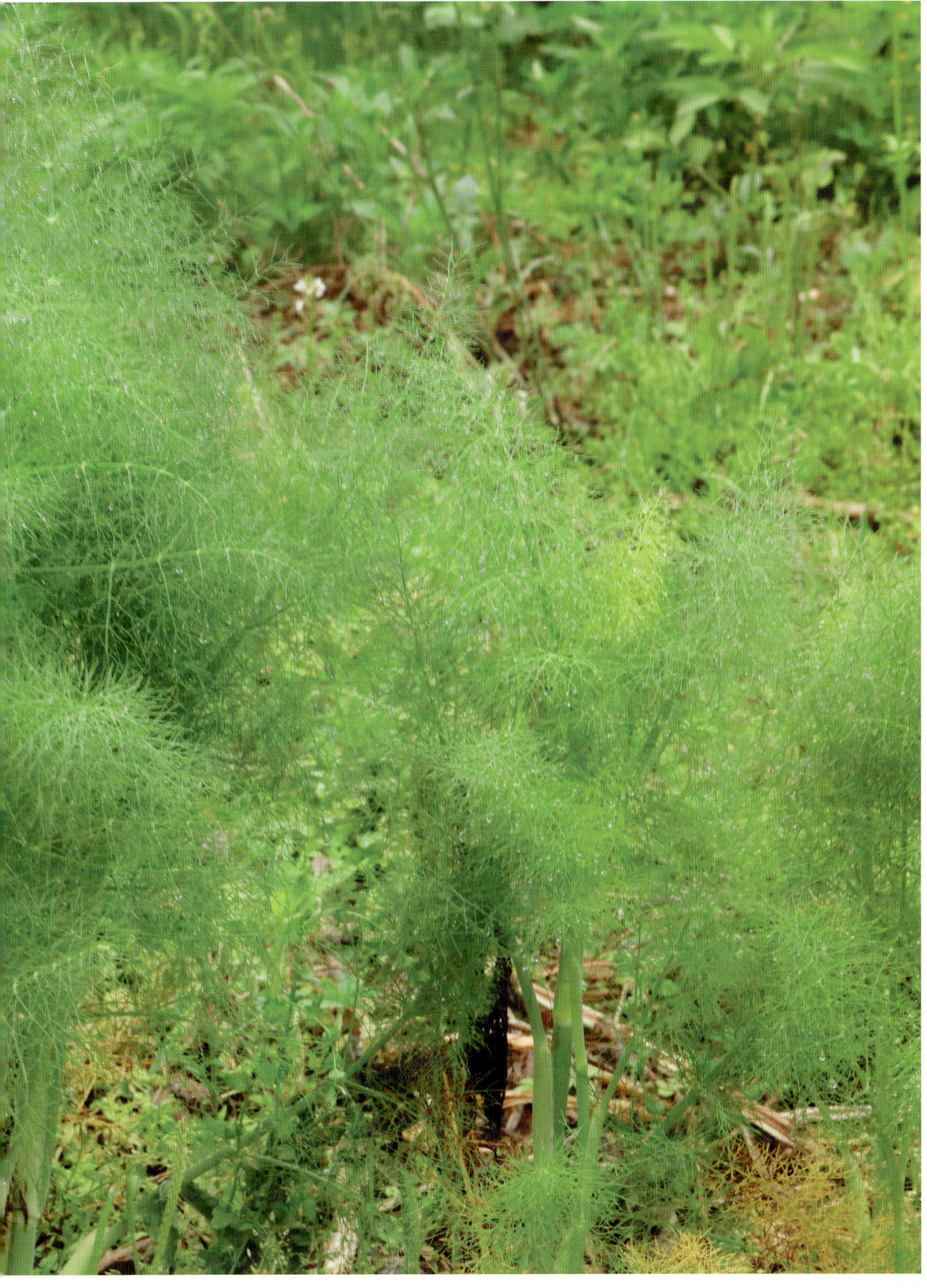

茴香

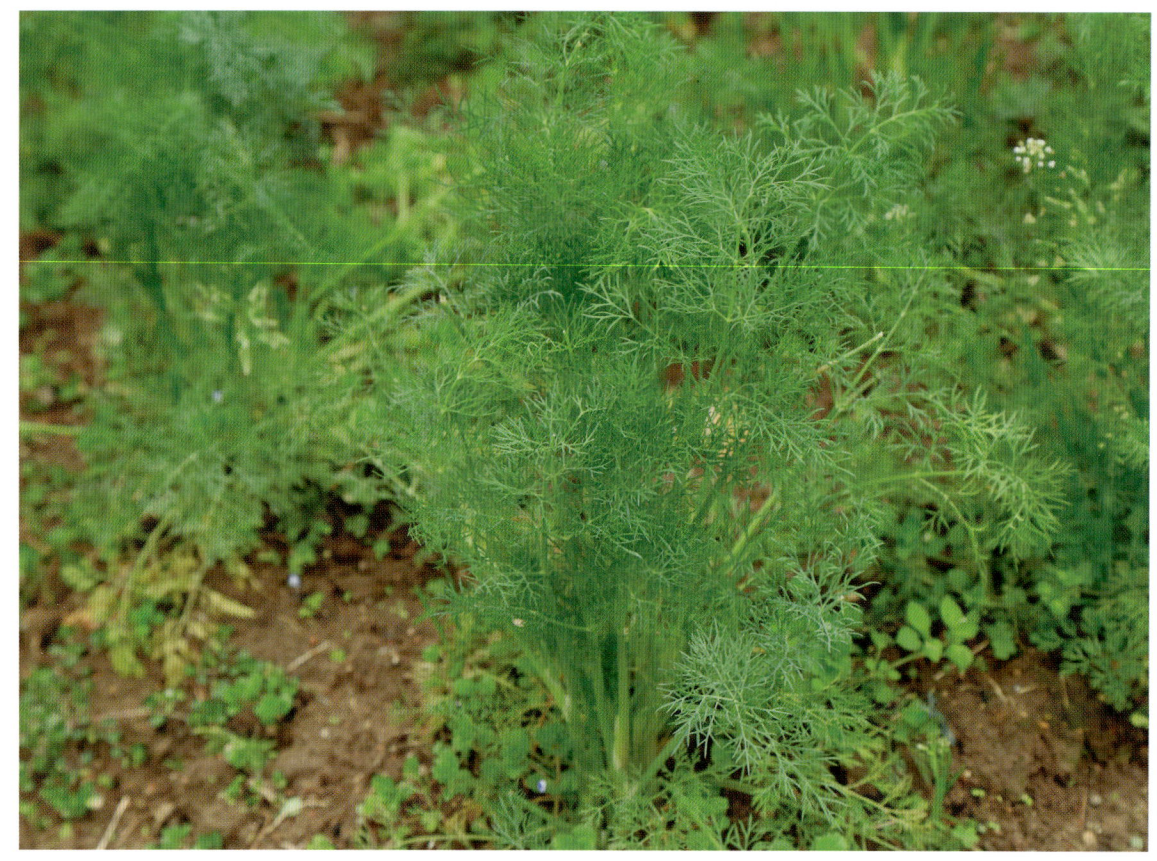

茴香

识别特征

多年生草本，有强烈香气。茎直立，圆柱形，高 0.5 ~ 1.5 m，上部分枝，灰绿色，表面有细纵纹。茎生叶互生。叶柄长，由下而上渐短，近基部呈鞘状，宽大抱茎，边缘有膜质波状狭翅。叶片三至四回羽状分裂，最终裂片线形至丝形。复伞形花序顶生，花小，金黄色。果实椭圆形，有五条隆起的纵棱。花期 6—9 月，果期 10 月。

生境分布

庭院，园圃栽培为主。分布于全国各地。

采收加工

秋季果实成熟时采割植株，晒干，打下果实，除去杂志。

药材鉴别

本品干燥的果实，呈小圆柱形，两端稍尖，长 5 ~ 8 mm，宽约 2 mm。基部有时带小果柄，顶端残留黄褐色的花柱基部。外表黄绿色。分果呈长椭圆形，有 5 条隆起的棱线，横切面呈五边形，背面的四边约等长，结合面平坦。分果中有种子 1 粒，横切面微呈肾形。气芳香，味甘微辛。以颗粒均匀、饱满、黄绿色、香浓味甜者为佳。

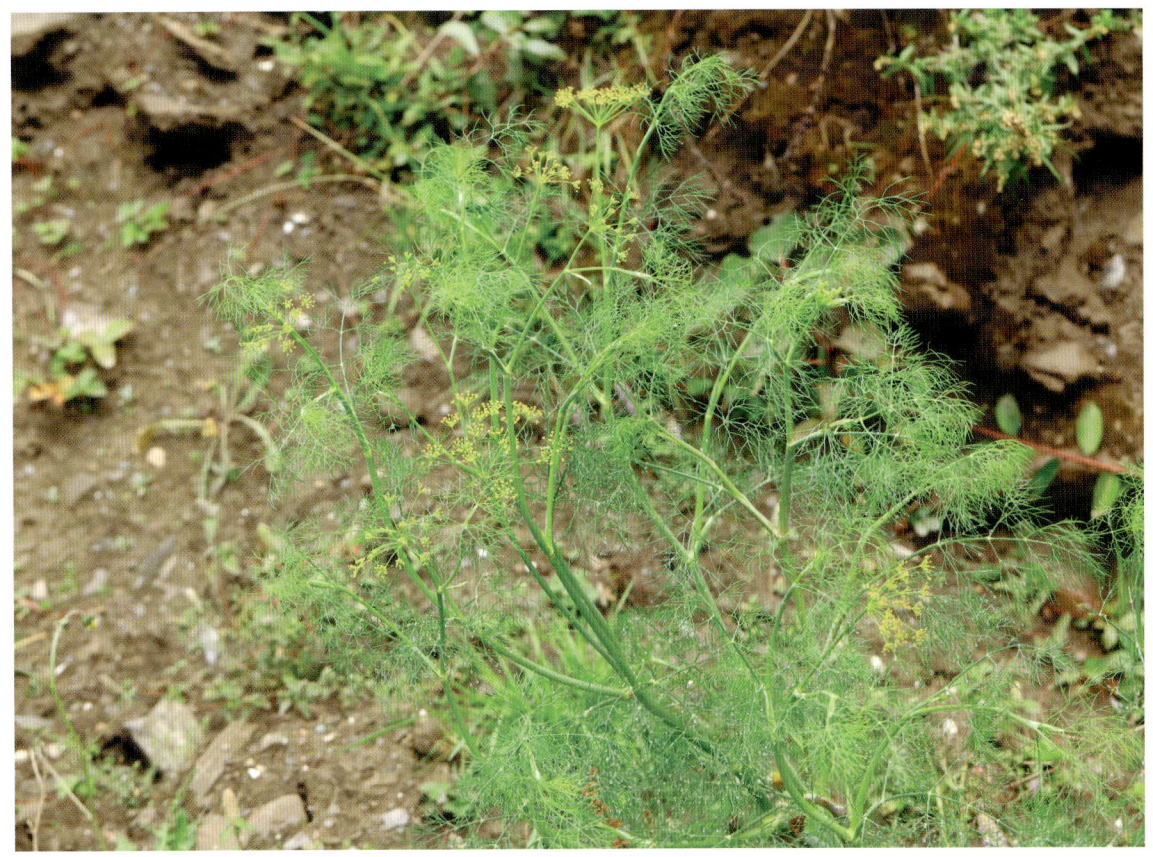

茴香

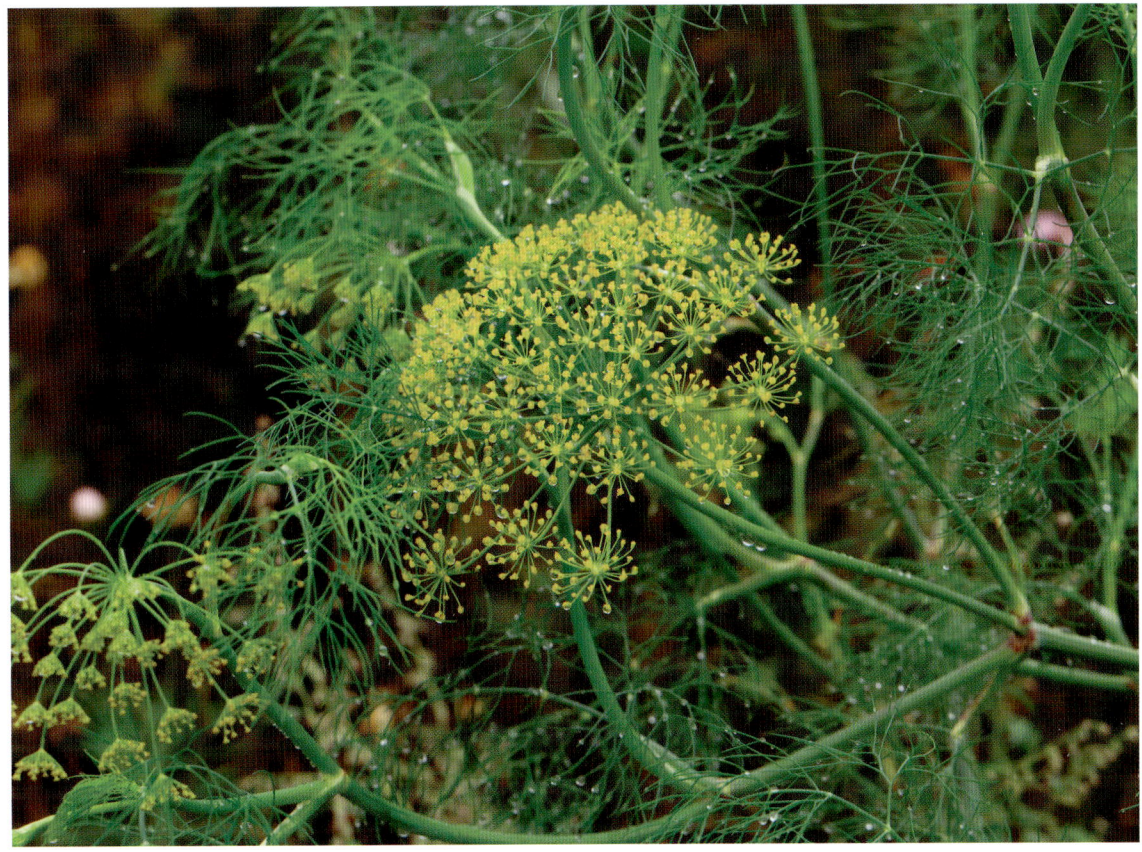

茴香

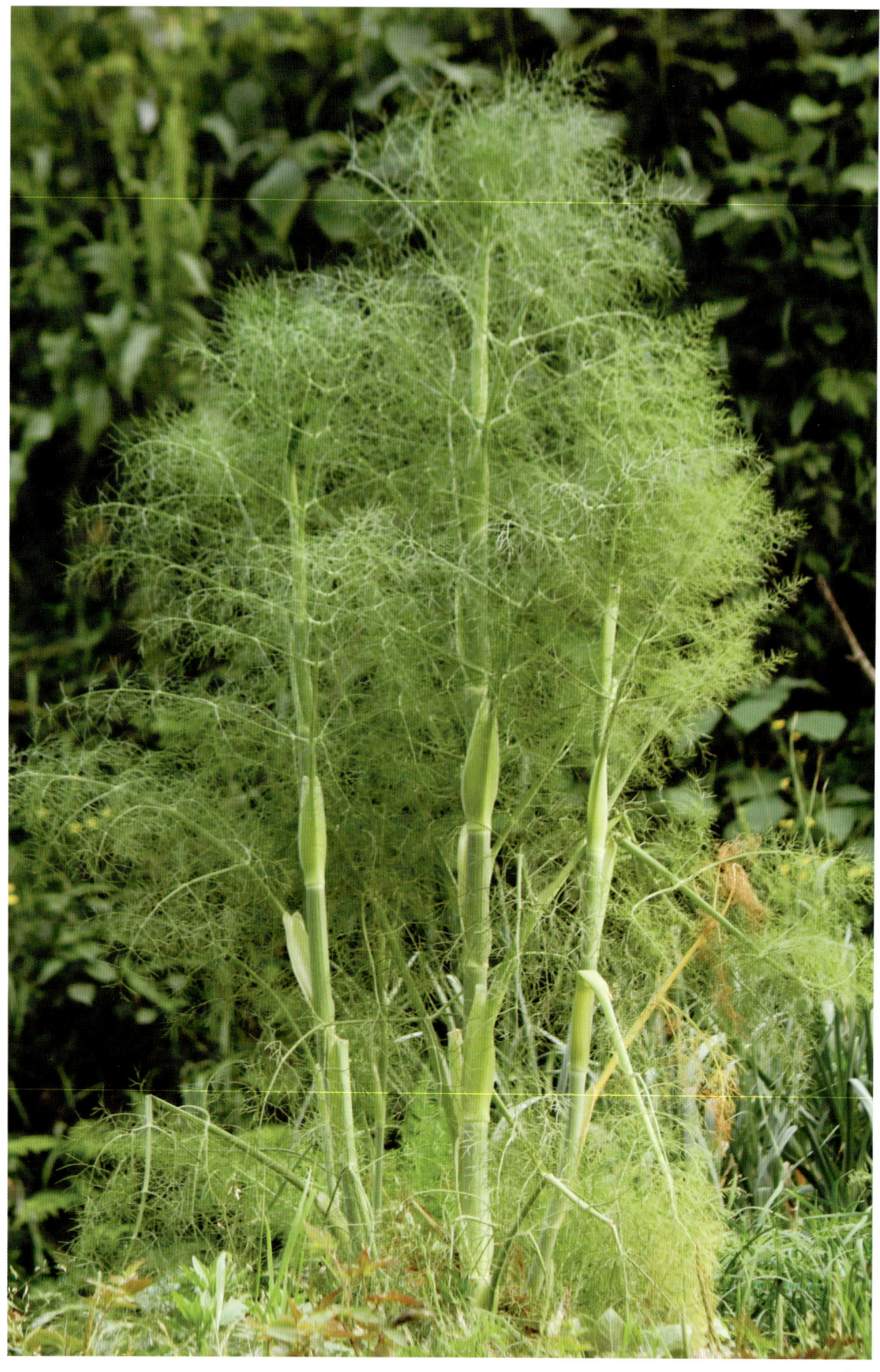

茴香

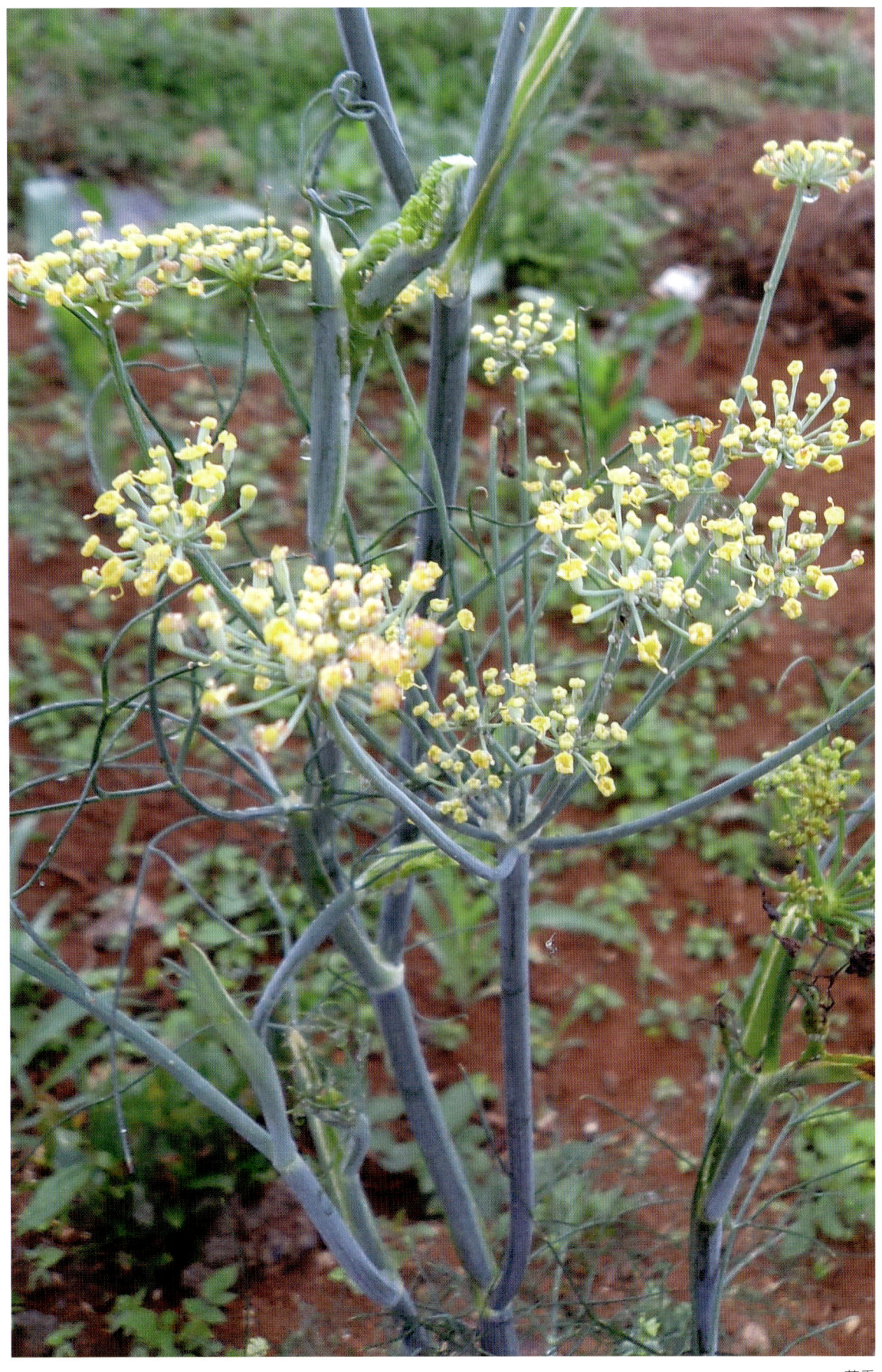

茴香

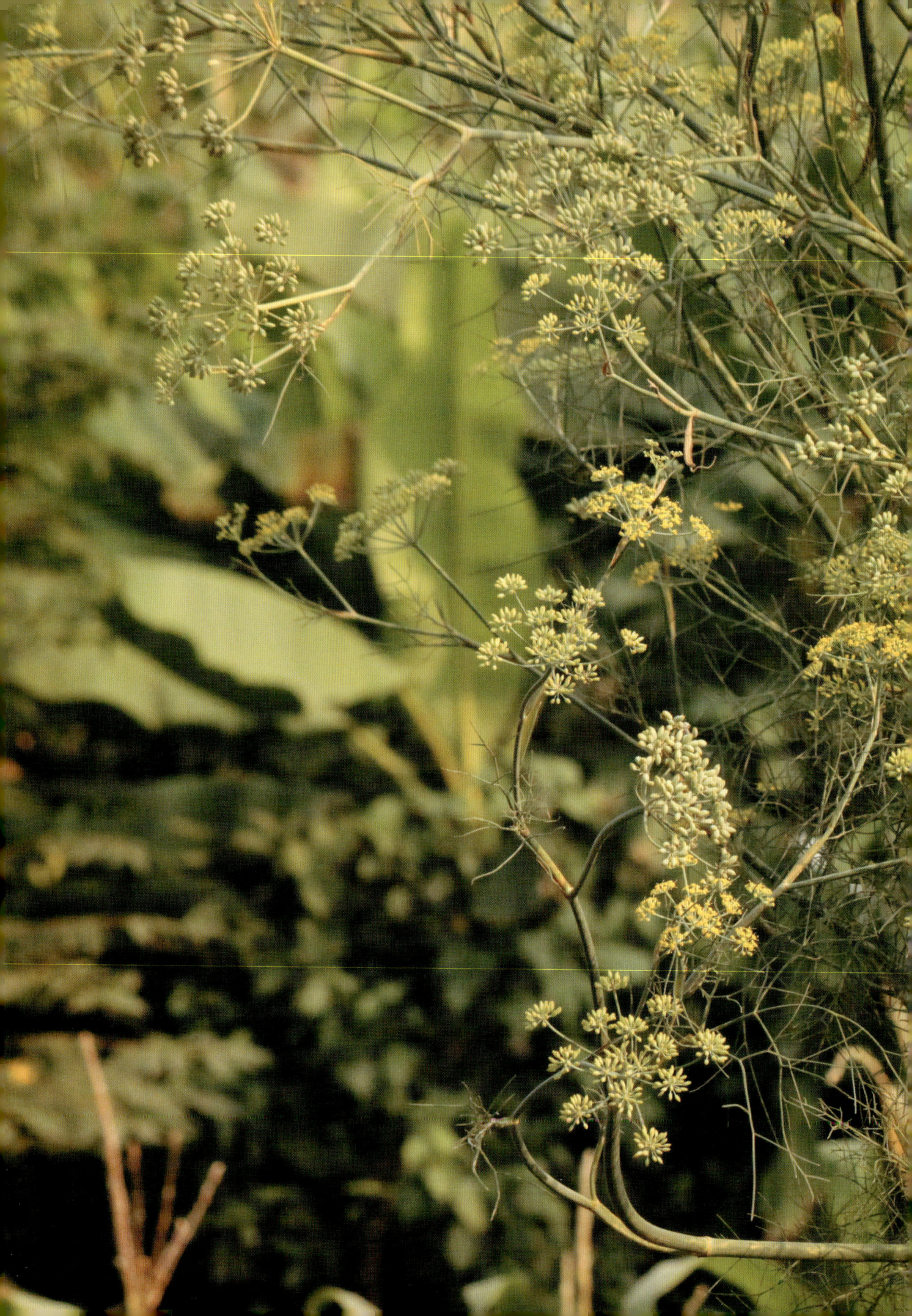

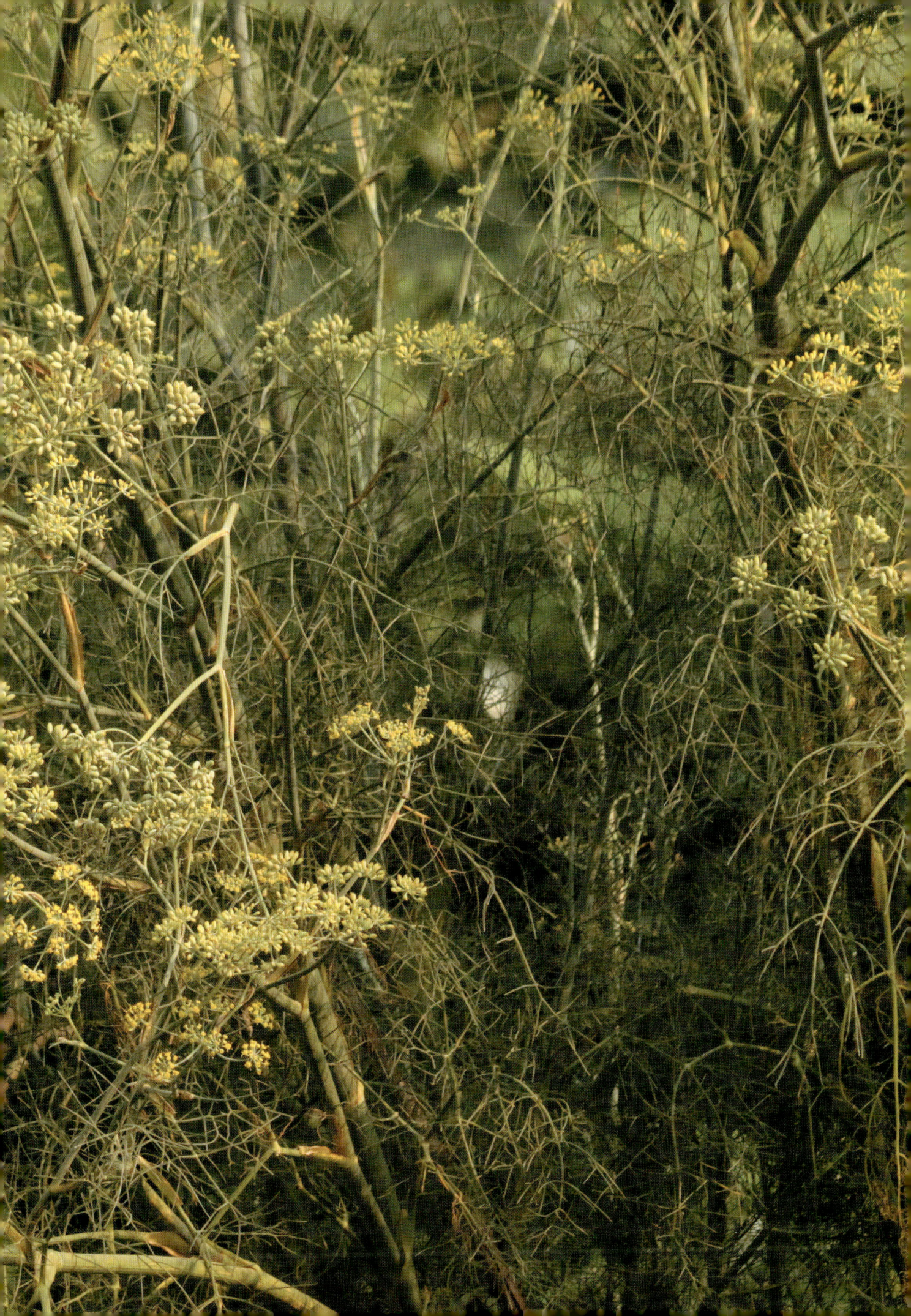

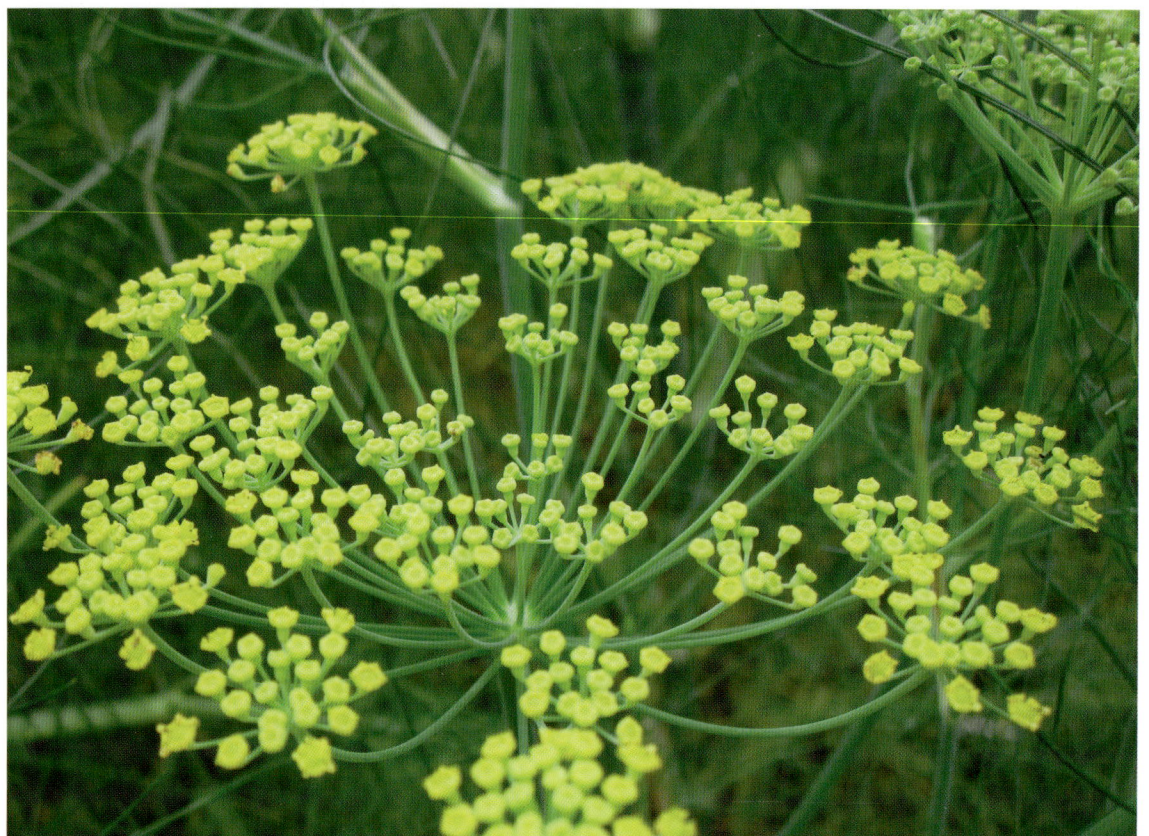

茴香

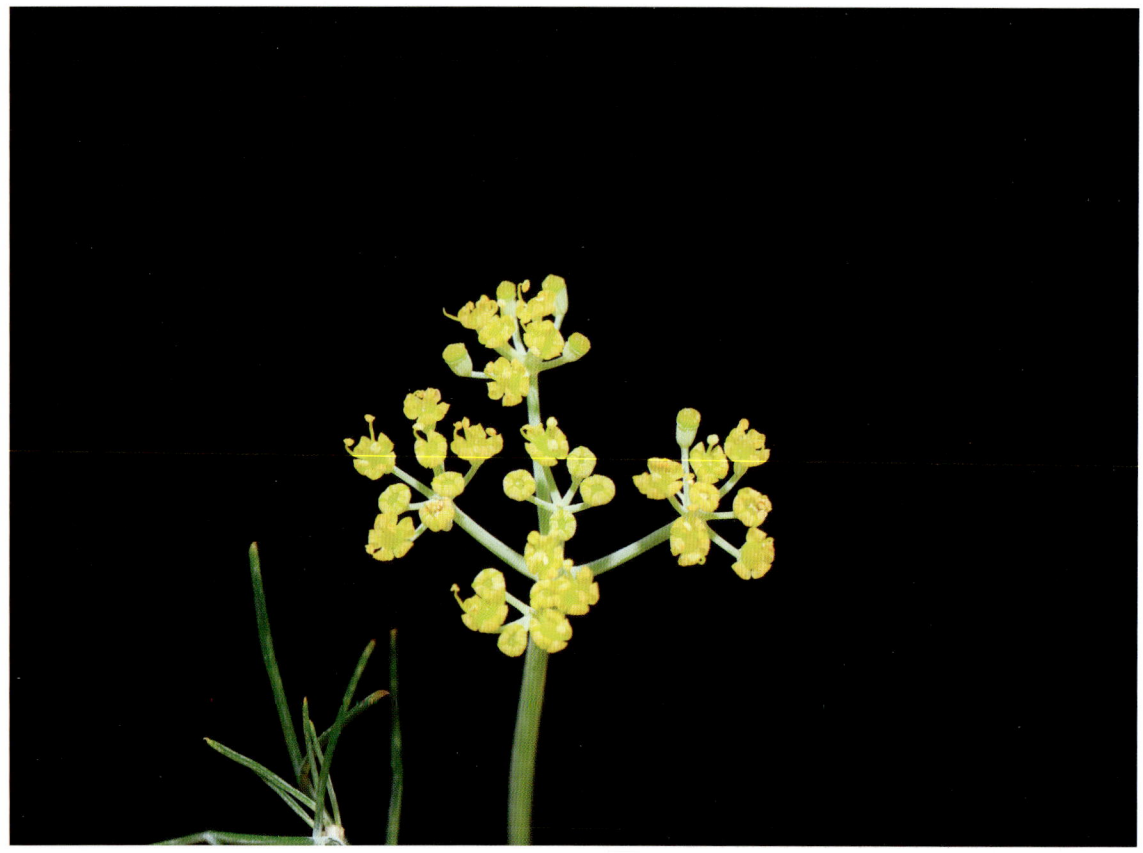

茴香

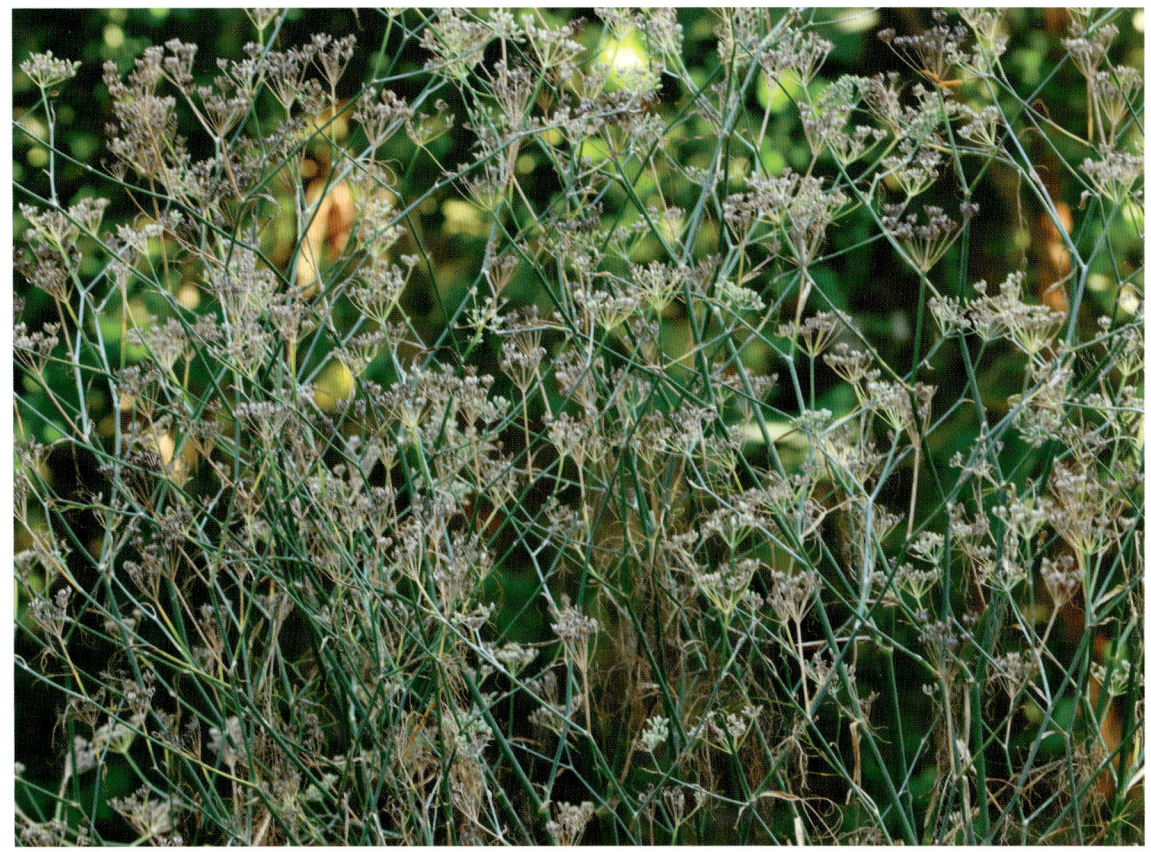

茴香

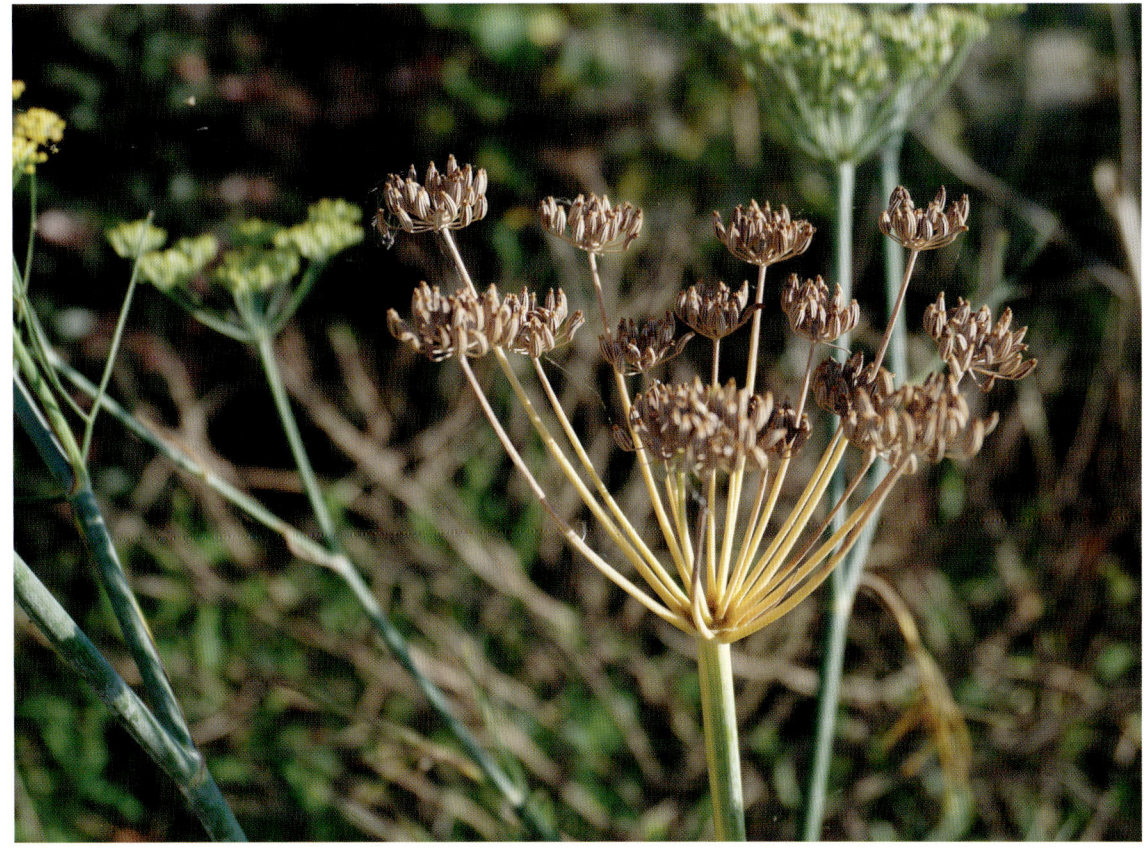

茴香

功效主治

温肾散寒，和胃理气。主治寒疝，少腹冷痛，肾虚腰痛，胃痛，呕吐，干、湿脚气。

药理作用

本品有增强胃肠运动的作用，在胀气时，促进气体排出，减轻疼痛。

用法用量

内服：3 ~ 9 g，煎汤；或入丸、散服。

民族药方

1. 小儿疝气，走子 小茴香 5 g，香附 7 粒（鲜），甜酒汁 25 mL，水 300 g。水煎取汁 150 mL，饭前服，每日 3 次。

2. 少腹冷痛，癥瘕，积瘀 小茴香、桂皮各 6 g，香附、甘草、赤芍、延胡索各 10 g，当归、川芎、桃仁、红花、干姜各 12 g。水煎服，每日 1 剂。

3. 闪挫腰痛 小茴香适量。研为细末，酒服 3 ~ 5 g。

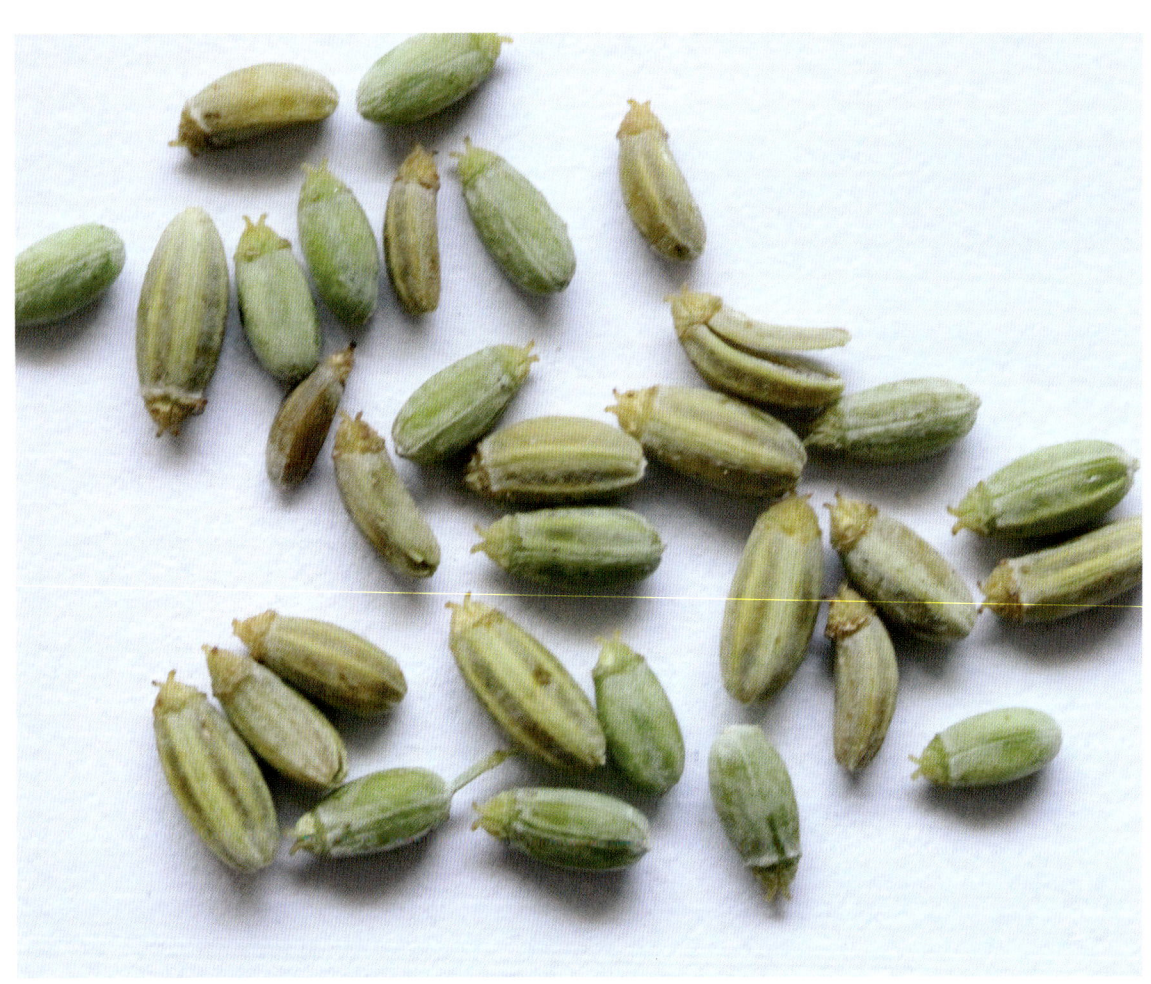

茴香

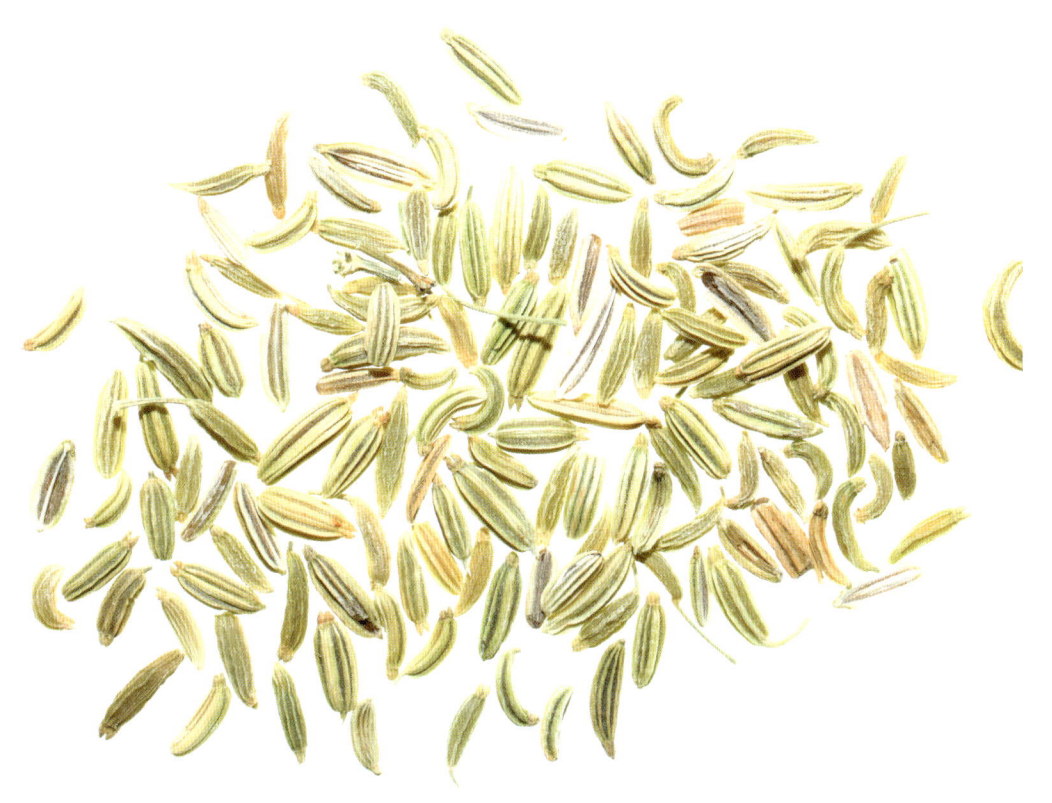

小茴香药材

4. 嵌闭性小肠疝　小茴香适量。成人 10 ～ 15 g（小儿量酌减），开水冲汤，趁热顿服，如 15 ～ 30 分钟后不见效，同量再服 1 次；或成人 3 ～ 6 g（小儿量酌减），开水冲汤服，间隔 10 分钟后，同量再服 1 次，服后仰卧 40 分钟，下肢并拢，膝关节半弯曲。

5. 鞘膜积液，阴囊象皮肿　小茴香 15 g，盐 4.5 g。同炒焦，研细末，打入青壳鸭蛋 1 ～ 2 个，同煎为饼，临睡前用温米酒送服，4 日为 1 个疗程，间隔 2 ～ 5 日，再服第 2 个疗程。

6. 肠绞痛，睾丸和附睾肿痛　小茴香、木香各 3 g，川楝子、白芍各 12 g，黄柏 9 g，槟榔 6 g，生薏苡仁 25 g。水煎服，也可用于睾丸鞘膜积液。

7. 阳痿　小茴香、炮姜各 5 g。研细末，加盐少许，用少许人乳汁调和（也可用蜂蜜或鸡血代替）敷于肚脐，外加胶布贴紧，一般 5 ～ 7 日后可去除敷料。

8. 肾绞痛　小茴香、干姜、官桂、沉香粉（冲服）各 5 g，延胡索、五灵脂、没药、川芎、当归、蒲黄、赤芍、乌药各 10 g。水煎服，每日 1 剂。

9. 慢性痢疾　小茴香 9 g，石榴皮 15 g。水煎服，每日 1 剂。

使用注意

阴虚火旺者慎服。

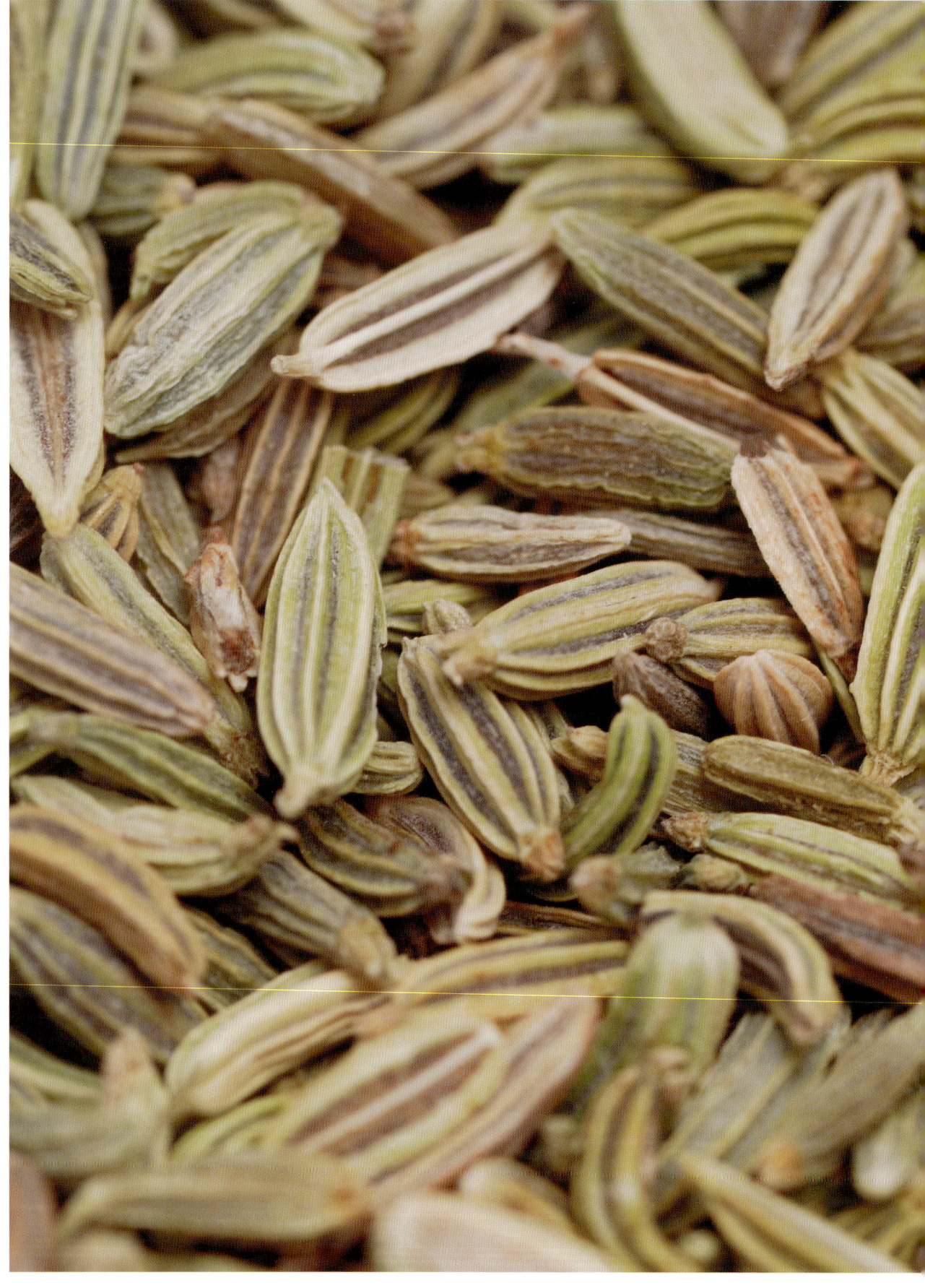

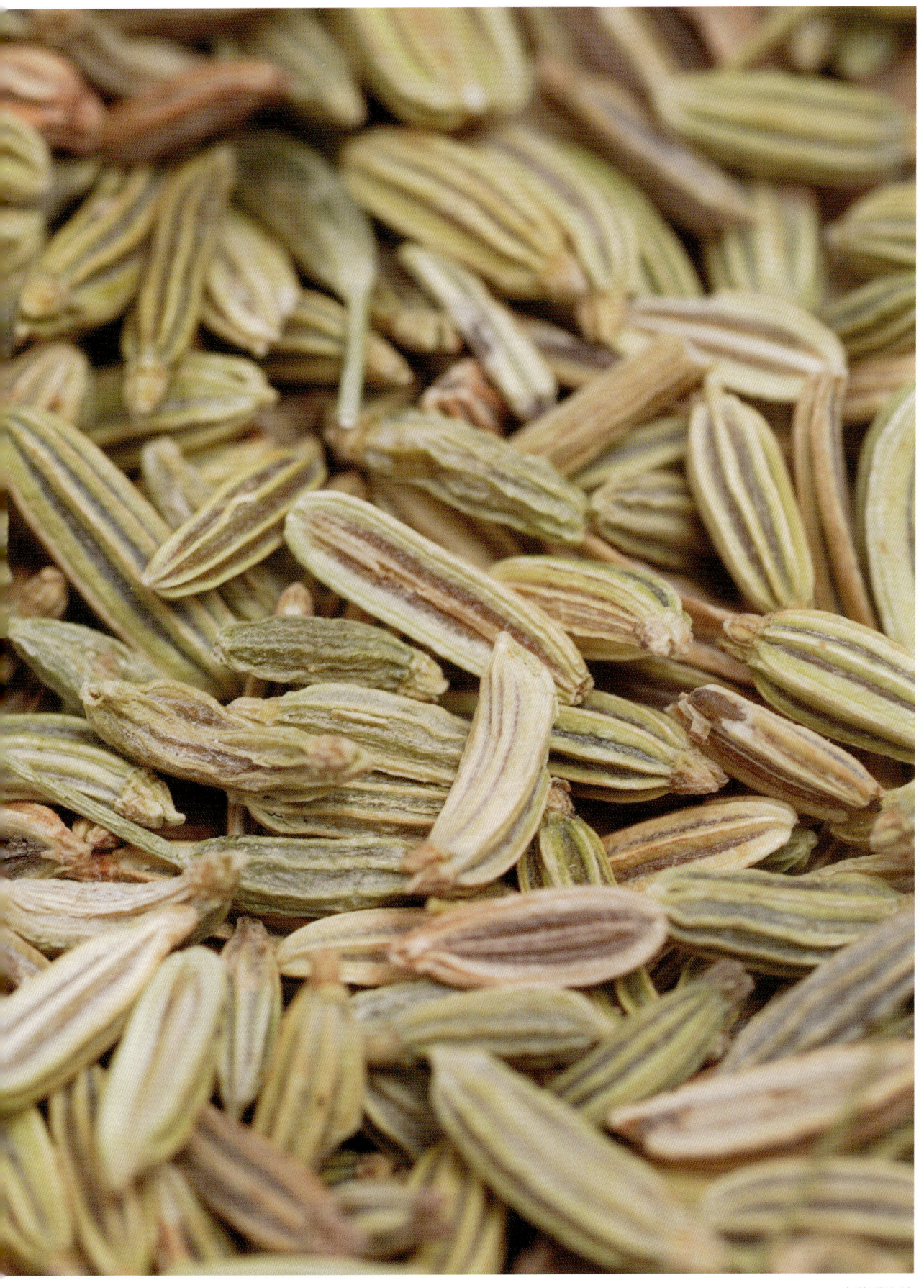

小茴香饮片

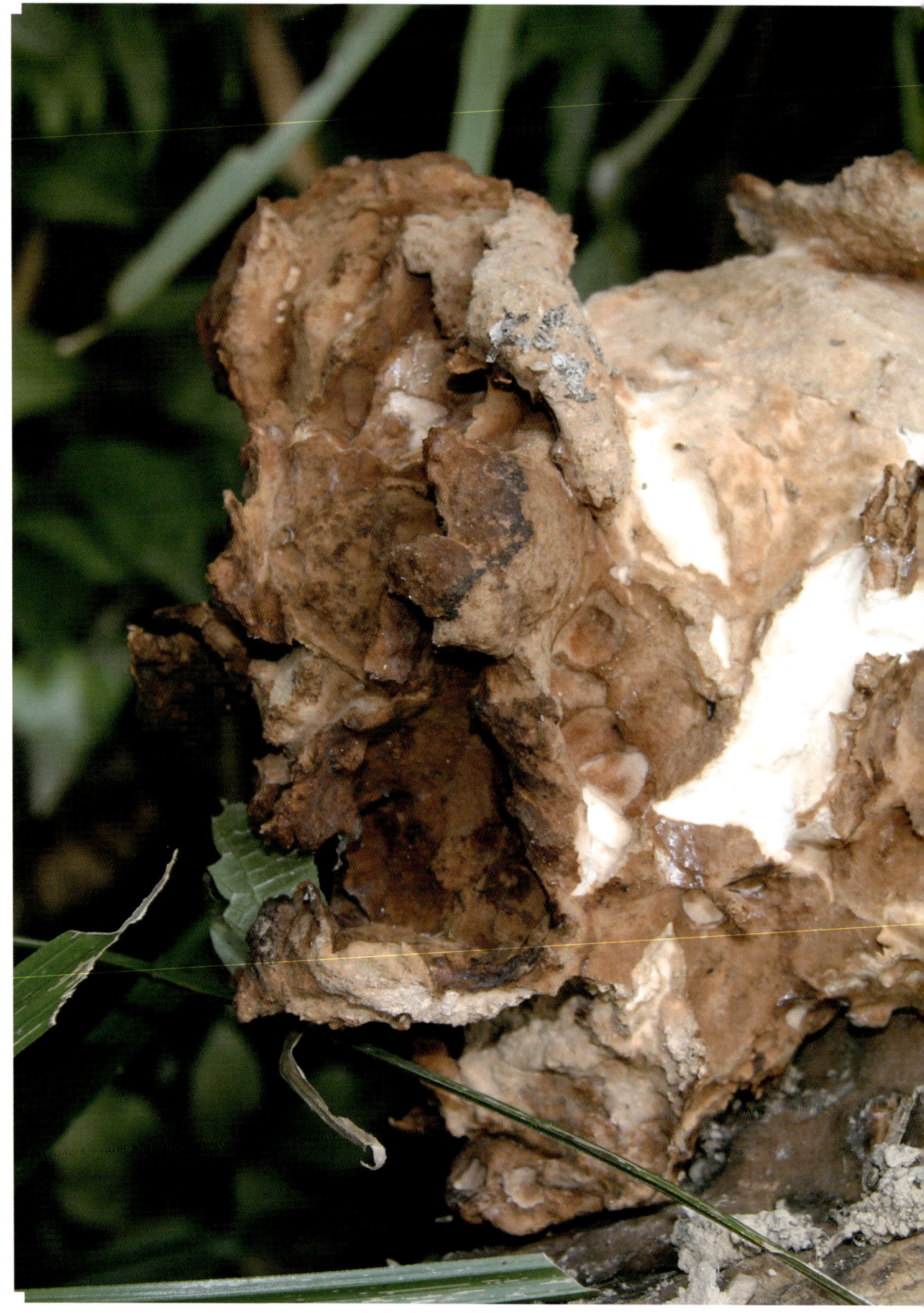

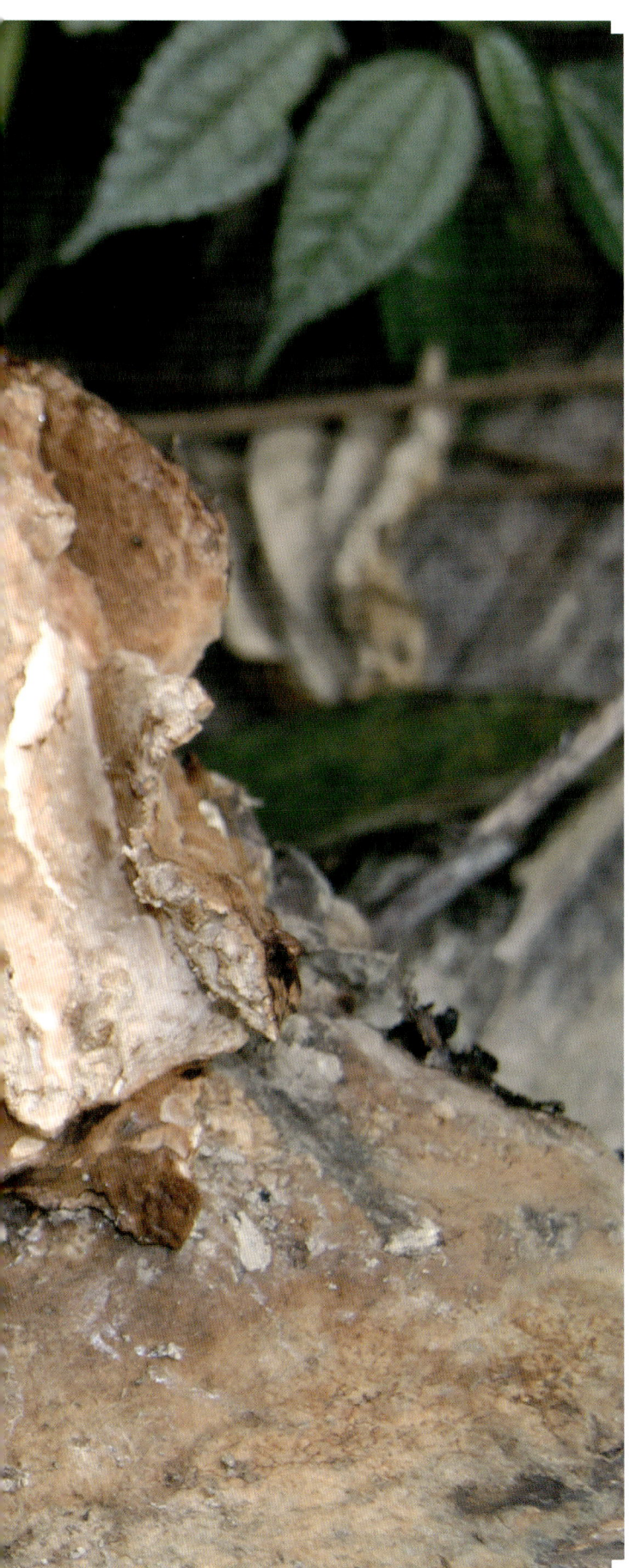

茯苓

【水药名】你嘎。

【别　名】茯菟、茯灵、伏苓、松腴、云苓、茯兔、松薯、松木薯、松苓。

【来　源】本品为多孔菌科真菌茯苓 *Poria cocos*(schw.) wolf 的干燥菌核。

【性味归经】味甘，淡，性平。归心、肺、脾、肾经。

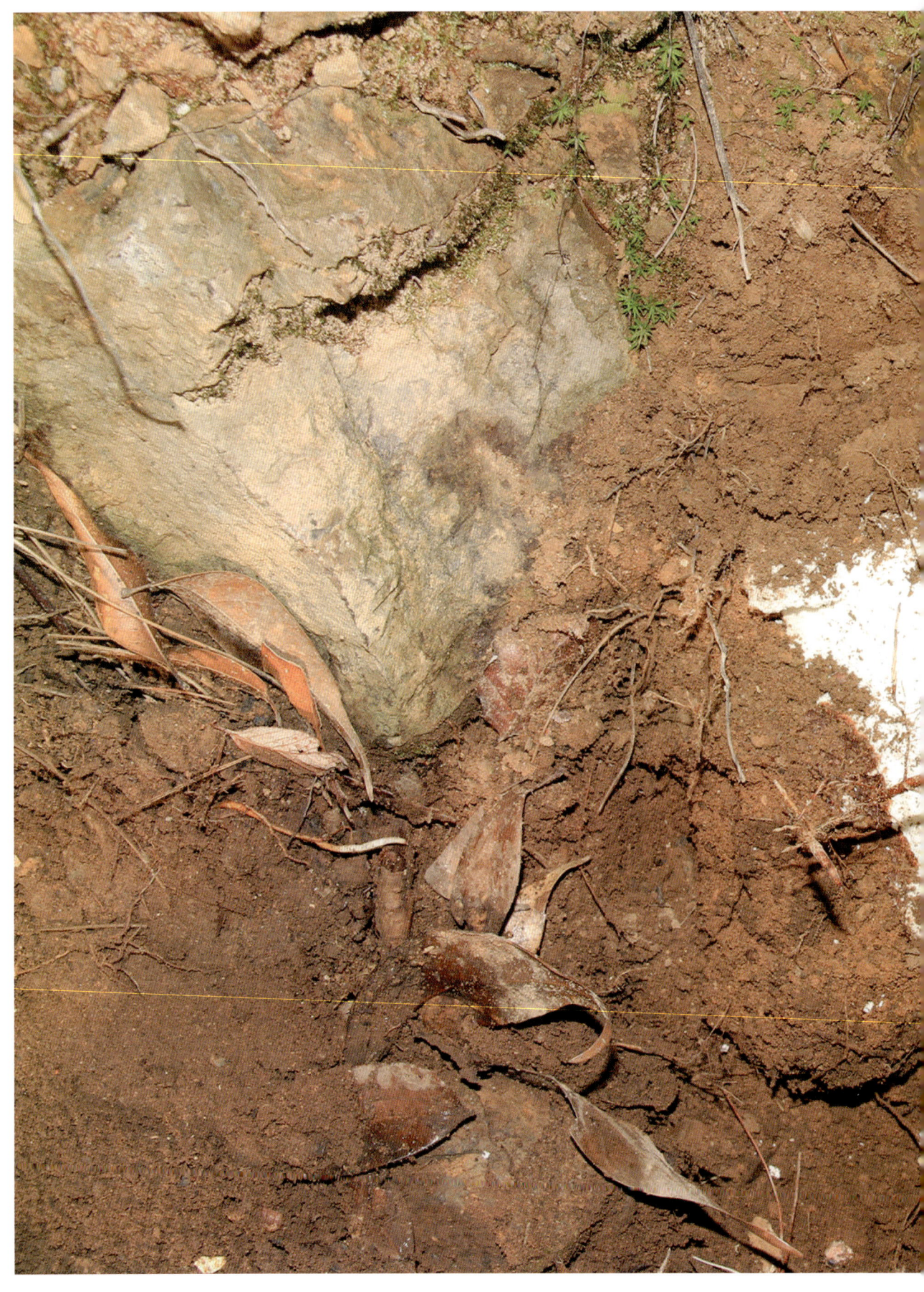

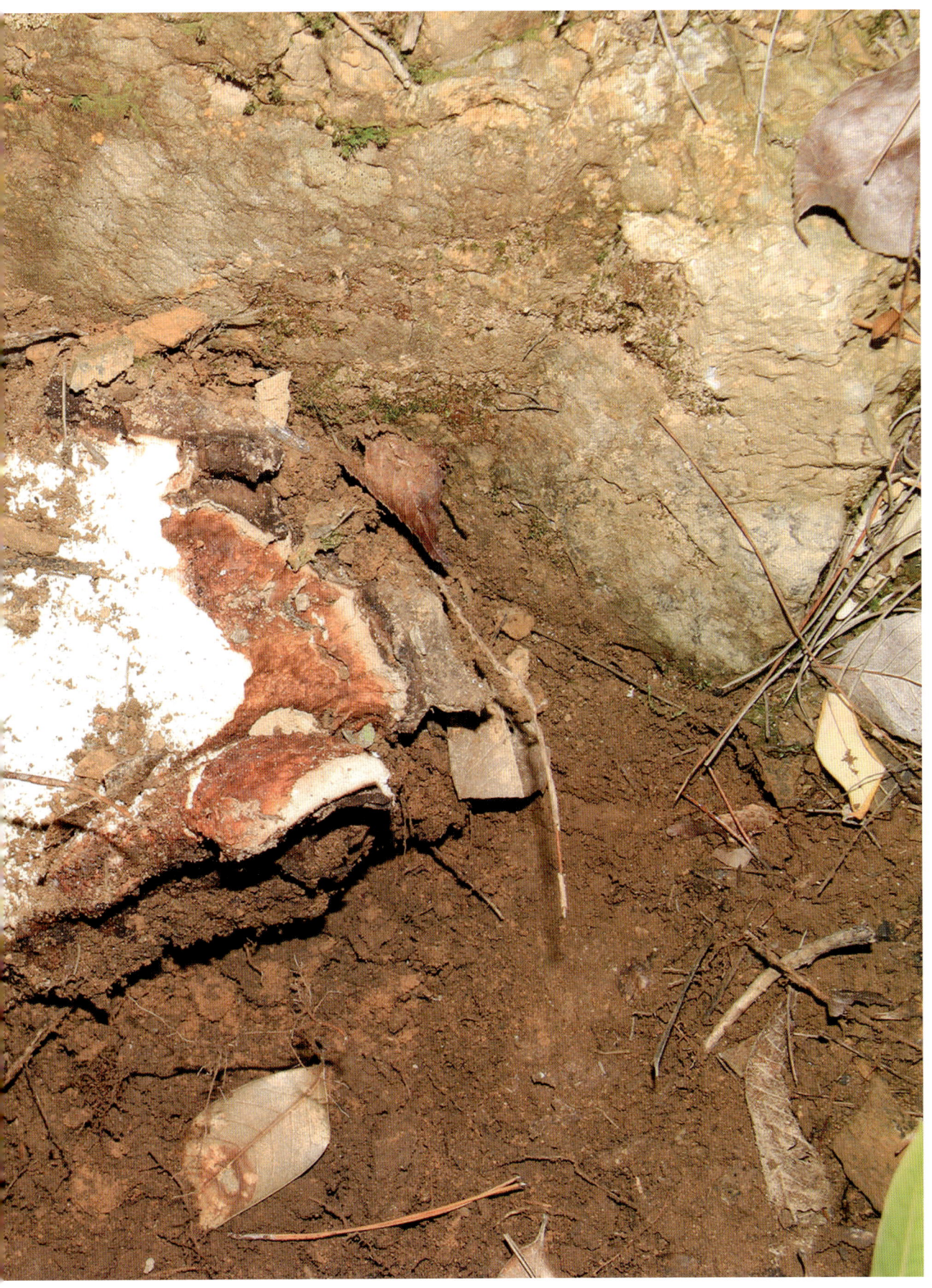

茯苓

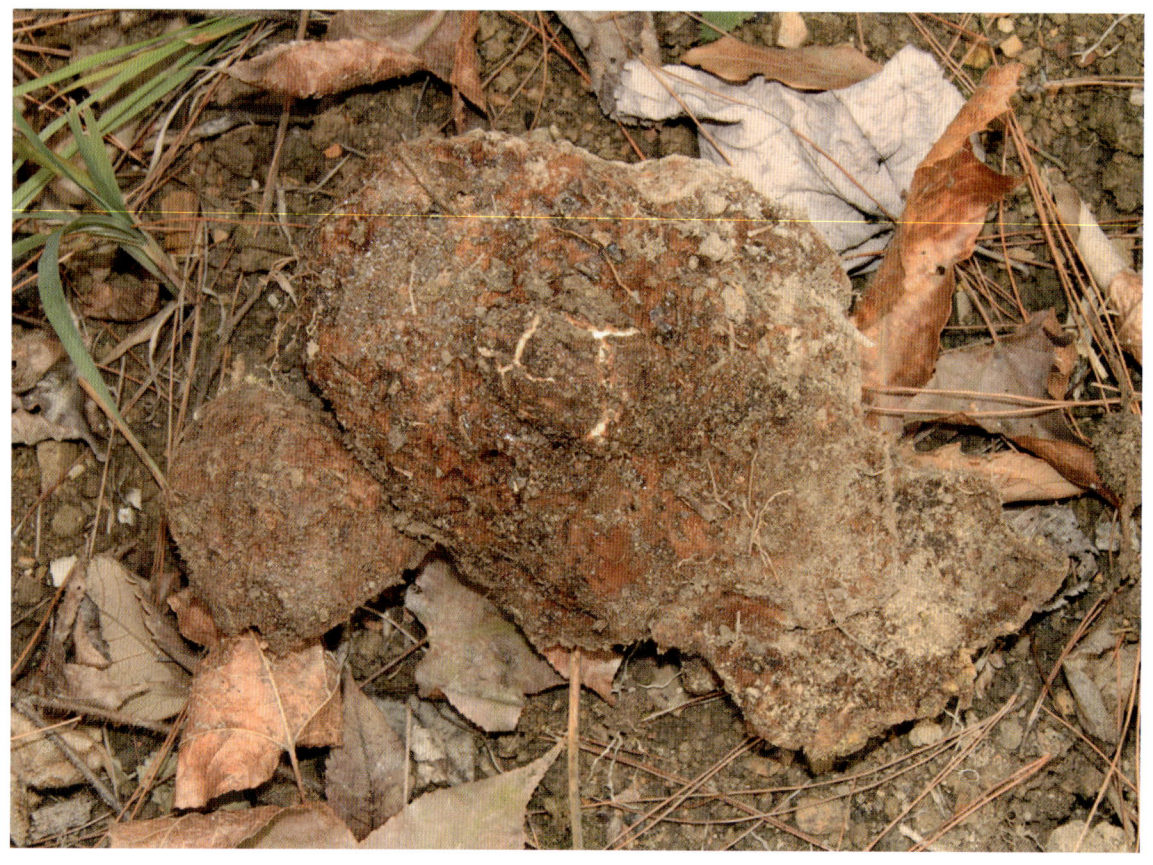

茯苓

识别特征

常见者为其菌核体。多为不规则的块状，球形，扁形，长圆形或长椭圆形等，大小不一。表皮淡灰棕色或黑褐色，呈瘤状皱缩，内部白色稍带粉红，由无数菌丝组成。子实体伞形，直径 0.5 ~ 2 mm，口缘稍有齿，蜂窝状，通常附菌核的外皮而生，初白色，后逐渐变为淡棕色，孔作多角形，担子棒状，担孢子椭圆形至圆柱形，稍屈曲，一端尖，平滑，无色。有特殊臭气。

生境分布

生长于松科植物赤松或马尾松等树根上，深入地下 20 ~ 30 cm。分布于湖北、安徽、河南、云南、贵州、四川等省。

采收加工

7—9 月采挖。除去泥土，堆积，上覆草垫使"发汗"，析出水分。然后取出摊放于通风阴凉处，待其表面干燥后再行"发汗"。如此反复 3 ~ 4 次，至表面皱缩，皮色变为褐色，再置阴凉处晾至全干，即为茯苓个。切制：于"发汗"后趁湿切制，也可取干燥茯苓个以水浸润后切制。将茯苓菌核内部的白色部分切成薄片或小方块，即为白茯苓；削下

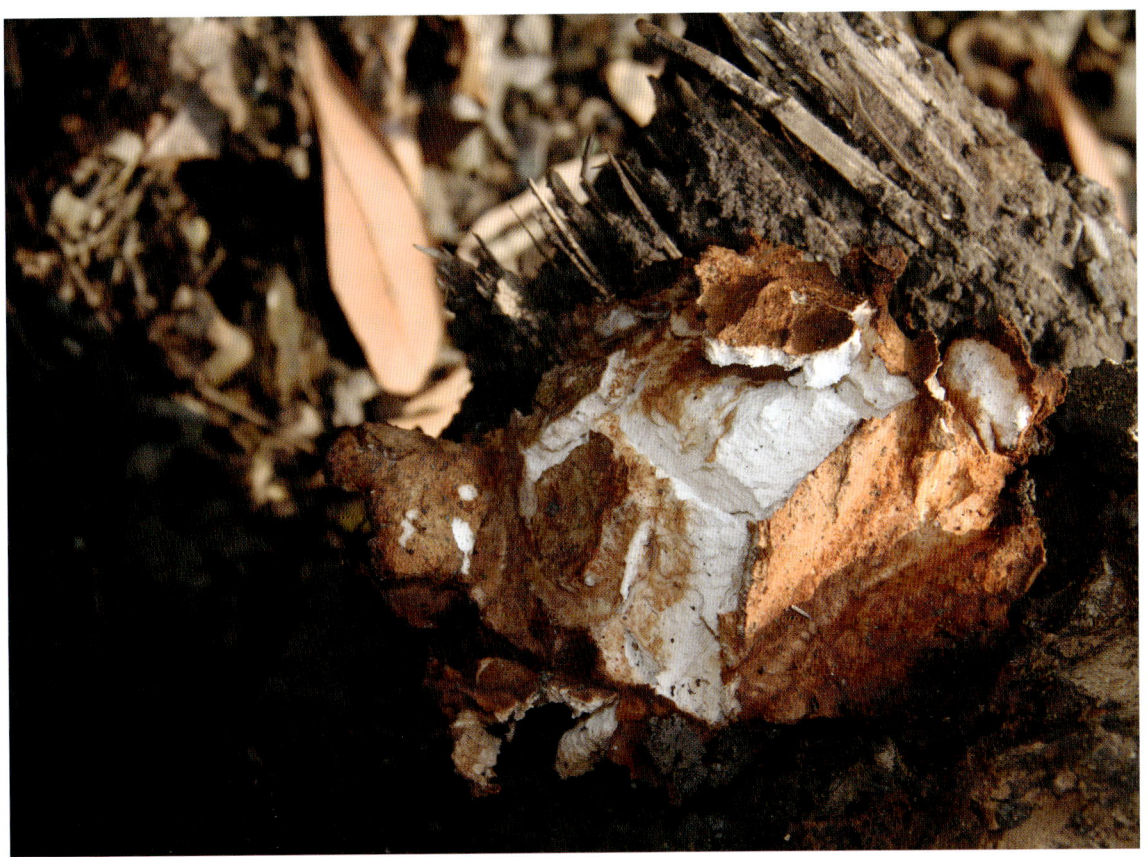

茯苓

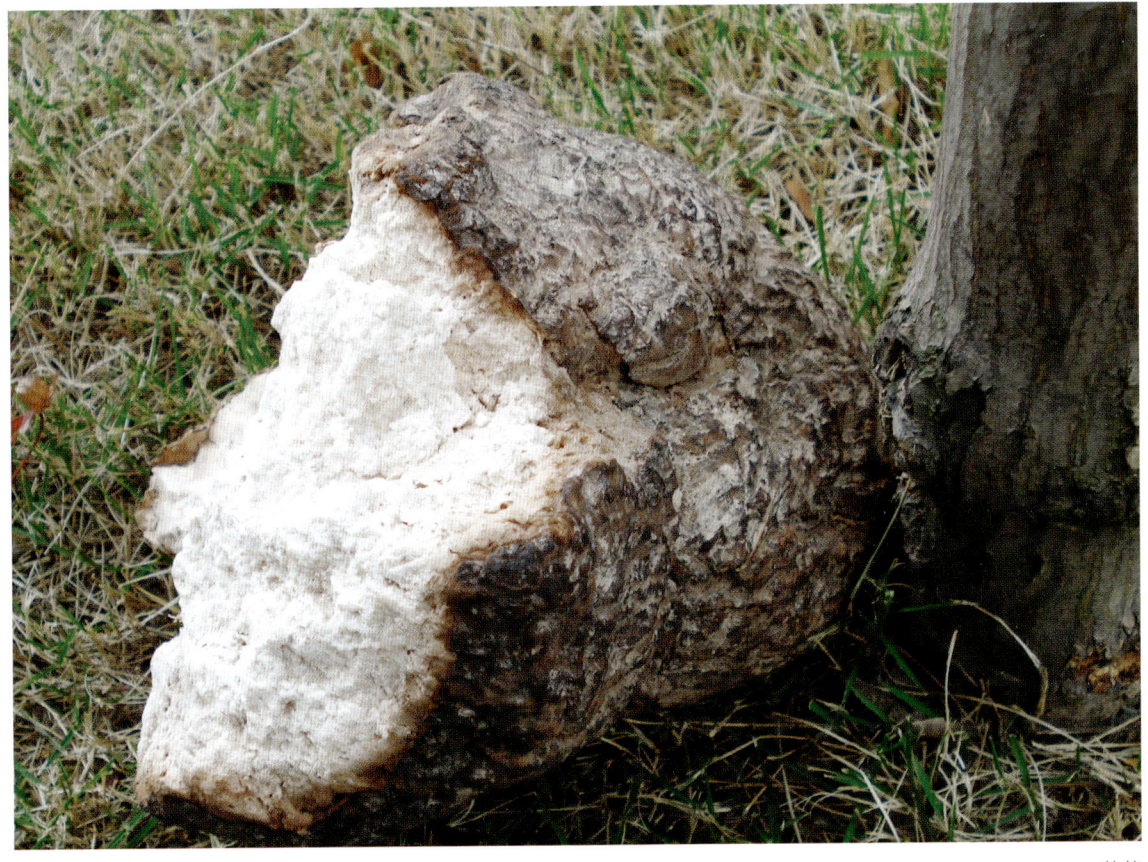

茯苓

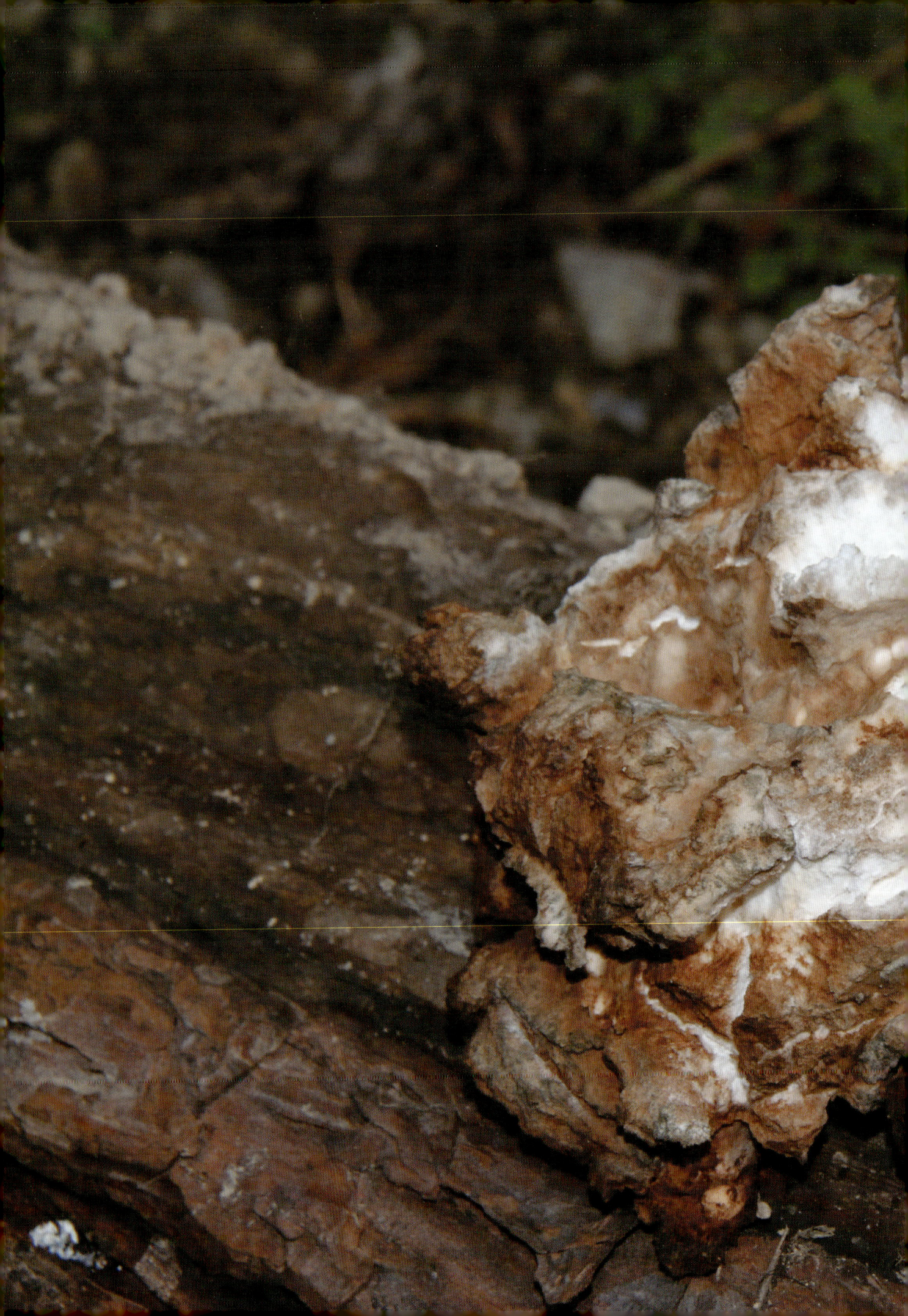

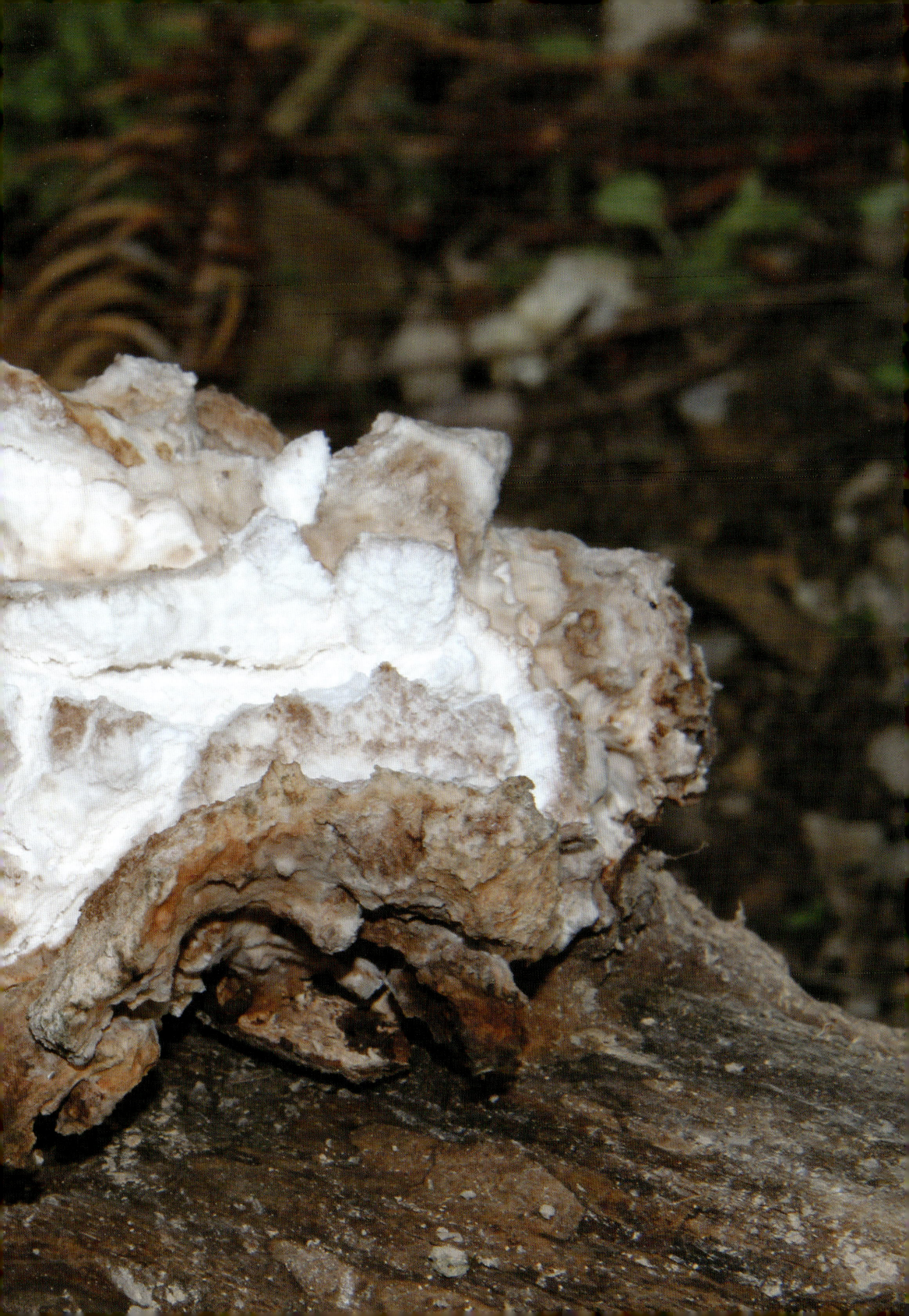

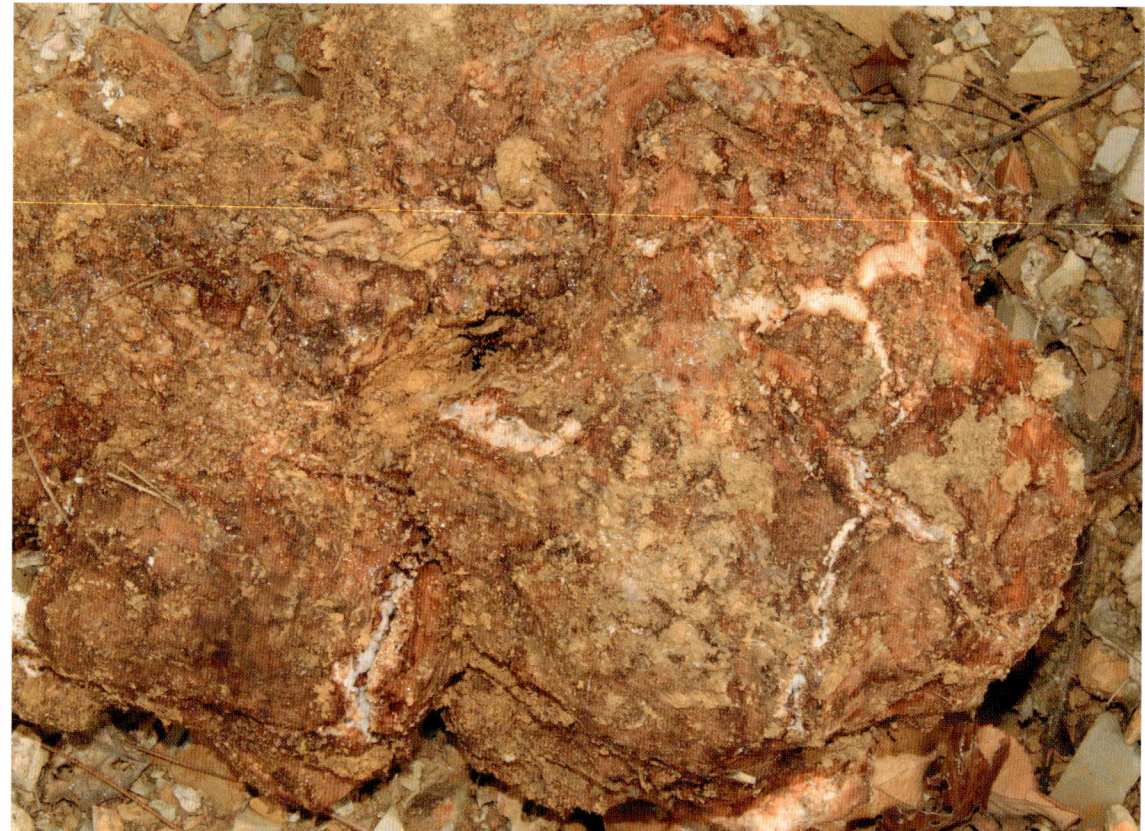

茯苓

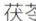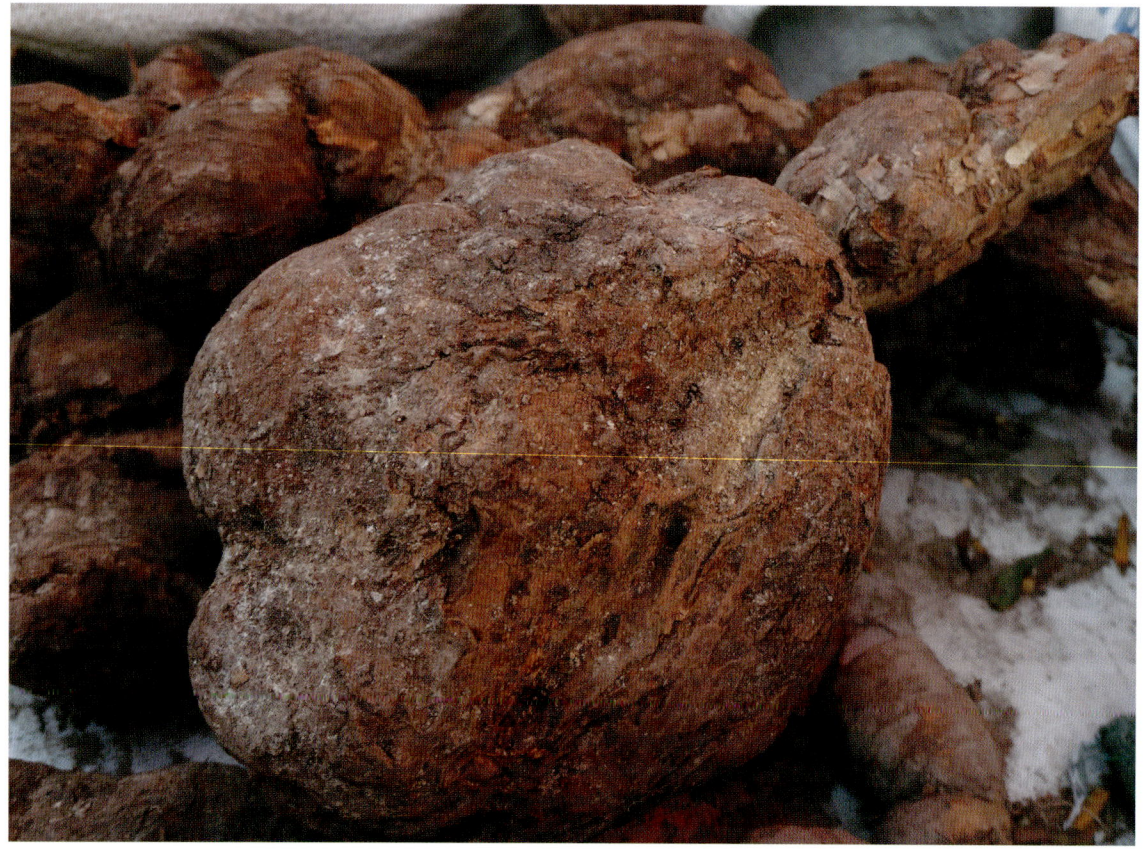

茯苓

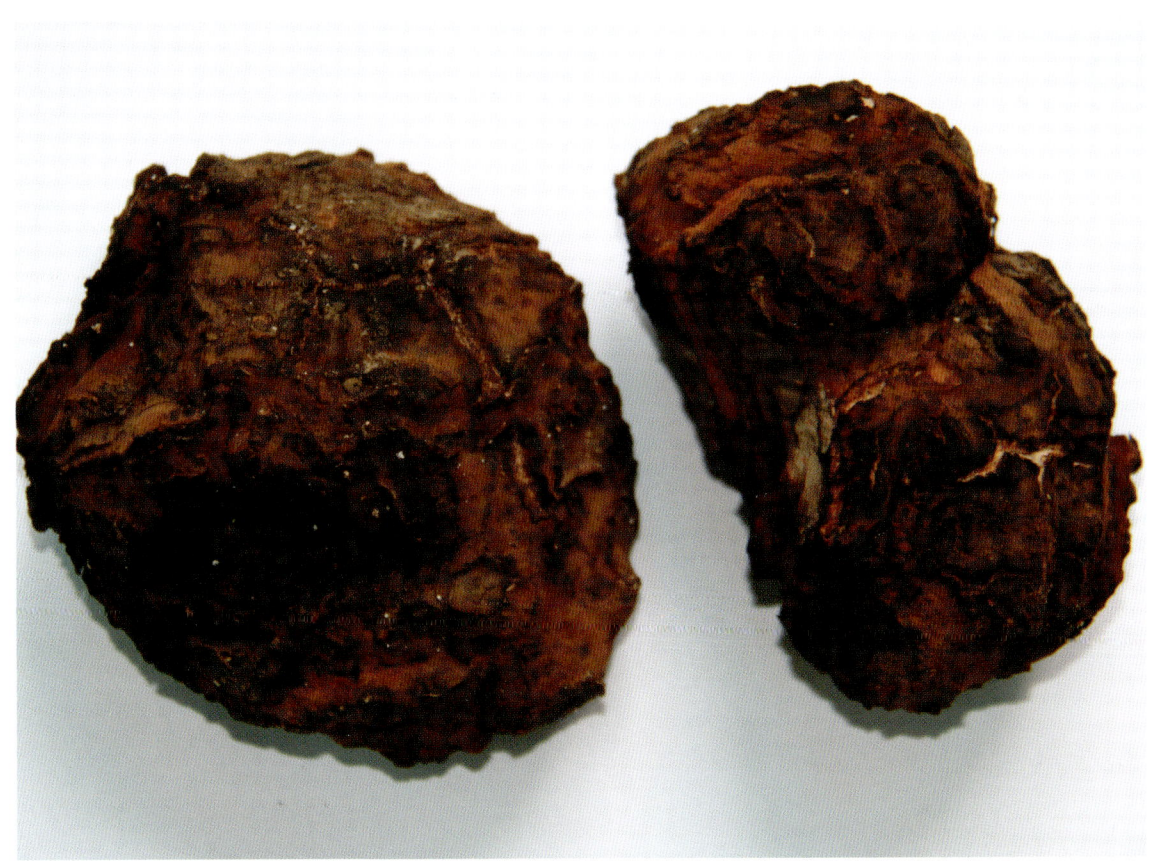

茯苓

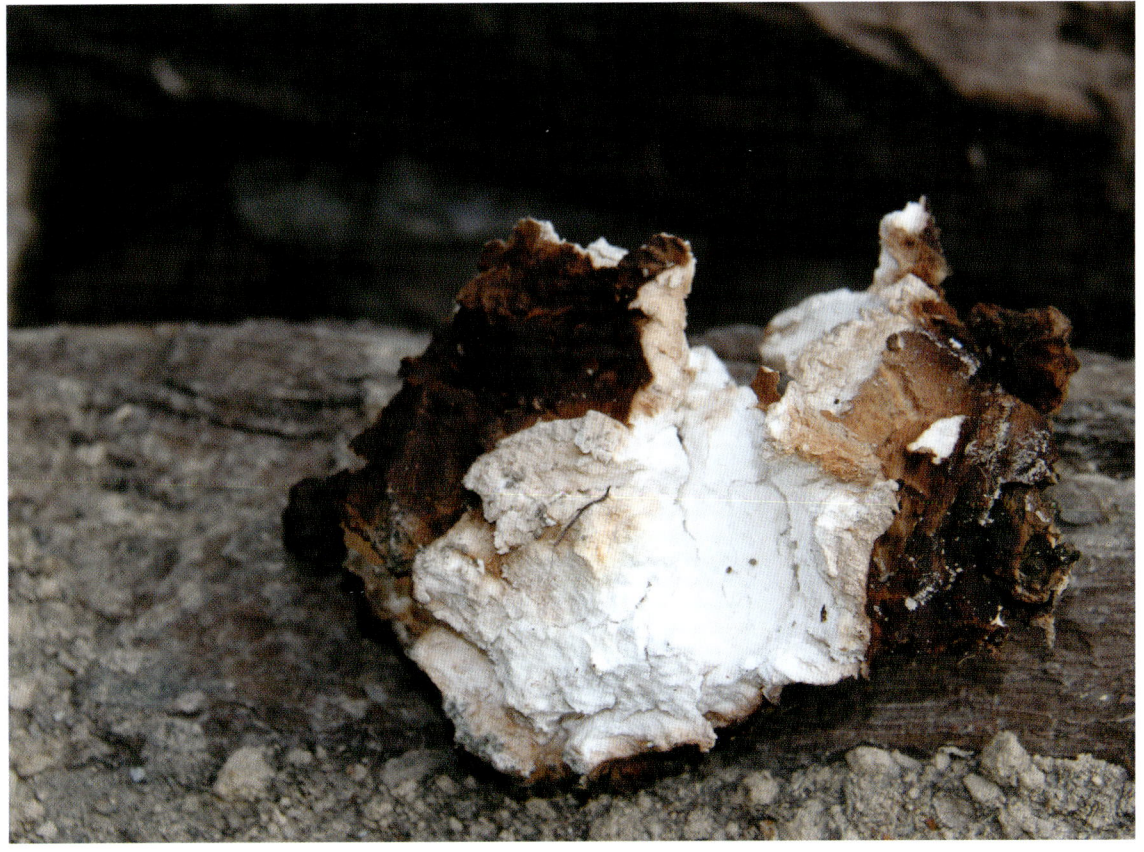

茯苓

来的黑色外皮部，即为茯苓皮；茯苓皮层下的赤色部分，即为赤茯苓；带有松根的白色部分，切成正方形的薄片，即为茯神。切制后的各种成品，均需阴干，不可炕干，并宜放置阴凉处，不能过于干燥或通风，以免失去黏性或发生裂隙。

药材鉴别

本品呈球形，扁圆形或不规则的块状，大小不一。表面黑褐色或棕褐色，外皮薄而粗糙，有明显隆起的皱纹，常附有泥土。体重，质坚硬，不易破开；断面不平坦，呈颗粒状或粉状，外层淡棕色或淡红色，内层全部为白色，少数为淡棕色，细腻，并可见裂隙或棕色松根与白色绒状块片嵌镶在中间。无气味，嚼之粘牙。以体重坚实、外皮呈褐色而略带光泽、皱纹深、断面白色细腻、粘牙力强者为佳。白茯苓均已切成薄片或方块，色白细腻而有粉滑感。质松脆，易折断破碎，有时边缘呈黄棕色。

功效主治

渗湿利水，益脾和胃，宁心安神。主治小便不利，水肿胀满，痰饮咳逆，呕哕，泄泻，遗精，淋浊，惊悸，健忘。

用法用量

内服：10～30 g，煎汤；或入丸、散服。

民族药方

1. 肢冷，小便不利，水肿胀满 茯苓、猪苓各 30 g，泽泻 25 g，桂枝、白术各 15 g。水煎服，每日 1 剂。

2. 湿泻 茯苓 20 g，白术 30 g。水煎服，每日 1 剂。

3. 小儿支气管炎 茯苓 9 g，前胡 5 g，半夏、枳壳各 4.5 g，紫苏叶、薄荷、陈皮、甘草、白芷各 3 g。水煎取药汁，每日 1 剂，分 2 次服用。

4. 老年慢性支气管炎、证属痰湿壅肺型者 茯苓 12 g，川贝母 9 g，陈皮、半夏、枳实、知母各 6 g，紫苏子 5 g，炙甘草、生姜各 3 g，天南星 1.5 g。水煎取药汁，每日 1 剂，分 2 次服用，连服 15 剂为 1 个疗程。

5. 急性胃肠炎 茯苓、佩兰、藿香、苍术、刺黄连各 15 g。水煎服。

6. 脾虚湿盛、小便不利 茯苓、猪苓、泽泻、白术各 20 g，桂枝 10 g。水煎服。

7. 脾虚，食少，脘闷 茯苓 25 g，白术、党参各 15 g，枳实、陈皮、生姜各 10 g。水煎服。

使用注意

虚寒精滑或气虚下陷者忌服。

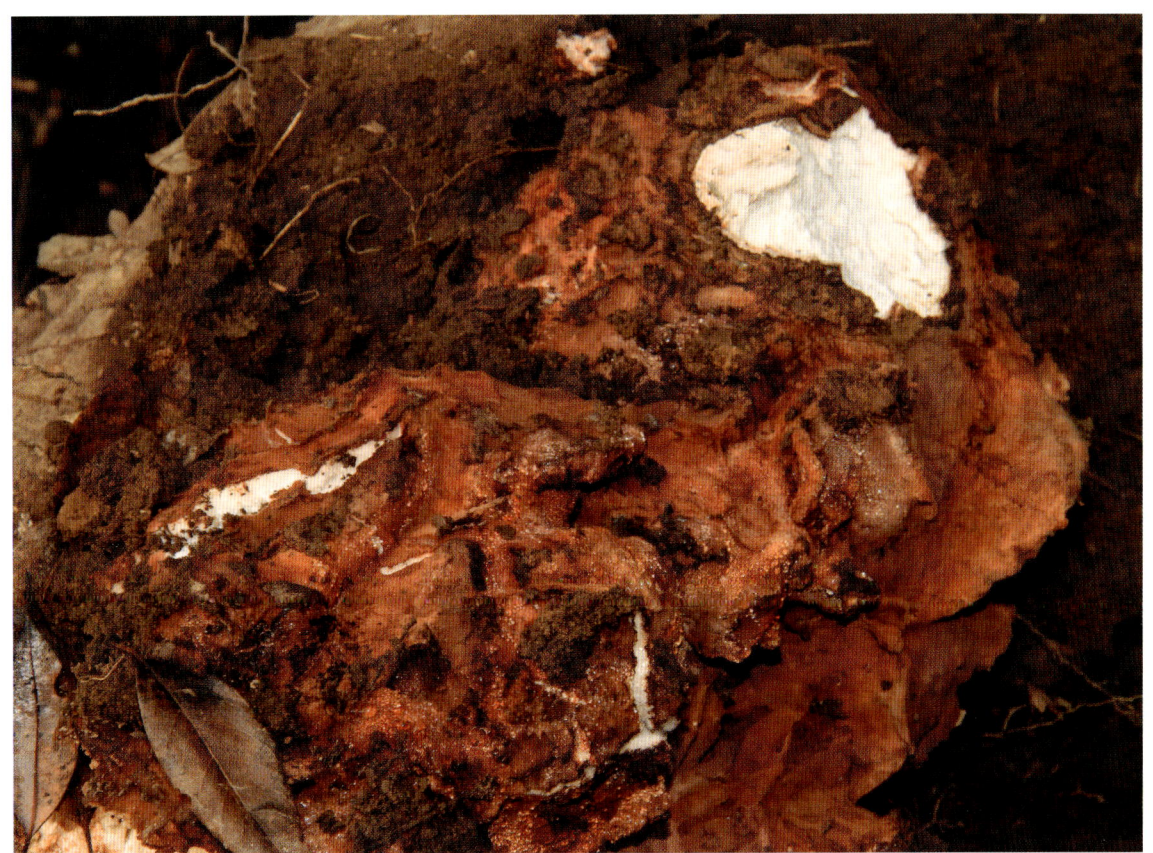

茯苓

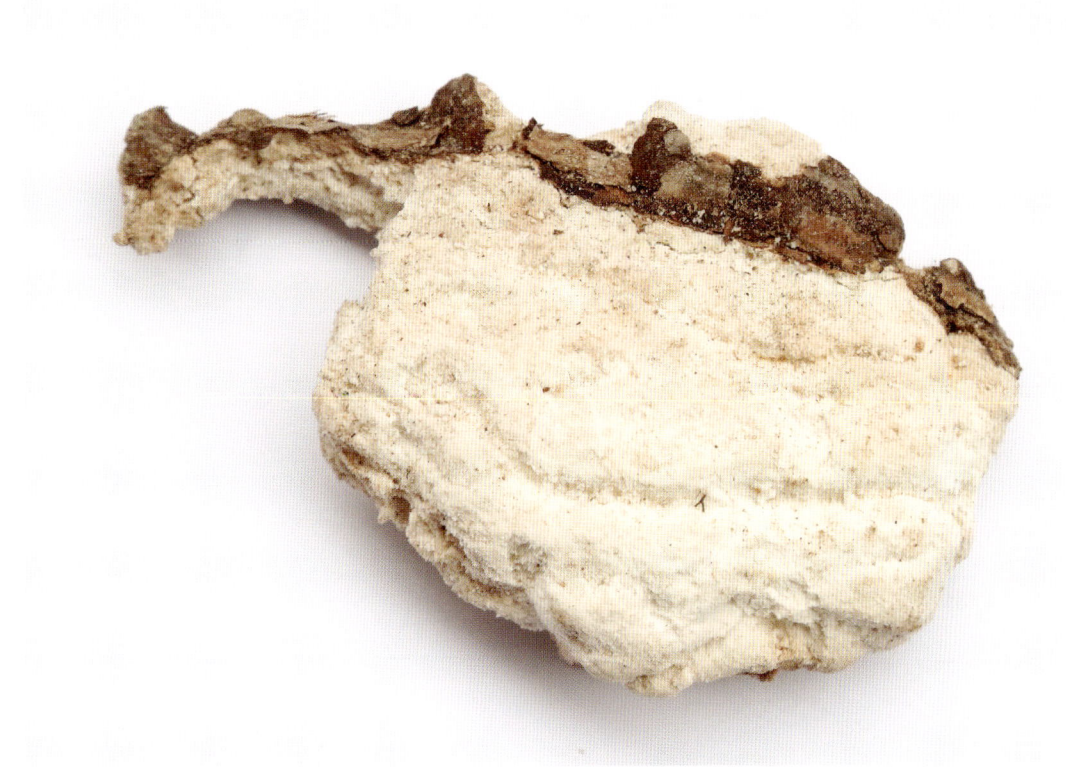

茯苓药材

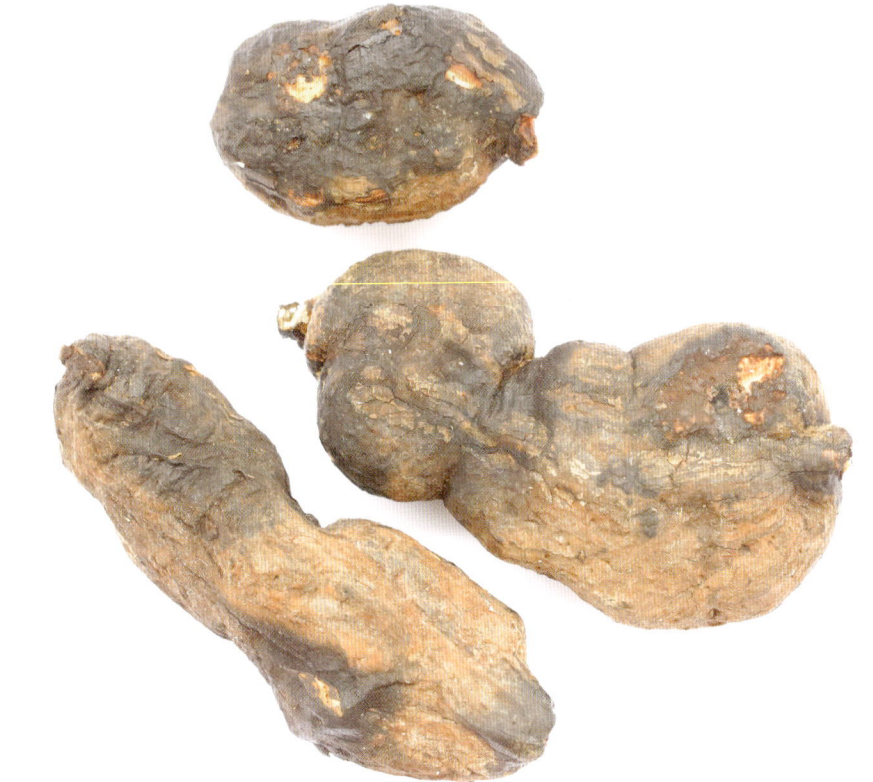

茯苓药材

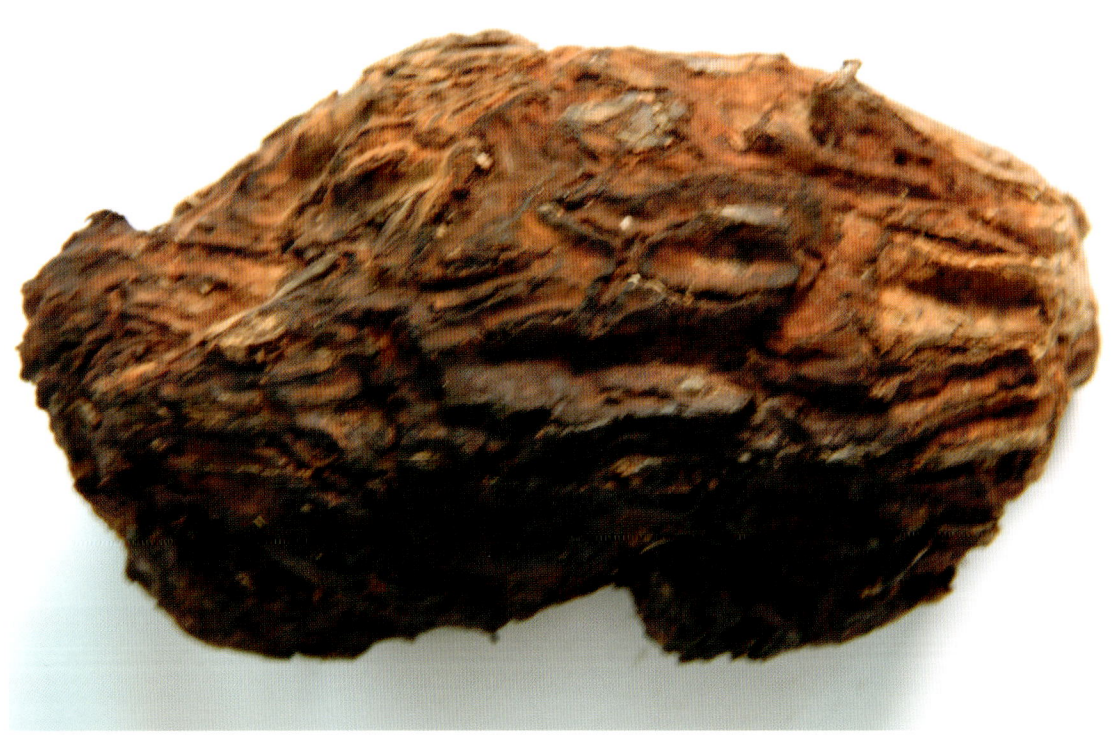

茯苓药材

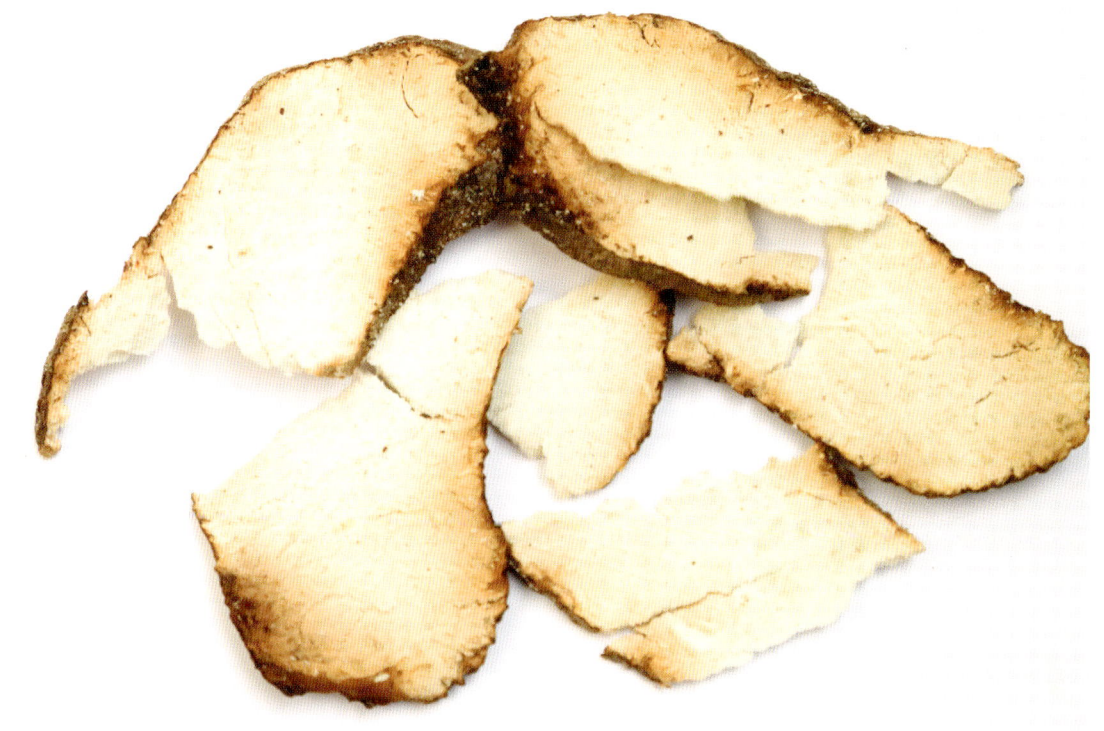

茯苓饮片

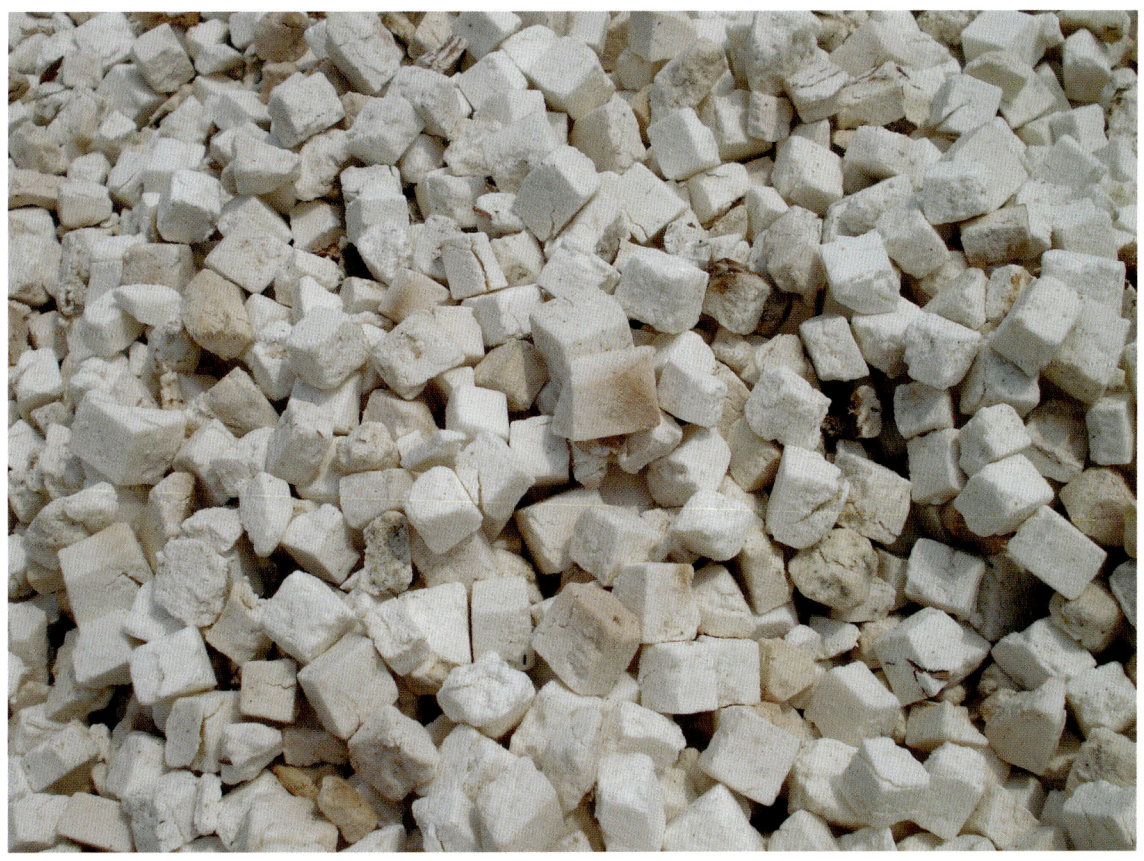

茯苓饮片

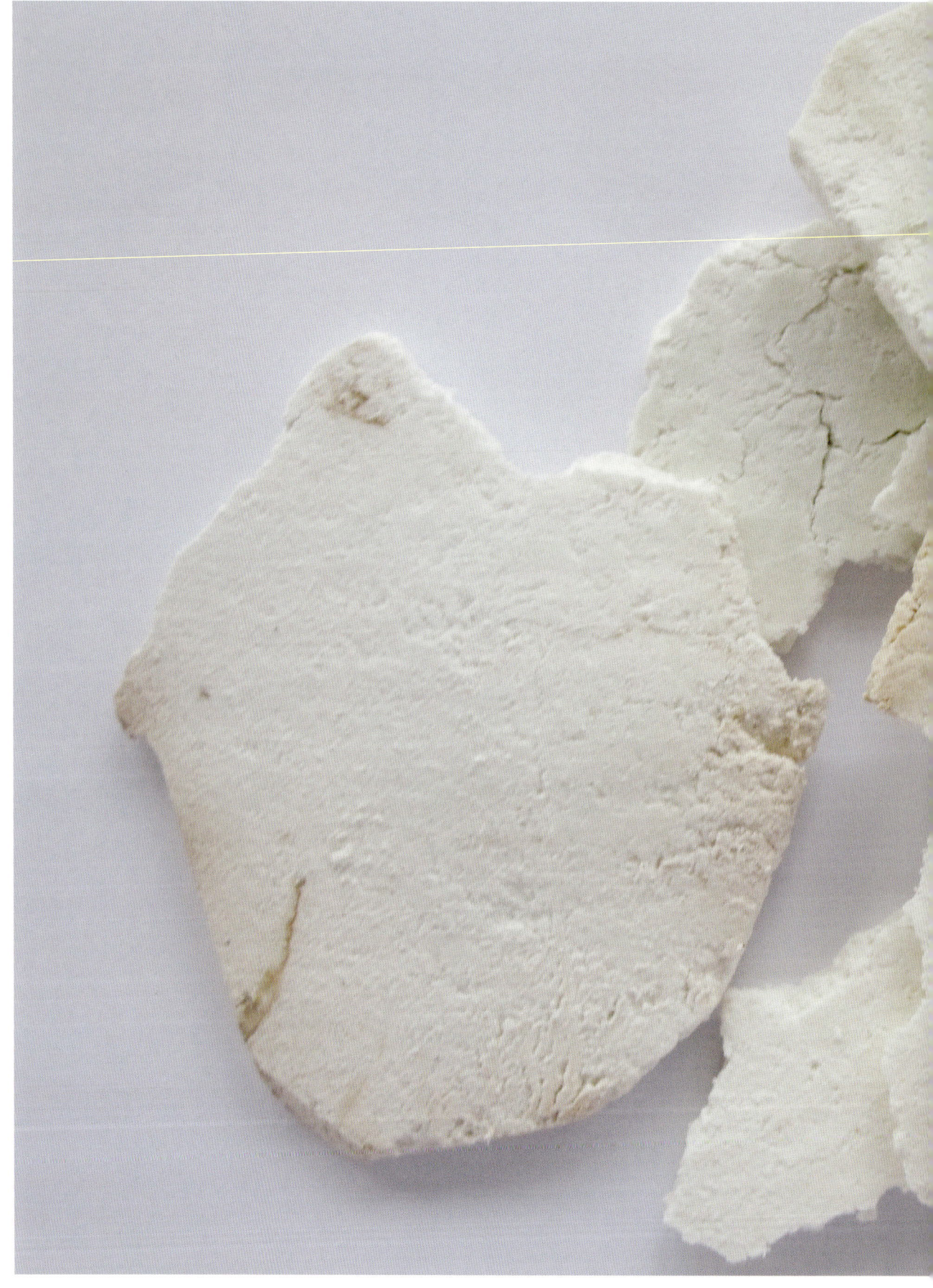

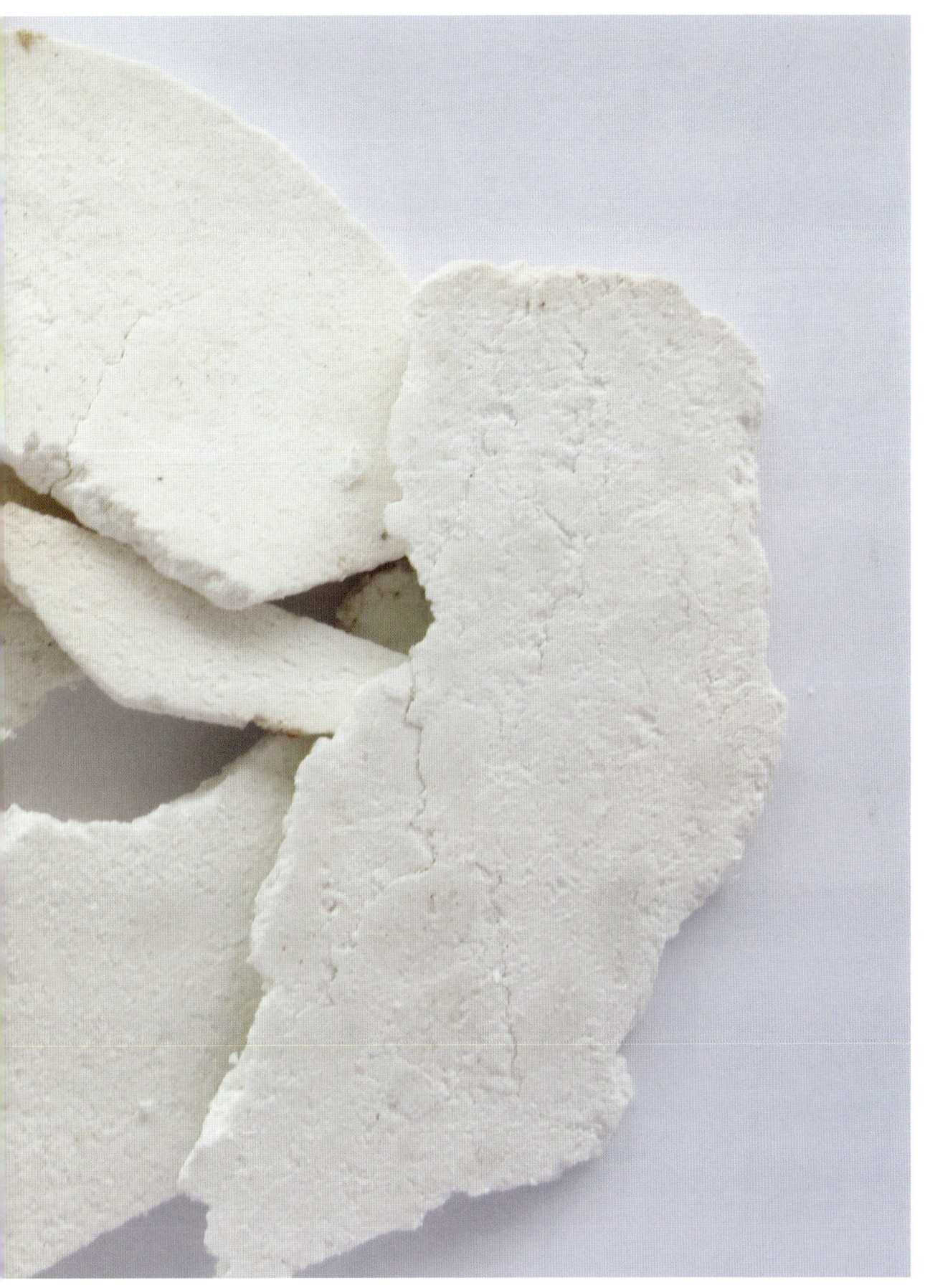

茯苓饮片

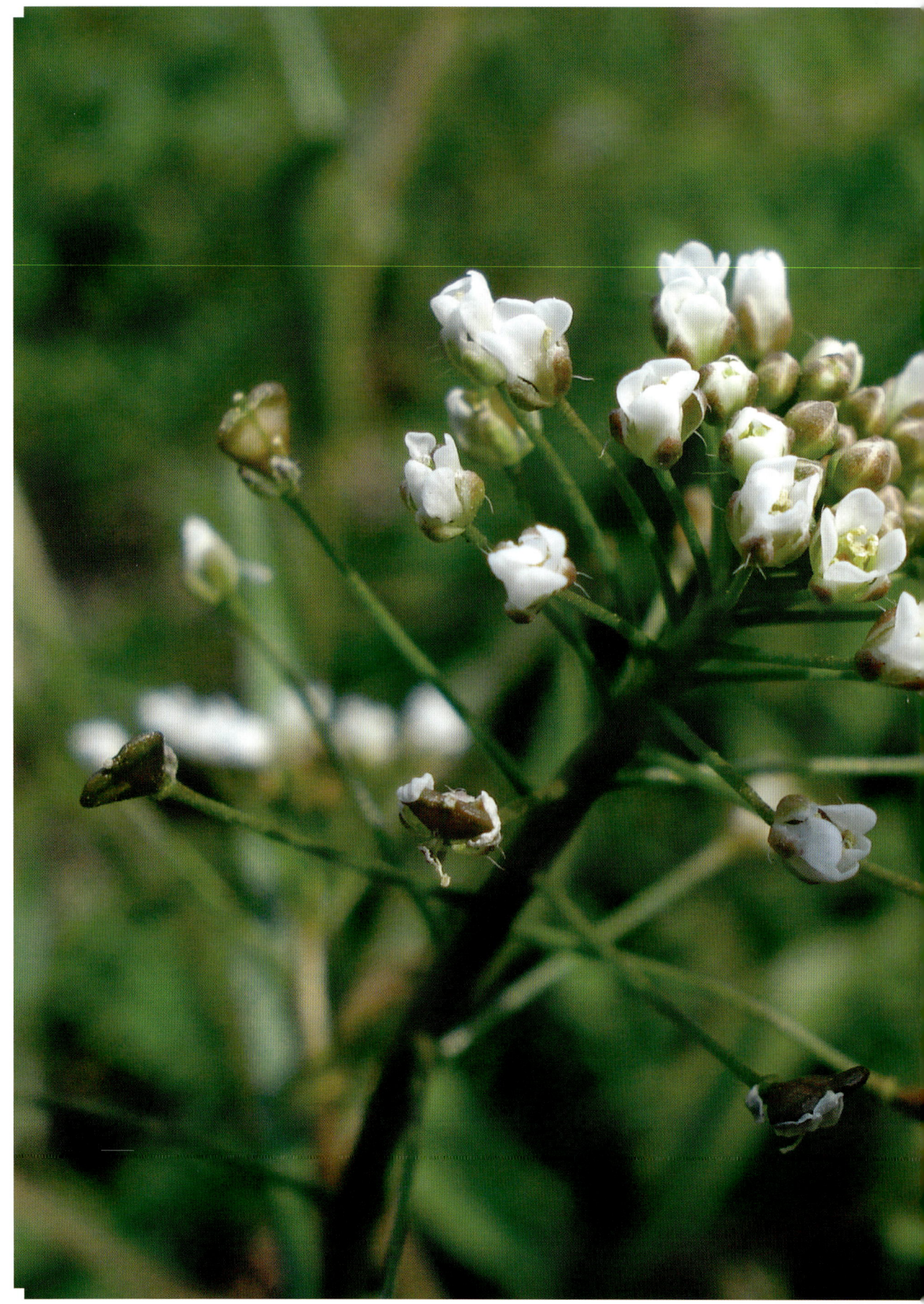

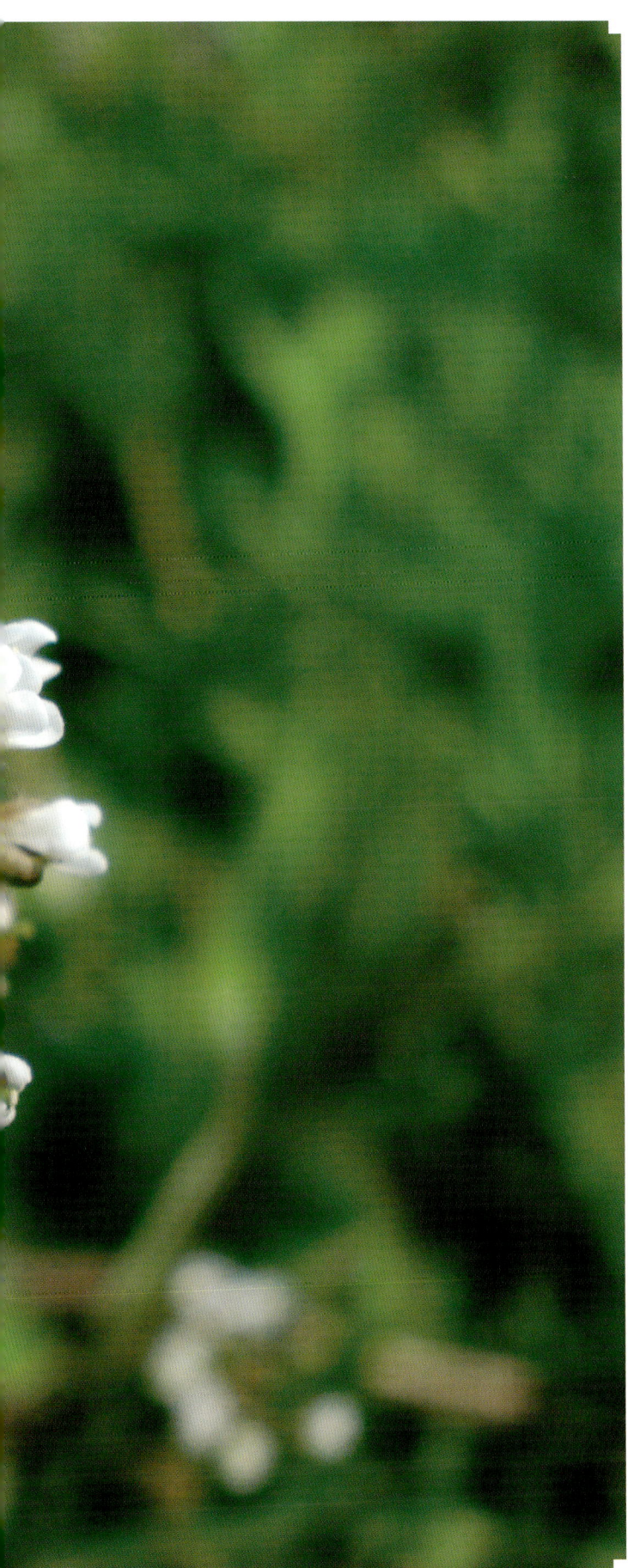

荠菜

【水药名】骂定解。

【别　名】鸡脚菜、护生草、鸡心菜、假水菜。

【来　源】本品为十字花科植物荠菜 *Capsella bursa-pastoris* (Linn.) Medic. 的干燥全草。

【性味归经】味甘，微寒，性平。归心、肝、脾经。

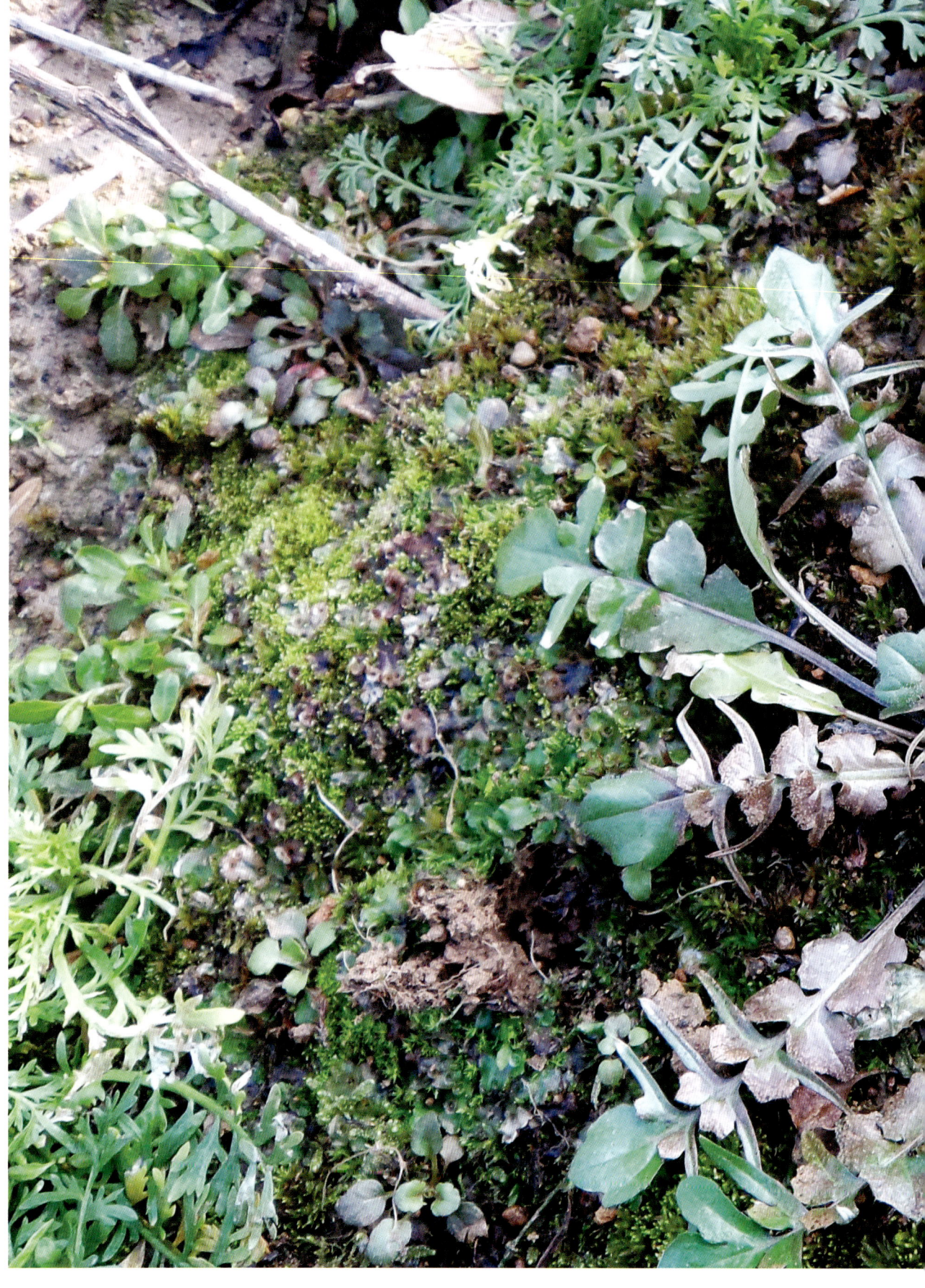

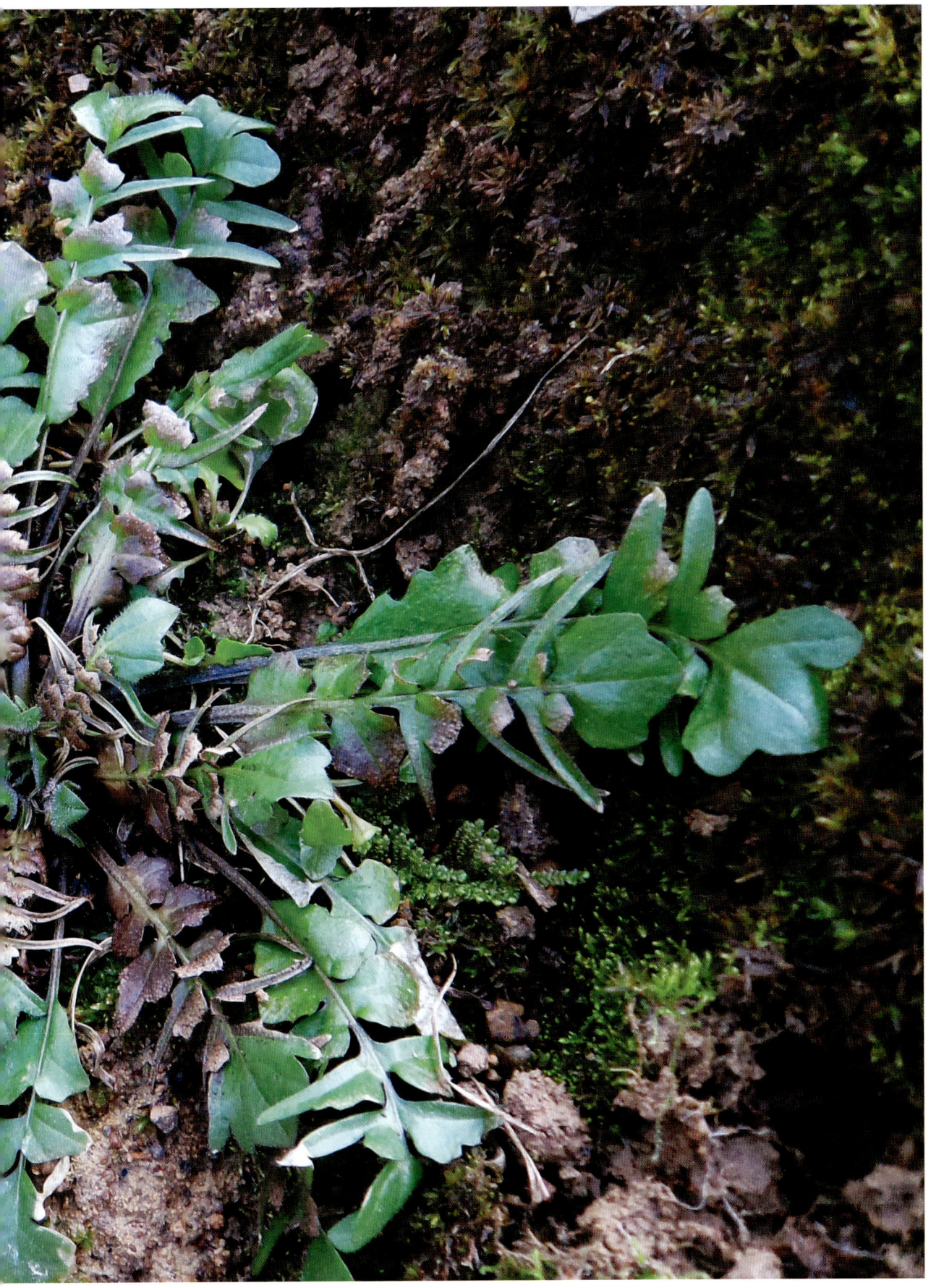

荠菜

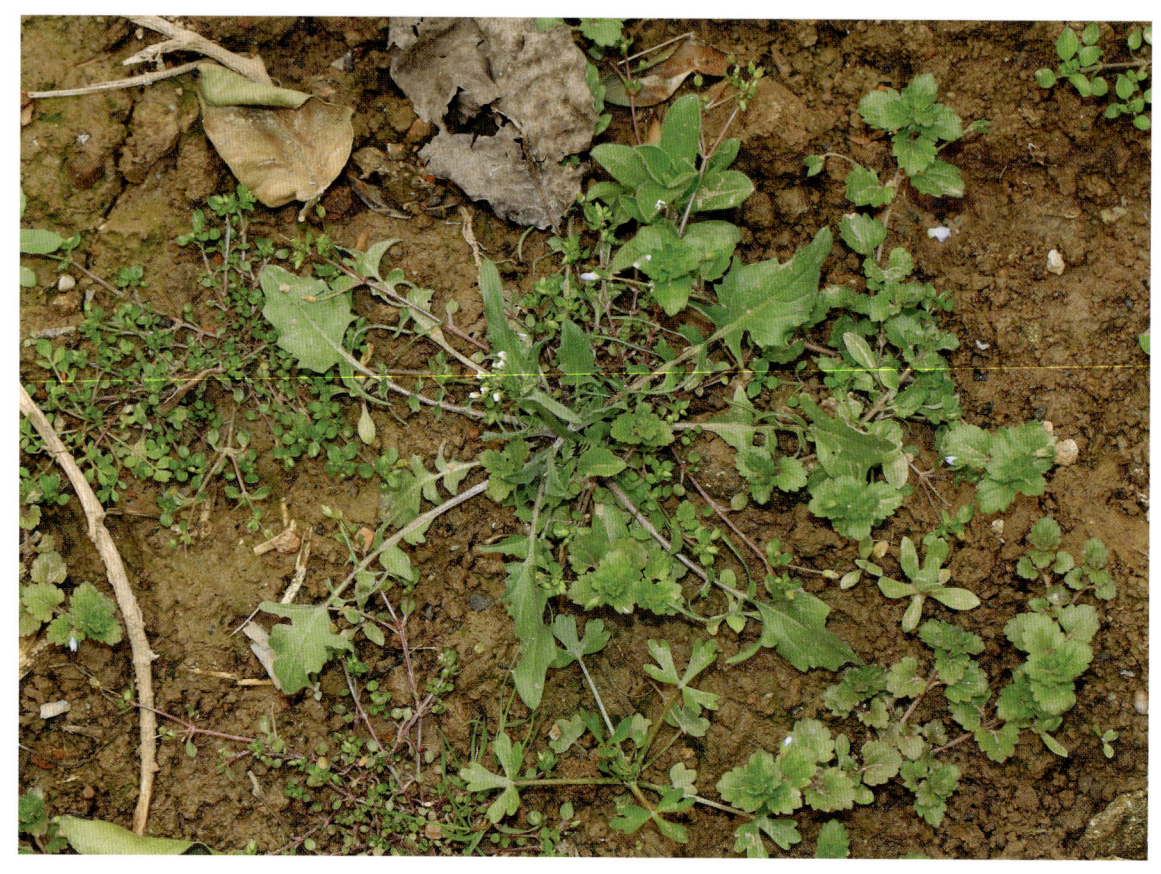

荠菜

识别特征

　　一年或二年生草本植物，高 20 ~ 50 cm。茎直立，有分枝，稍有分枝毛或单毛。基生叶丛生，呈莲座状，具长叶柄，达 5 ~ 40 mm；叶片大头羽状分裂，长可达 12 cm，宽可达 2.5 cm。顶生裂片较大，卵形至长卵形，长 5 ~ 30 mm，侧生者宽 2 ~ 20 mm，裂片 3 ~ 8 对，较小，狭长，呈圆形至卵形，先端渐尖，浅裂或具有不规则锯齿；茎生叶狭披针形，长 1 ~ 2 cm，宽 2 ~ 15 mm，基部箭形抱茎，边缘有缺刻或锯齿，两面有细毛或无毛。总状花序顶生或叶生，果期延长达 20 cm；萼片长圆形；花瓣白色，匙形或卵形，长 2 ~ 3 mm，有短爪。短角果倒卵状三角形或倒心状三角形，长 5 ~ 8 mm，宽 4 ~ 7 mm，扁平，无毛，先端稍凹，裂片具网脉，花柱长约 0.5 mm。种子 2 行，呈椭圆形，浅褐色。花、果期 4—6 月。

生境分布

　　生长于田野、荒地、路边及庭园，有栽培。分布于全国各地。

采收加工

　　3—5 月采收，除去枯叶、杂质，洗净，晒干。

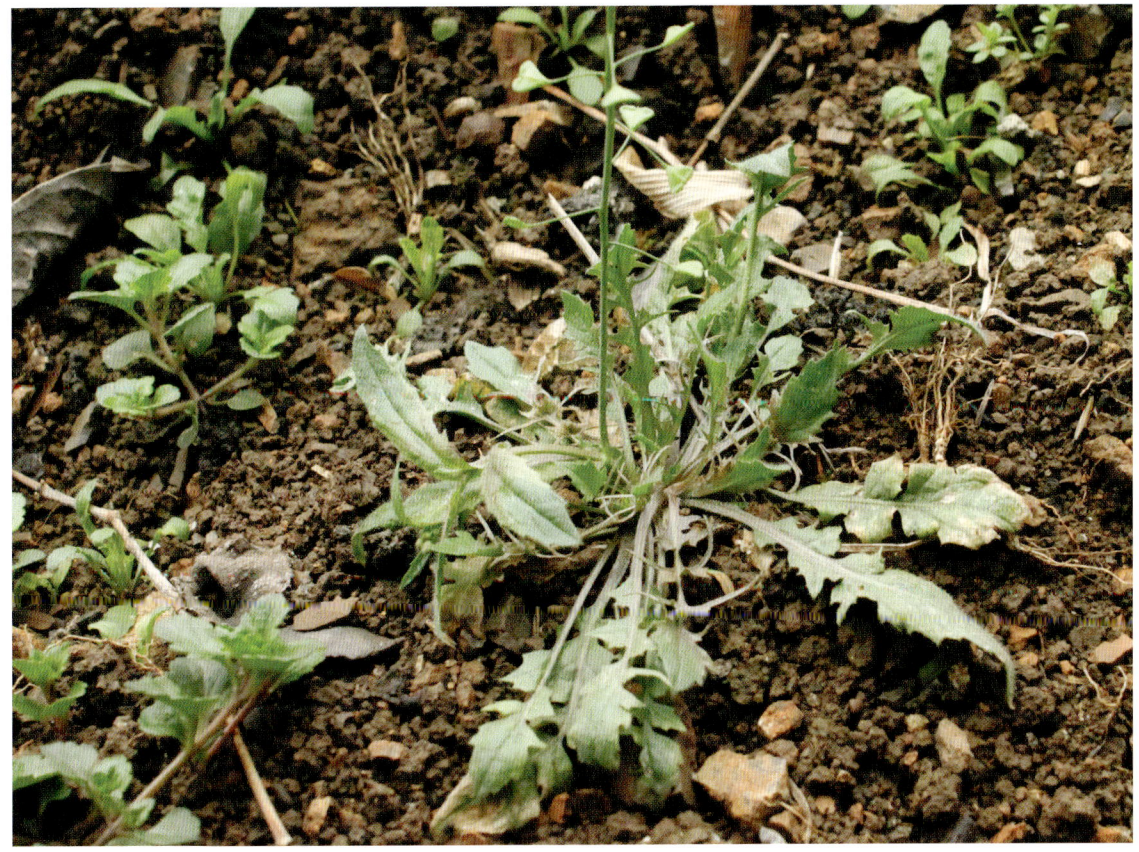

荠菜

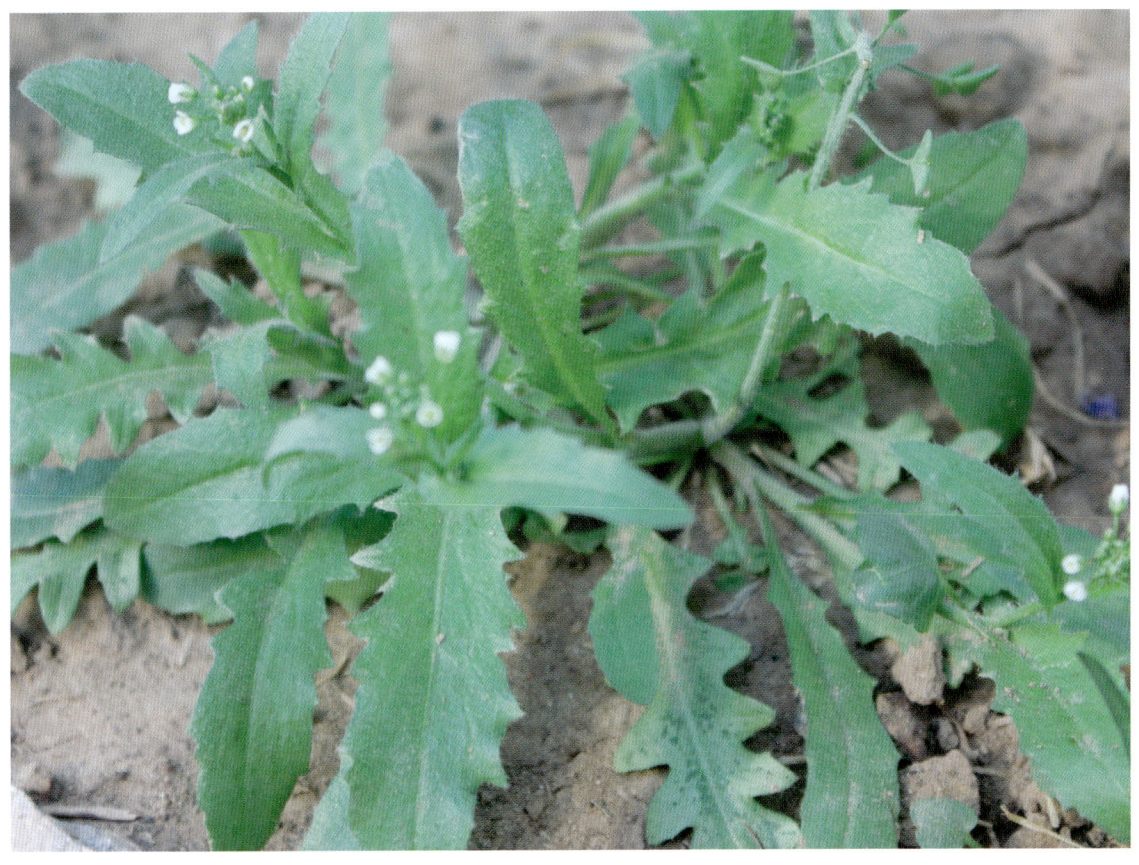

荠菜

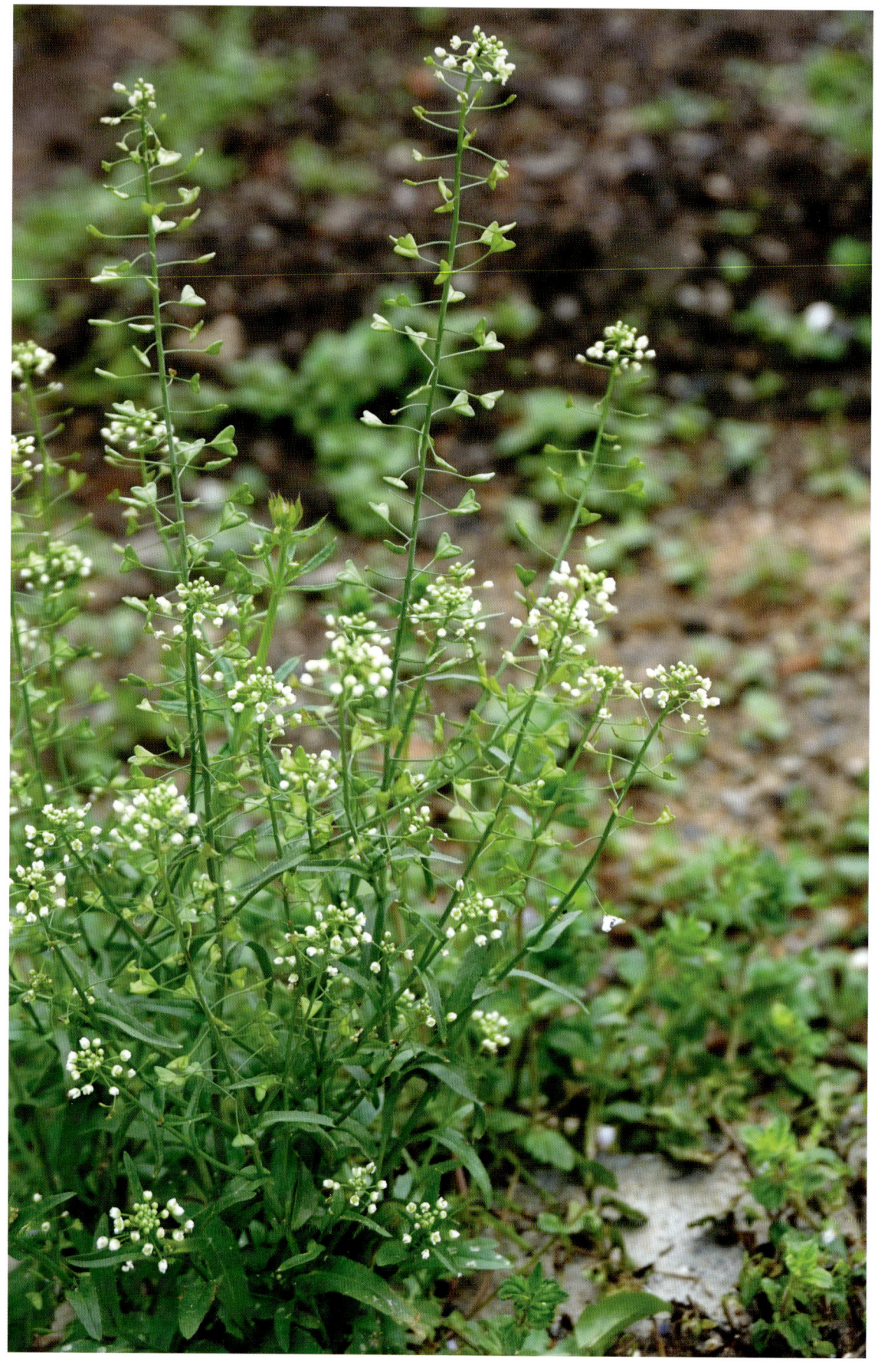

荠菜

药材鉴别

本品主根圆柱形或圆锥形，有的有分枝，长 4 ~ 10 cm。表面类白色或淡褐色，有众多须状侧根。茎纤细，黄绿色，易折断。根出叶羽状裂，多蜷缩，展平后呈披针形，顶端裂片较大，边缘具粗齿；表面灰绿色或枯黄色，有的棕褐色，纸质，易碎；茎生叶长圆形或线状披针形，基部耳状抱茎。果实倒三角形，扁平，顶端微凹，具残存短花柱。种子细小，倒卵圆形，着生在假隔膜上，成 2 行排列。搓之有清香气，味淡。

功效主治

和脾，开胃利水，止血，明目。主治痢疾，水肿，淋病，乳糜尿，吐血，便血，血崩，月经过多，目赤疼痛。

用法用量

内服：10 ~ 30 g，煎汤，鲜者 30 ~ 200 g。外用：适量，捣汁点眼。

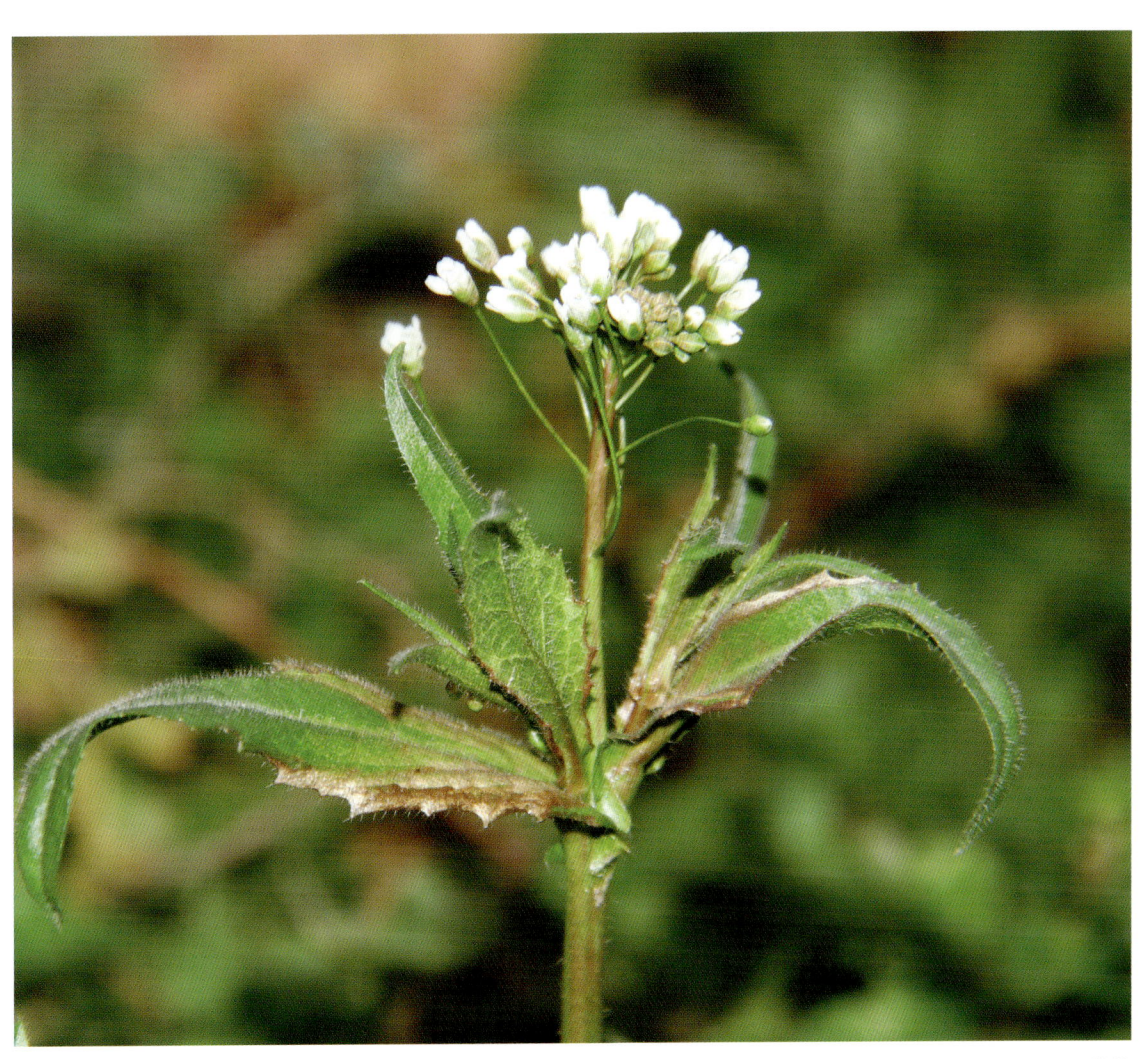

荠菜

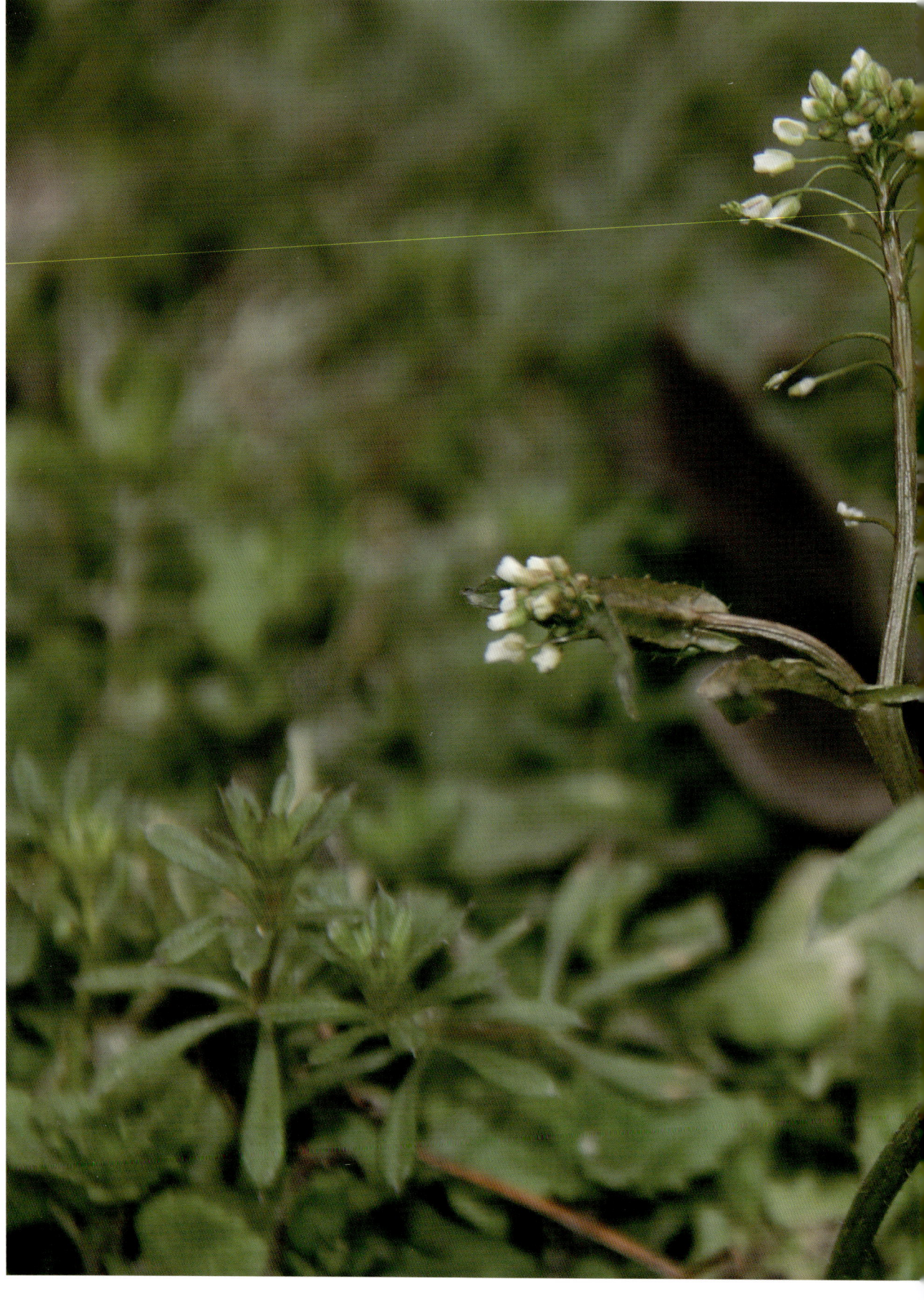

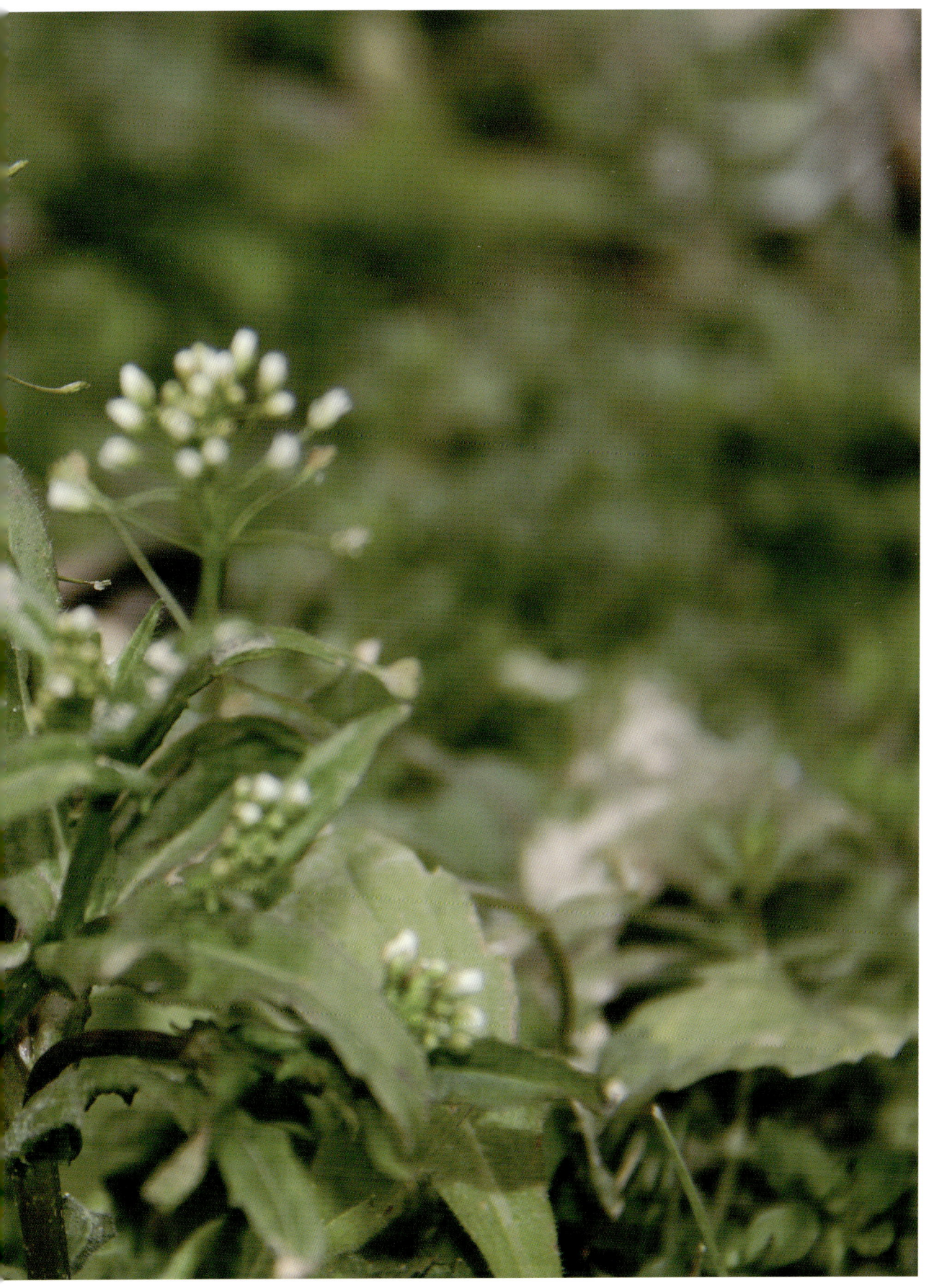

荠菜

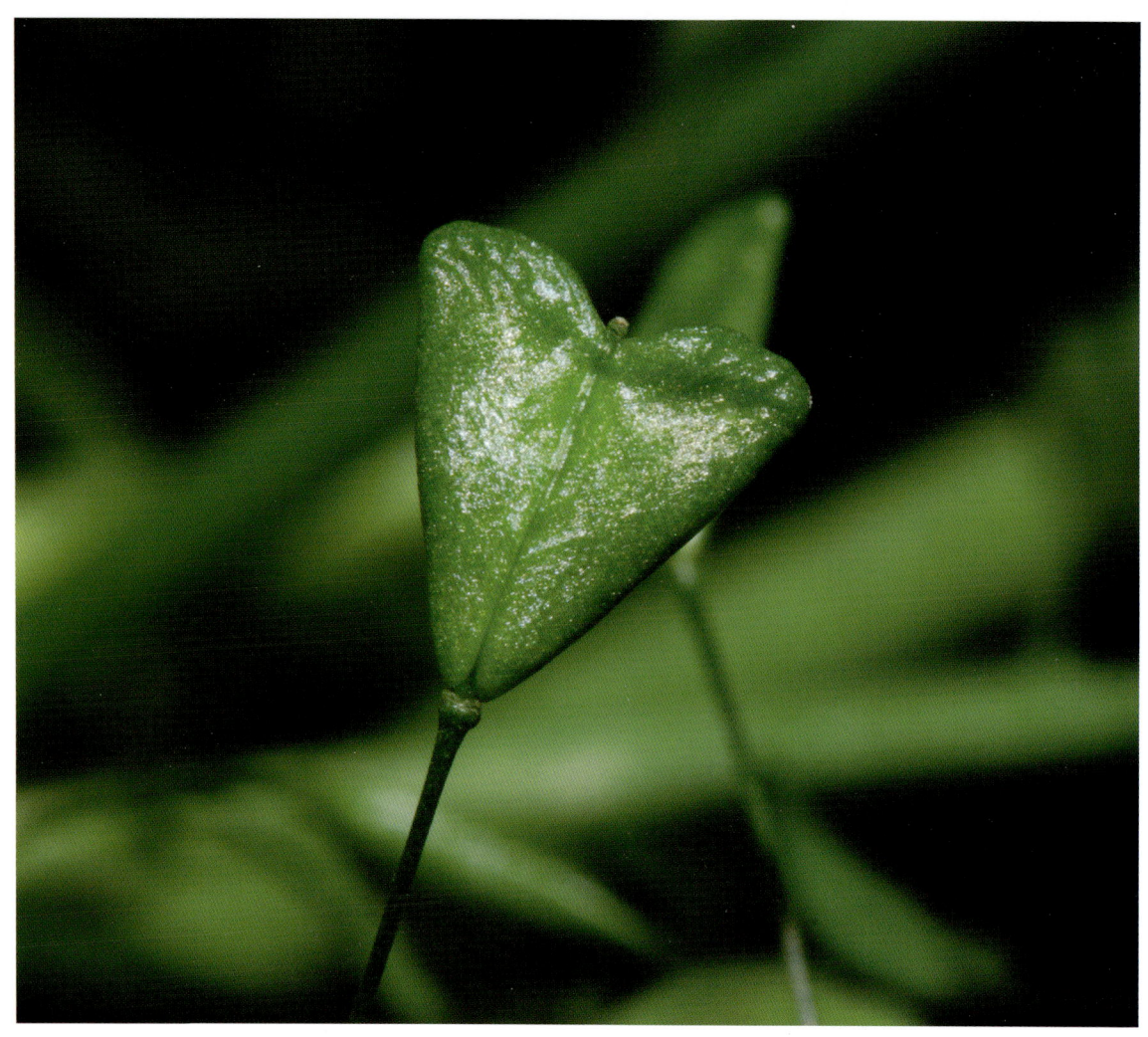

荠菜

民族药方

1. **小儿肠炎**　荠菜 15 g，地锦草 15 g，萹蓄 15 g。水煎服。

2. **乳糜尿**　荠菜 15 g，地瓜藤 15 g，车前草 10 g，海金沙苗 15 g。水煎服。

3. **内伤吐血**　荠菜、蜜枣各 30 g。水煎服。

4. **崩漏及月经过多**　荠菜 30 g，龙芽草 30 g。水煎服。

5. **肺热咳嗽**　荠菜全草适量。同鸡蛋煮吃。

6. **肝阳头昏目痛**　荠菜 9 g，菊花、桑叶、草决明各 6 g。水煎服。

7. **痢疾**　荠菜 100 g。水煎服。

8. **阳症水肿**　荠菜根 50 g，车前草 50 g。水煎服。

使用注意

便溏者慎食。

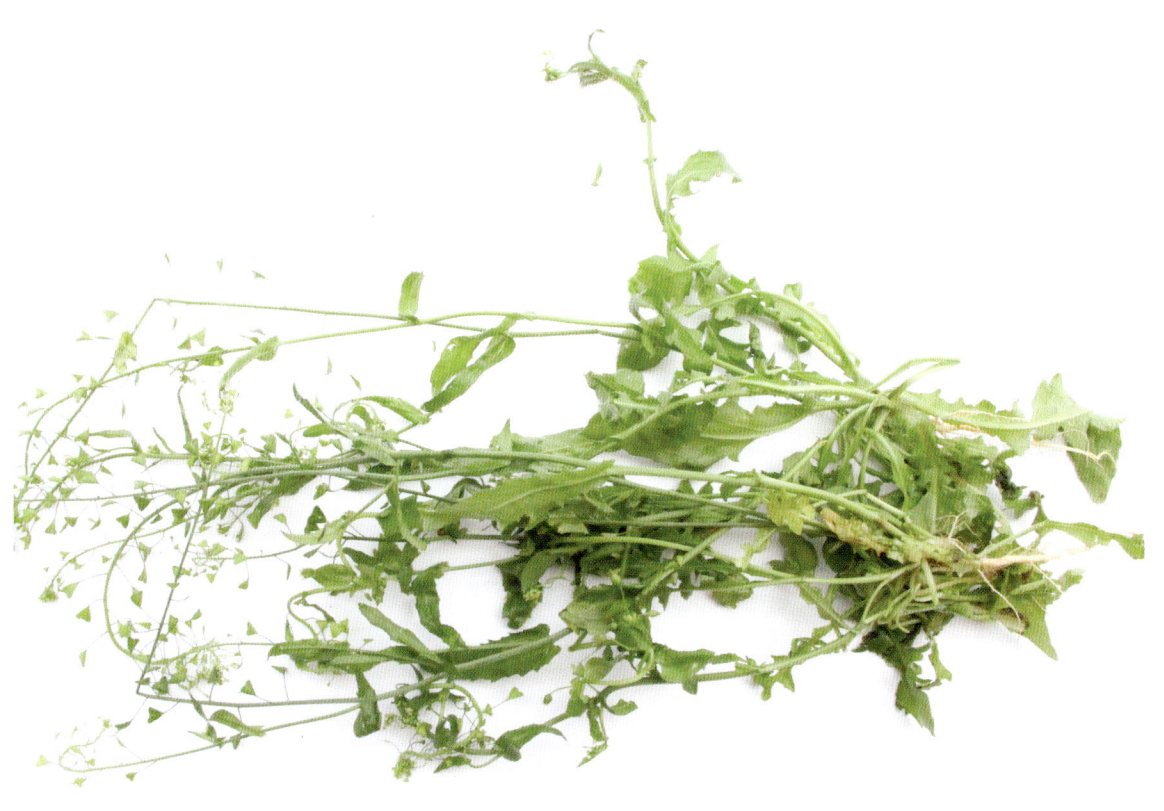

荠菜药材

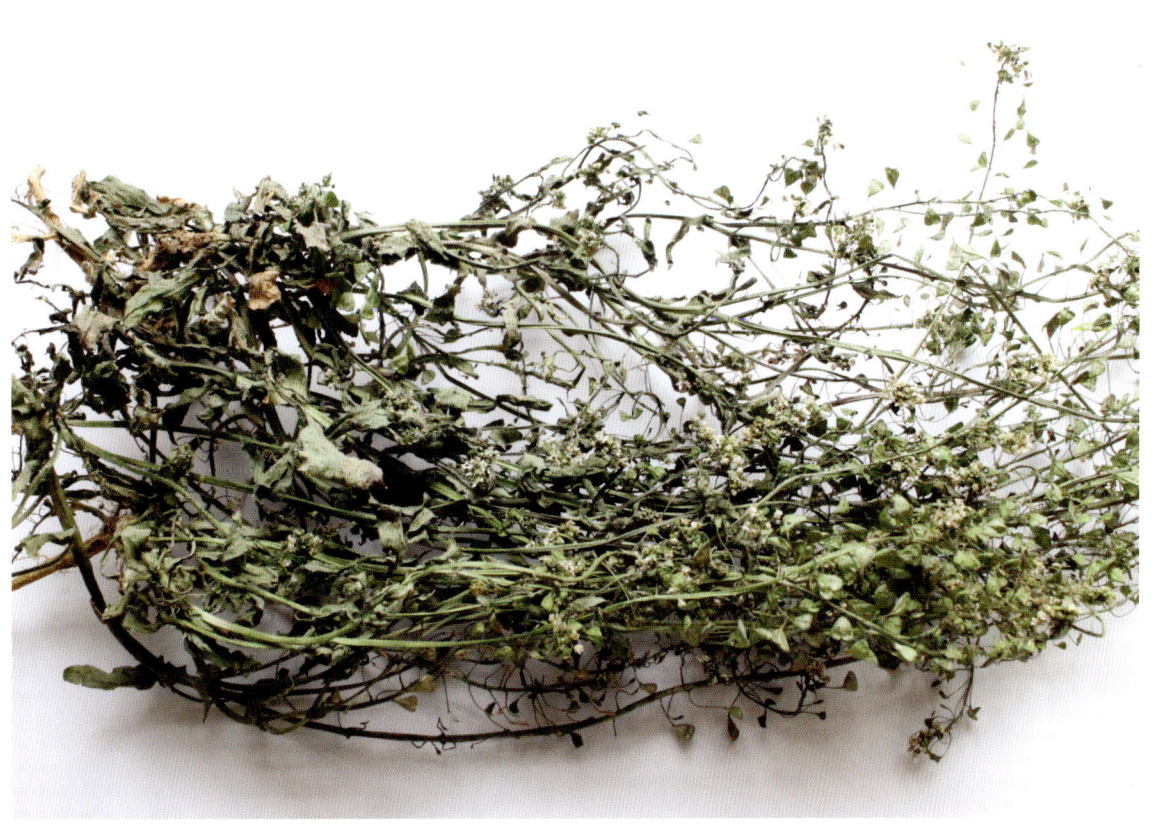

荠菜药材

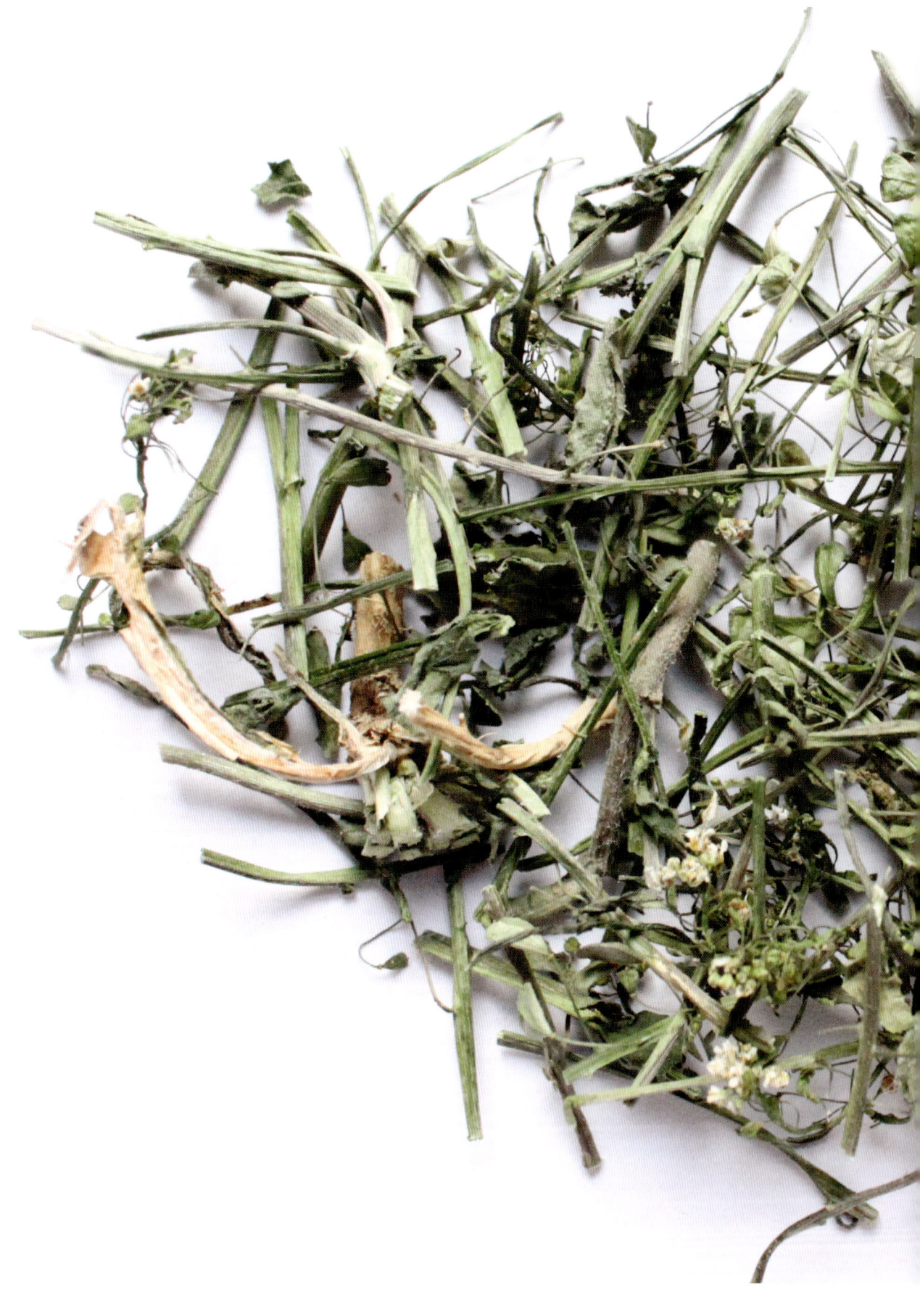

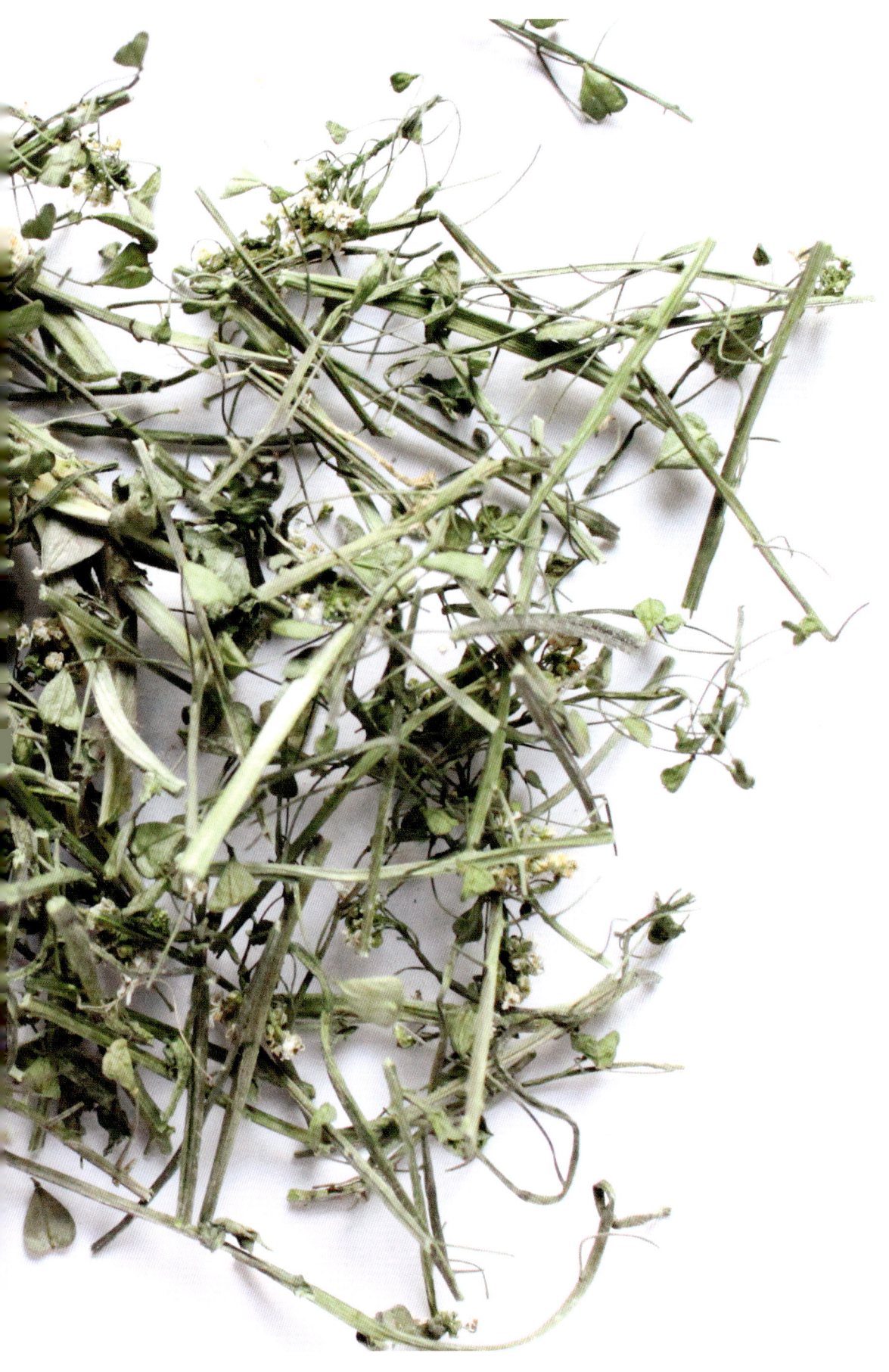

荠菜饮片

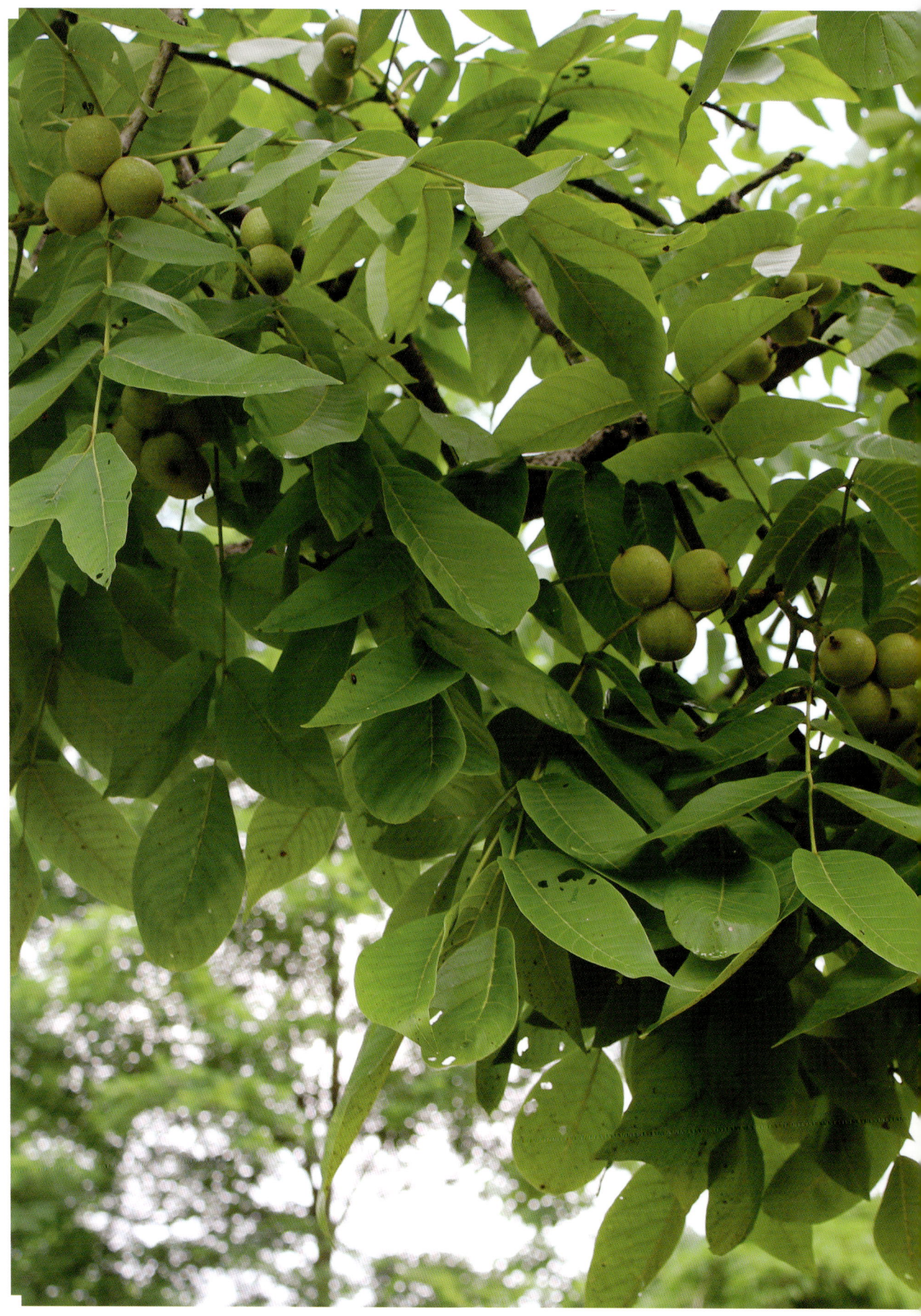

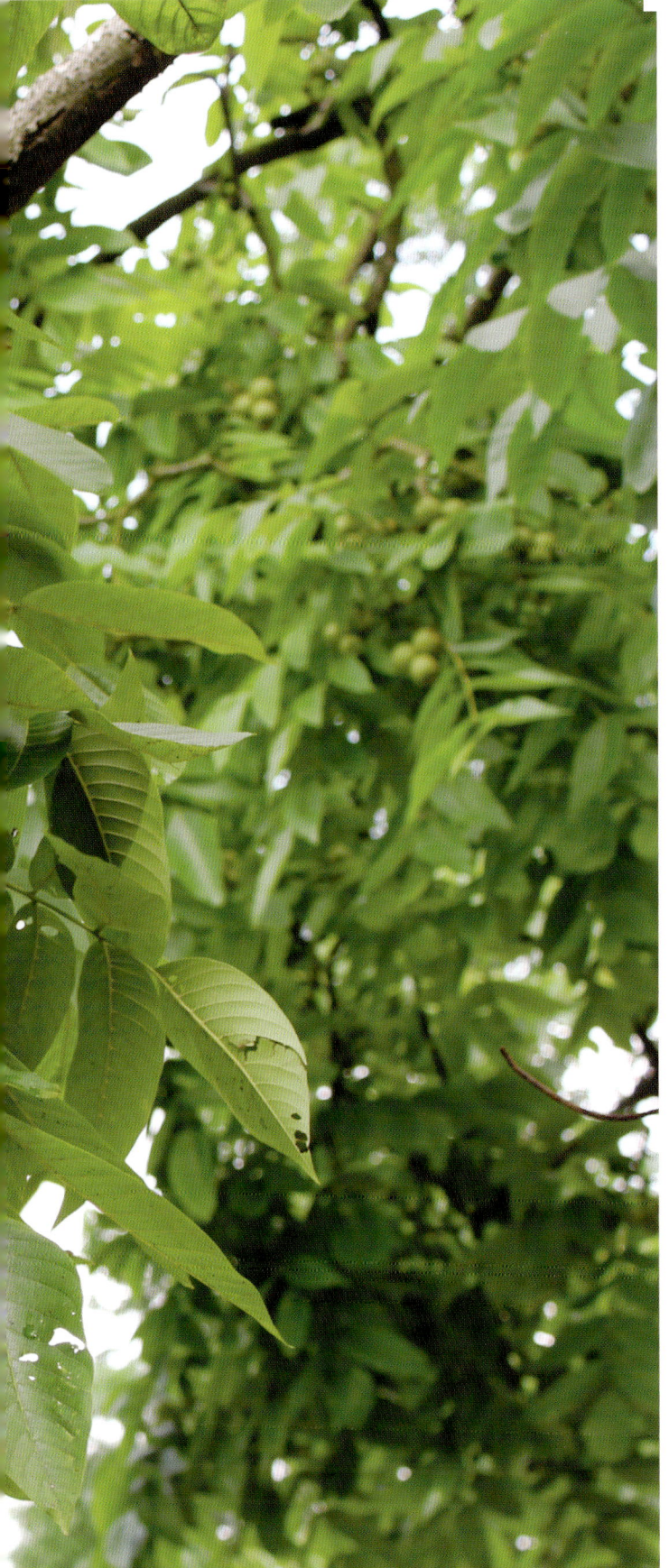

核桃仁

【水药名】梅堵。

【别　名】核桃肉、核桃、羌桃、万岁子。

【来　源】本品为胡桃科植物胡桃 *Juglans regia* L. 的干燥成熟种子。

【性味归经】味甘，性温。归肾、肺、大肠经。

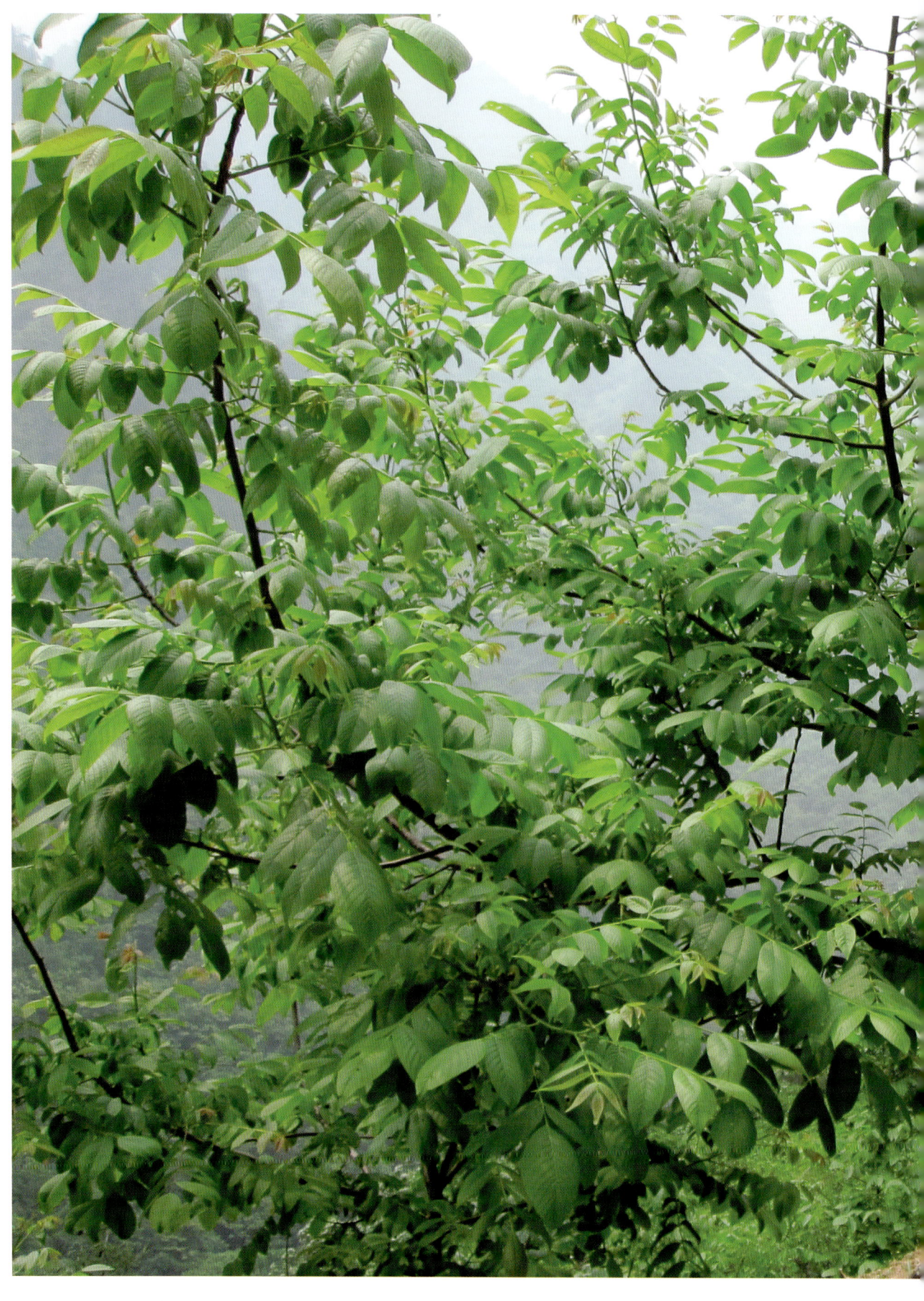

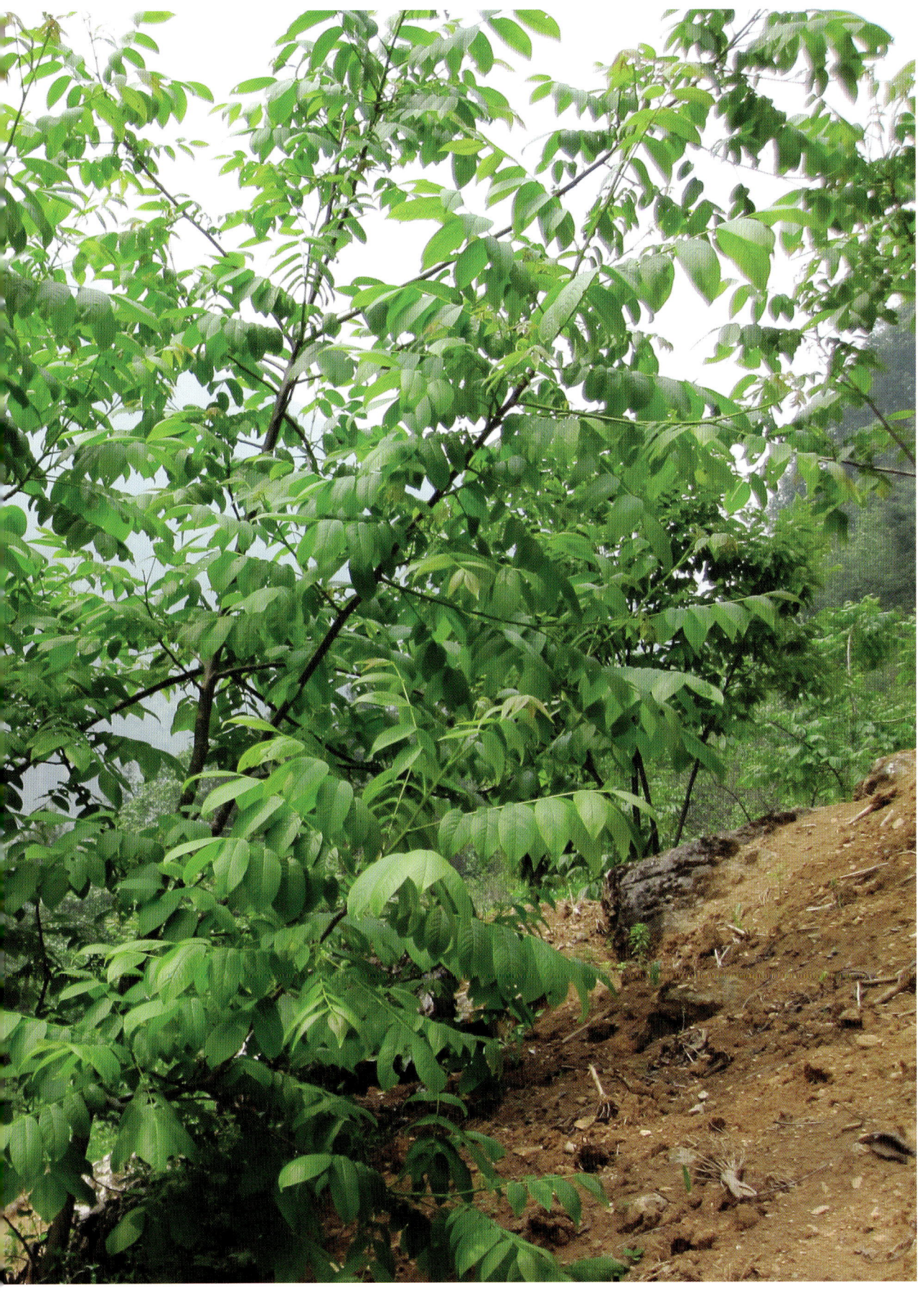

胡桃

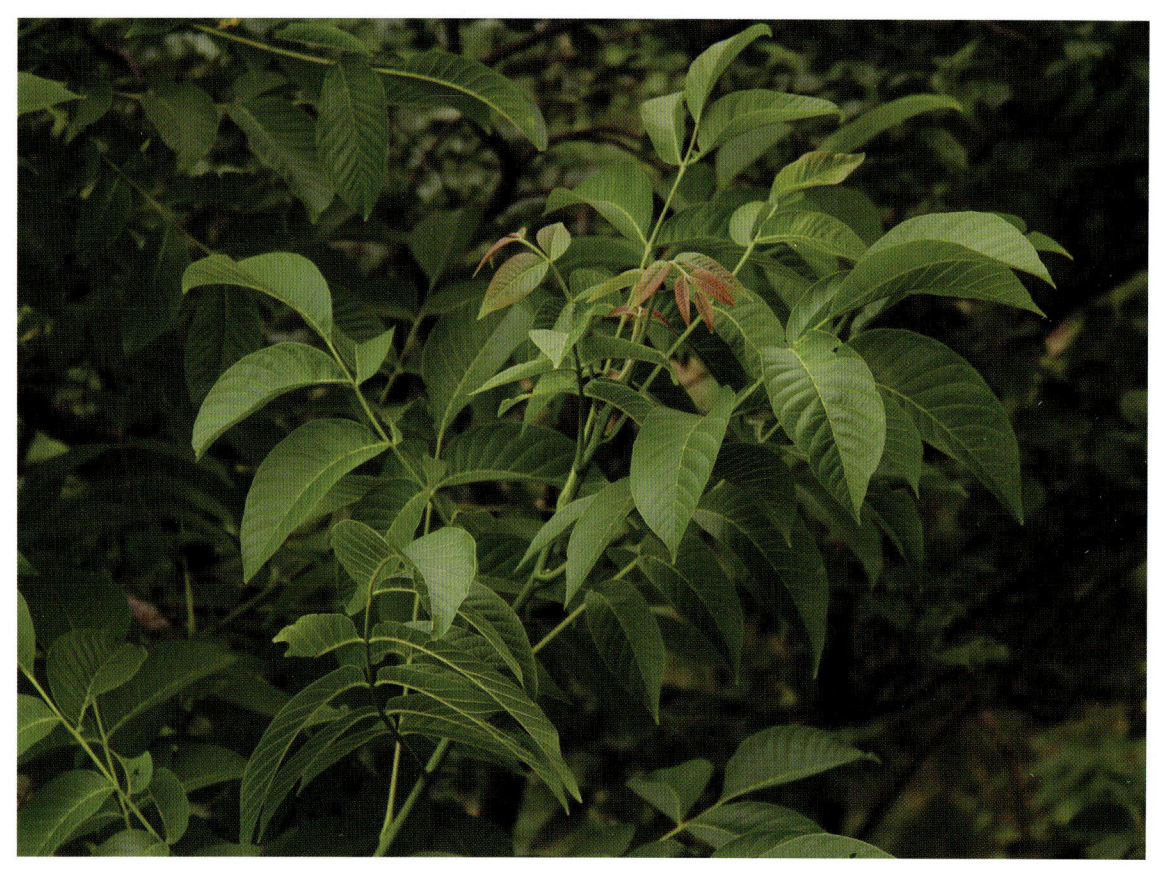

胡桃

识别特征

落叶乔木，高 30 ~ 35 m。幼枝被短绒毛，髓部片状。单数羽状复叶，小叶 5 ~ 11 片，长圆状卵形、椭圆形或倒卵形，长 5 ~ 13 cm，宽 2 ~ 7 cm，先端钝或锐尖，基部圆形，或略偏斜，全缘，幼时有波状锯齿，上面无毛，下面幼时脉腋间有毛。花单性，雌雄同株；雄花集成葇荑花序，腋生，下垂，花小而密生；果实近球形，外皮肉质，灰绿色，有棕色斑点；内果皮坚硬，有浅皱褶，黄褐色。花期 4—5 月，果期 10 月。

生境分布

多为栽培。分布于全国各地。

采收加工

9—10 月果实成熟时采收。除去果皮，敲破果核（内果皮），取出种子。

药材鉴别

本品多破碎，为不规则的块状，有皱曲的沟槽，大小不一；完整者类球形，直径 2 ~ 3 cm。种皮淡黄色或黄褐色，膜状，维管束脉纹深棕色。子叶类白色。质脆，富油性。无臭。

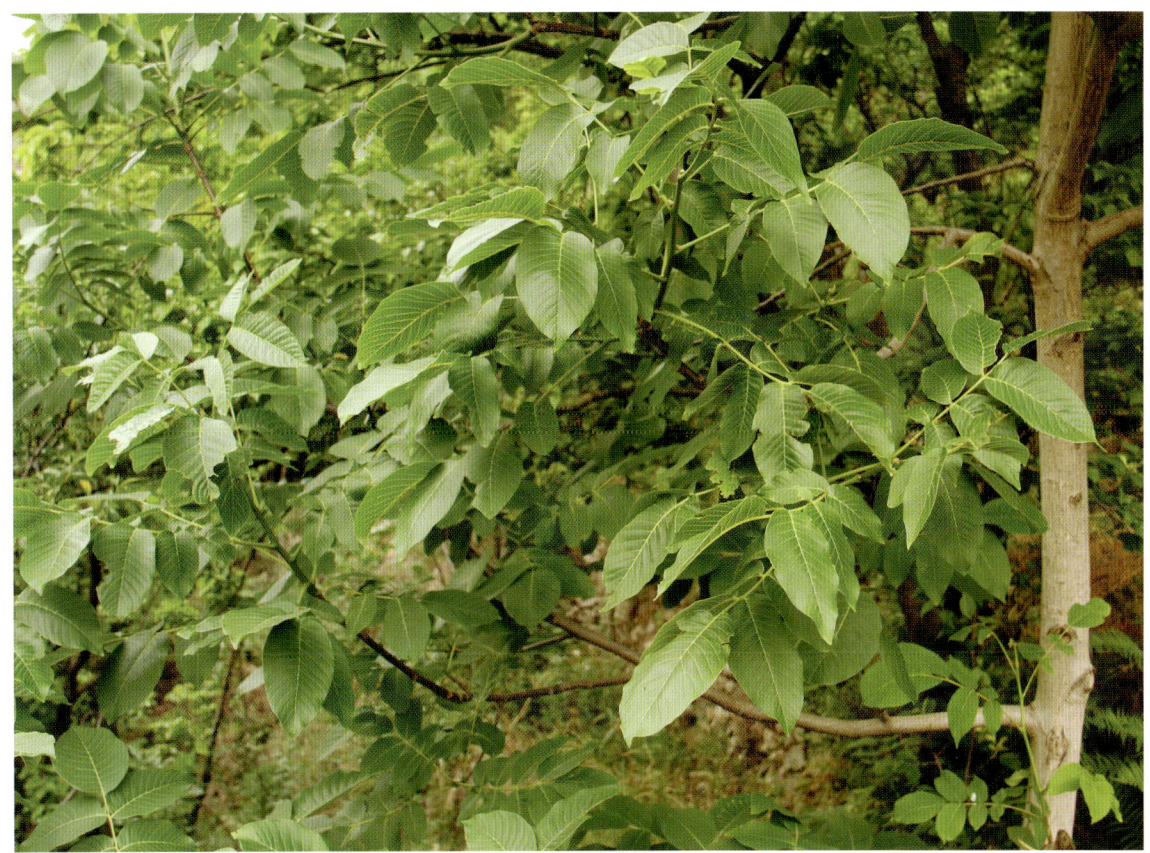

胡桃

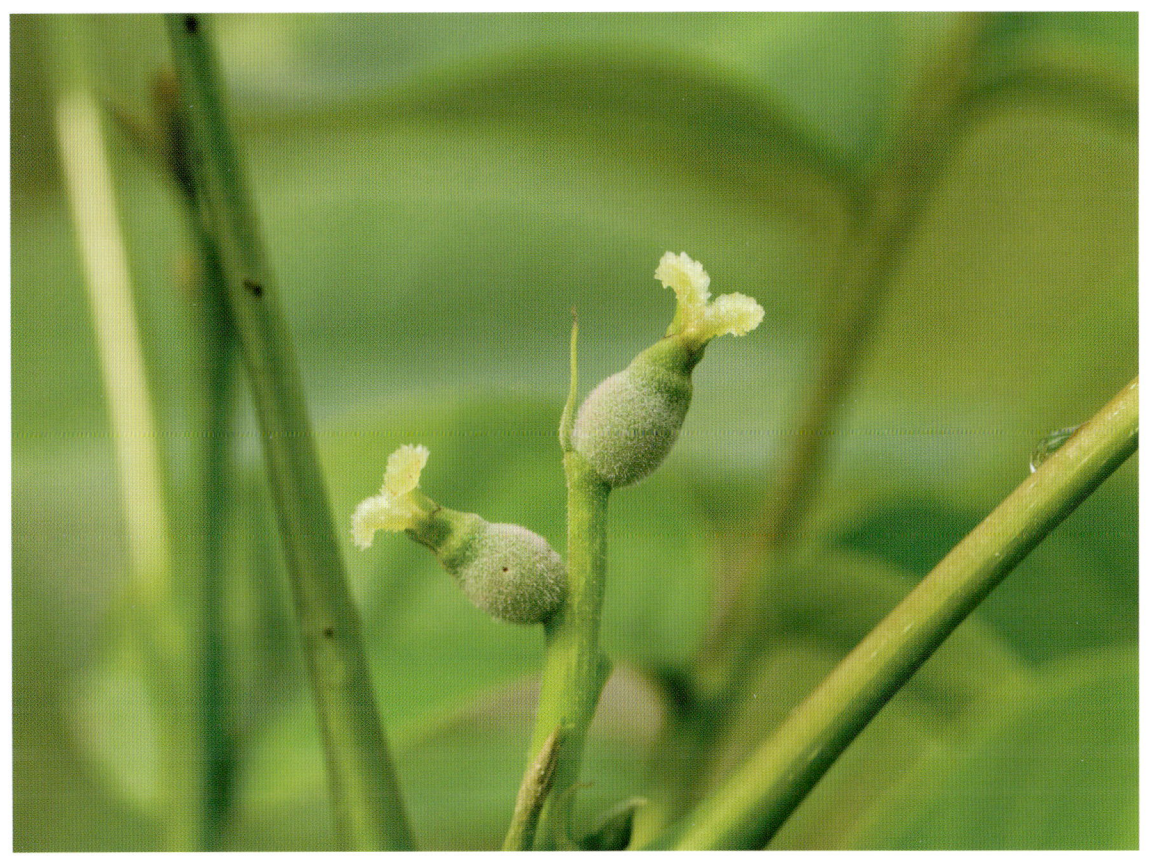

胡桃

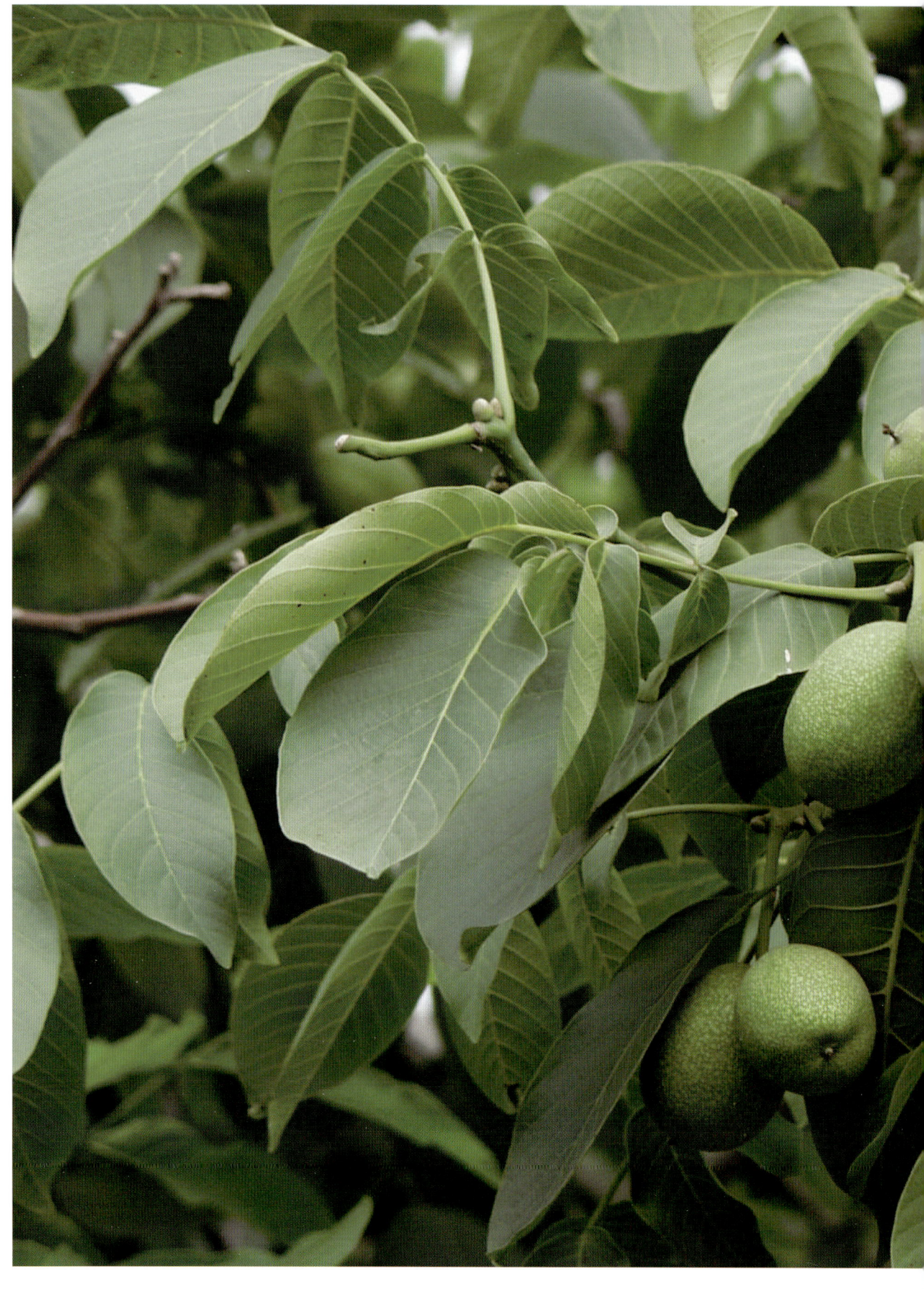

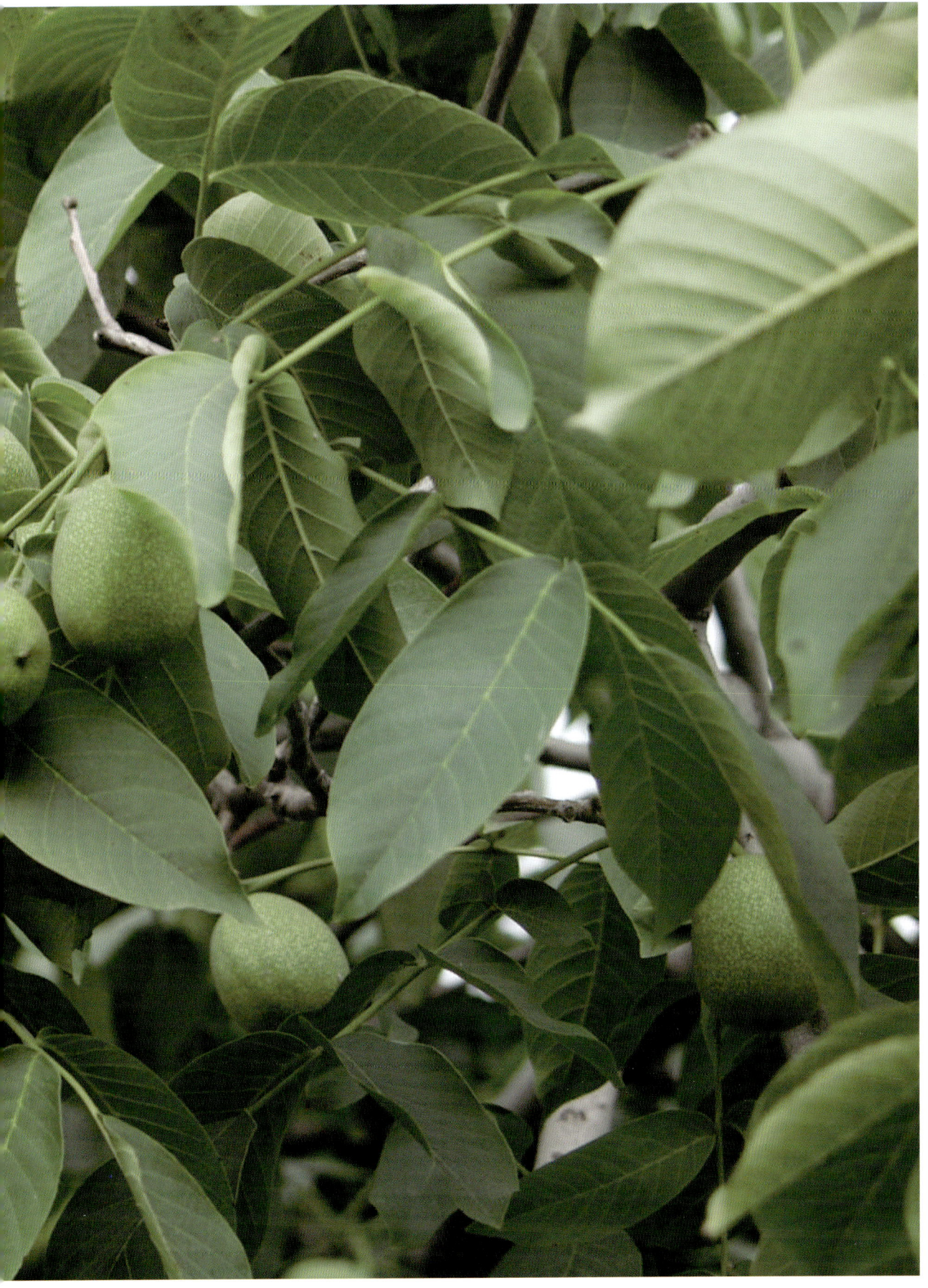

胡桃

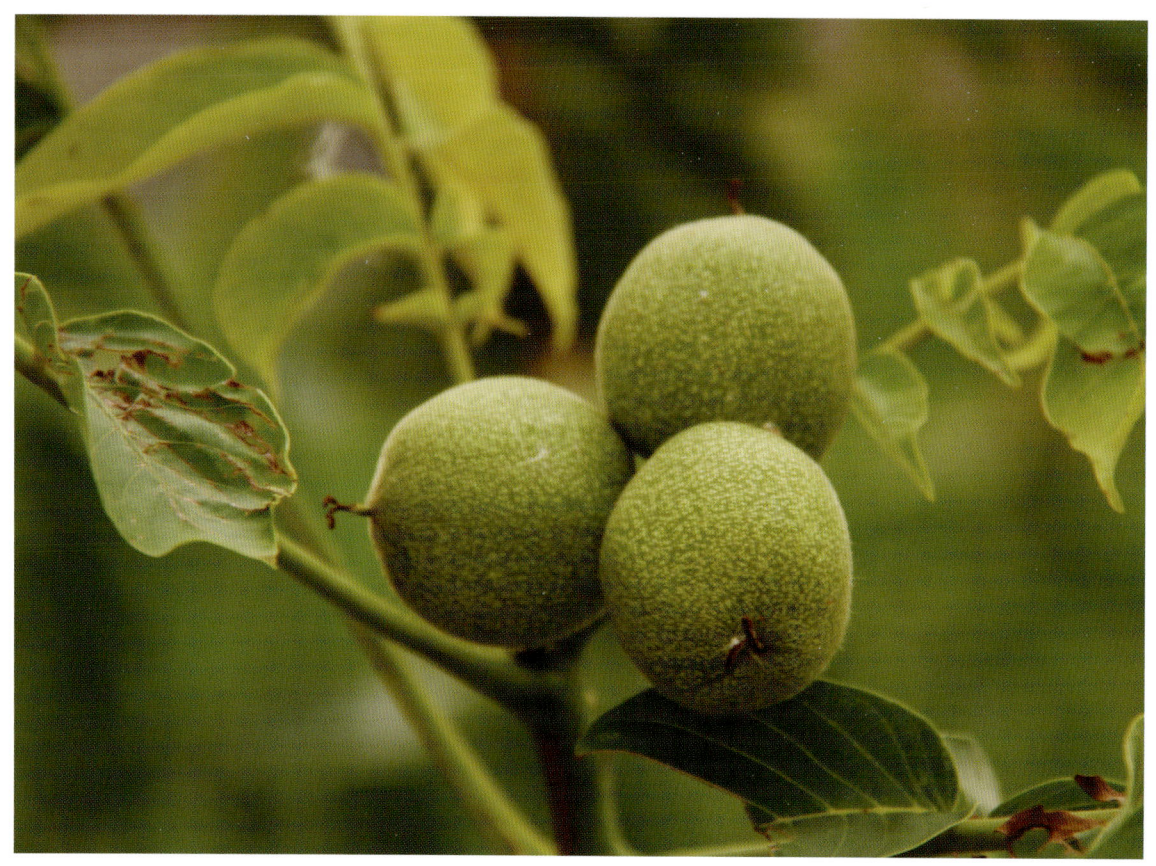

胡桃

▌功效主治

补肾固精，温肺定喘，润肠。主治肾虚咳嗽，腰痛脚弱，阳痿，遗精，小便频数，石淋，大便燥结。

▌药理作用

本品给犬喂食含胡桃油的混合脂肪饮食，可使其体重快速增长，并能使血清白蛋白增加，而血胆固醇升高则较慢。它可能影响胆固醇的体内合成及其氧化、排泄。

▌用法用量

内服：10 ~ 60 g，煎汤；或入丸、散服。外用：适量，捣敷。

▌民族药方

1. 肾虚，遗精，尿频，健忘　核桃仁、益智仁、金樱子各60 g，仙茅、五味子、柏子仁、菟丝子各30 g，远志15 g。共烘干后研末过筛，米糊为丸，如豌豆大，每服6 ~ 9丸温水或酒送服。

2. 低血压症　核桃仁20 g，陈皮15 g，甘草6 g。水煎取药汁，每日2剂，连服3日。

3. 肾阳虚型骨质疏松症 核桃仁、蜂蜜各 20 g，牛奶 250 mL。核桃仁洗净，晒干（或烘干）后研成粗末，备用。牛奶倒入砂锅中，用小火煮沸，调入胡桃粉，再煮沸时停火，加入蜂蜜，搅匀即成。早餐时食用。

4. 小儿百日咳恢复期 核桃仁 15 g，党参 9 g。加水煎取药汁，每日 1 剂，分 1 ~ 2 次食用。

5. 化脓性中耳炎 核桃仁 3 个，冰片 3 g。将核桃仁挤压出油，加入冰片，调匀备用。用时洗净耳内外，拭干耳道，将药油滴于耳内。每日 1 ~ 2 次，连用 5 ~ 10 日。

6. 酒渣鼻 核桃仁、大枫子、木鳖子、樟脑粉、蓖麻子、水银各等份。共研成细末，以水银调成糊状药膏即成，先清洗鼻患处，然后取二子水银膏薄薄涂上一层，晚上用药，第二日早晨洗去，隔日 1 次，连用 2 周为 1 个疗程。

7. 神经衰弱 核桃仁 12 g，丹参 15 g，佛手片 6 g，白糖 50 g。胡桃仁捣烂，加白糖混合均匀。将丹参、佛手共煎汤，加入胡桃白糖泥，沸煮 10 分钟，即成。每日 1 剂，分 2 次服用。

▌使用注意

肺热咳嗽、阴虚有热者忌服。

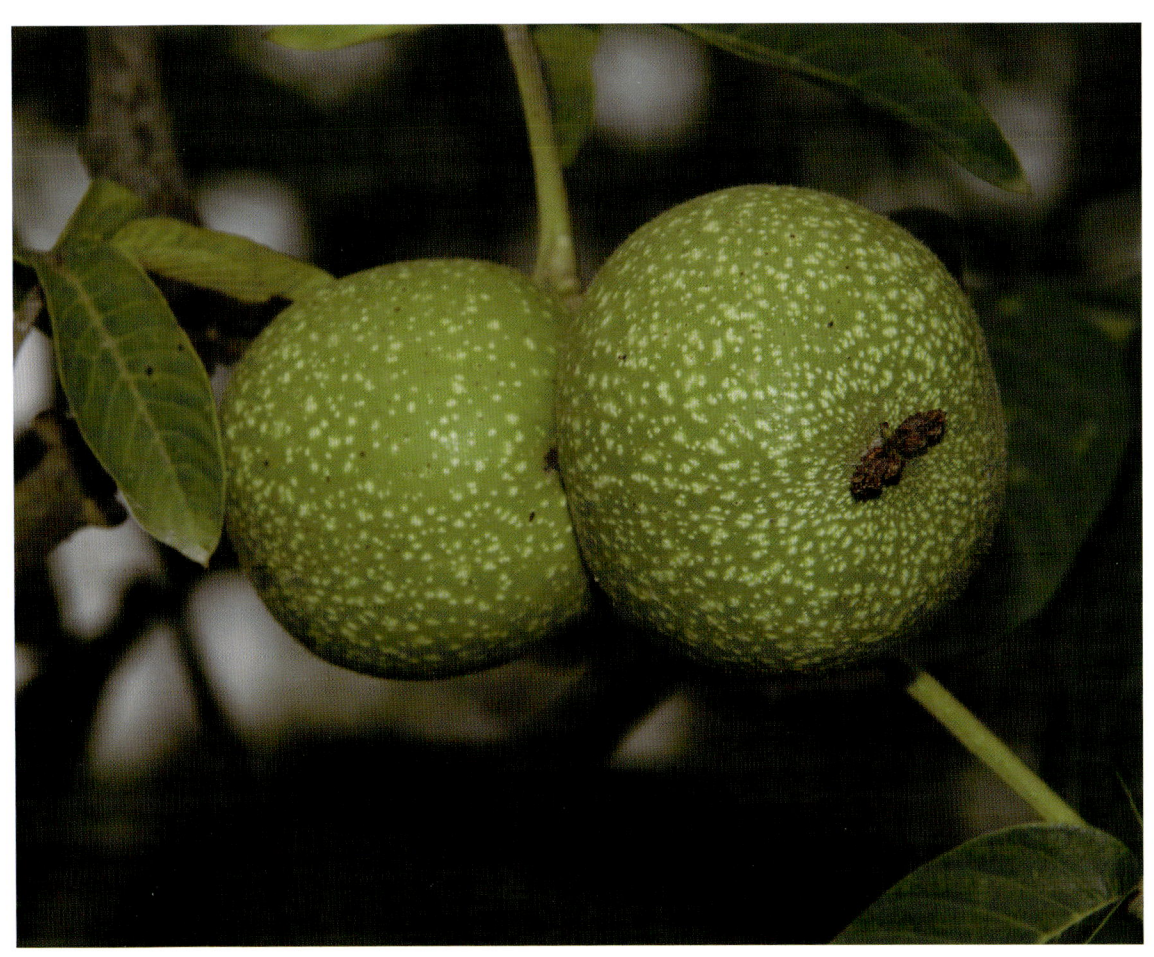

胡桃

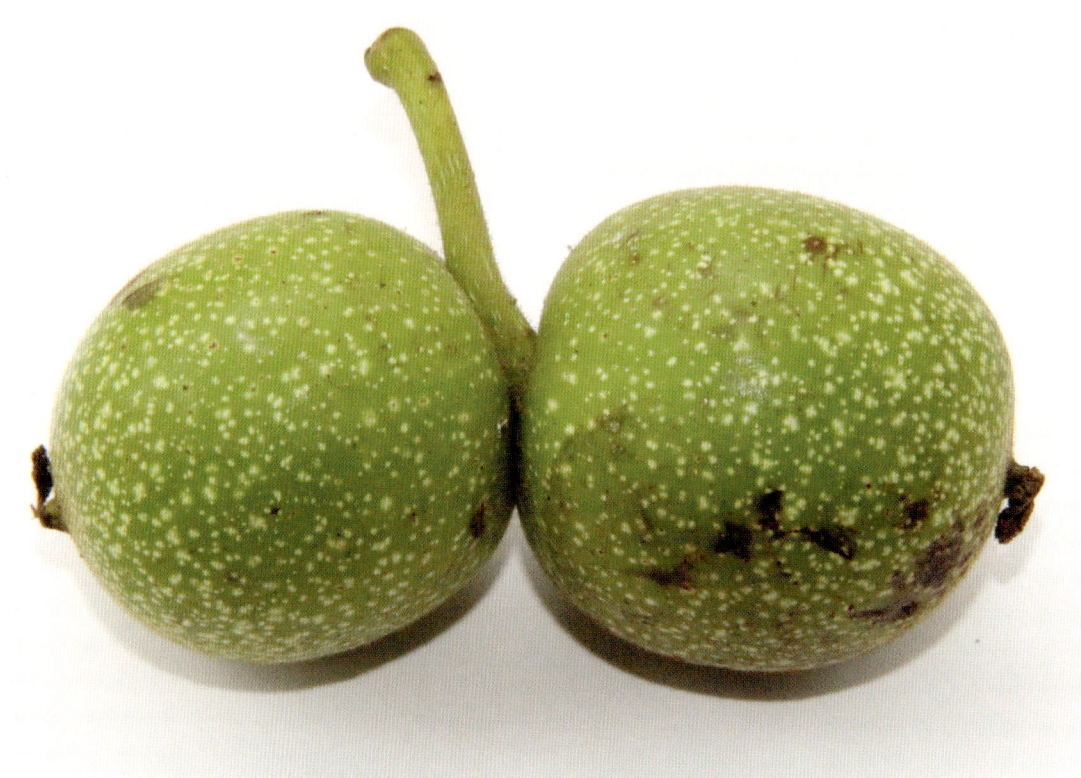

胡桃

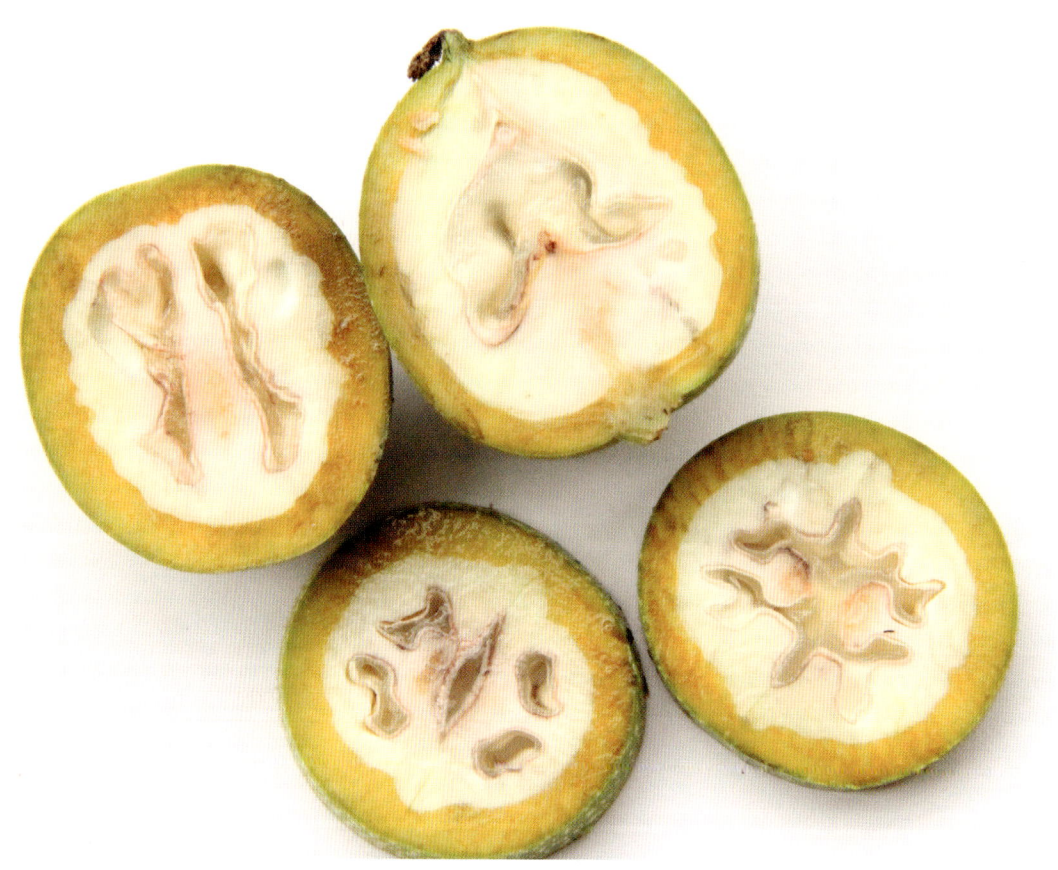

胡桃（剖面）

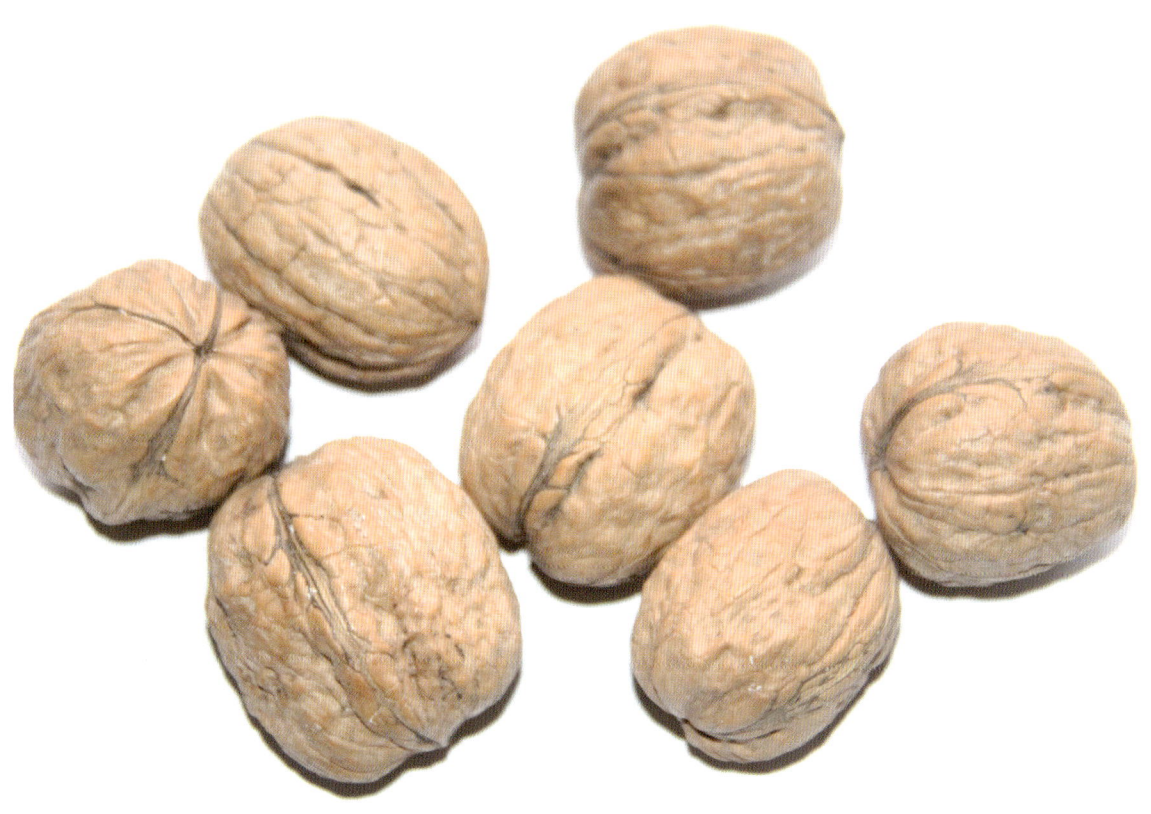

核桃仁

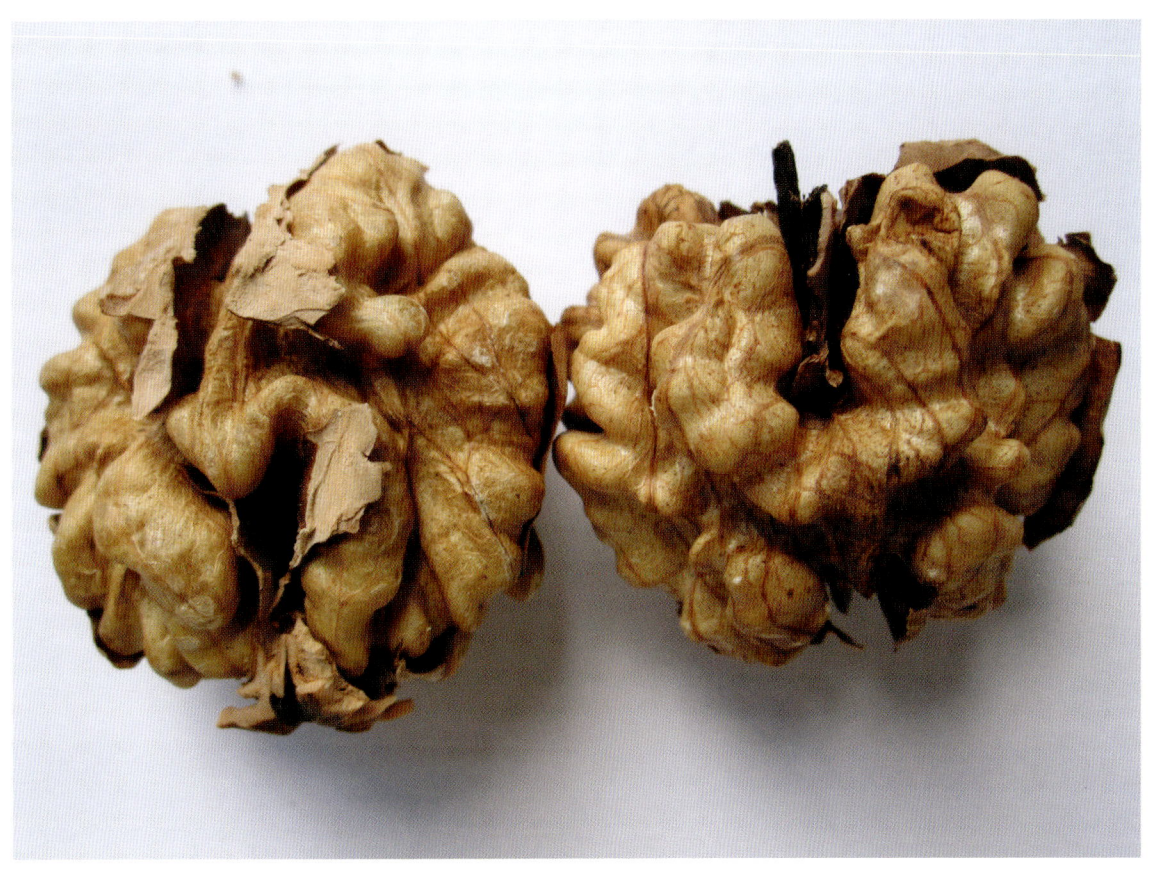

核桃仁药材

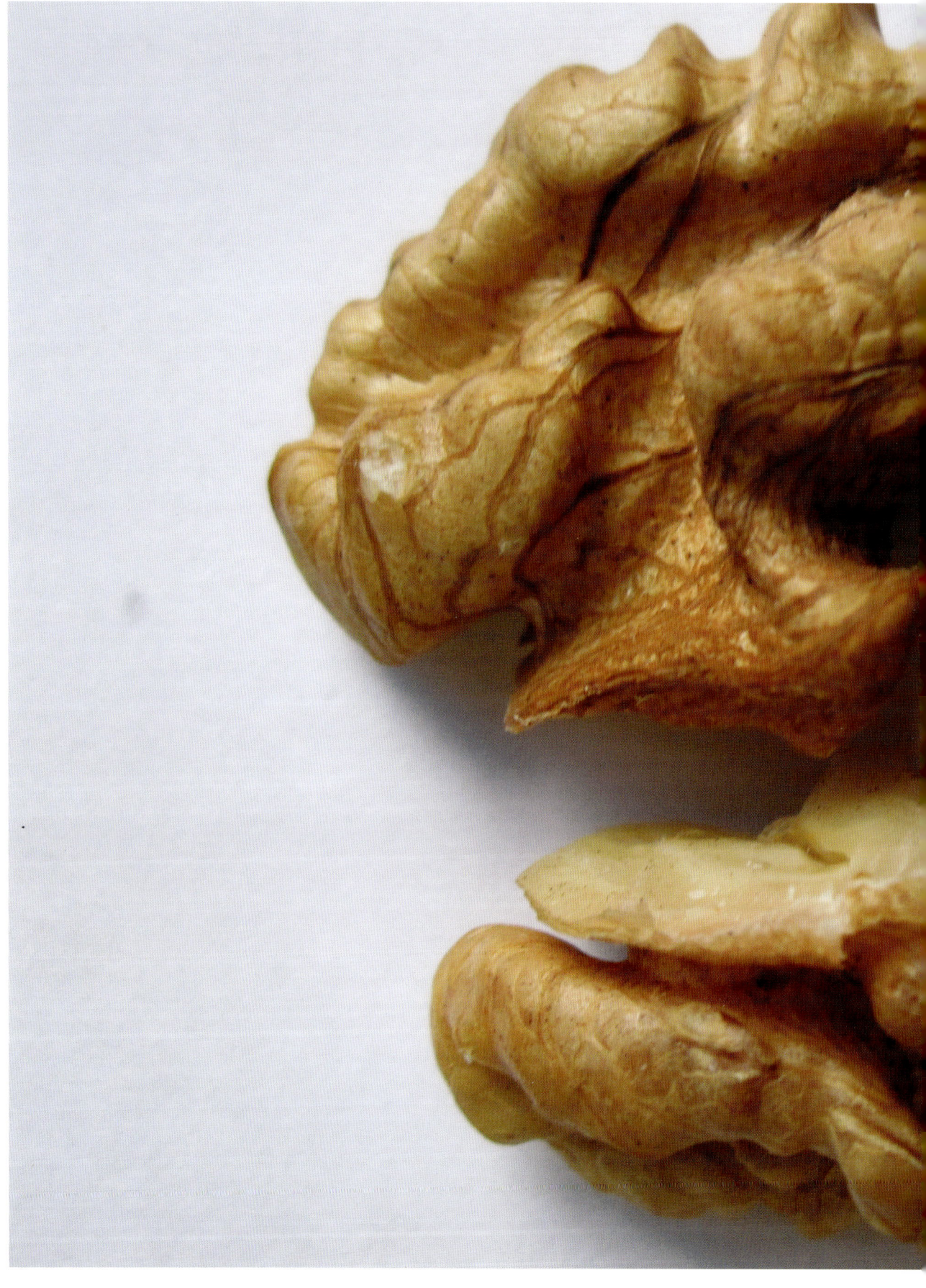

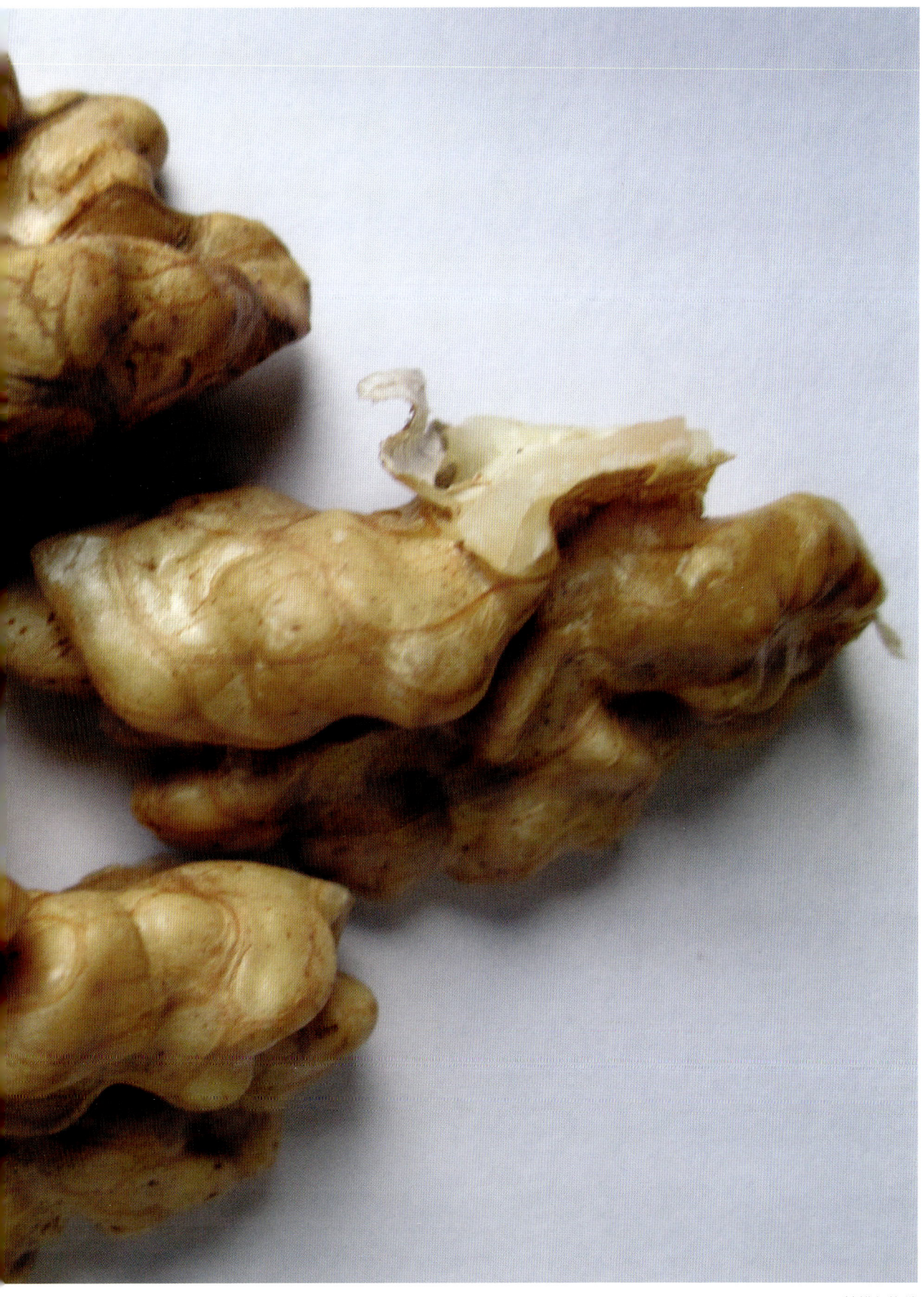

核桃仁饮片

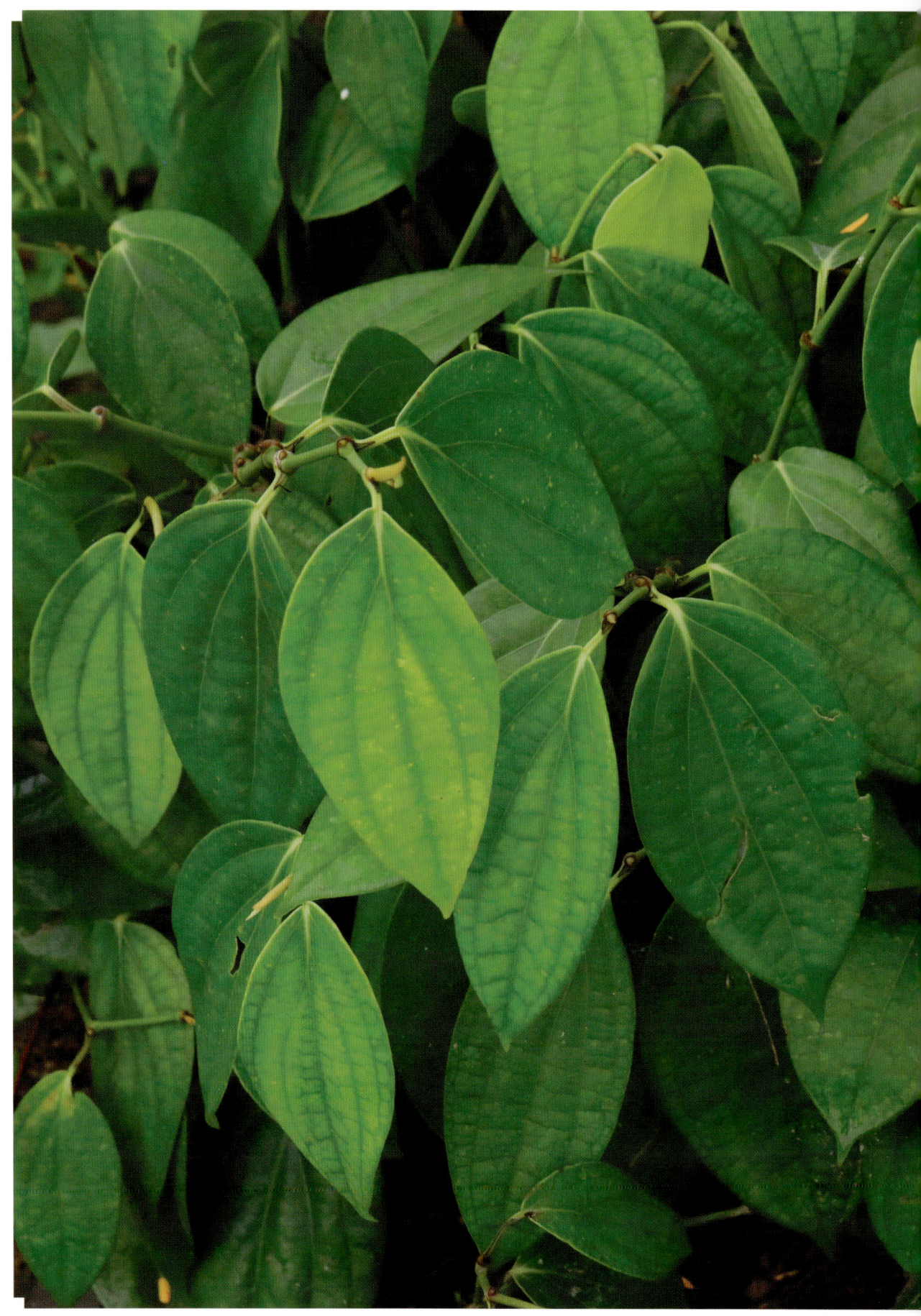

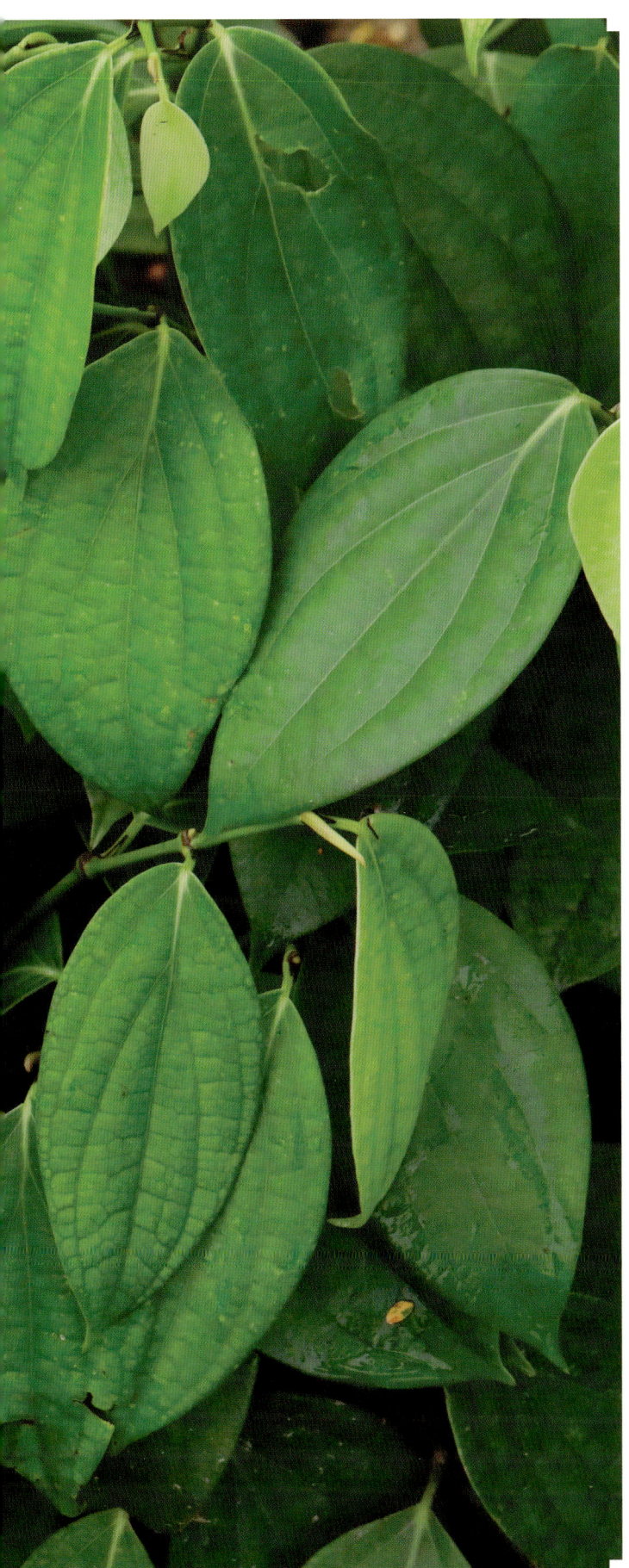

胡椒

【水药名】要跟鲁。

【别　名】白胡椒、昧履支、浮椒、玉椒。

【来　源】本品为胡椒科植物胡椒 *Piper nigrum* L. 的干燥近成熟或成熟果实。

【性味归经】味辛，性热。归胃、大肠经。

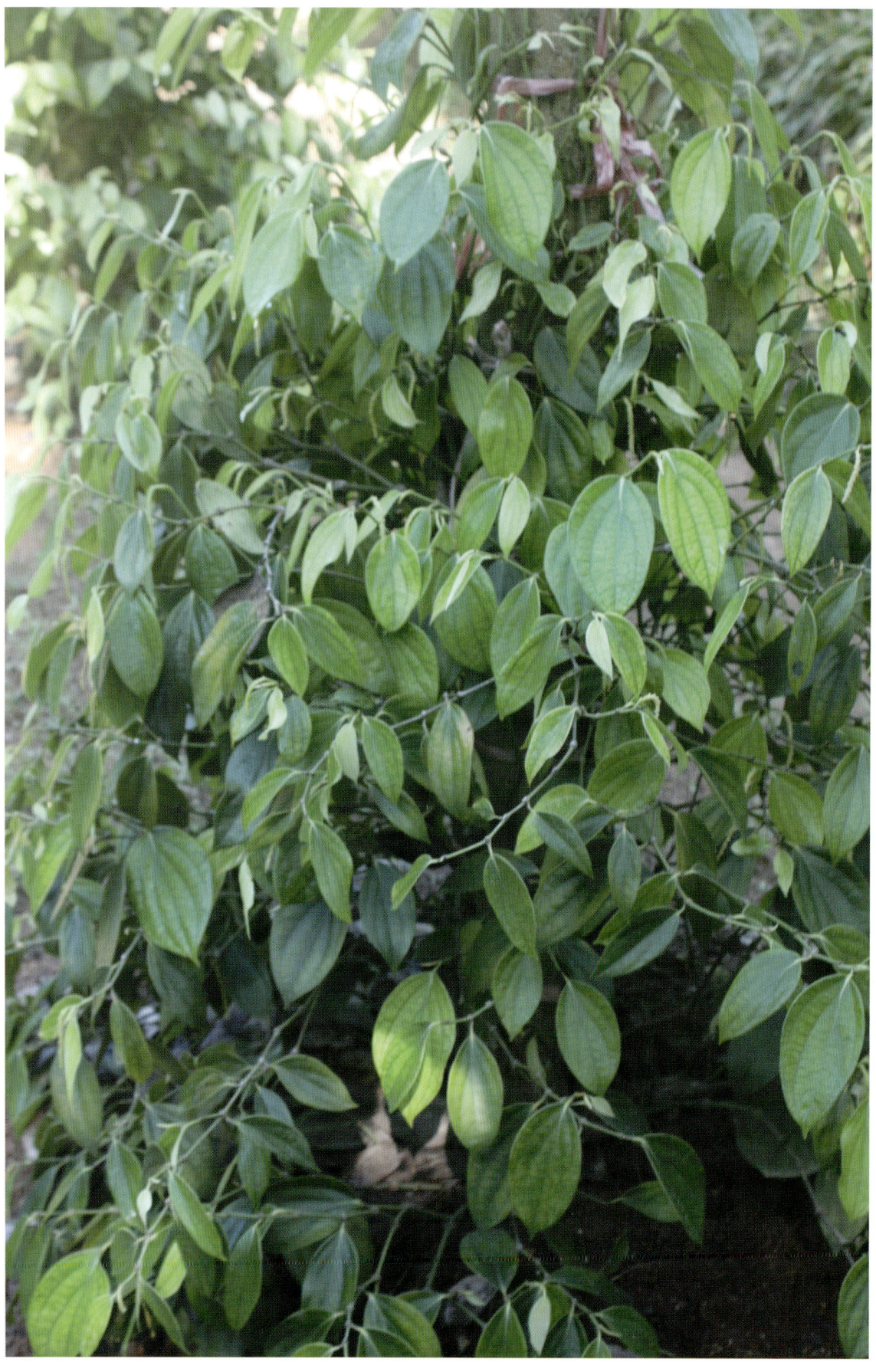

胡椒

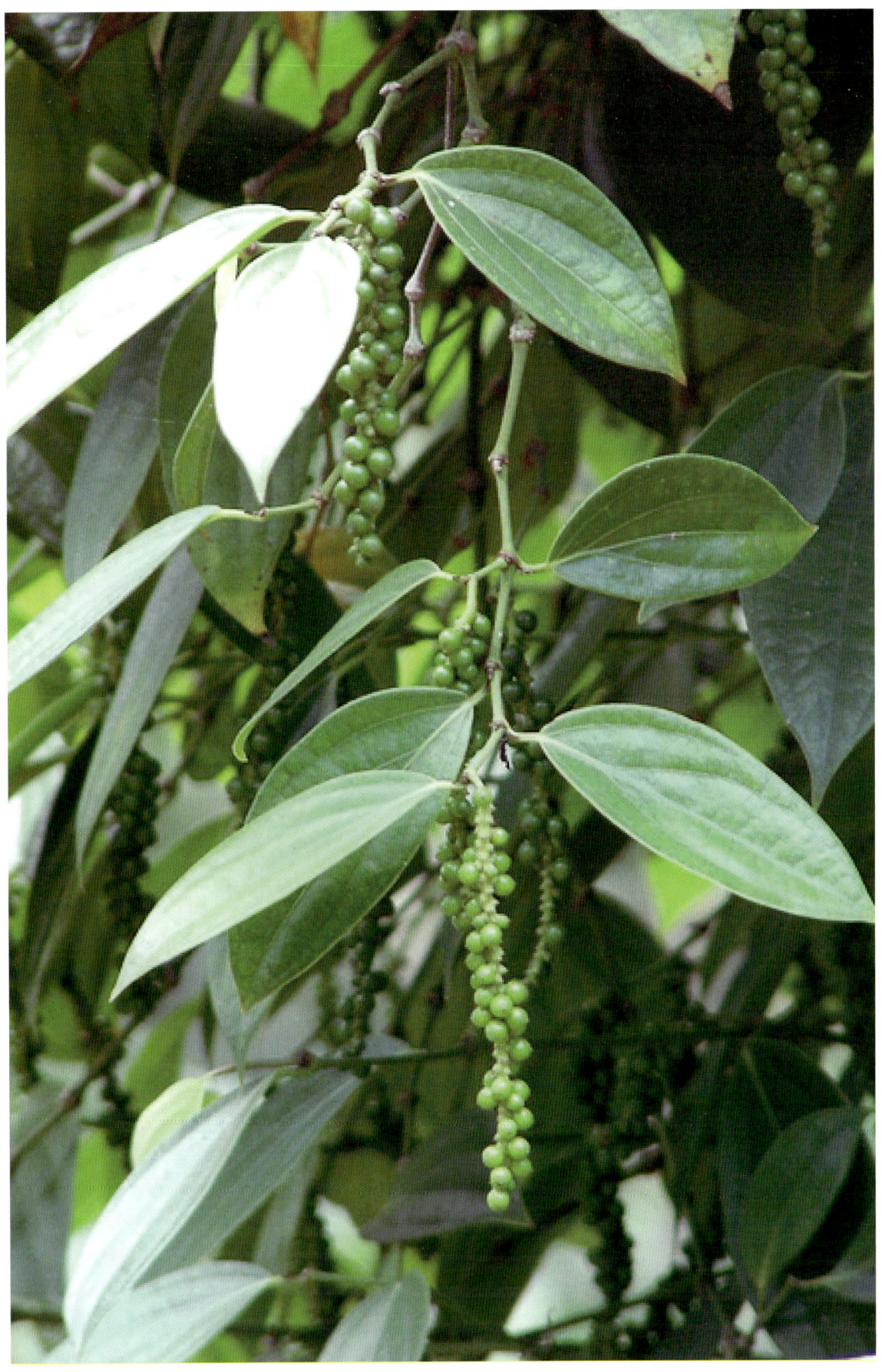

胡椒

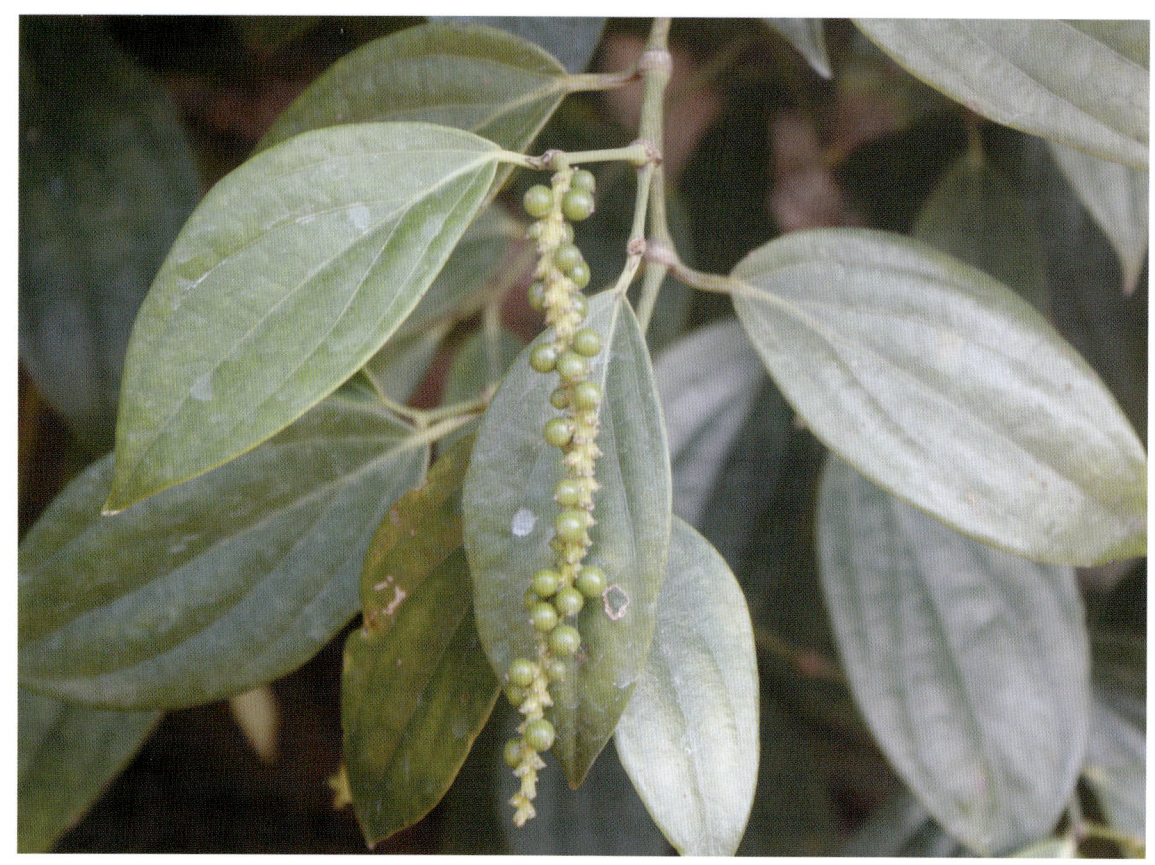

胡椒

识别特征

　　常绿藤本。茎长达 5 米多，多节，节处略膨大，幼枝略带肉质。叶互生，叶柄长 1.5 ～ 3 cm，上面有浅槽；叶革质，阔卵形或卵状长椭圆形，长 8 ～ 16 cm，宽 4 ～ 7 cm，先端尖，基部近圆形，全缘，上面深绿色，下面苍绿色，基出脉 5 ～ 7 条，在下面隆起。花单性，雌雄异株，成为杂性，成穗状花序，侧生茎节上；总花梗与叶柄等长，花穗长约 10 cm；每花有一盾状或杯状苞片，陷入花轴内，通常具侧生的小苞片；无花被；雄蕊 2，花丝短，花药 2 室；雌蕊子房圆形，1 室，无花柱，柱头 3 ～ 5 枚，有毛。浆果球形，直径 4 ～ 5 mm，稠密排列，果穗圆柱状，幼时绿色，熟时红黄色，种子小。花期 4—10 月，果期 10 月至次年 4 月。

生境分布

　　生长于荫蔽的树林中。分布于海南、广东、广西、云南、台湾、福建、贵州等省区。

采收加工

　　秋末至次春果实呈暗绿色时采收，晒干，为黑胡椒；果实变红时采收，水浸，擦去果肉，晒干，为白胡椒。

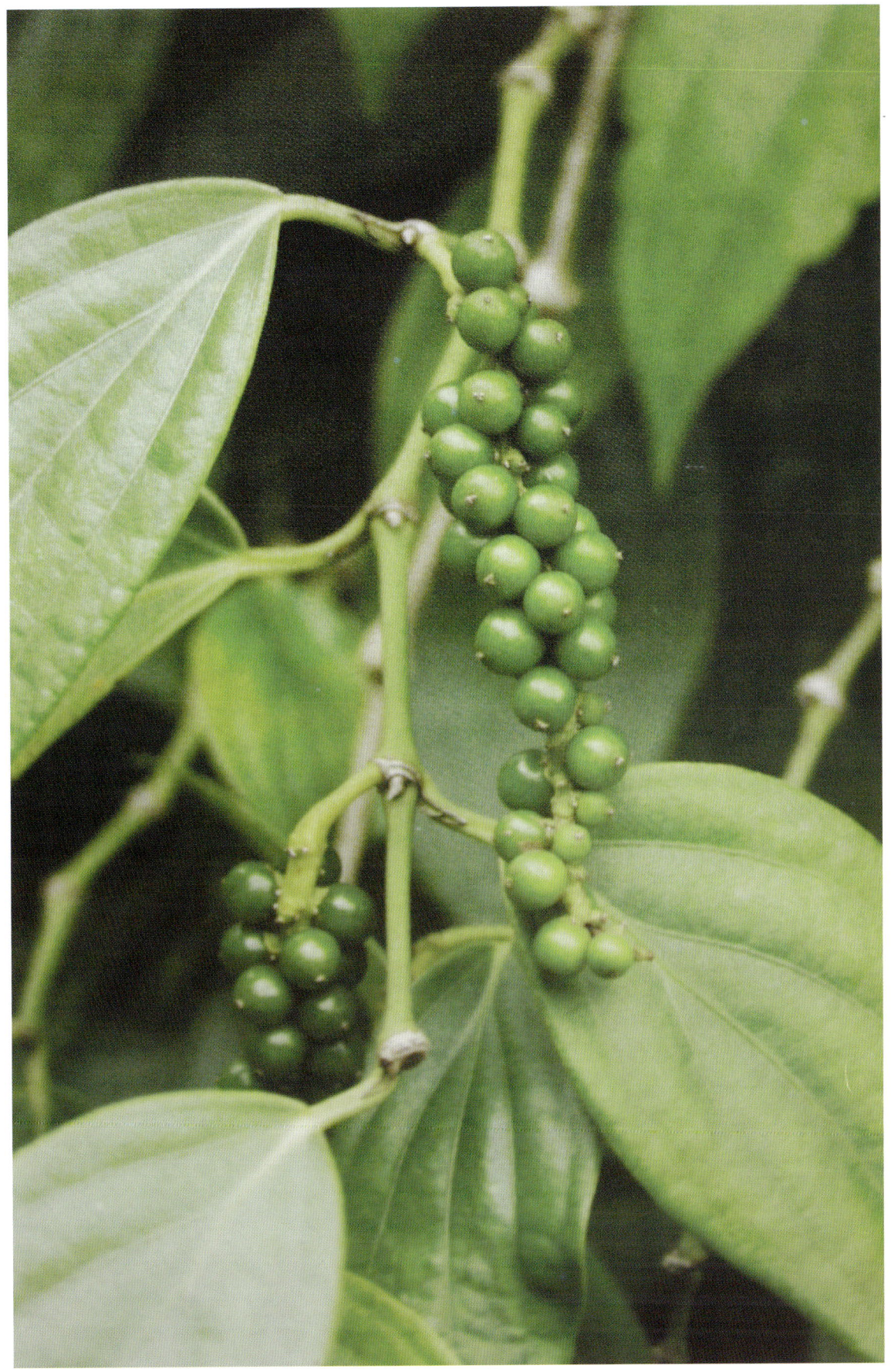

胡椒

药材鉴别

本品呈圆球形，表面灰白色，平滑，一端有一小突起，另一端有一微凹陷的圆脐，表面有浅色脉纹，质硬而脆。破开面微有粉性，黄白色，外皮薄，中间有细小空心。气芳香，味辛辣，以粒大、个圆、坚实、色白、气味强烈者为佳。

功效主治

温中下气，消痰解毒。主治寒痰食积，脘腹冷痛，反胃，呕吐清水，泄泻，冷痢。并解食物毒。

用量用法

内服：1～3 g，煎汤；或研末，入丸、散服。外用：研末调敷或置膏药内贴之。

民族药方

1. **五脏风冷，冷气心腹痛，吐清水**　胡椒适量。酒服之，亦宜汤服。
2. **心下大痛**　胡椒 49 粒，乳香 5 g。共研匀，男用生姜、女用当归，酒下。
3. **霍乱吐泻**　胡椒 49 粒，绿豆 149 粒。共研匀，木瓜汤服 5 g。

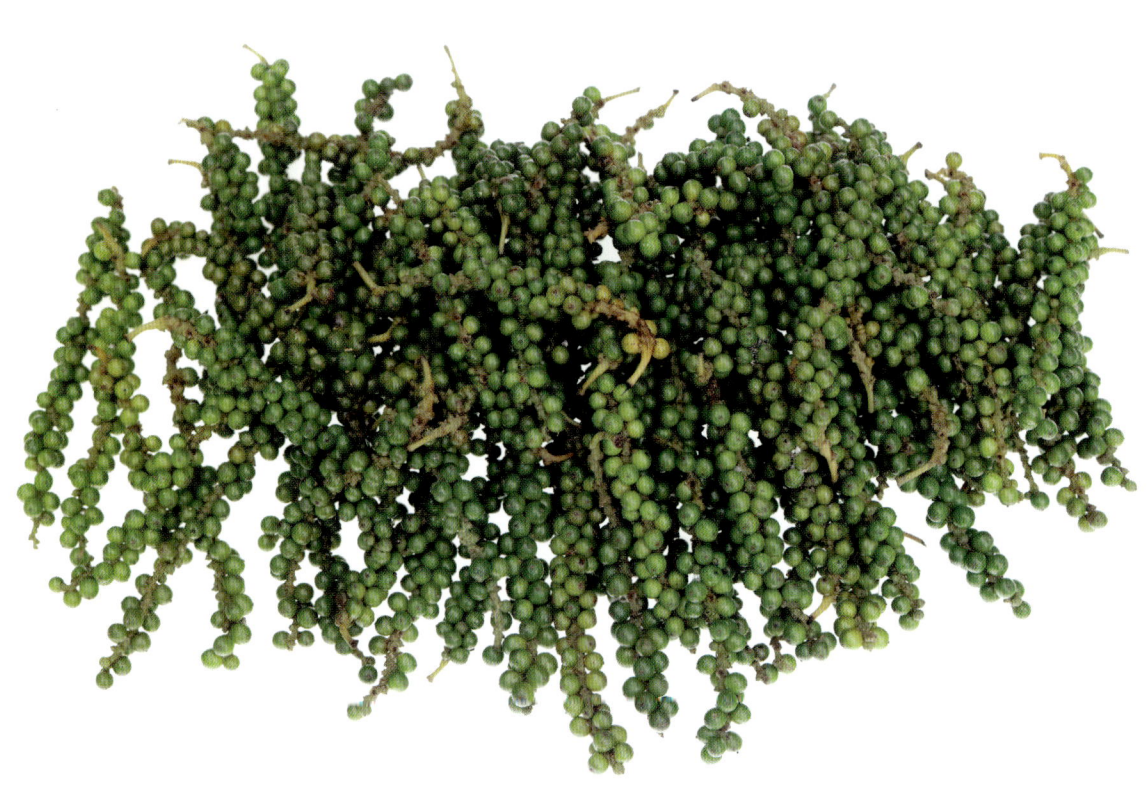

胡椒

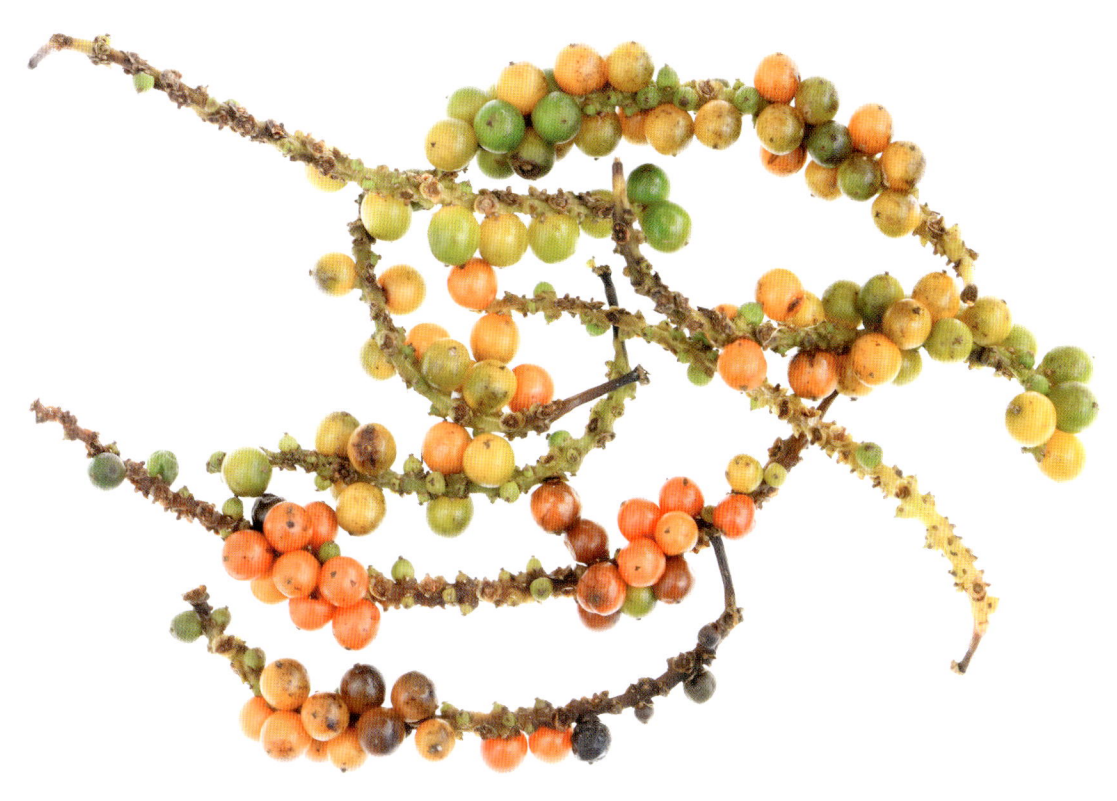

胡椒

4. 阴囊湿疹 胡椒 10 粒。研成粉，加水 2000 mL，煮沸。外洗患处，每日 2 次。

5. 冻伤 胡椒 10%，白酒 90%。把胡椒浸于白酒内，7 日后过滤使用。涂于冻伤处，每日 1 次。

6. 子宫脱垂 胡椒、附片、肉桂、白芍、党参各 20 g。研末加红糖 60 g，和匀分 30 包，每日早、晚各服 1 包（服药前先饮少量酒），15 日为 1 个疗程。

7. 小儿消化不良性腹泻 胡椒、葡萄糖粉各 1 g。研粉混匀，1 岁以下每次服 0.3 ~ 0.5 g；2 ~ 3 岁每次服 0.5 ~ 1 g；3 岁以上每次服 0.5 ~ 1.5 g，一般不超过 2 g，每日 3 次。连服 1 ~ 3 日为 1 个疗程。

8. 感冒咳嗽 胡椒 8 粒，暖脐膏 1 张。将胡椒研碎，放在暖脐膏中央，贴于第 2 和第 3 胸椎之间，贴后局部发痒，为药物反应，不要剥去。

▍使用注意

胃热或胃阴虚者忌用。

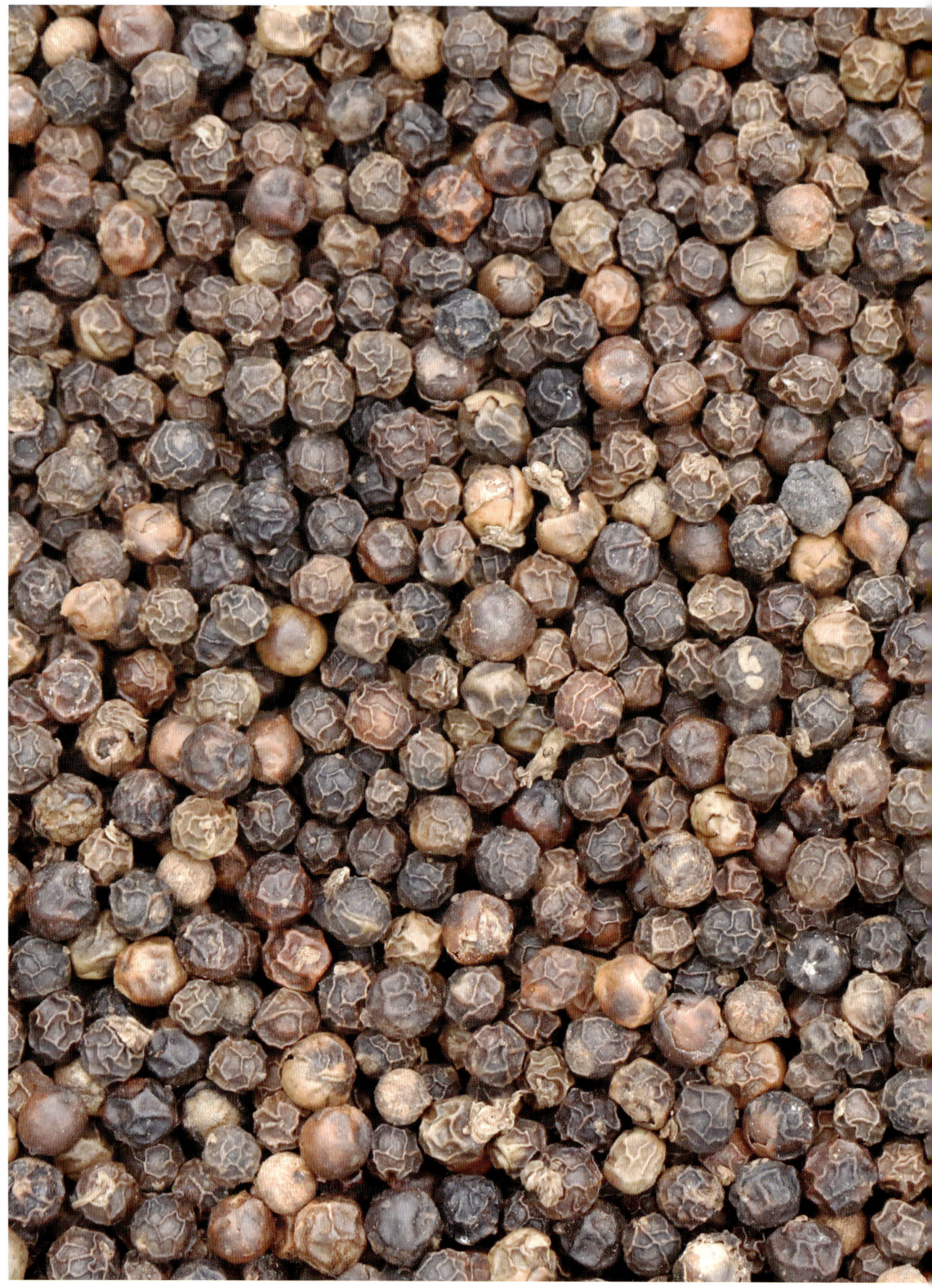

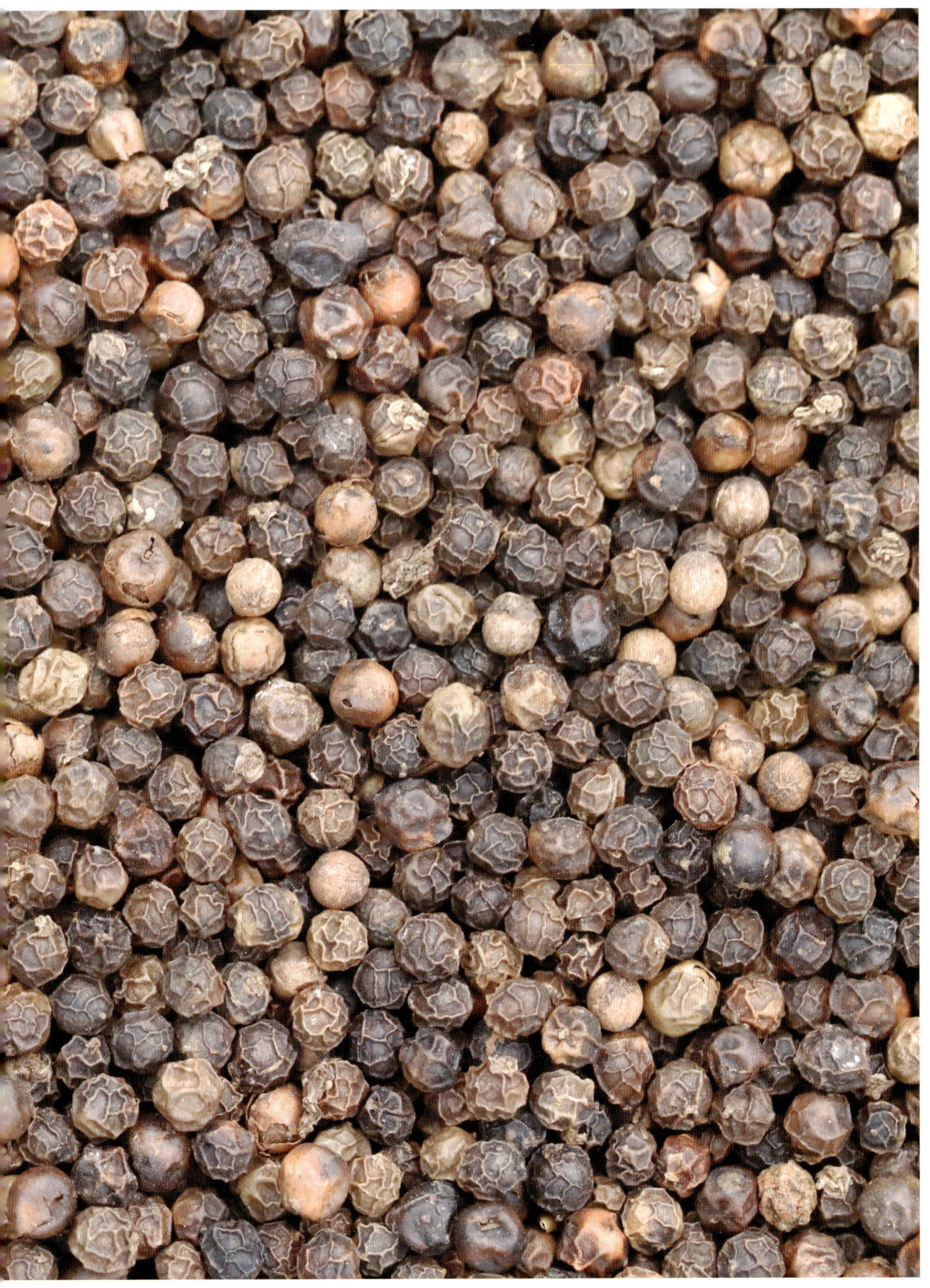

胡椒饮片

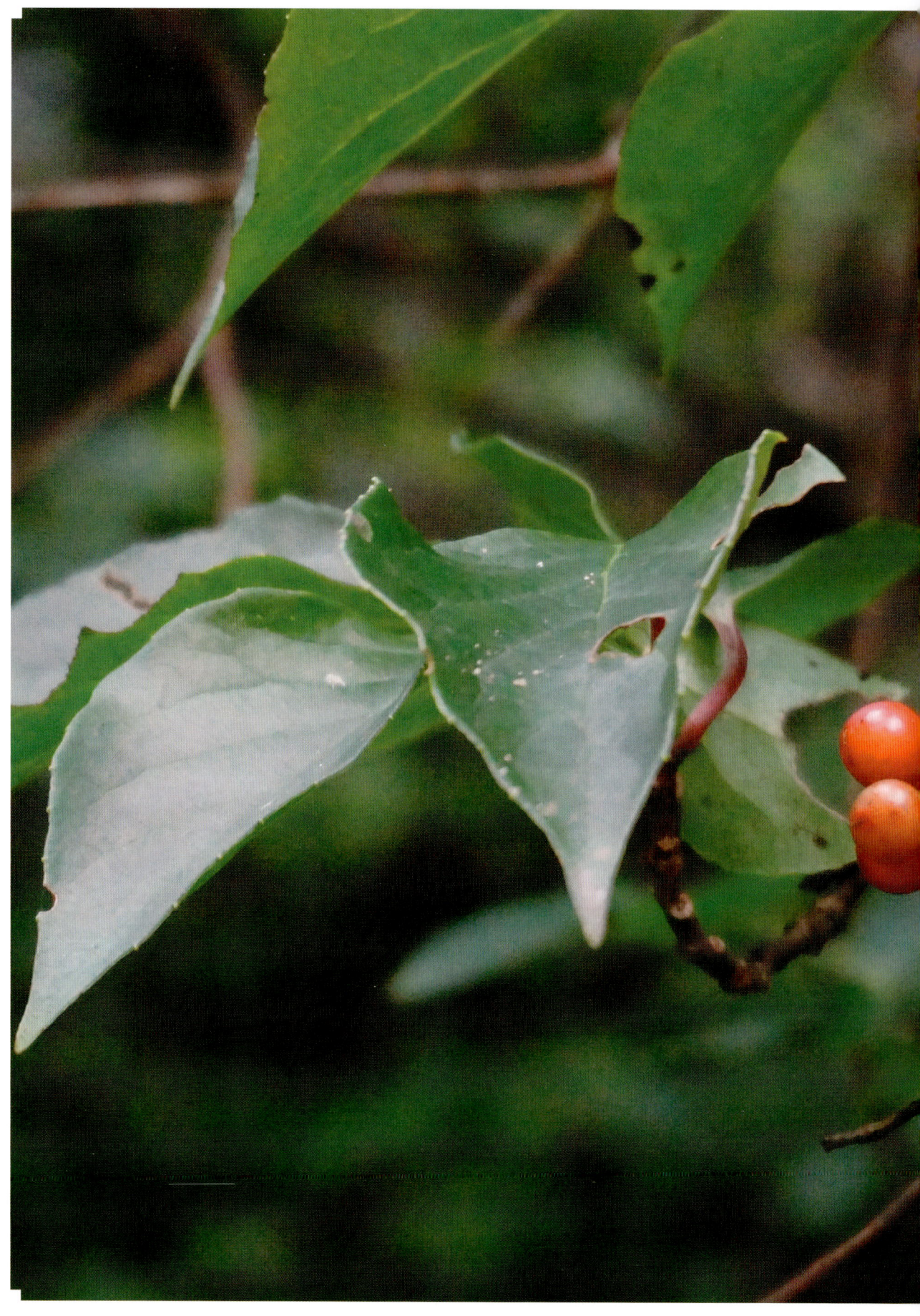

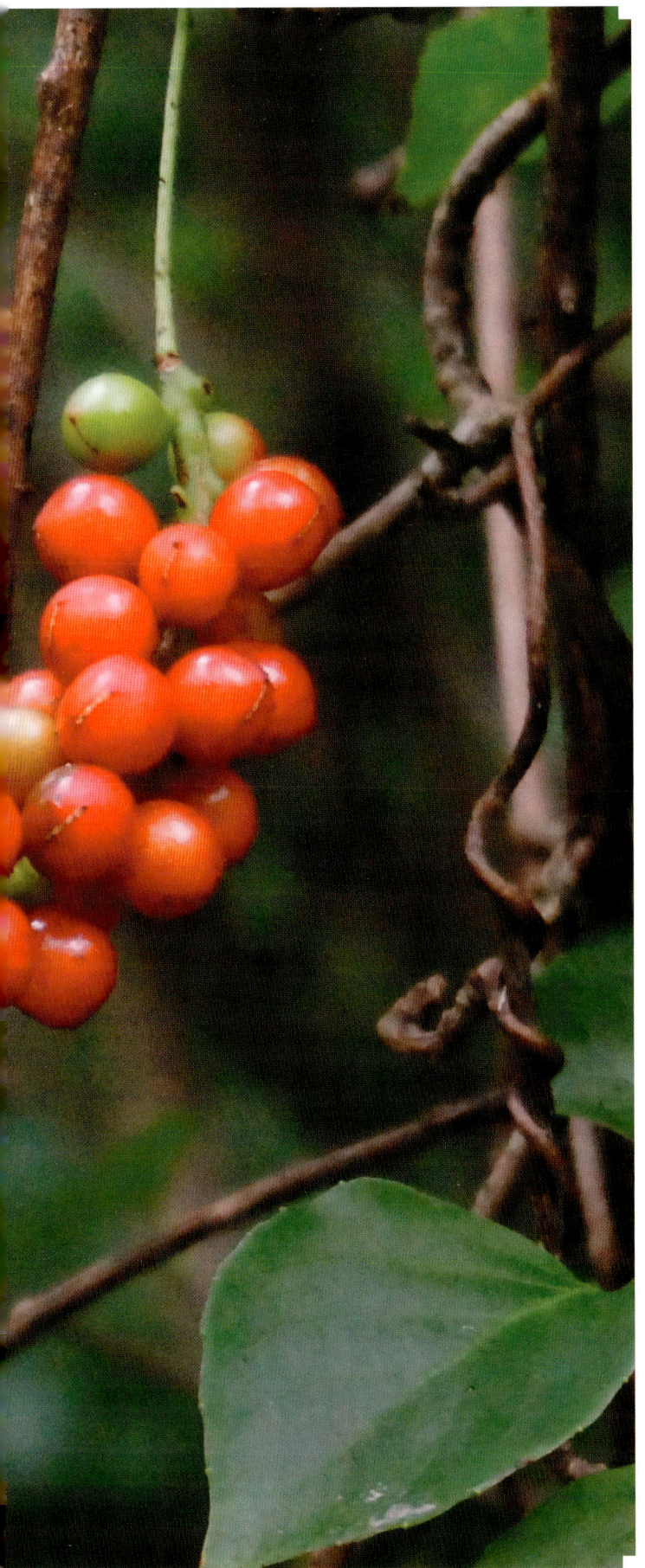

南五味子

【水药名】要减改。

【别　名】酸饭团、冷饭团、五味子、五味藤。

【来　源】本品为木兰科植物华中五味子 *Schisandra sphenanthera* Rehd. et Wils. 的干燥成熟果实。

【性味归经】味酸、甘，性温。归肺、心、肾经。

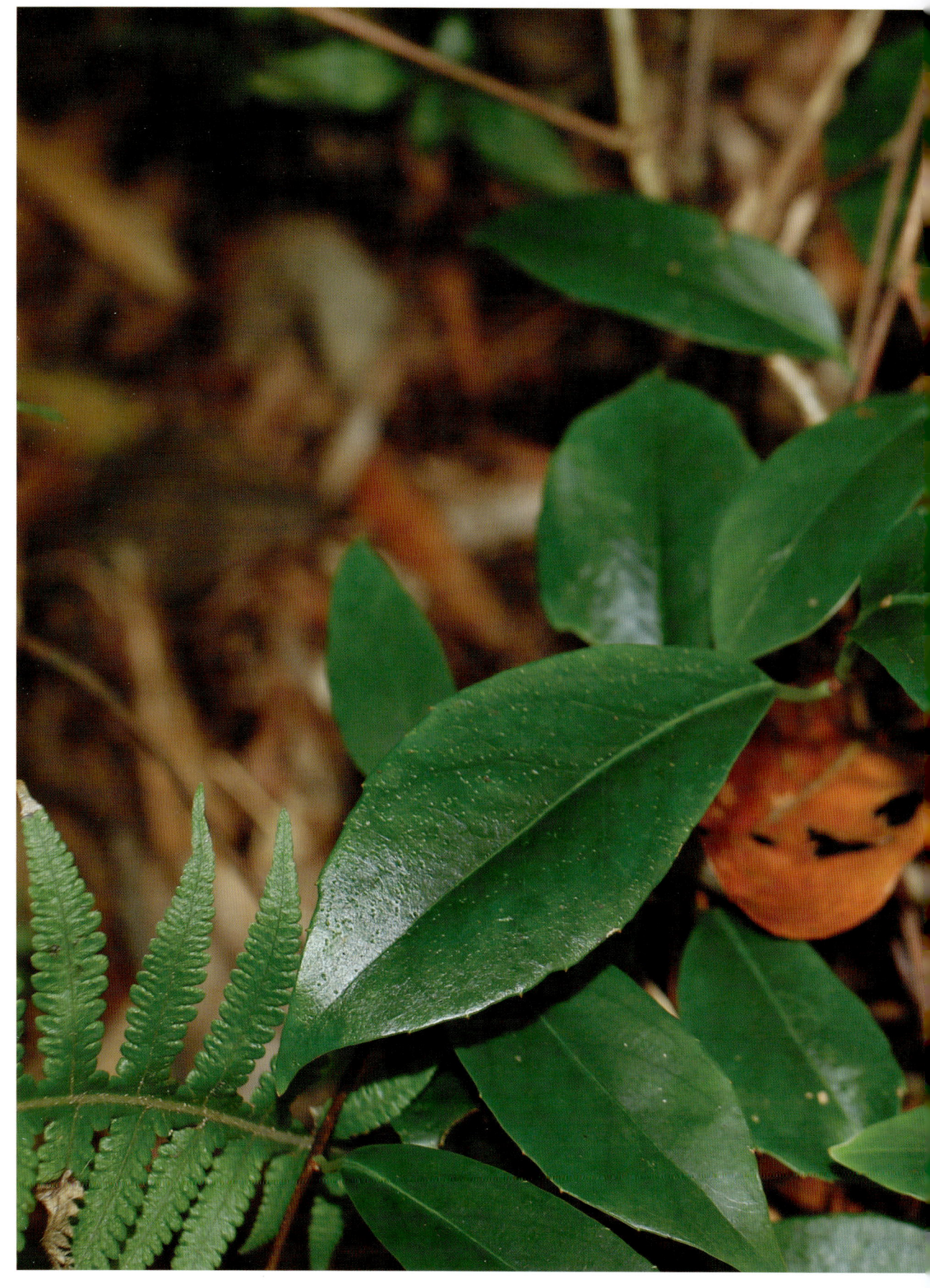

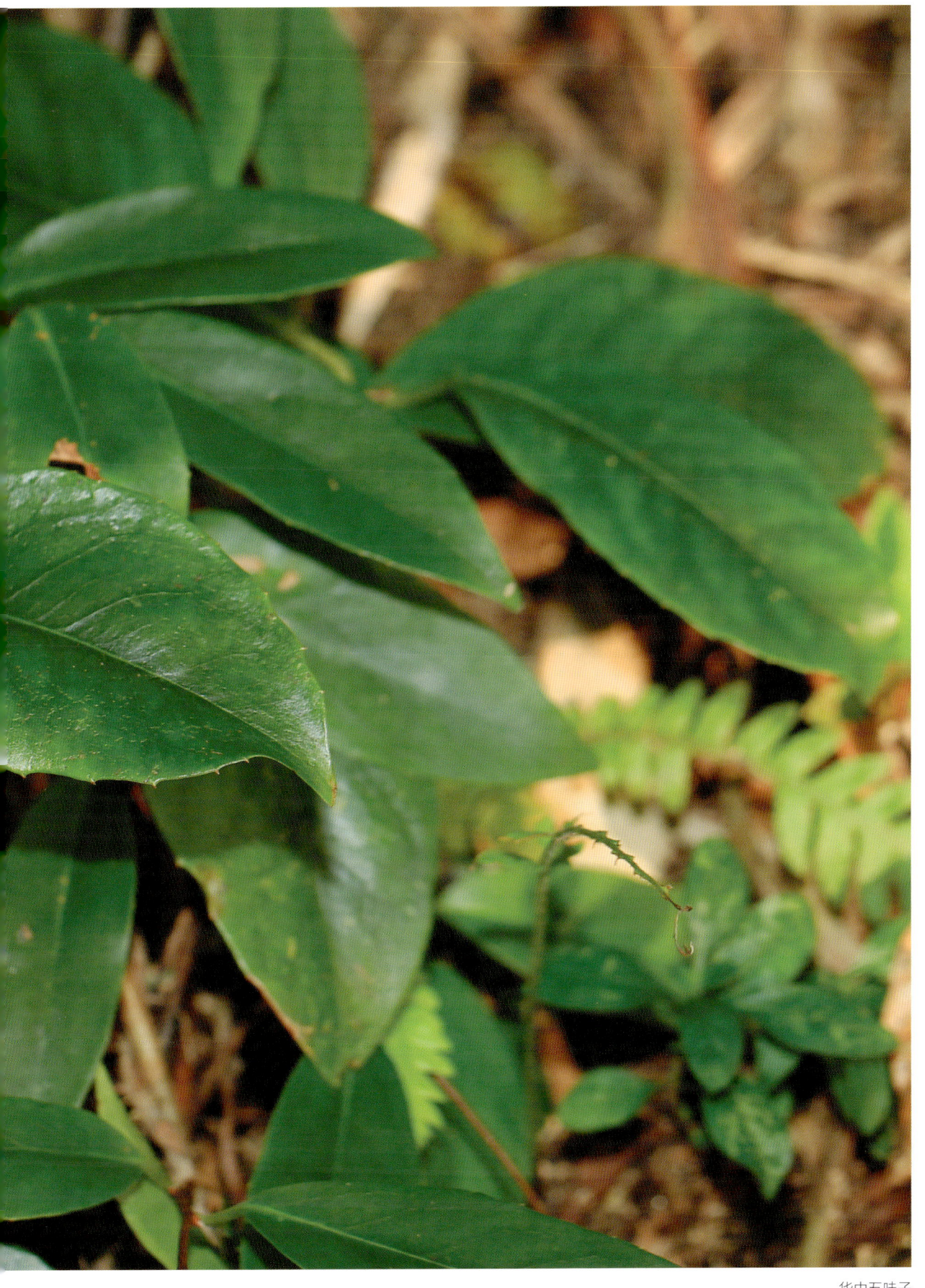

华中五味子

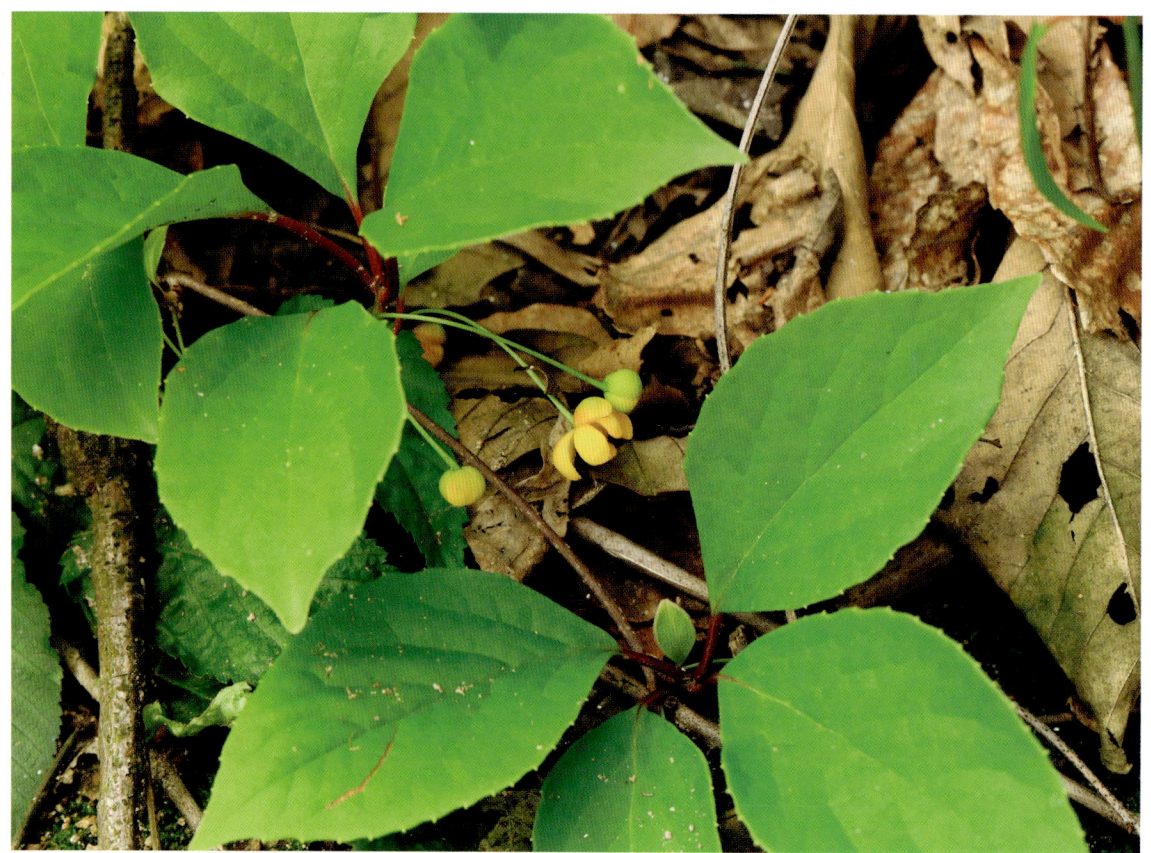

华中五味子

▌识别特征

多年生落叶本质藤本，长可达 8 m，茎皮灰褐色，皮孔明显，小枝褐色，稍具棱角。单叶互生，有柄，卵形或宽卵形，先端渐尖，长 5 ~ 11 cm，宽 3 ~ 7 cm，边缘有细齿，叶面光滑无毛。夏季开白黄色而带粉红的花，芳香，螺旋状排列。花后花托逐渐长成并伸长，至果成熟时呈长穗状，生小球形不开裂的肉质果，熟时深红色。聚合果长 6 ~ 9 cm；浆果近球形，长 6 ~ 9 mm，红色，肉质。花期 5—7 月，果期 8—10 月。

▌生境分布

生长于海拔 600 ~ 3000 m 的湿润山坡边、山谷两侧、灌木林林缘。分布于山西、陕西、甘肃、山东、江苏、安徽、浙江、江西、福建、河南、湖北、湖南、四川、贵州、云南东北部等地。

▌采收加工

秋季果实成熟尚未脱落时采摘，拣去果枝及杂质，晒干。

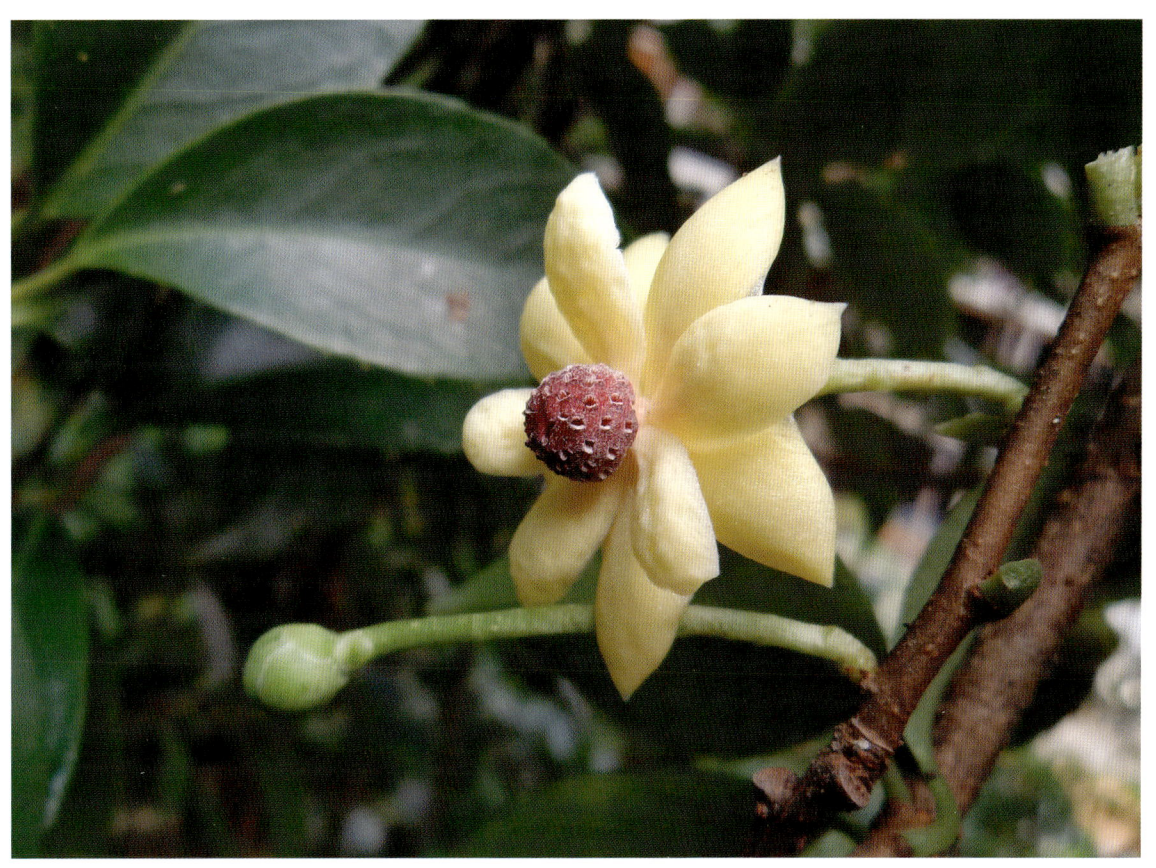

华中五味子

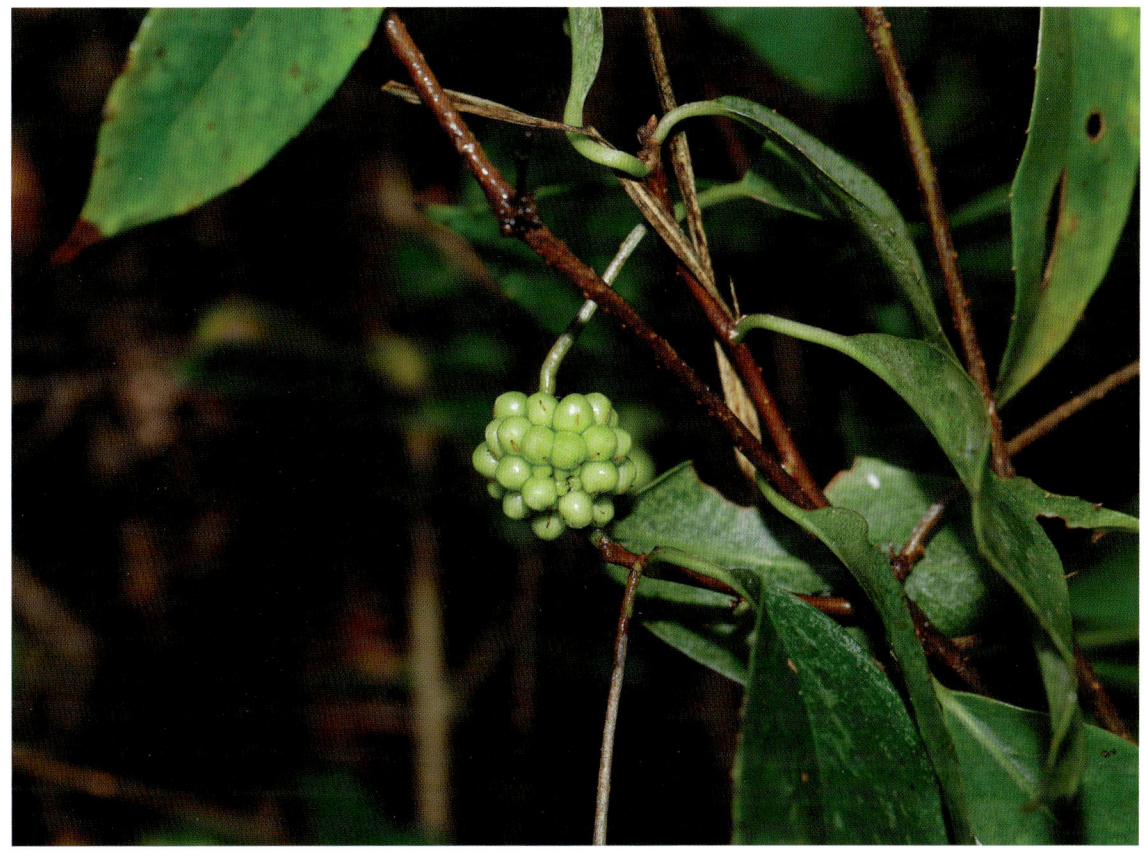

华中五味子

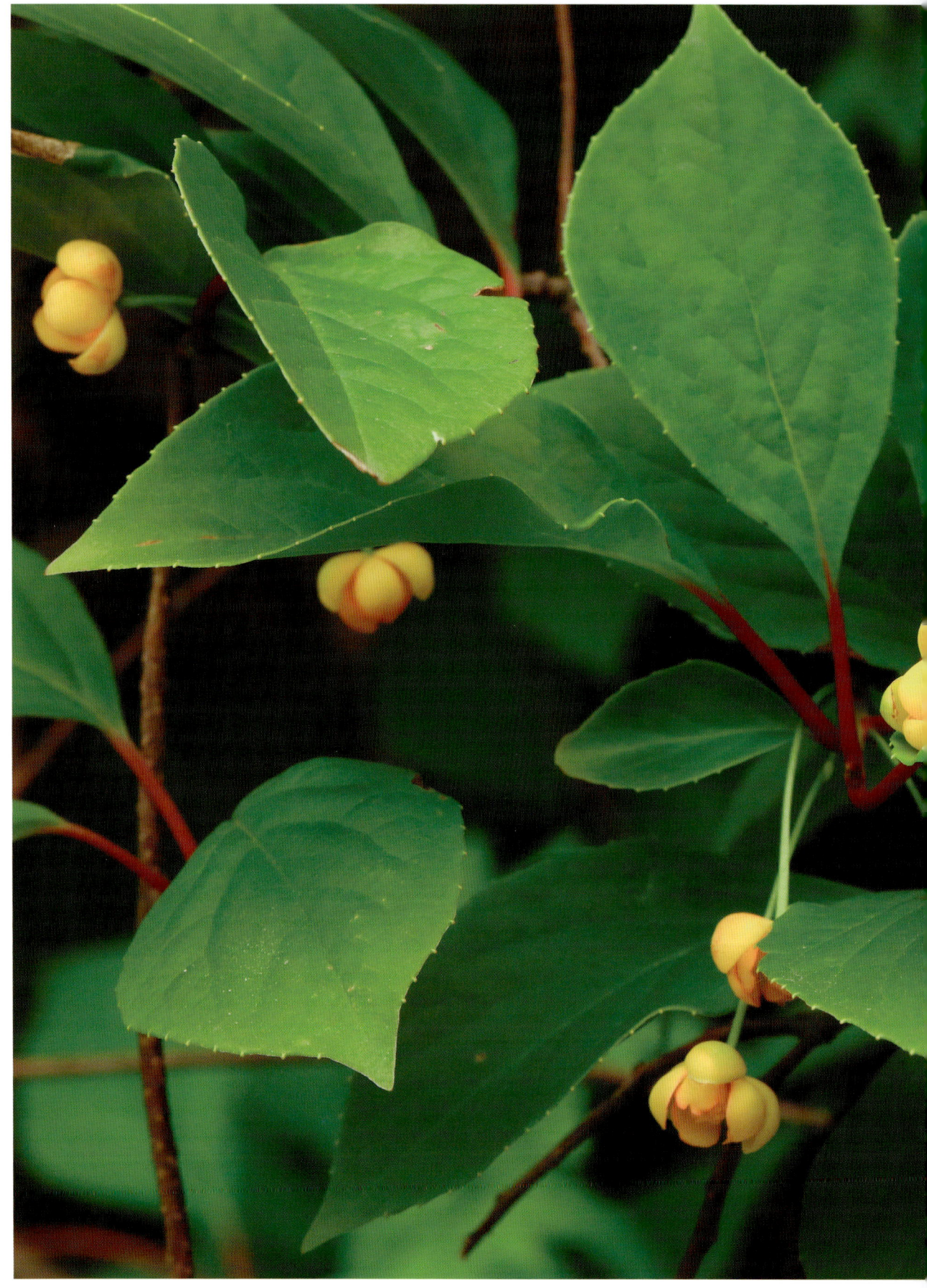

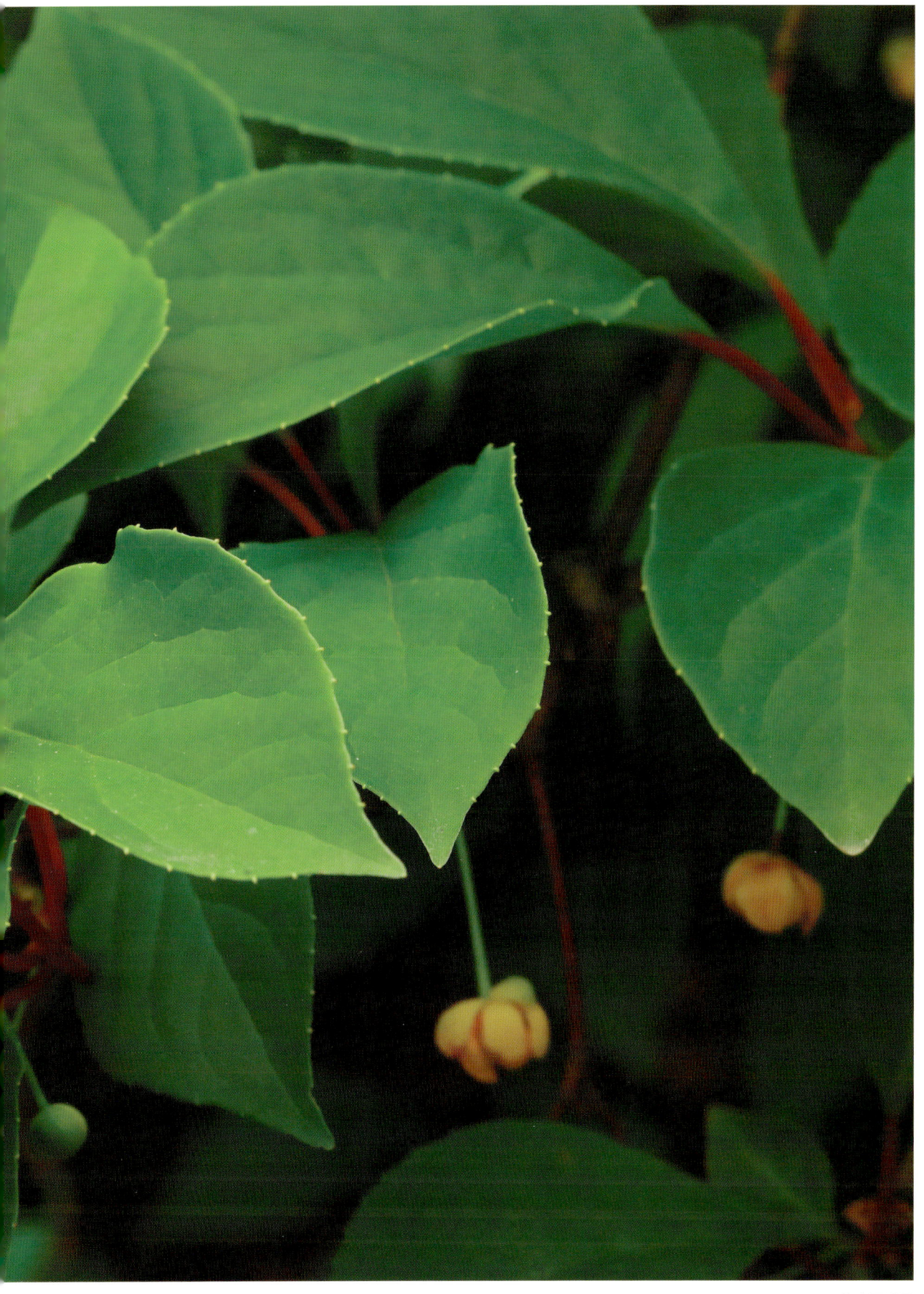

华中五味子

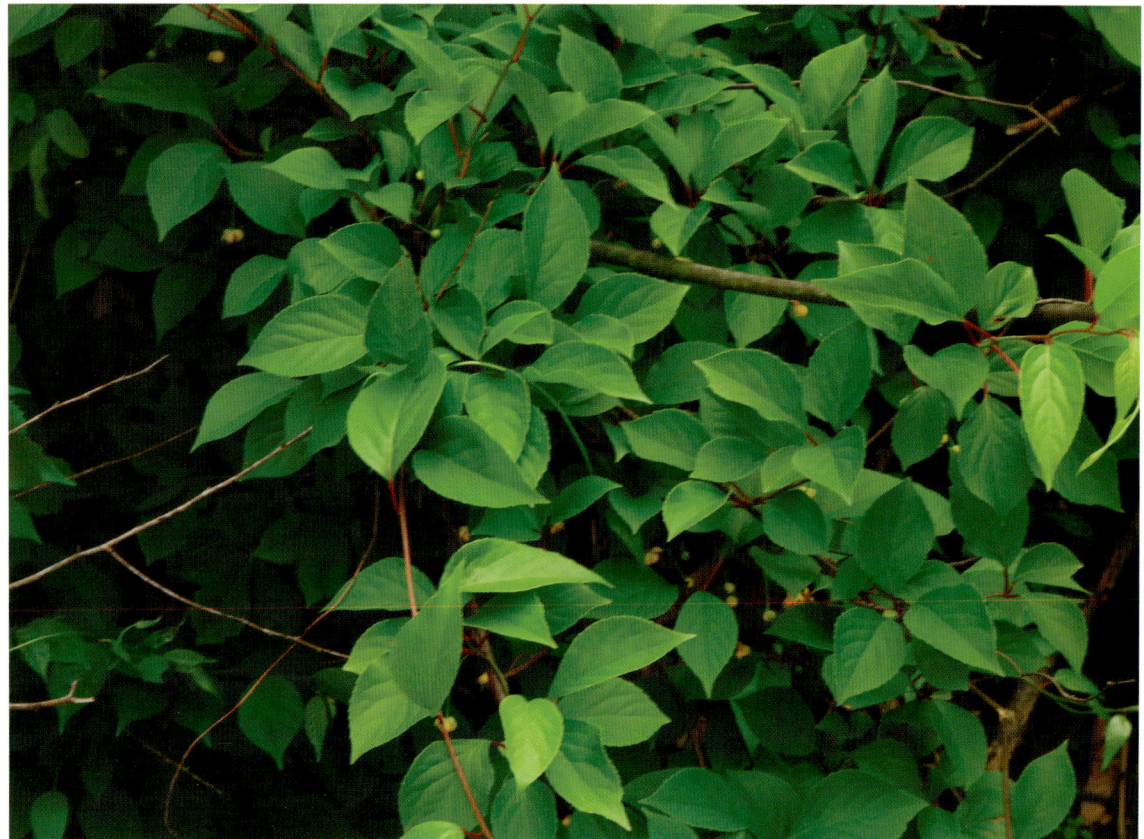

华中五味子

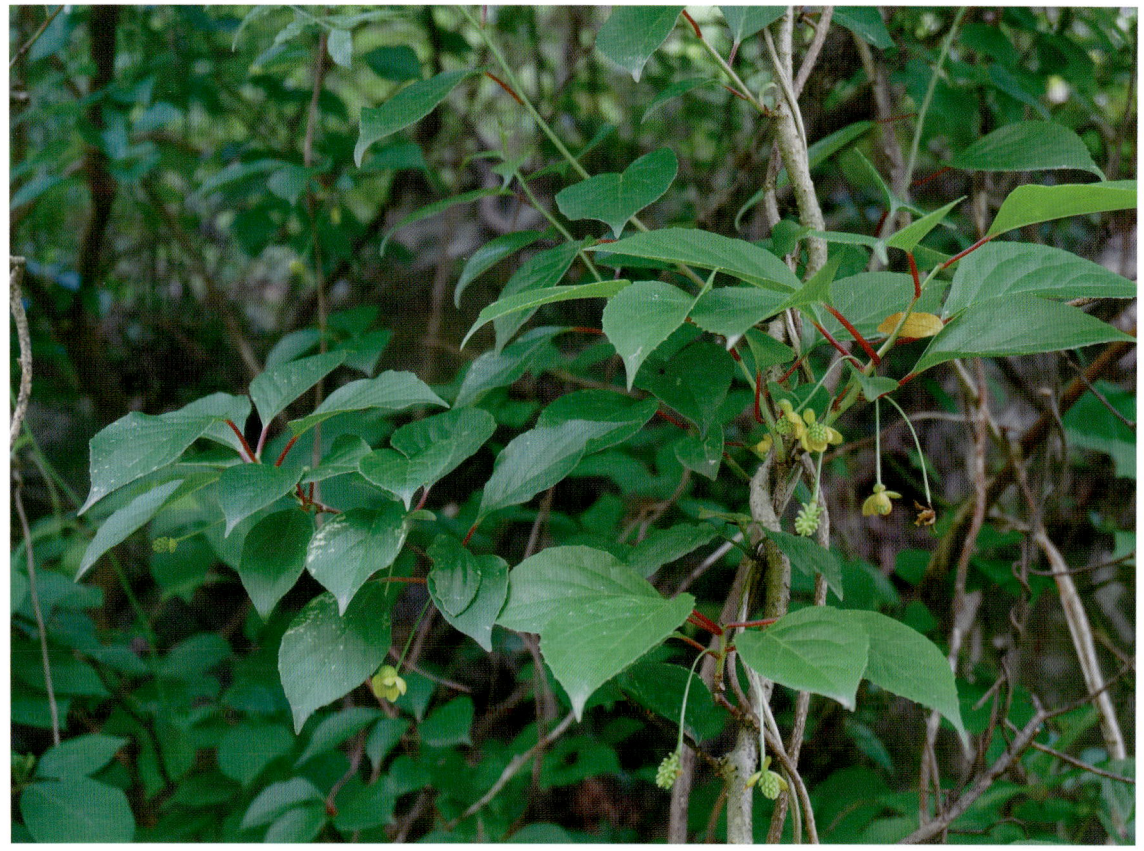

华中五味子

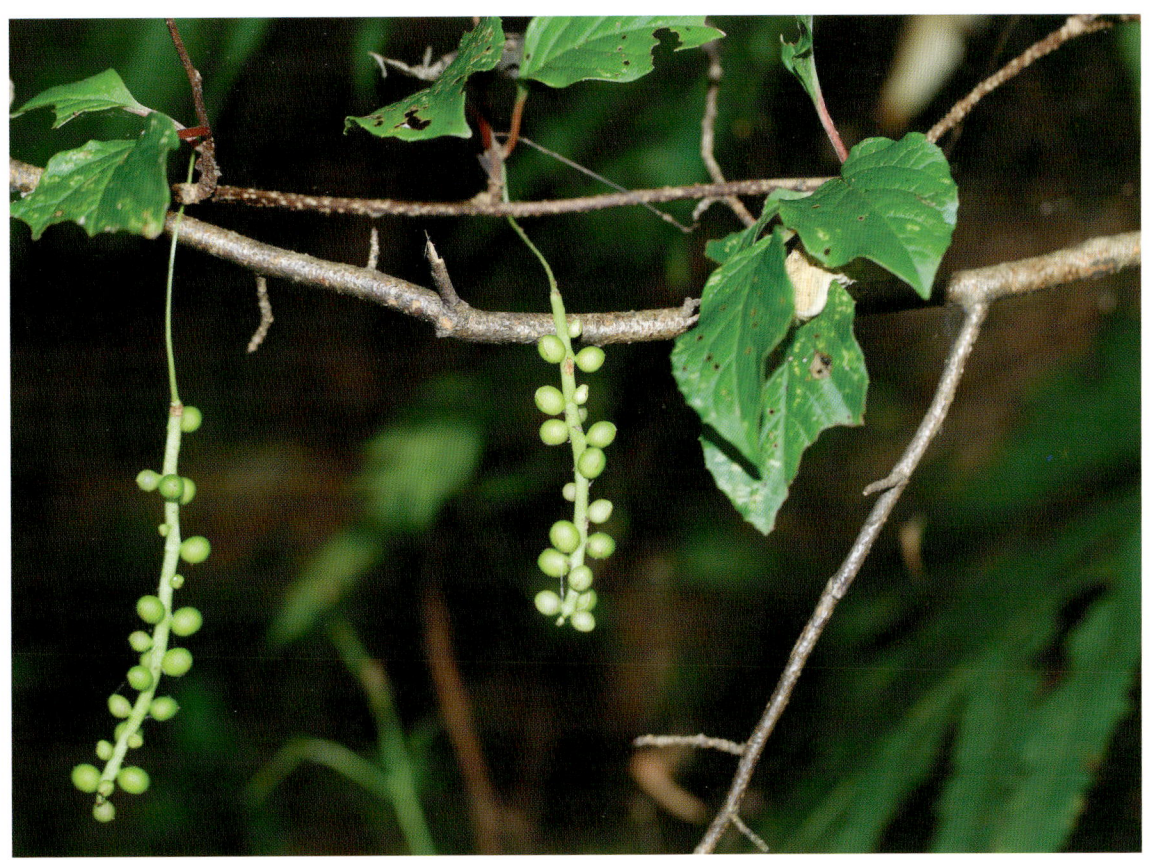

华中五味子

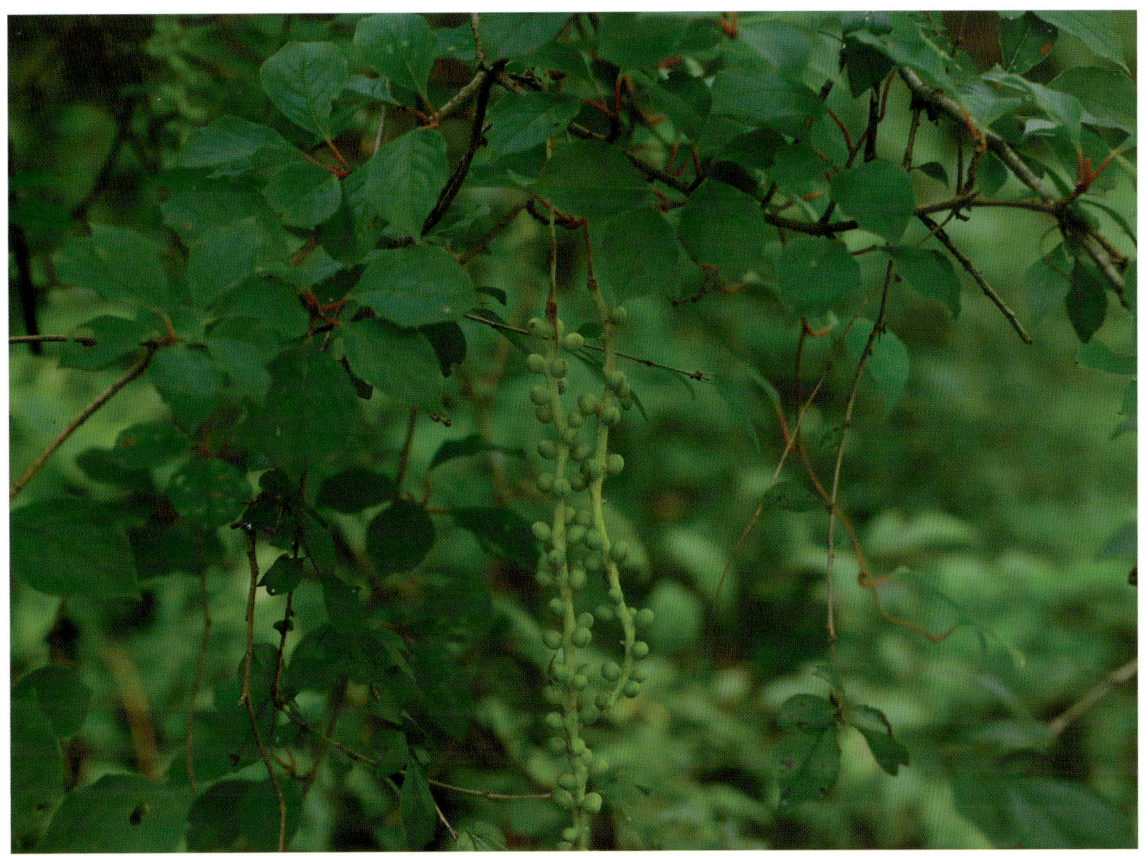

华中五味子

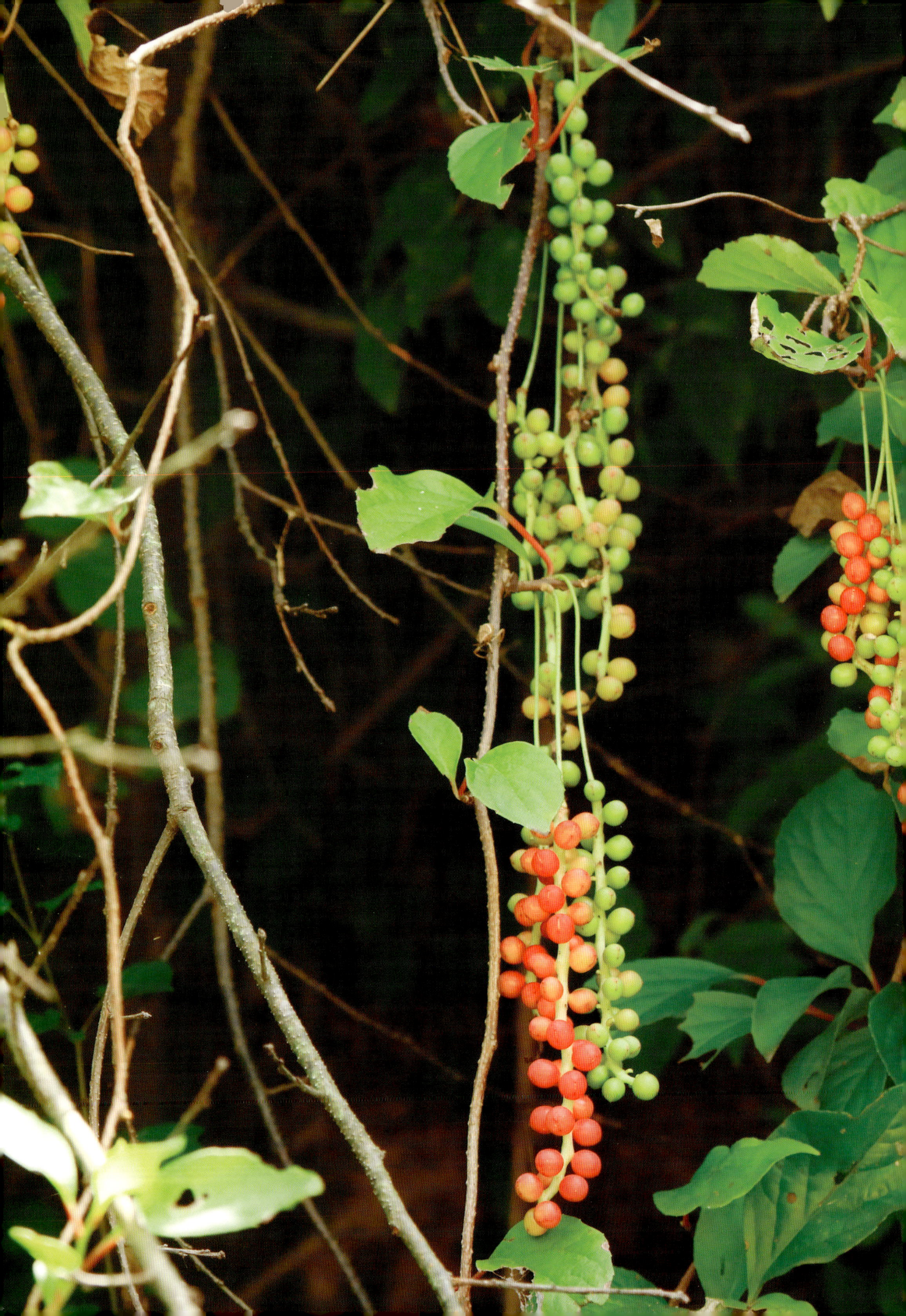

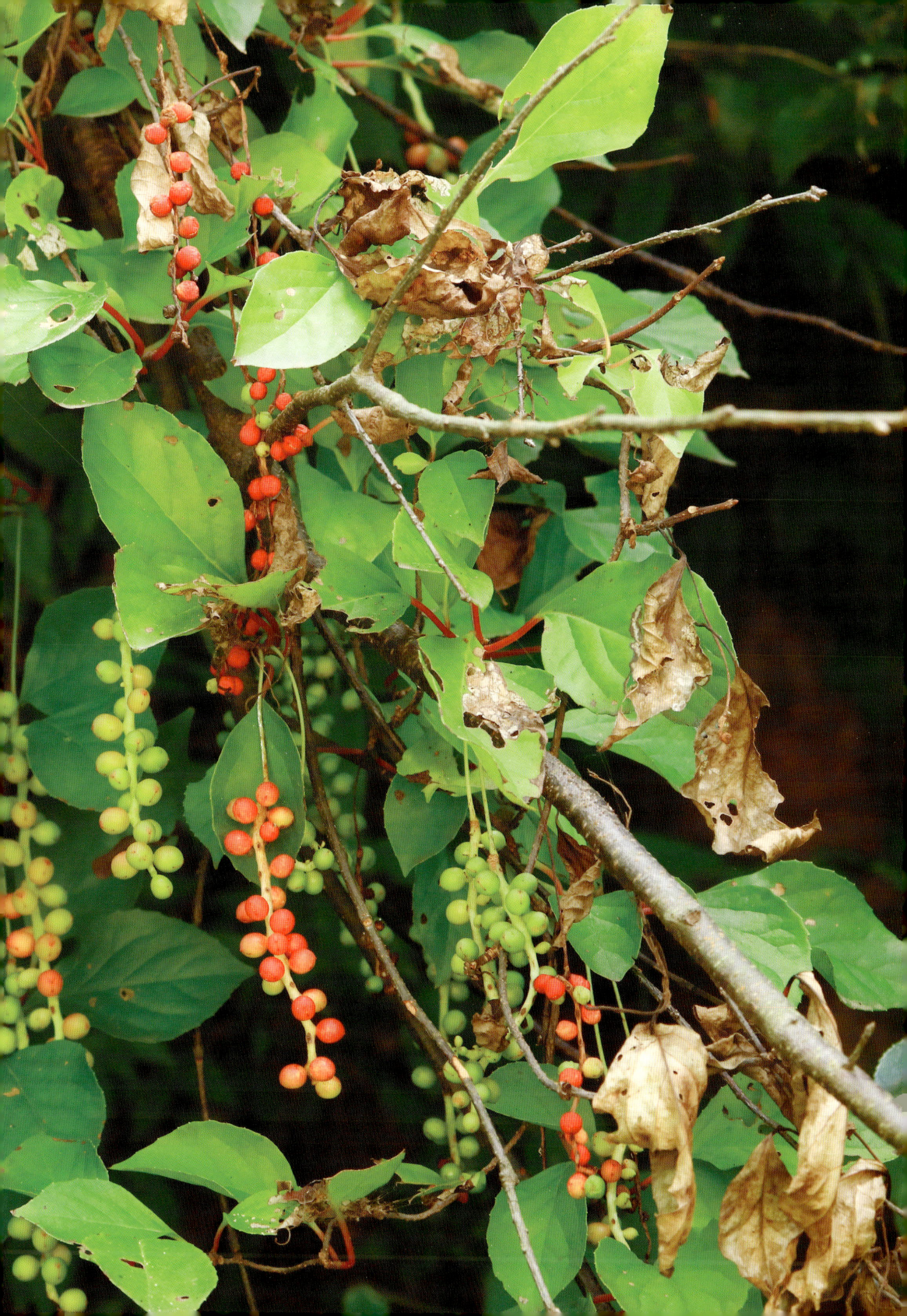

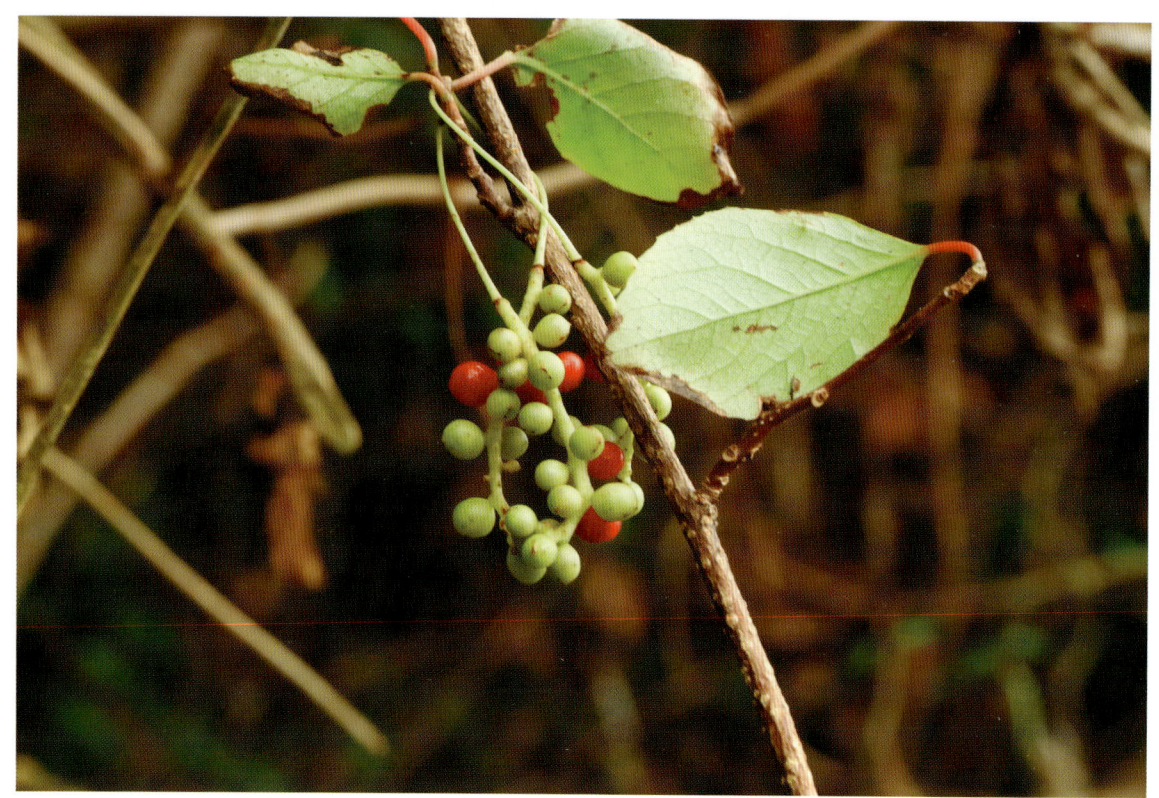

华中五味子

▍药材鉴别

本品果实呈不规则形，较小，直径 2 ~ 5 mm；表面暗红色或棕褐色，果皮肉质较薄，无光泽，内含种子 1 ~ 2 粒。种子肾形，表面黄棕色，略呈颗粒状。

▍功效主治

滋肾，止咳，止汗，止泻，涩精。主治喘咳，自汗，盗汗，久泻，尿频，遗尿，遗精，神经衰弱。

▍用法用量

内服：3 ~ 6 g，煎汤；研末，每次 1 ~ 3 g；熬膏；或入丸、散。外用：适量，研末掺；或煎水洗。

▍民族药方

1. **小儿尿床**　南五味子、益智仁各 15 g，桑螵蛸 10 g。水煎服。
2. **神经衰弱，失眠**　南五味子 250 g。泡适量酒中，每晚服 25 ~ 50 mL。

▍使用注意

外有表邪，内有实热，或咳嗽初起、痧疹初发者忌服。

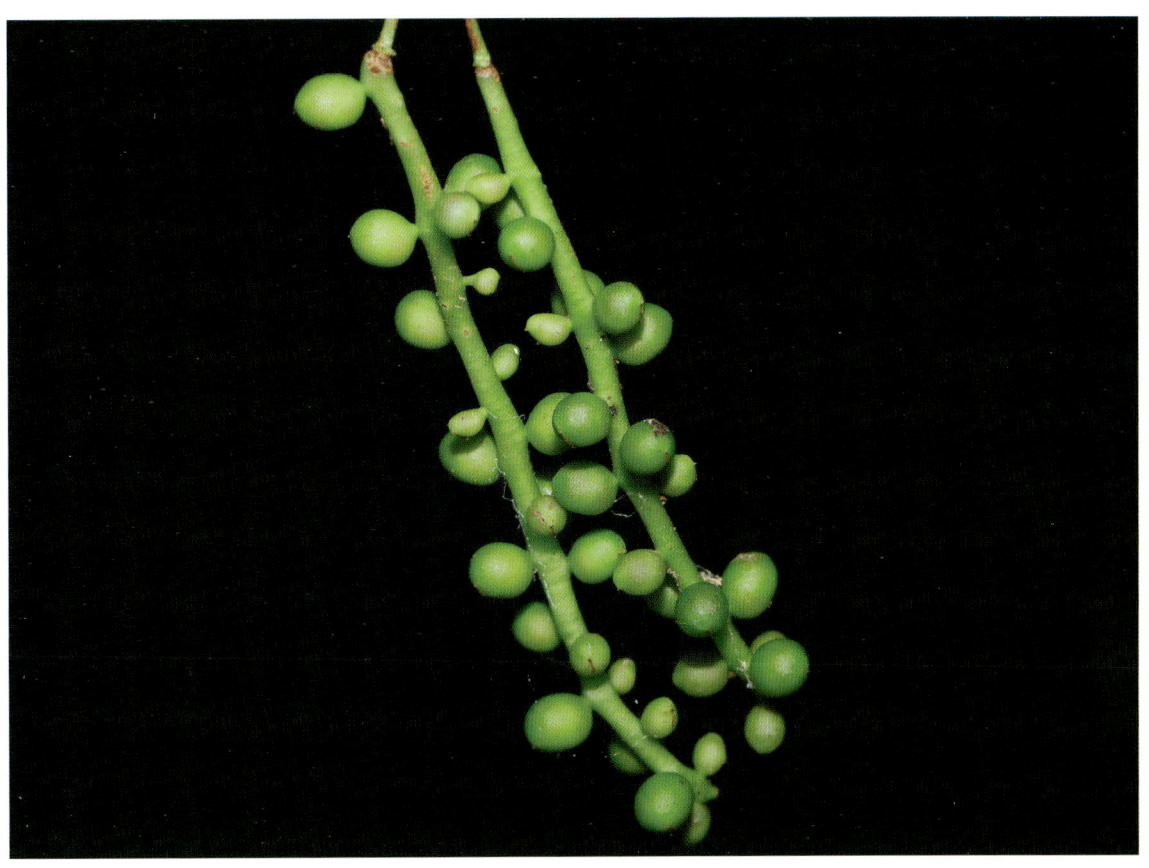

华中五味子

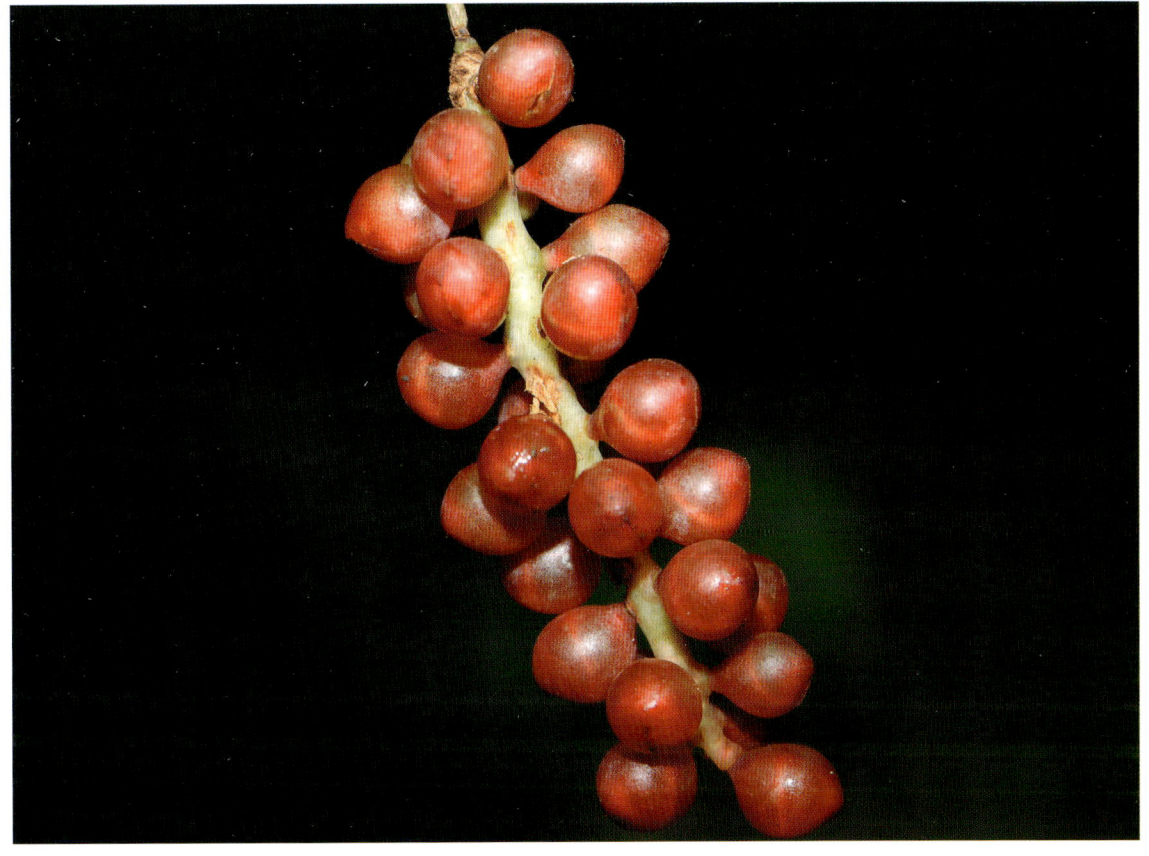

华中五味子

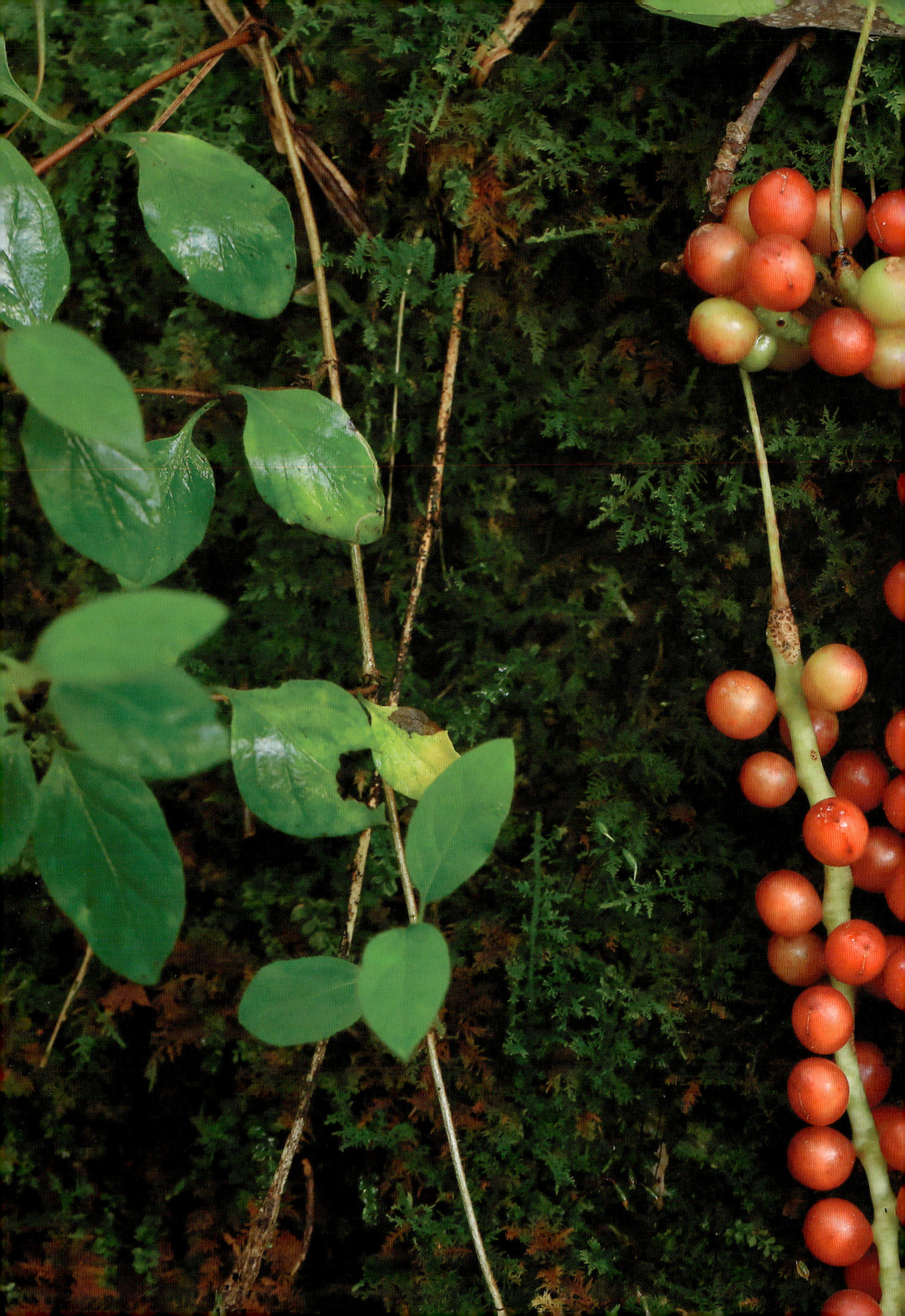

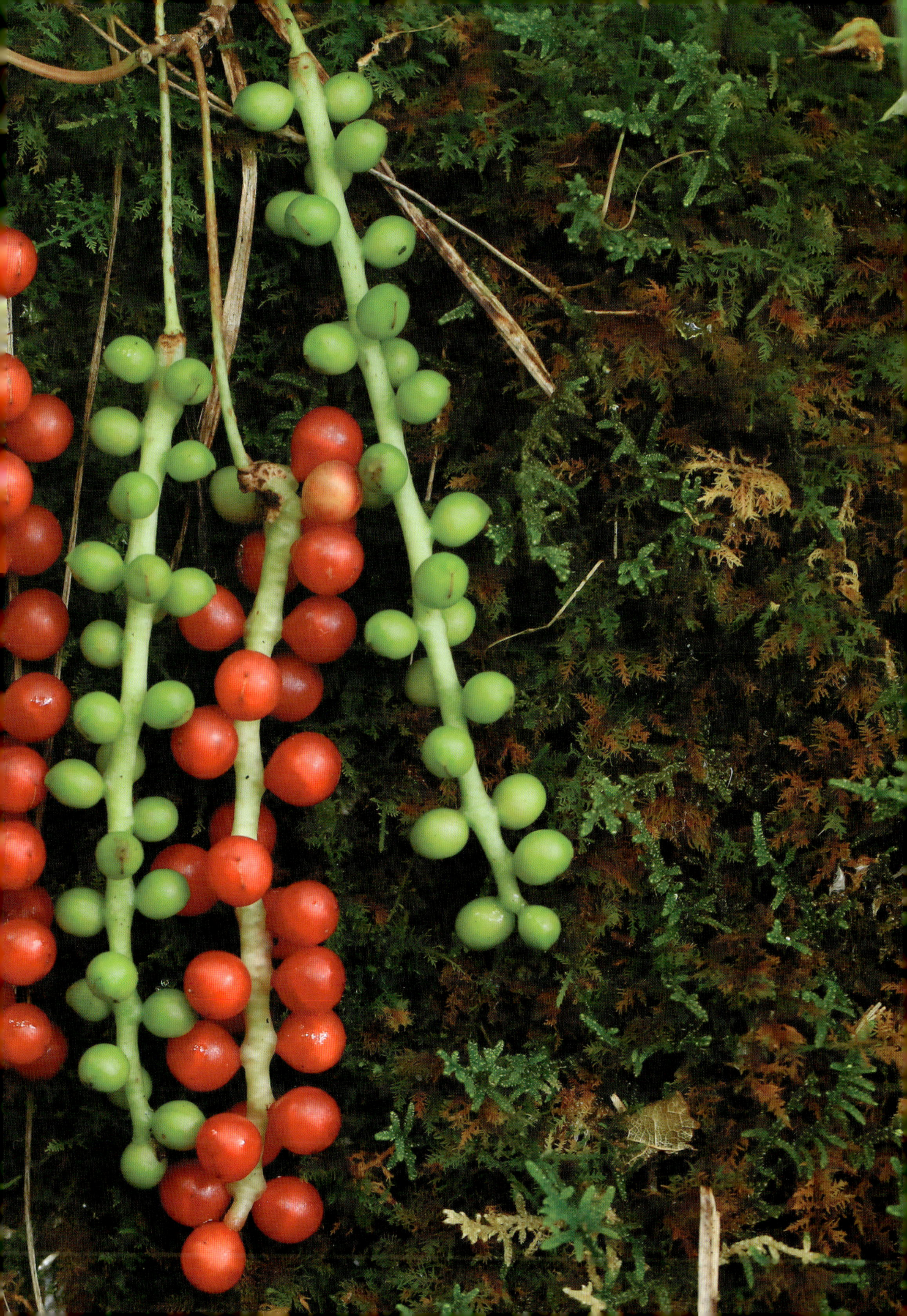

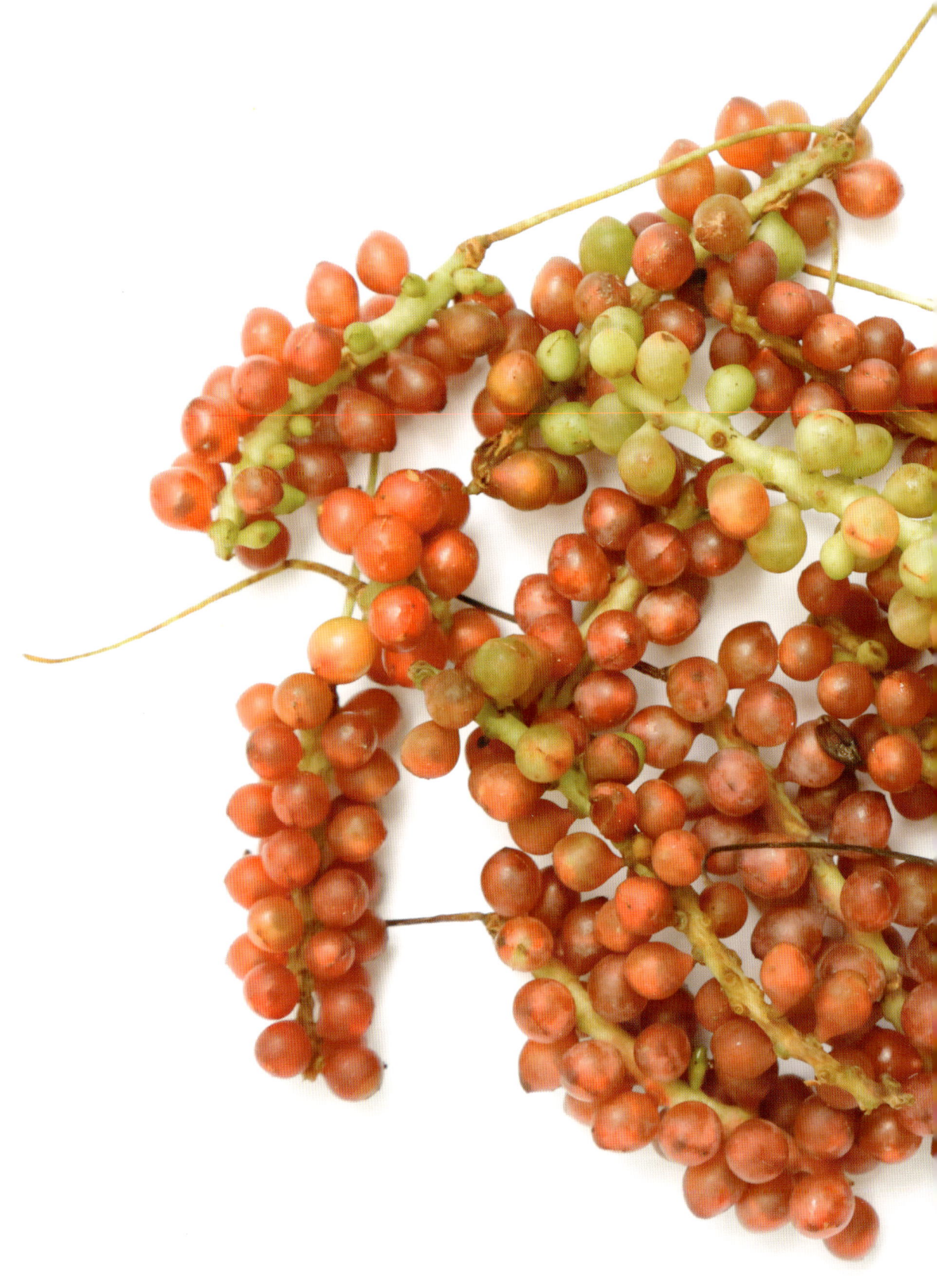

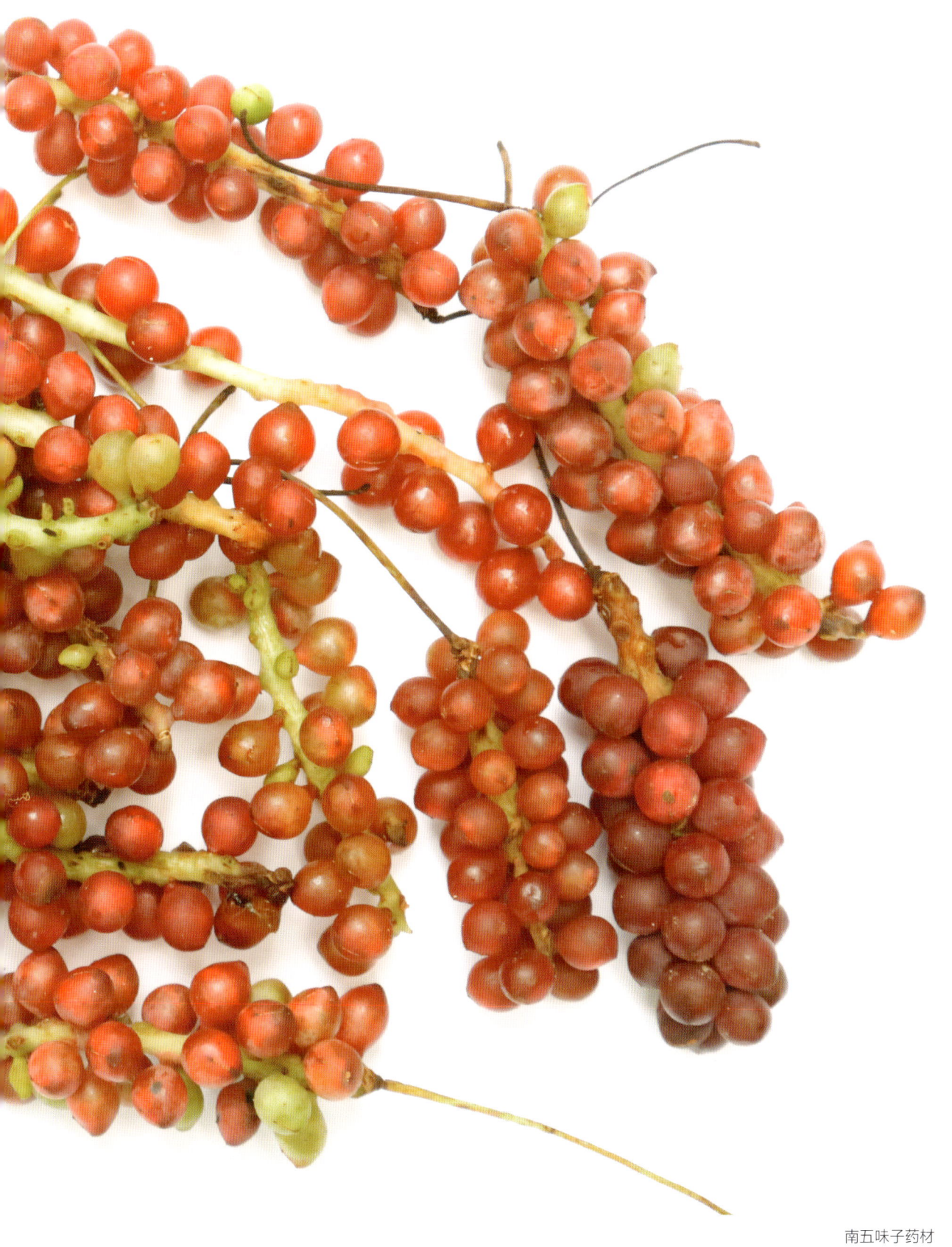

南五味子药材

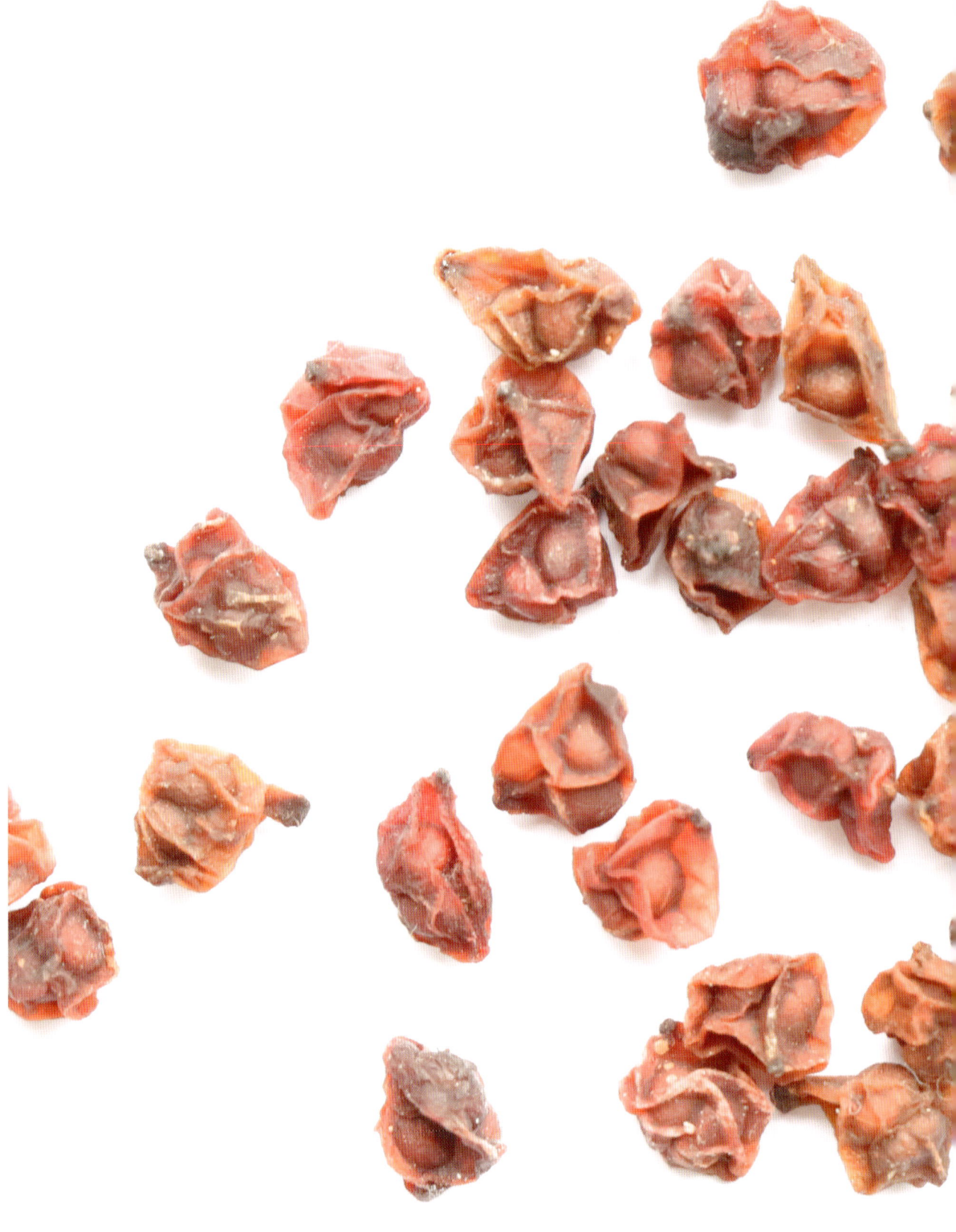

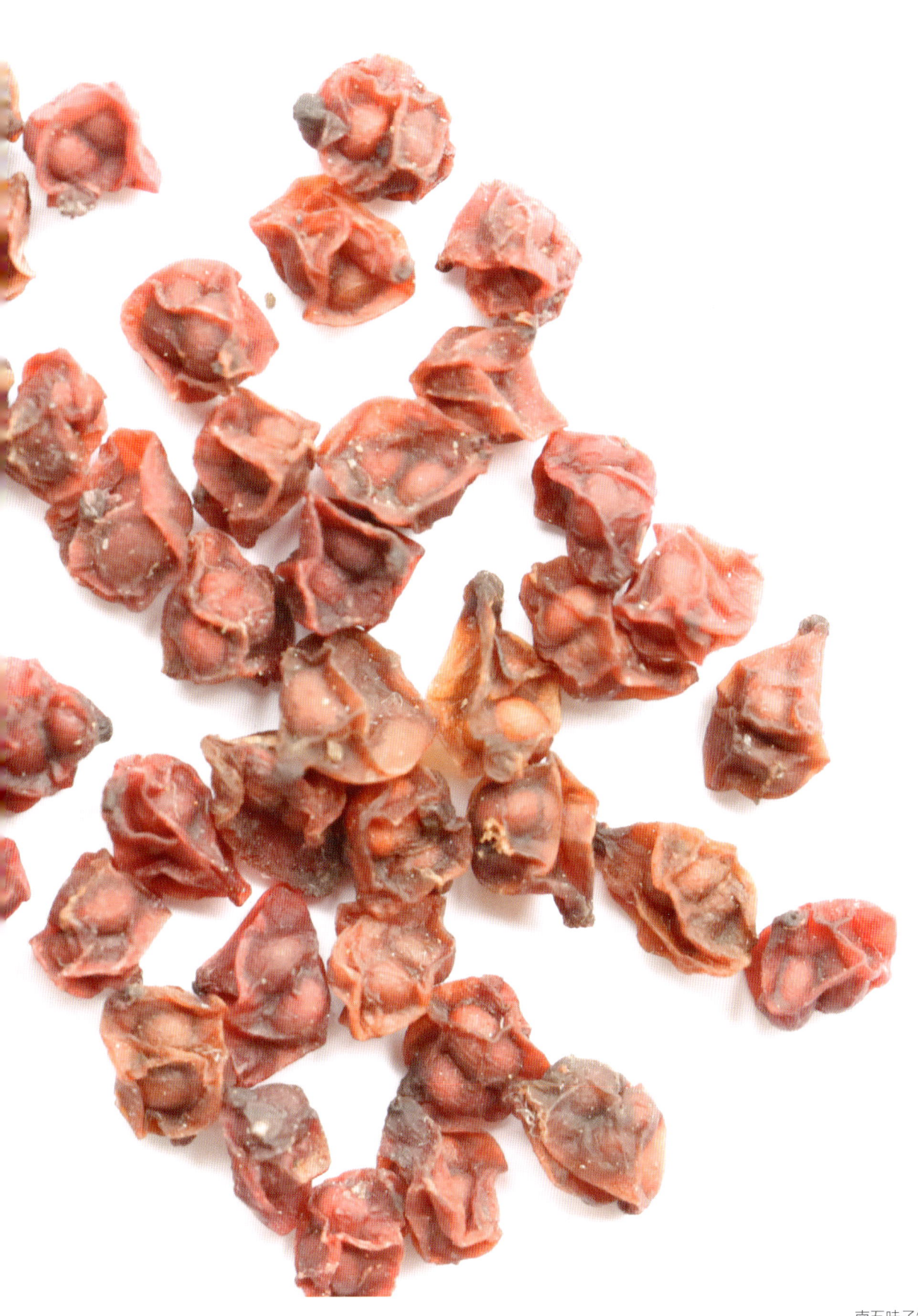

南五味子饮片

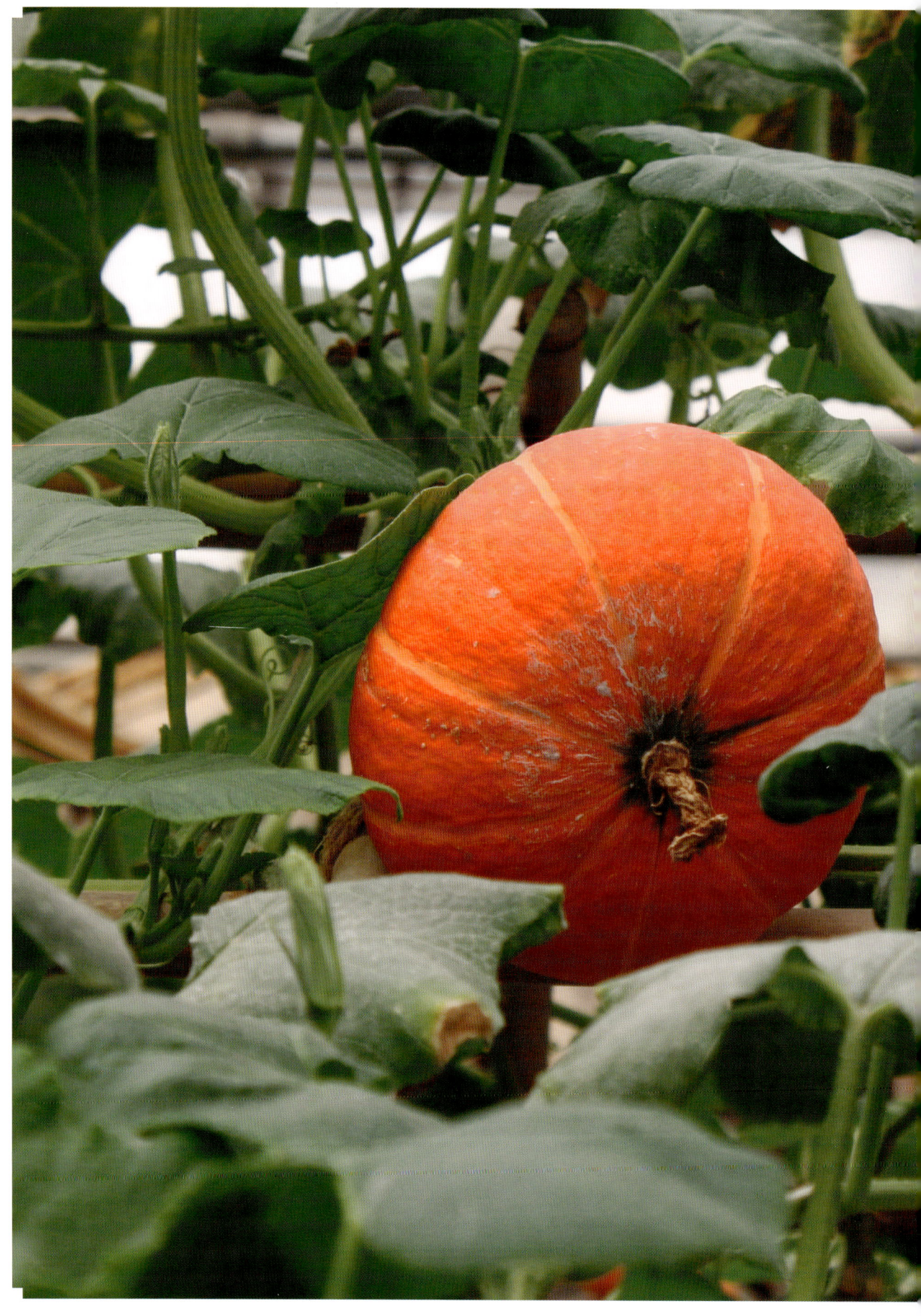

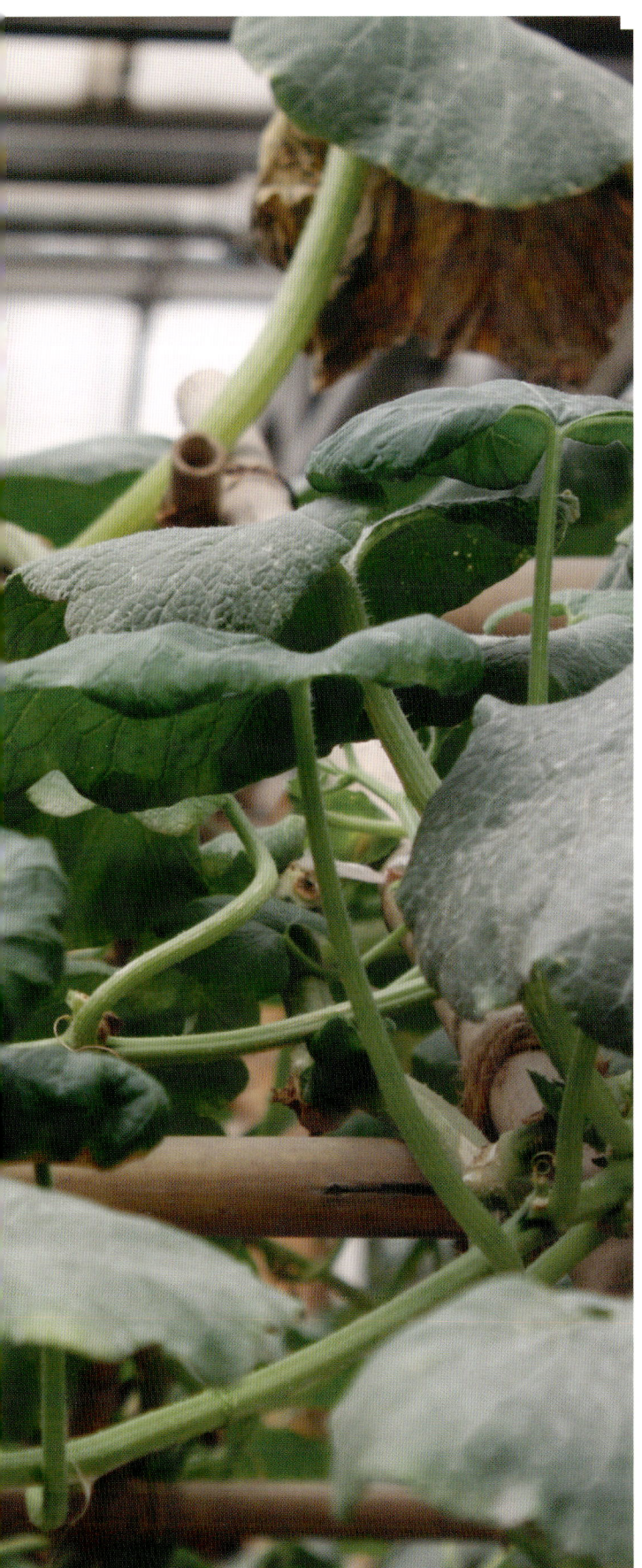

南瓜子

【水药名】不。

【别　名】麦瓜、番南瓜、金冬瓜、金瓜子、饭瓜、老缅瓜、窝瓜子。

【来　源】本品为葫芦科植物南瓜 *Cucurbita moschata*(Duchesne ex Lam.) Duchesne ex Poir. 的干燥成熟种子。

【性味归经】味甘，性温。归脾、胃经。

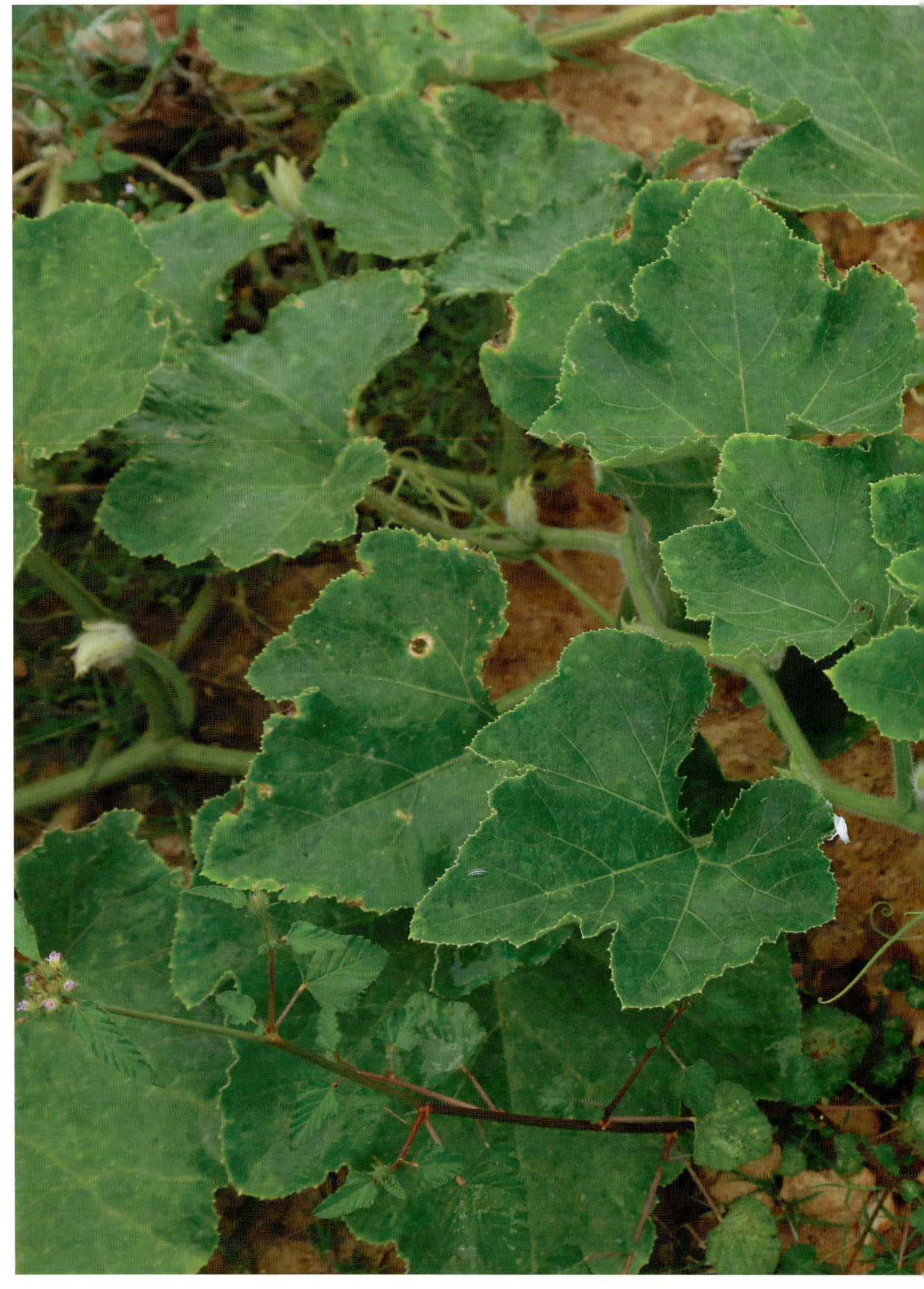

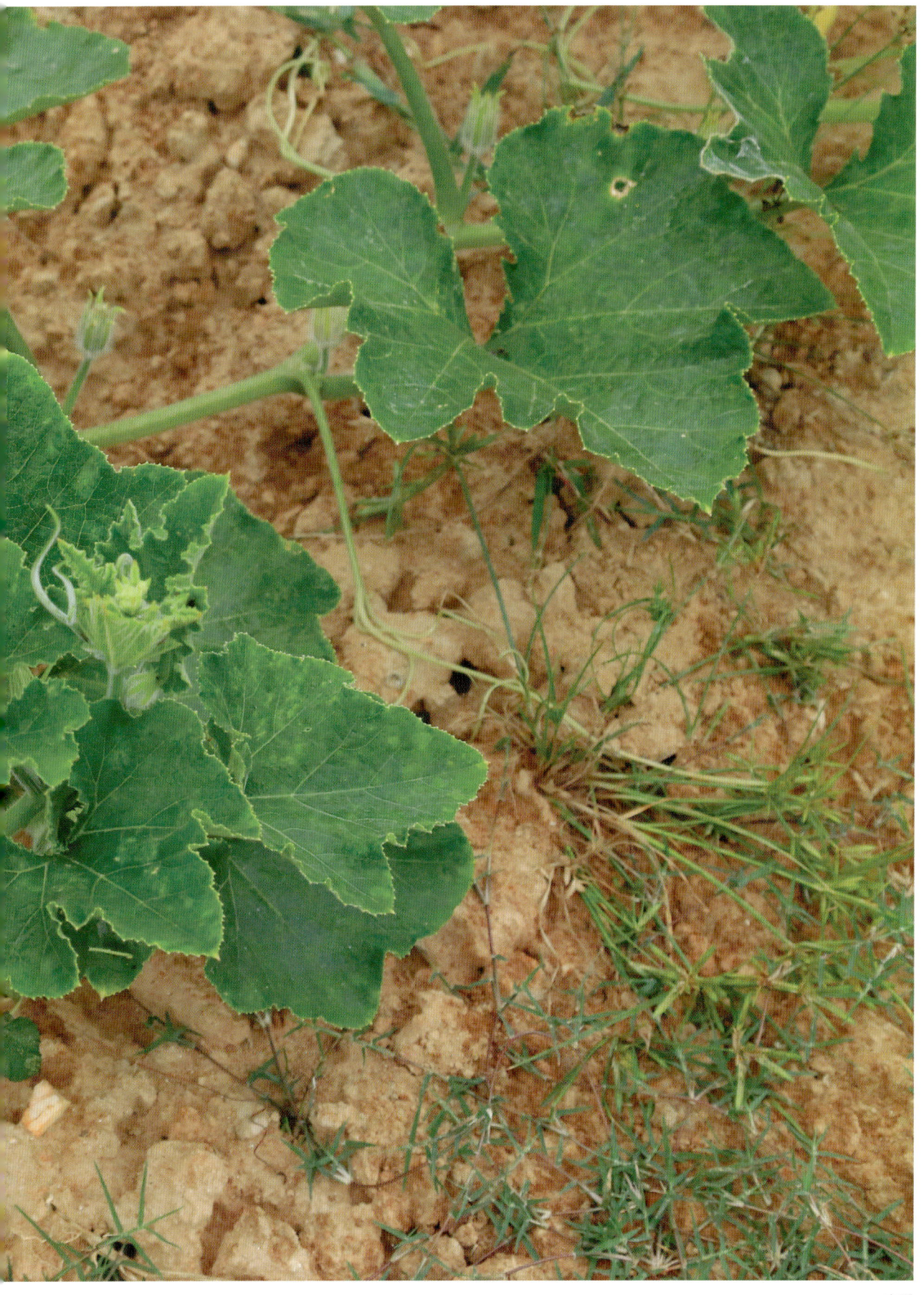

南瓜

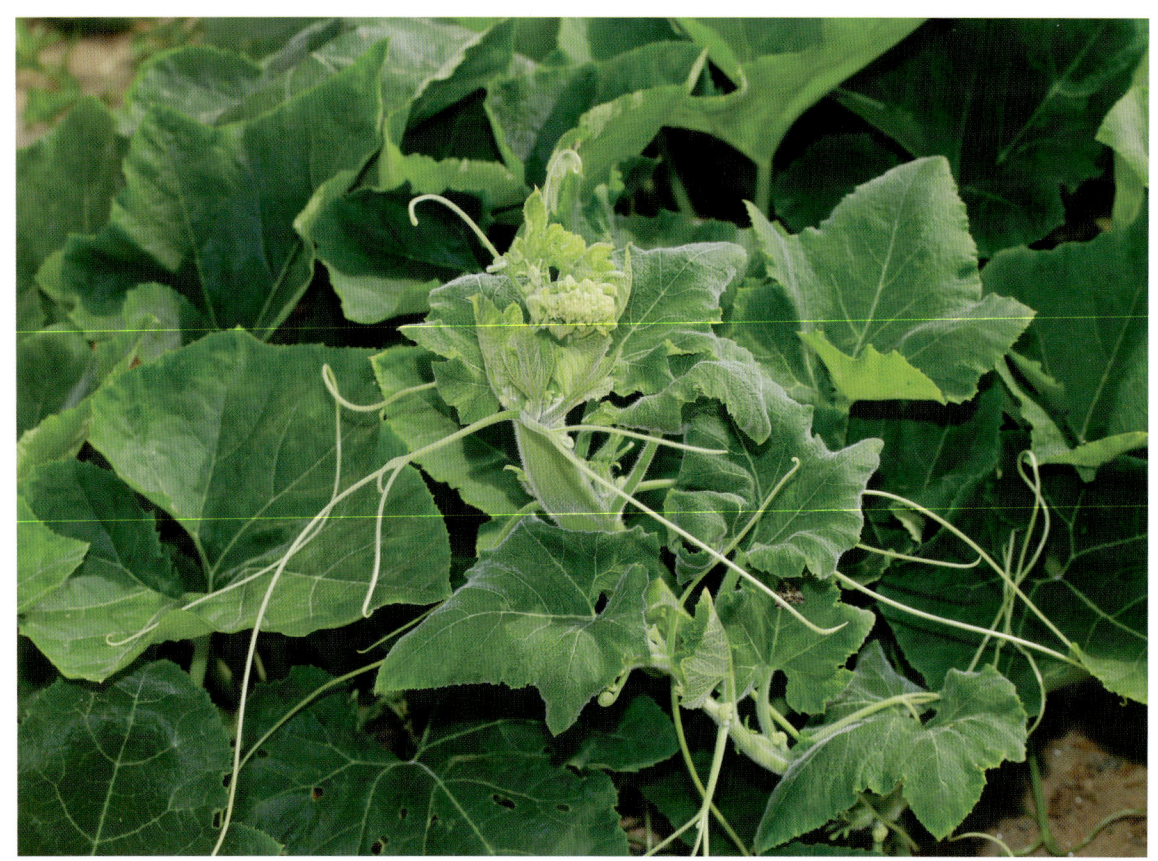

南瓜藤

识别特征

　　一年生蔓生草本植物，茎长 2 ～ 5 m，常节部生根，密被白色刚毛。单叶互生；叶柄粗壮，长 8 ～ 19 cm，被刚毛；叶片宽卵形或卵圆形，有 5 角或 5 浅裂，长 12 ～ 25 cm，宽 20 ～ 30 cm，先端尖，基部深心形，上面绿色，下面淡绿色，两面均被刚毛和茸毛，边缘有小而密的细齿。卷须稍粗壮，被毛，3 ～ 5 歧。花单性，雌雄同株；雄花单生，花萼筒钟形，长 5 ～ 6 cm，裂片条形，长 10 ～ 15 cm，被柔毛，上部扩大成叶状，花冠黄色，钟状，长 8 mm，5 中裂，裂片边缘反卷，雄蕊 3，花丝腺体状，长 5 ～ 8 mm，药室折曲；雌花单生，子房 1 室，花柱短，柱头 3，膨大，顶端 2 裂。果梗粗壮，有棱槽，长 5 ～ 7 cm，瓜蒂扩大成喇叭状，瓠果形状多样，外面常有纵沟。种子多数，长卵形或长圆形，灰白色。花期 6—7 月，果期 8—9 月。

生境分布

　　栽培于屋边、园地及河滩边。分布于浙江、江苏、河北、河南、山东、山西、四川、贵州等省。

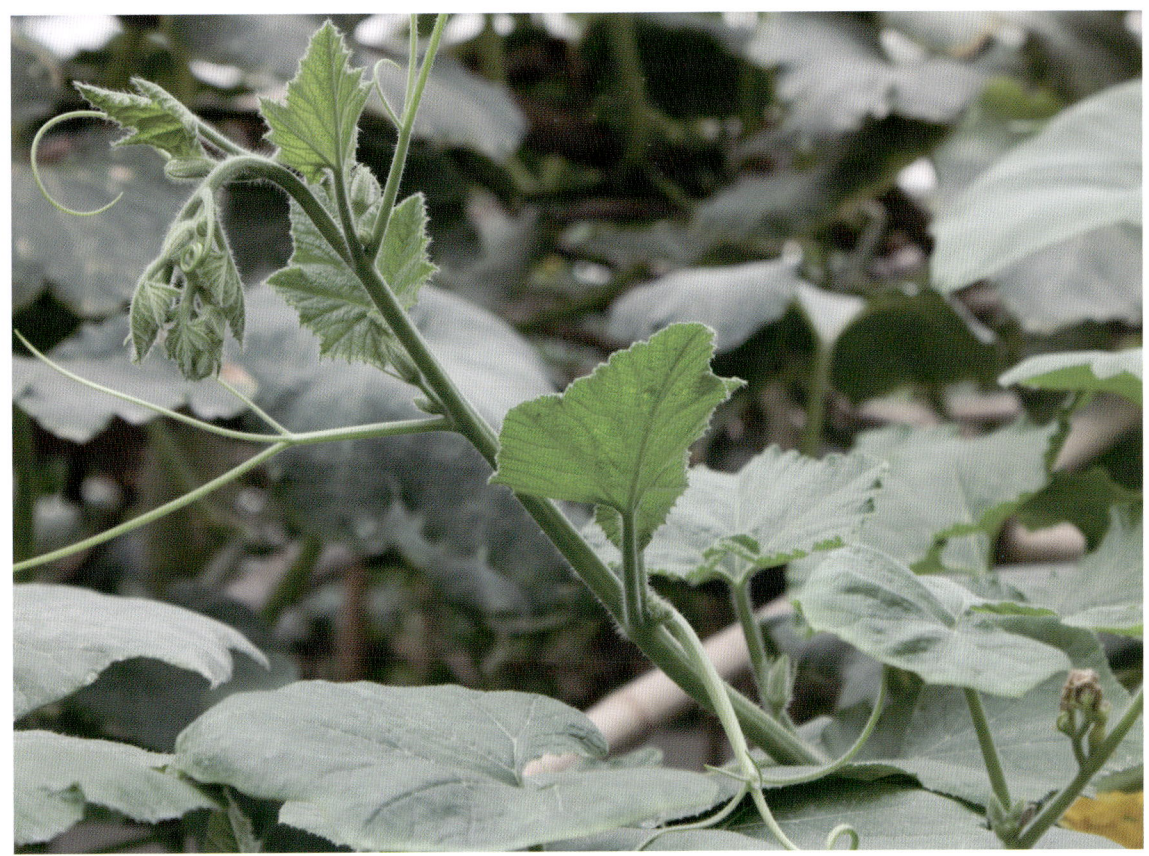

南瓜藤

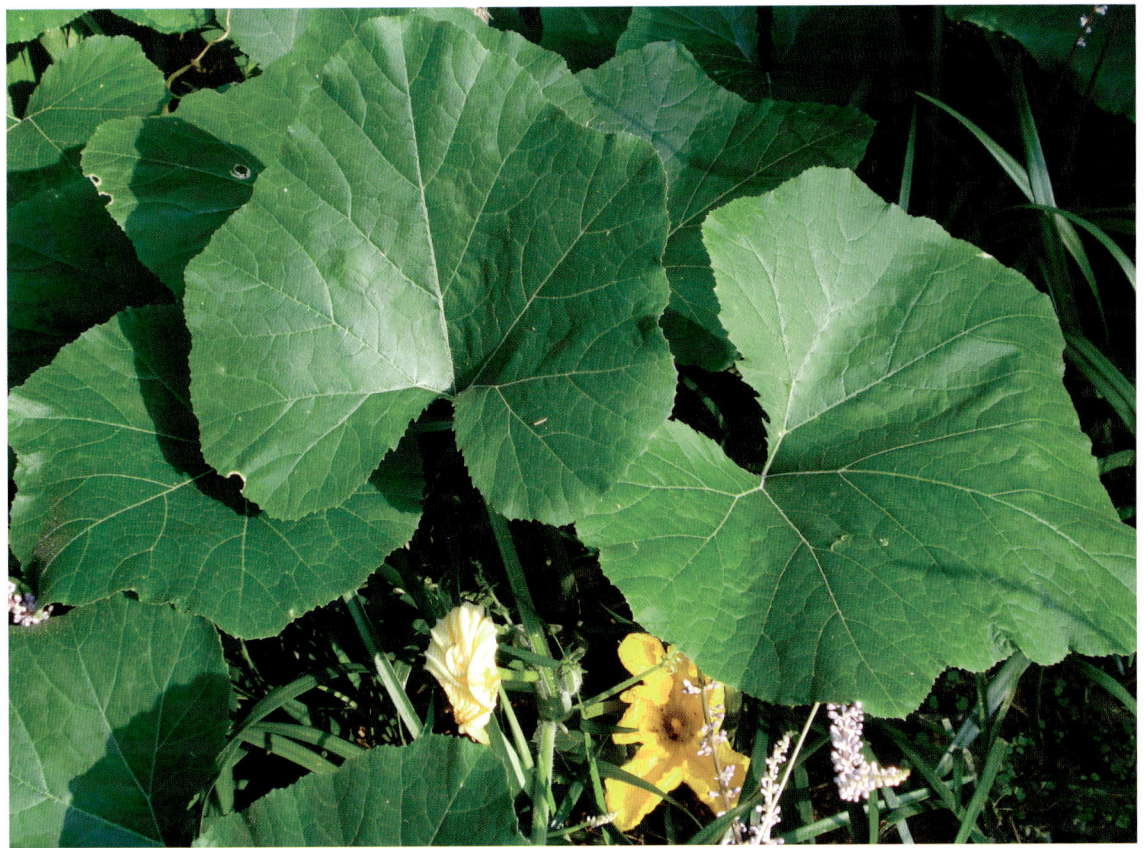

南瓜藤

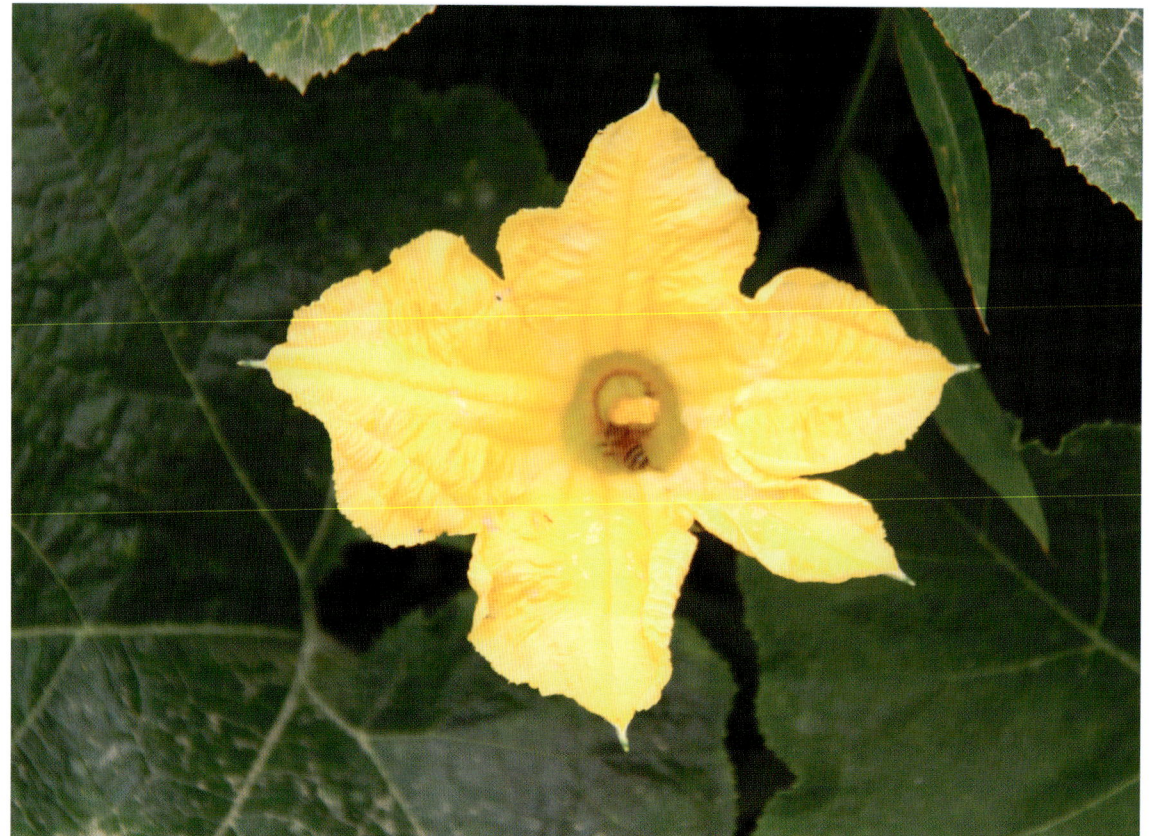

南瓜

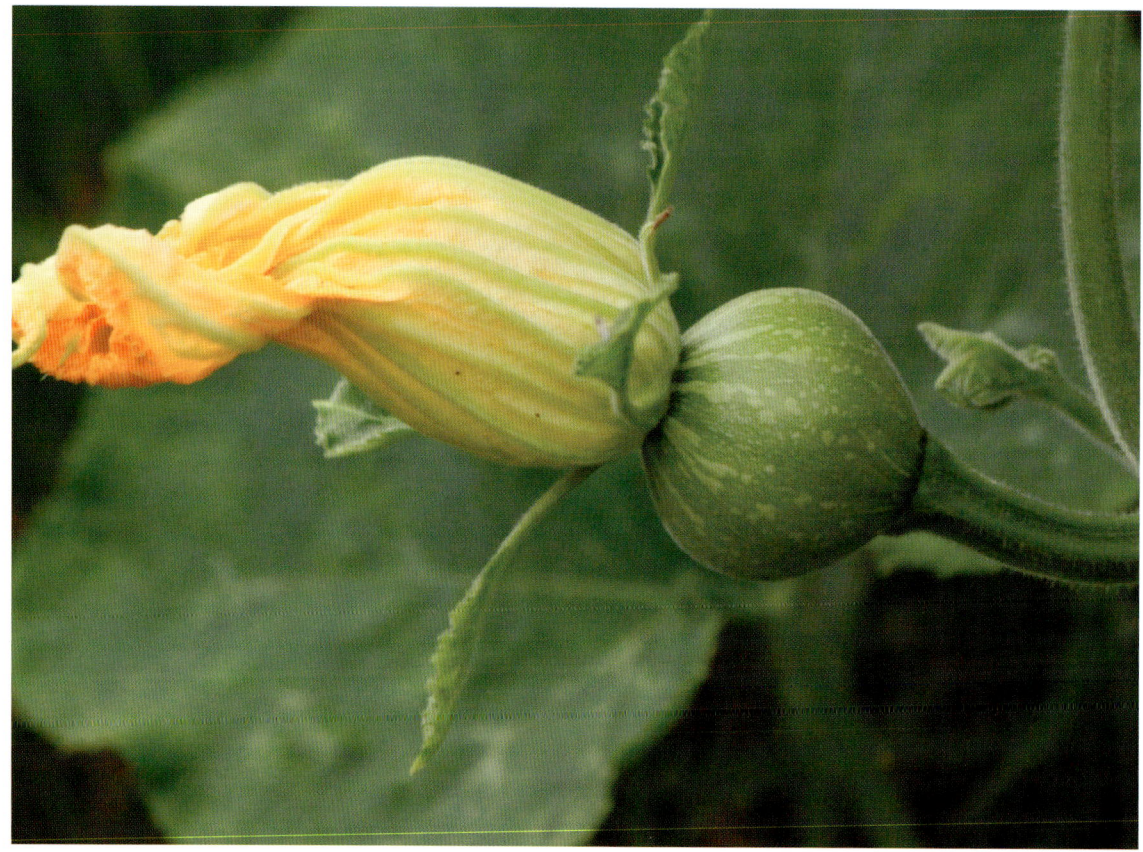

南瓜

南瓜子

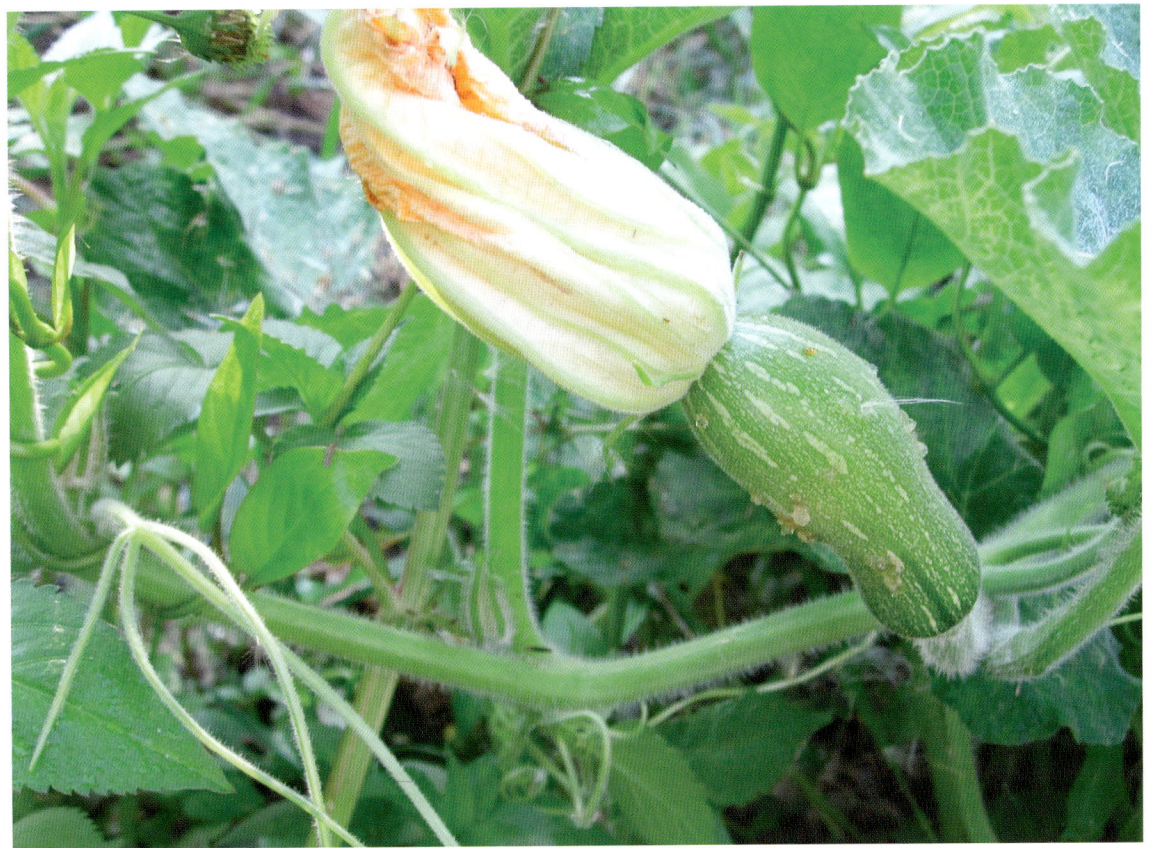

南瓜

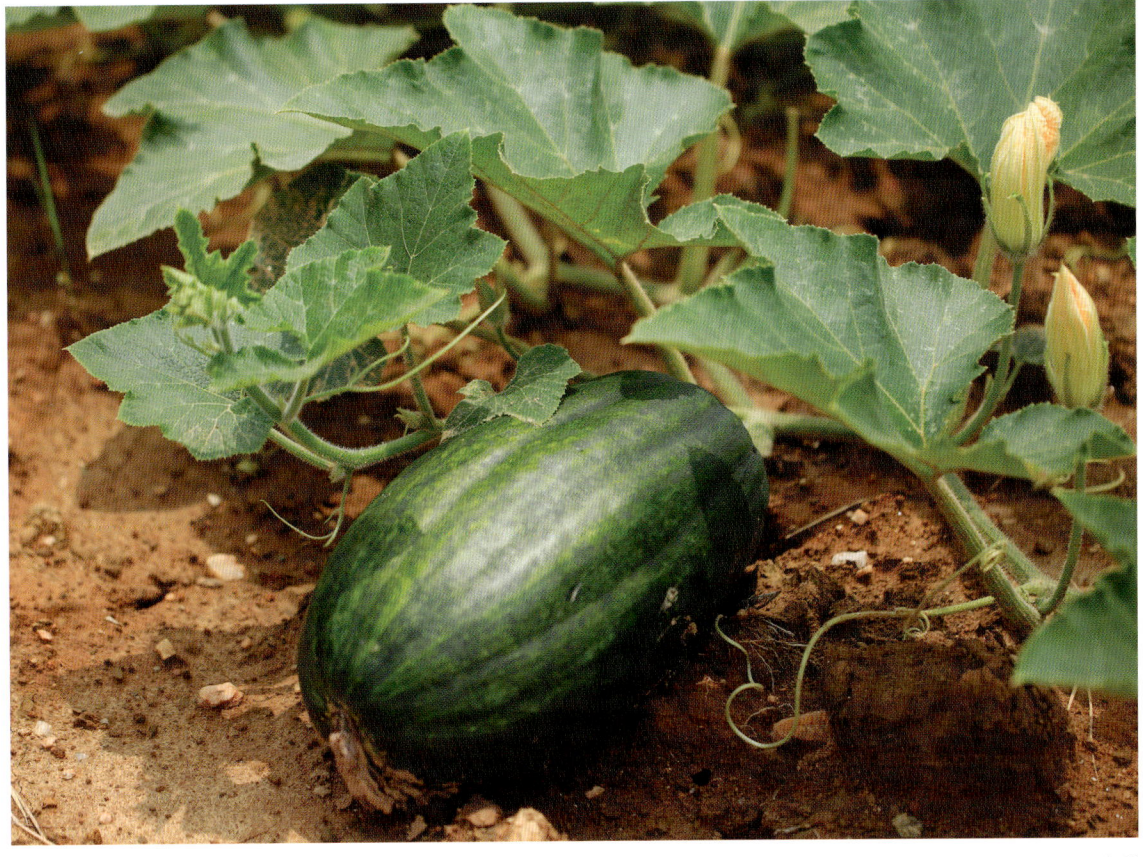

南瓜

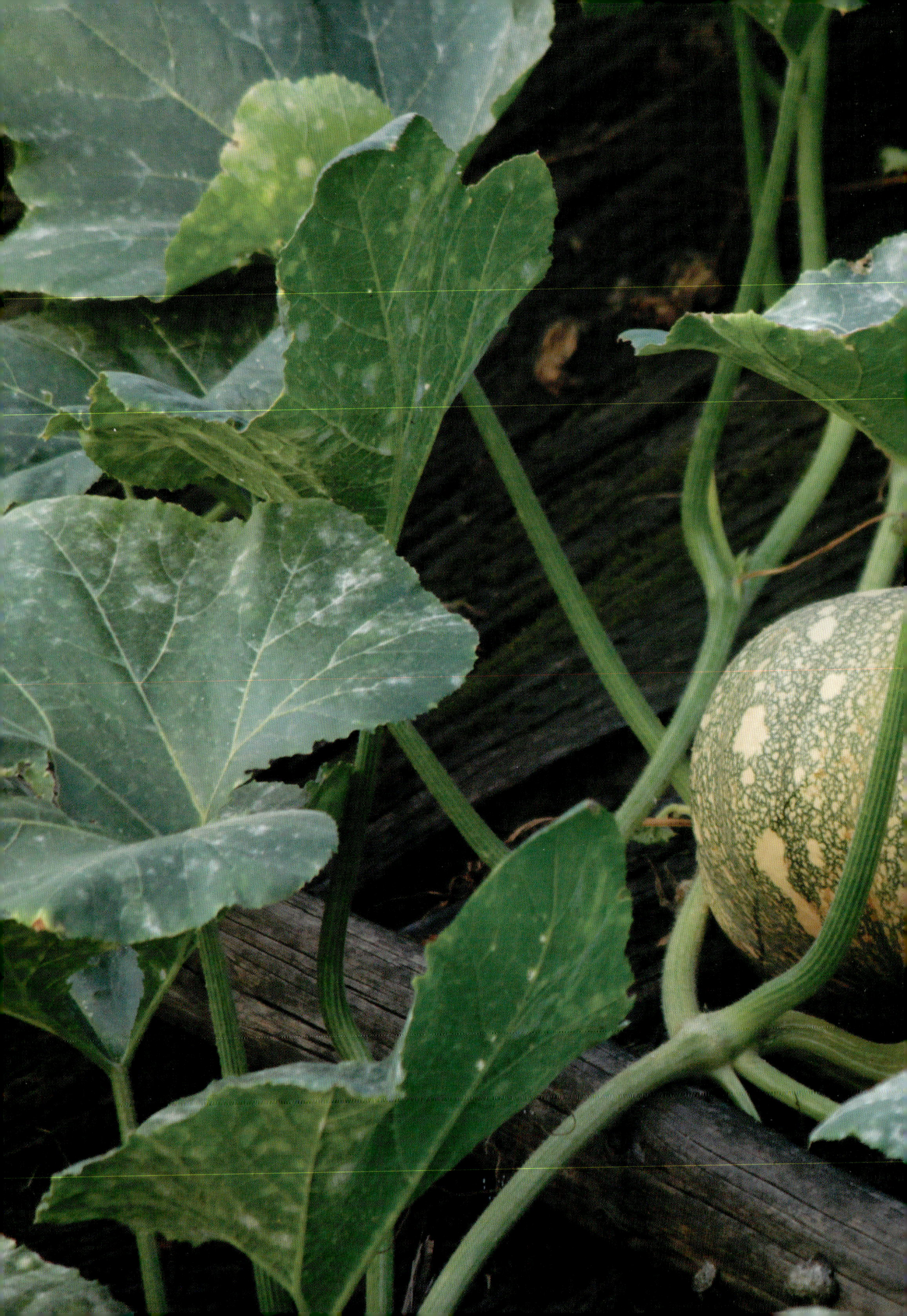

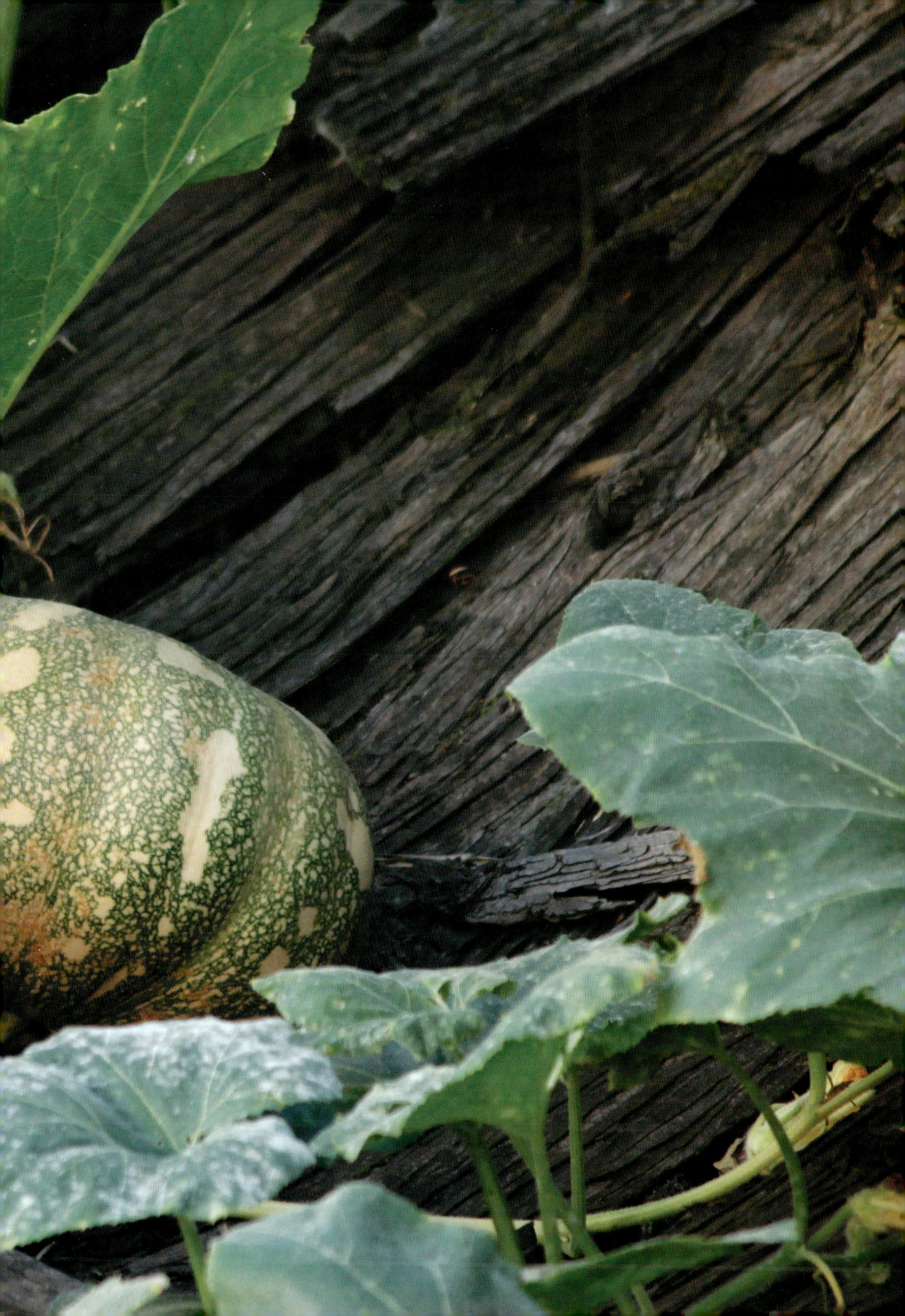

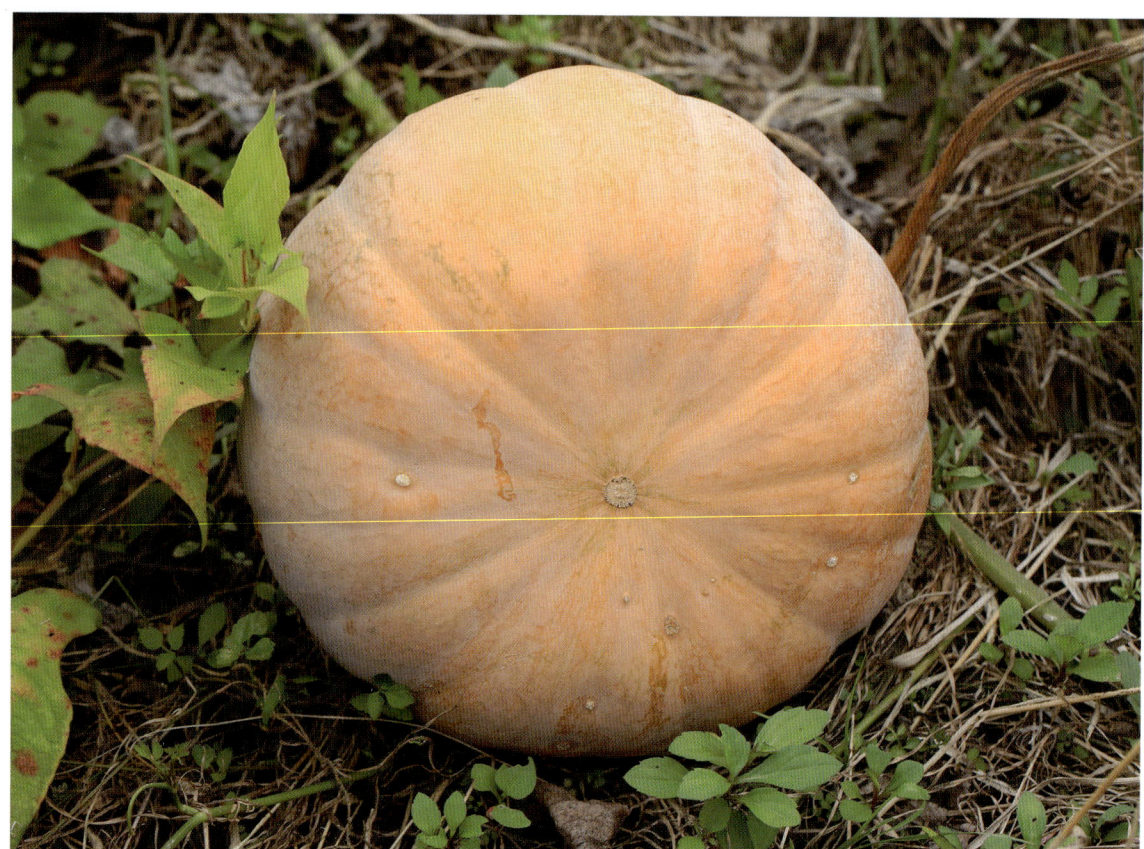

南瓜

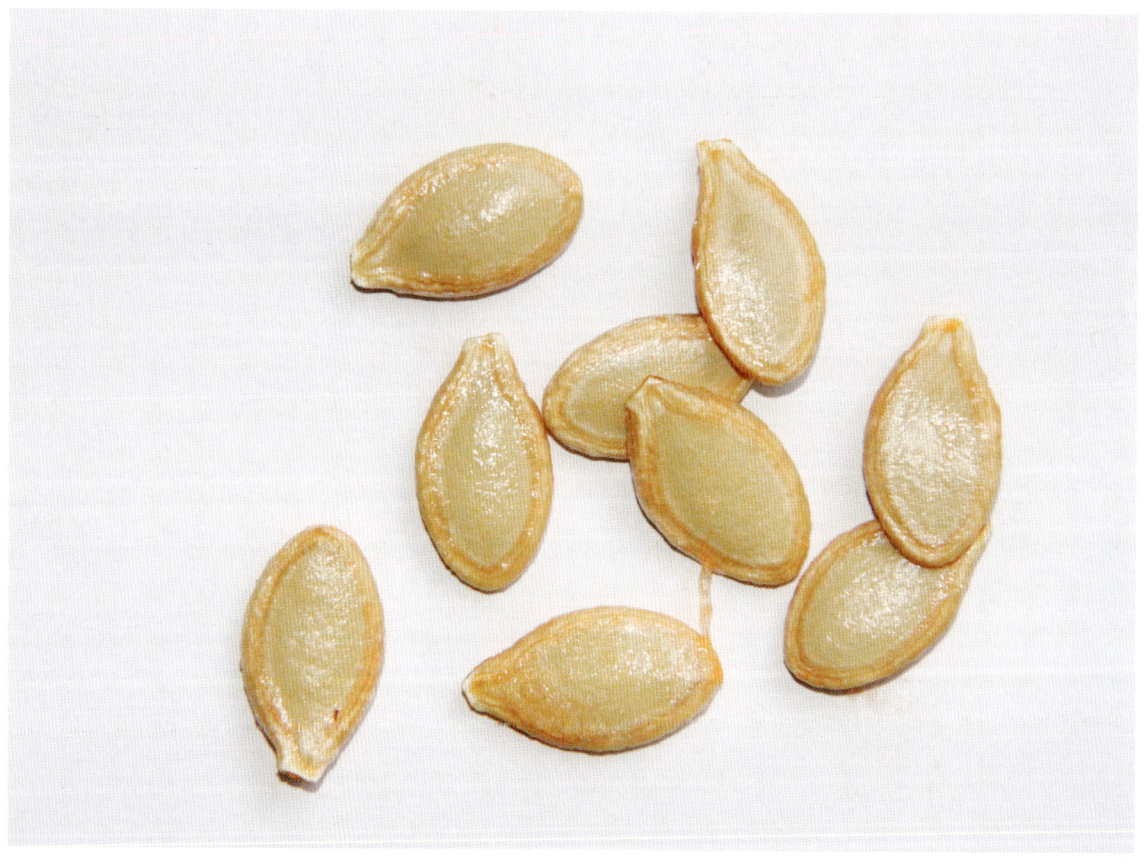

南瓜子药材

采收加工

夏、秋二季食用南瓜时，收集成熟种子，除去瓤膜，洗净，晒干。

药材鉴别

本品为干燥成熟的种子，呈扁椭圆形，一端略尖，外表黄白色，边缘稍有棱，长1.2～2 cm，宽0.7～1.2 cm，表面带有毛茸，边缘较多。种皮较厚，种脐位于尖的一端；除去种皮，可见绿色菲薄的胚乳，内有2枚黄色肥厚的子叶。子叶内含脂肪油，胚根小。气香，味微甘。以干燥、粒饱满、外壳黄白色者为佳。

功效主治

补中益气，消炎止痛，解毒杀虫。主治肺痈，小便不通，汤火烫伤，绦虫、蛔虫、血吸虫、钩虫、蛲虫病，产后缺乳，产后手足浮肿，百日咳，痔疮。

用法用量

内服：30～60 g，煎汤；研末或制成乳剂。外用：适量，煎水熏洗。

民族药方

1. 小儿蛔虫 南瓜子、韭菜叶各30 g，竹沥60 g。开水冲服。

2. 绦虫病 南瓜子30～150 g（有大剂量用至200～300 g），槟榔40～150 g（亦有大剂量用至300 g）。晨起空腹嚼食南瓜子或冲服南瓜子粉，半小时后再服槟榔，煎汤，再过0.5～2.0 小时服硫酸镁50～150 mL，小儿用量减半。

3. 血吸虫 南瓜子100 g。炒黄，碾细末，每日2次，加白糖开水冲服，15日为1个疗程。

4. 小儿咽喉痛 南瓜子（不用水洗，晒干），冰糖适量。同煎汤，每日服6～9 g。

5. 营养不良，面色萎黄 南瓜子、花生仁、胡桃仁各适量。同煎服，每日1次。

6. 内痔 南瓜子1000 g。煎水熏洗，每日2次，连熏数日。

7. 妇女产后缺乳 生南瓜子15～18 g。去壳取仁，用纱布包裹捣成泥状，加开水适量调服。每日早、晚空腹各服1次。

使用注意

多食壅气滞膈。

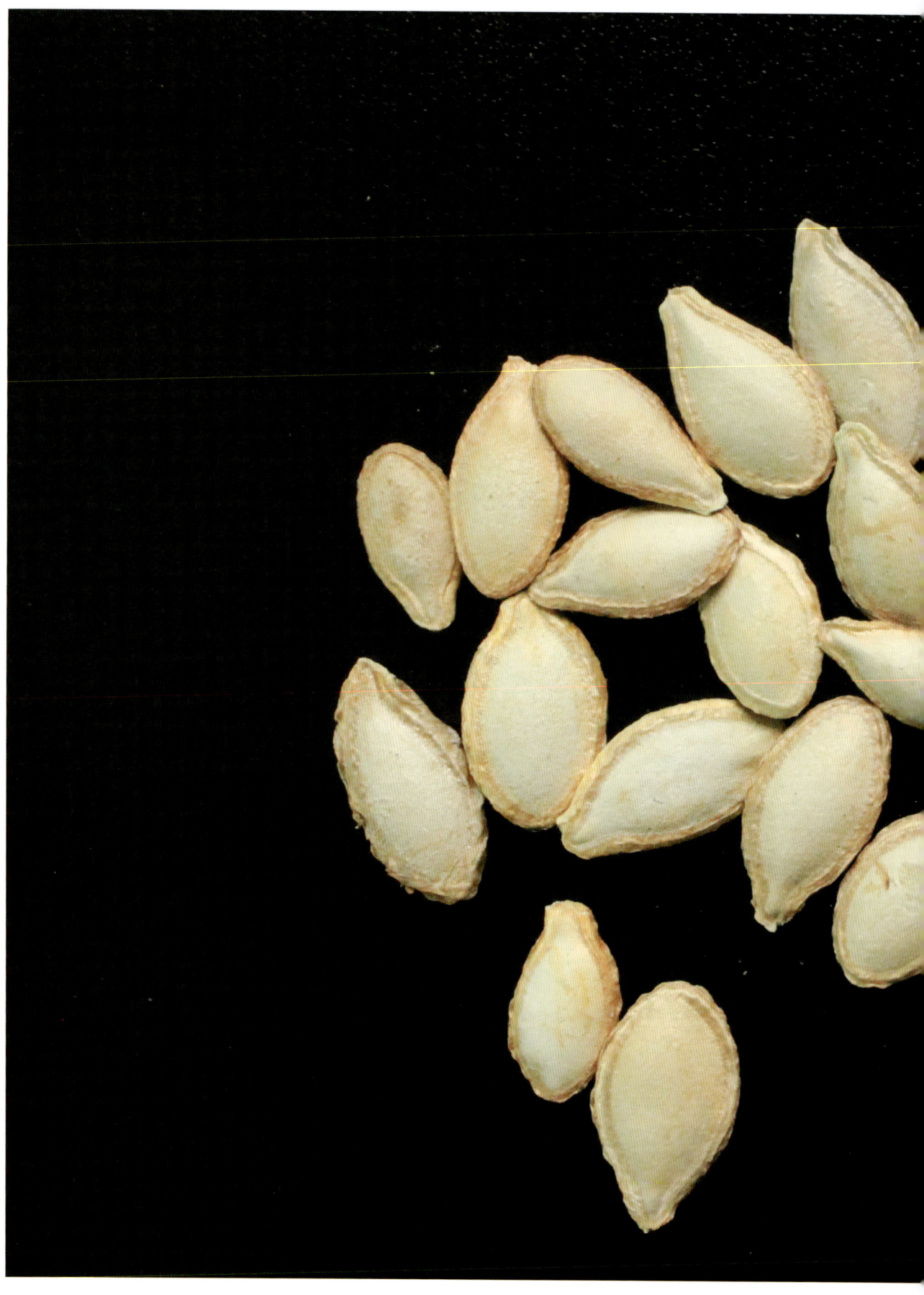

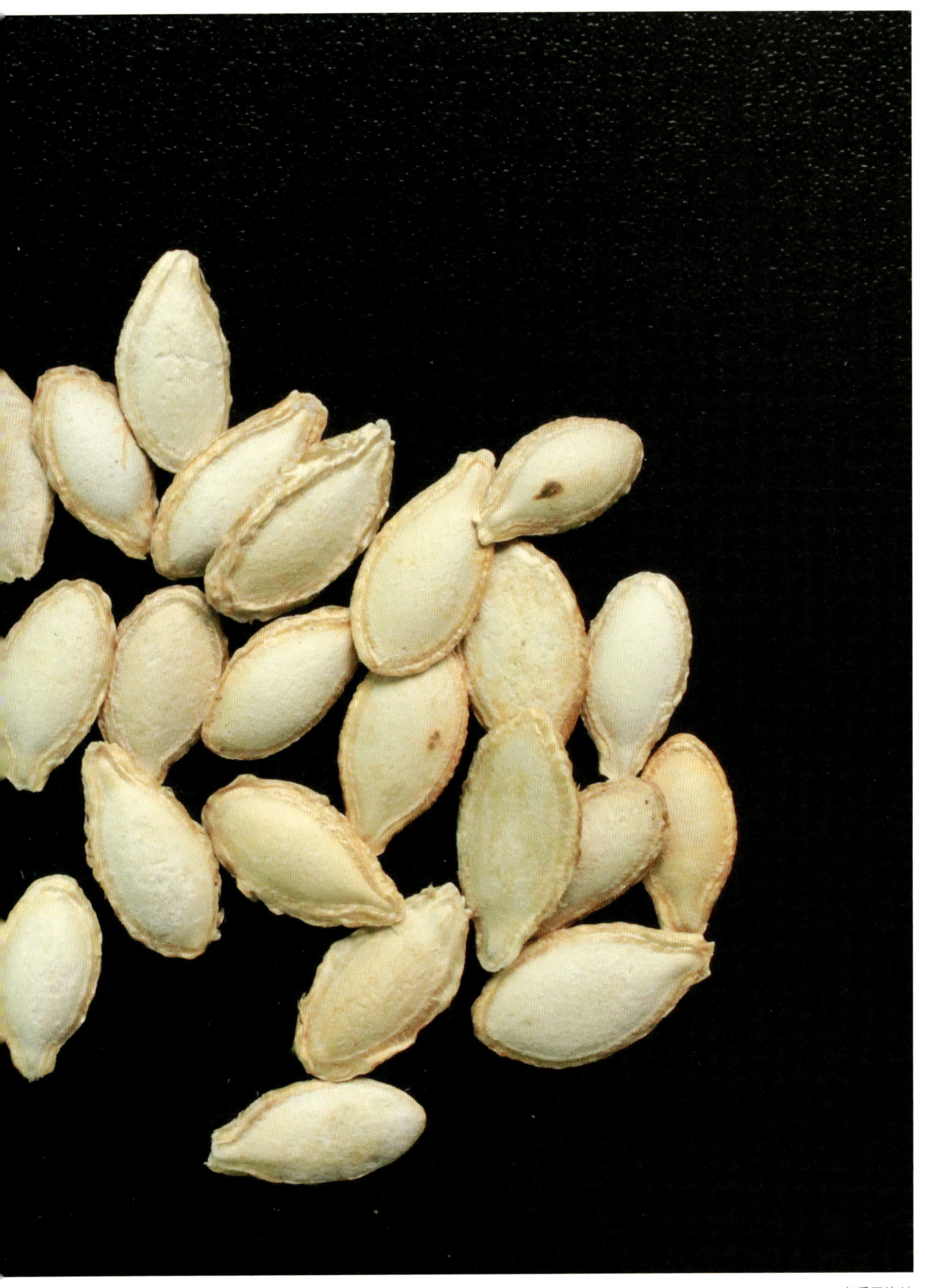

南瓜子饮片

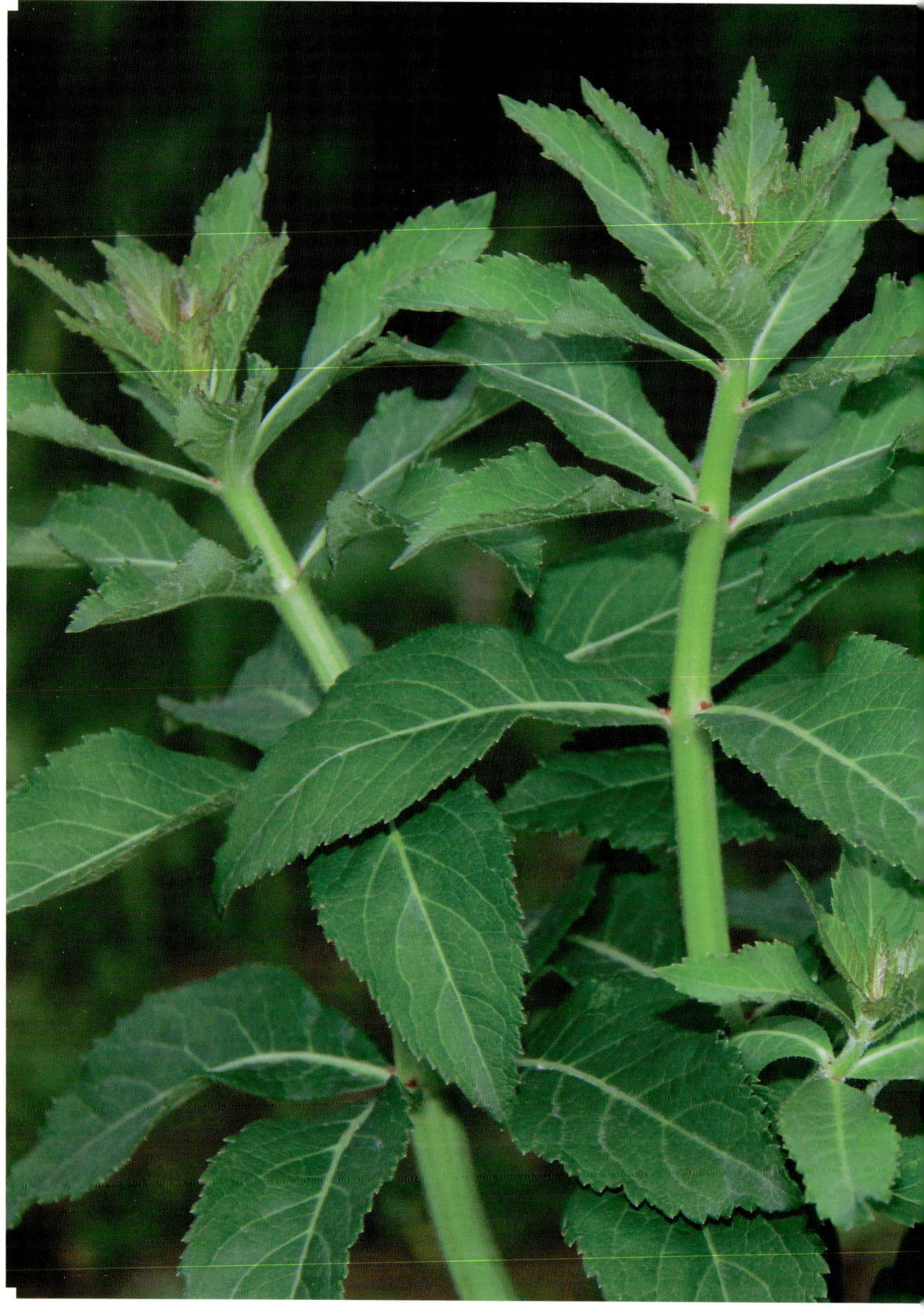

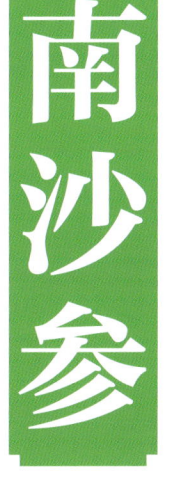

南沙参

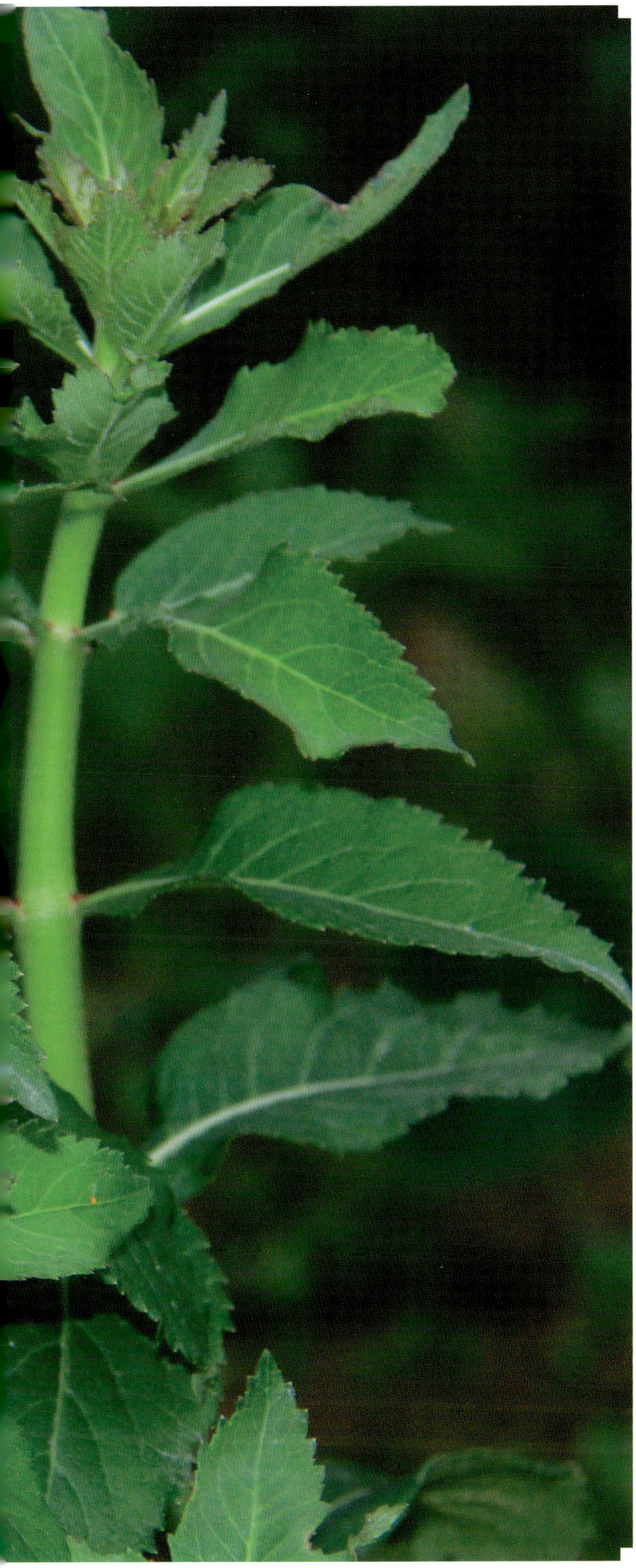

【水药名】隔铃洞。

【别　名】泡参、沙参、苦心、文虎、羊婆奶、桔参、挺枝沙参。

【来　源】本品为桔梗科植物轮叶沙参 *Adenophora tetraphylla*（Thunb.）Fisch. 或沙参 *Adenophora stricta* Miq. 的干燥根。

【性味归经】味甘，性凉。归肺、胃经。

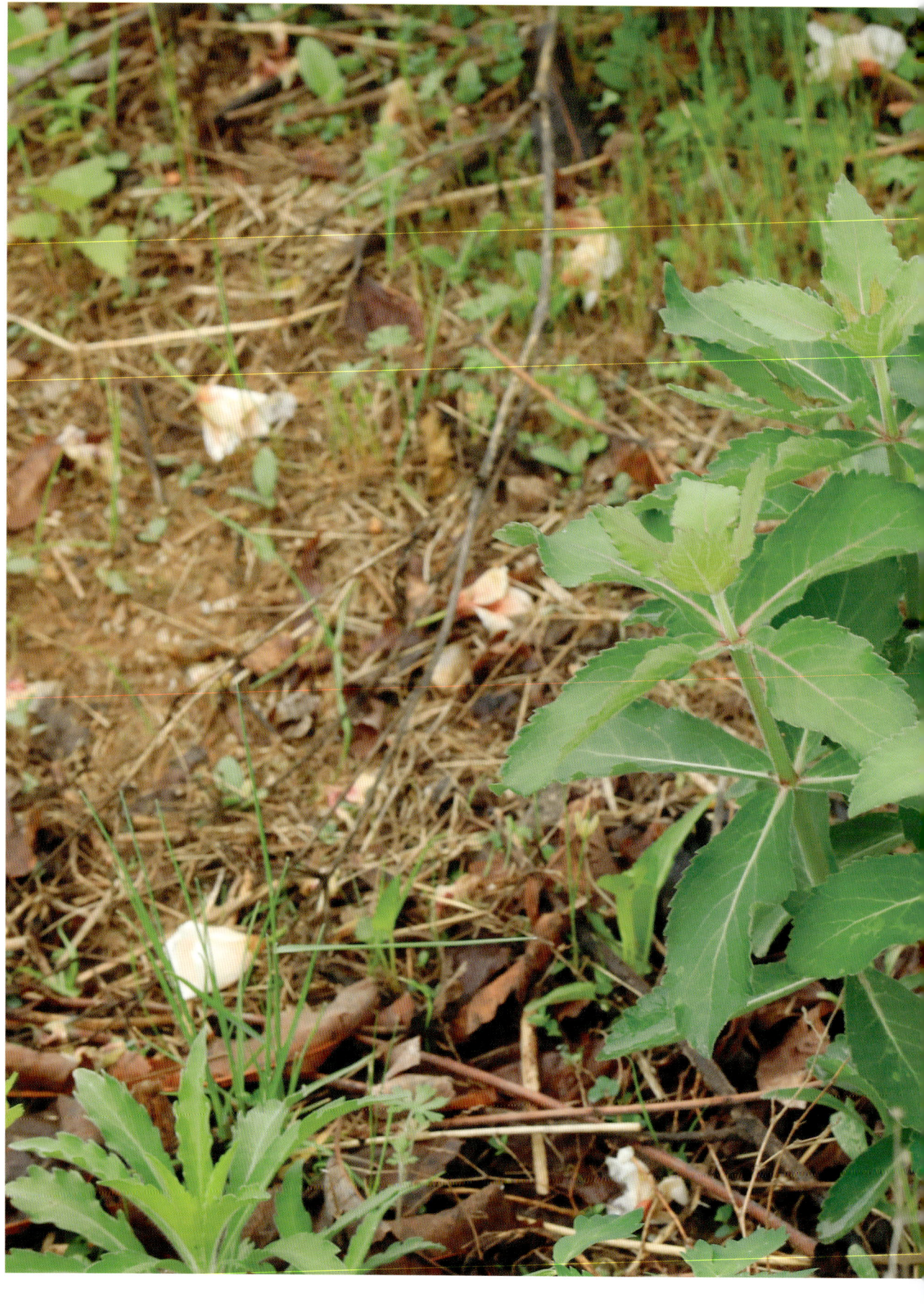

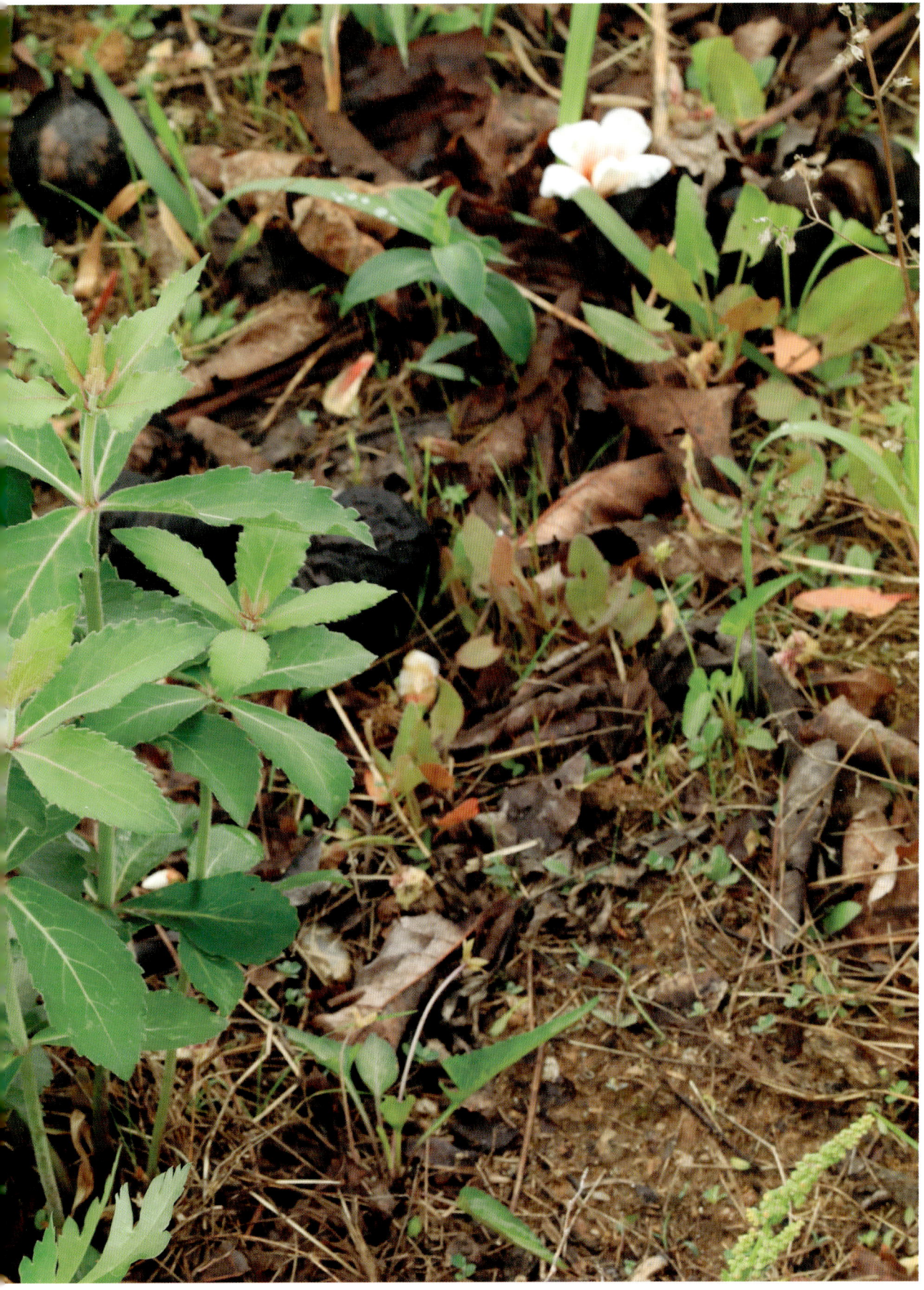

轮叶沙参

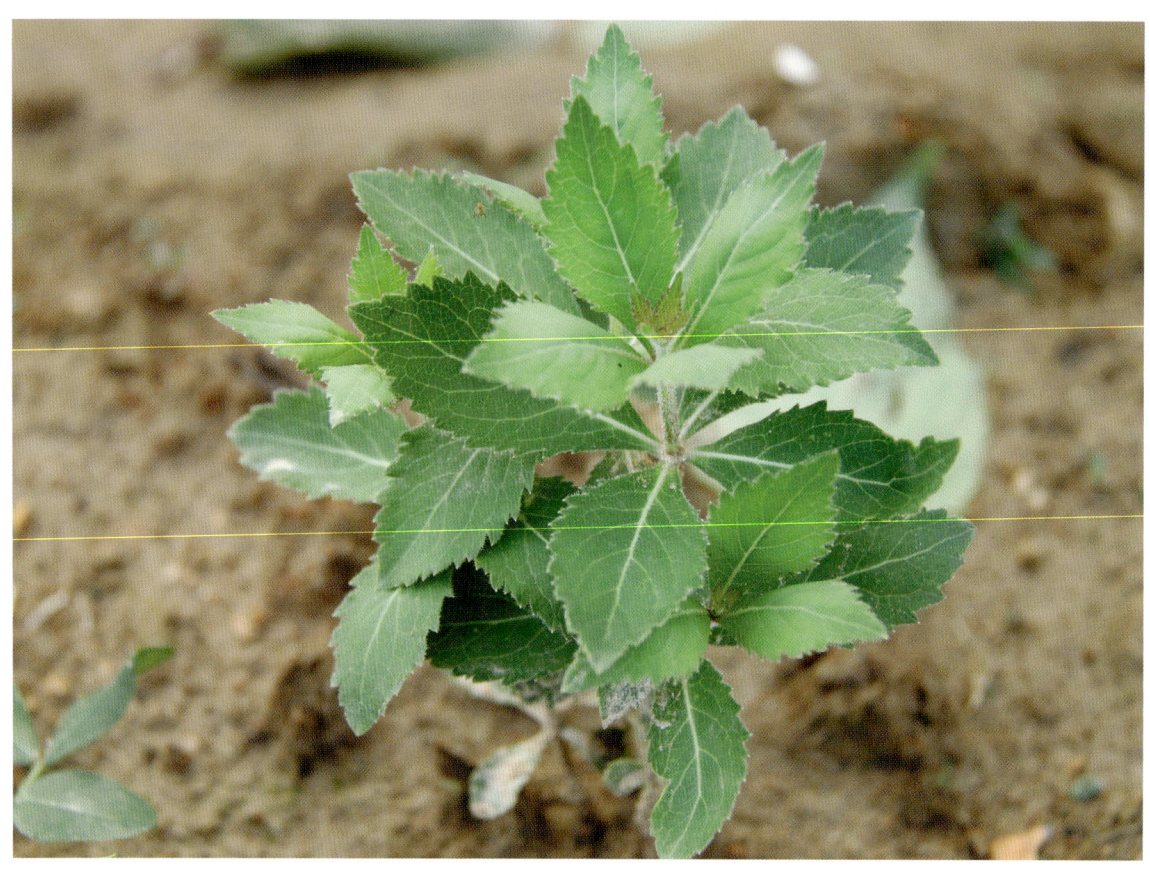

轮叶沙参

识别特征

多年生草本，茎高 40 ~ 80cm。不分枝，常被短硬毛或长柔毛。基生叶心形，大而具长柄；茎生叶无柄，或仅下部的叶有极短而带翅的柄；叶片椭圆形、狭卵形，基部楔形。先端急尖或短渐尖，边缘有不整齐的锯齿，两面疏生短毛或长硬毛。花序不分枝而成假总状花序，或有短分枝而成极狭的圆锥花序，极少具长分枝而成圆锥花序；花梗长不足 5 mm；花萼常被短柔毛或粒状毛，少数无毛，筒部常呈倒卵状，少数为倒卵状圆锥形，裂片 5，狭长，多为钻形，少数为条状披针形；花冠宽钟状，蓝色或紫色，外面无毛或有硬毛，裂片 5，三角状卵形；花盘短筒状，无毛；雄蕊 5，花丝下部扩大成片状，花药细长；花柱常略长于花冠，柱头 3 裂，子房下位，3 室。蒴果椭圆状球形，极少为椭圆状。种子多数，棕黄色，稍扁，有 1 条棱。花、果期 8—10 月。

生境分布

多生长于山野的阳坡草丛中。主要分布于安徽、江苏、浙江、贵州等地，四川、河南、甘肃、湖南、山东等地也产。

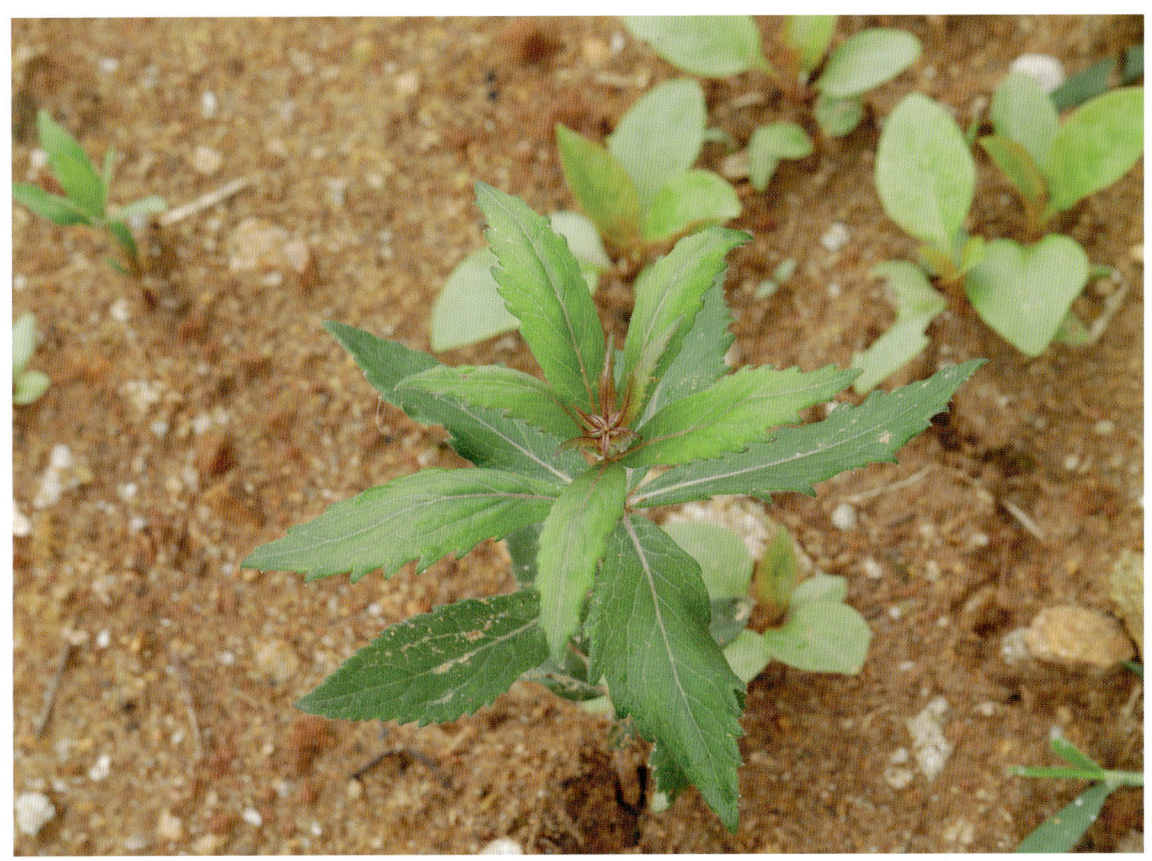

轮叶沙参

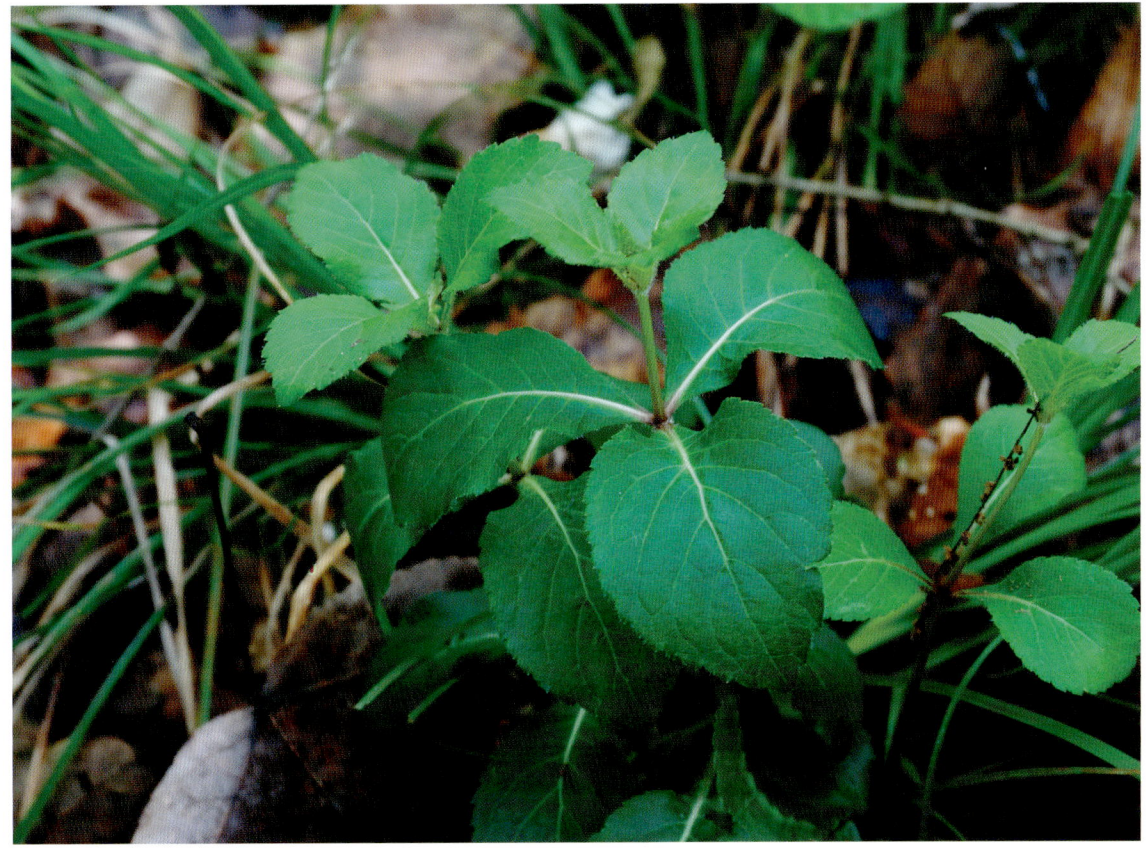

轮叶沙参

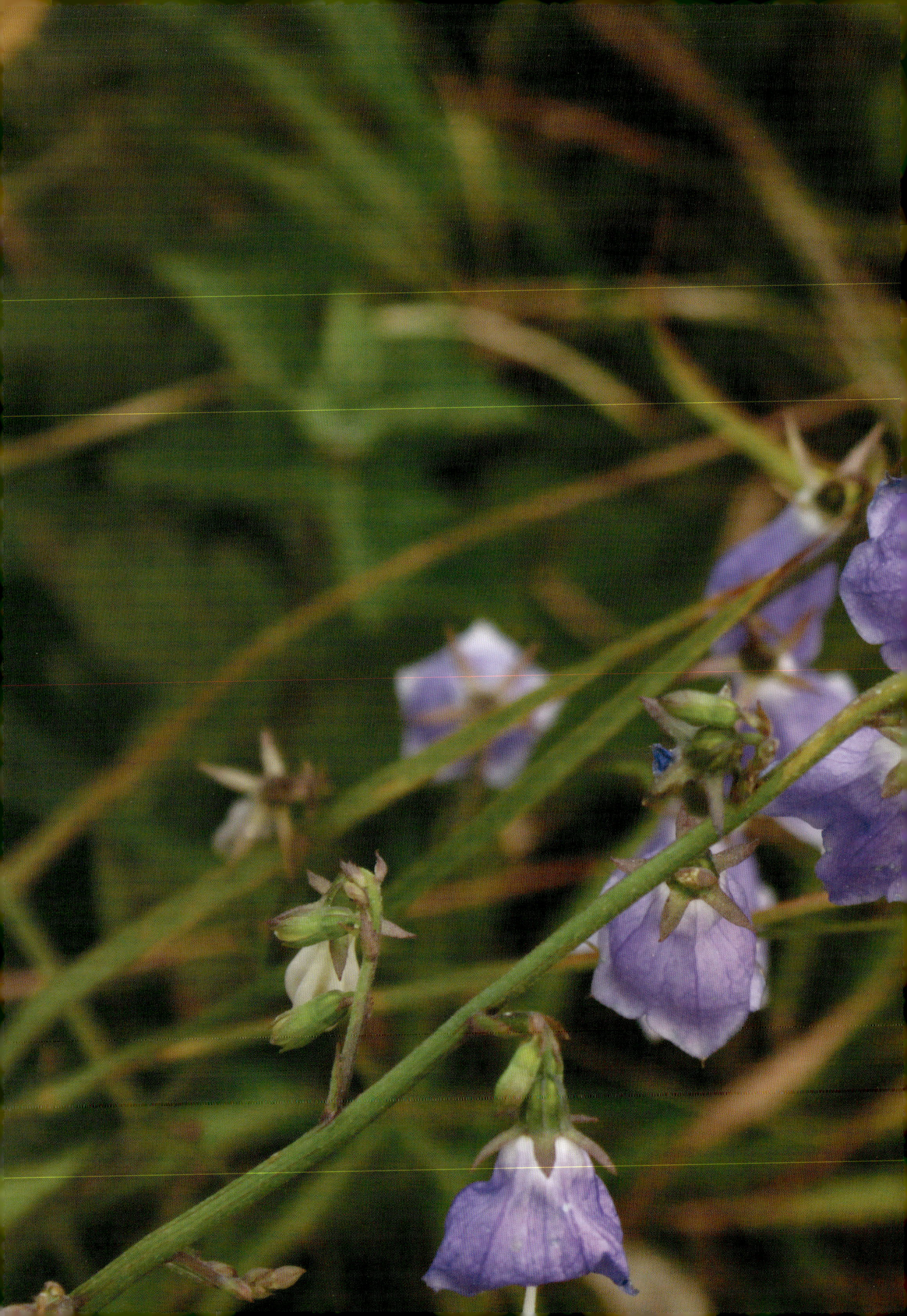

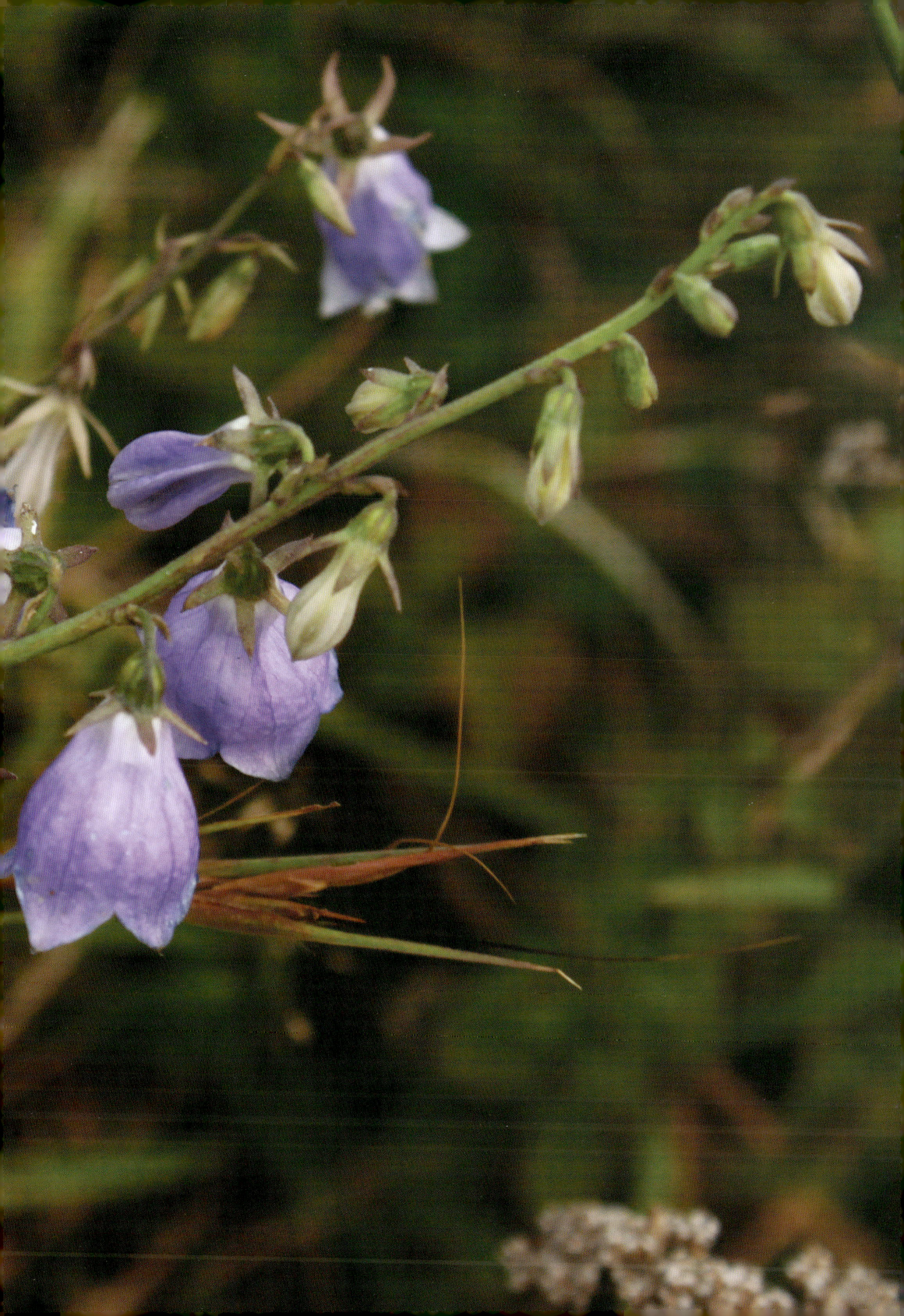

南沙参

采收加工

春、秋二季采挖根部。洗净泥土，除去须根，刮去粗皮，洗净，干燥。

药材鉴别

本品为干燥的根，呈长纺锤形或圆柱形，上粗下细，有时稍弯曲或扭曲，偶有分歧。全长5～25 cm，上部直径1～3 cm。顶端有根茎（芦头）长5～10 cm，直径0.3～2 cm，偶有2个根茎并生，上有显著横纹。带皮者表面黄白色至棕色，有横纹，上部尤多，稍有短段细根或根痕；去皮者表面黄白色，有纵皱。体轻质松，易折断，断面白色，不平坦，有多数裂隙。气微弱，味甘，微苦。以根粗大，饱满、无外皮、色黄白者为佳。

功效主治

养阴清肺，祛痰止咳，补气补虚。主治肺热燥咳，虚痨久咳，阴伤咽干喉痛。

用法用量

内服：9～15 g，煎汤；或入丸、散服。

民族药方

1. 肺虚咳嗽　南沙参、柘树皮、天冬各 15 g，玉竹、岩茶、甘草各 10 g，乌梅 3 个。水煎服。

2. 产妇乳汁不足，气虚乏力　南沙参、黄芪各 30 g。炖猪蹄服。

3. 慢性支气管炎、干咳无痰或痰少而黏　南沙参、杏仁、川贝母、枇杷叶各 9 g，麦冬 10 g。每日 1 剂，水煎服。

4. 百日咳　南沙参、百部各 9 g，麦冬 10 g。每日 1 剂，水煎服。

5. 肺结核，干咳无痰　南沙参 9 g，麦冬 6 g，甘草 3 g。开水冲泡，代茶饮服。

6. 胃阴不足，胃部隐痛　南沙参、麦冬、玉竹、白芍各 10 g，佛手、延胡索各 5 g。水煎服，每日 1 剂。

7. 食管炎，胸骨刺痛，吞咽困难　南沙参、金银花、麦冬、桔梗、甘草、连翘各 100 g，胖大海 50 g。共为蜜丸，每次 1 ～ 2 丸，每日 3 ～ 5 次，于两餐之间或空腹含化，缓咽。

8. 小儿口疮　南沙参、天花粉、大青叶、玉竹、扁豆各 6 g。水煎服，每日 1 剂，一般服药 2 ～ 5 剂。

9. 小儿百日咳重咳期　南沙参 60 g，甘草 30 g，冰糖适量。南沙参、甘草加水共煎成浓稠状，加入冰糖，即成，每日 2 次，7 日服完。

10. 小儿脾气虚弱型缺铁性贫血　南沙参、炒党参、丹参各 15 g，淫羊藿、仙鹤草、焦山楂、焦麦芽、焦神曲各 10 g。水煎取药汁，每日 1 剂，分 2 次服用，10 日为 1 个疗程。

使用注意

风寒作嗽者忌服。

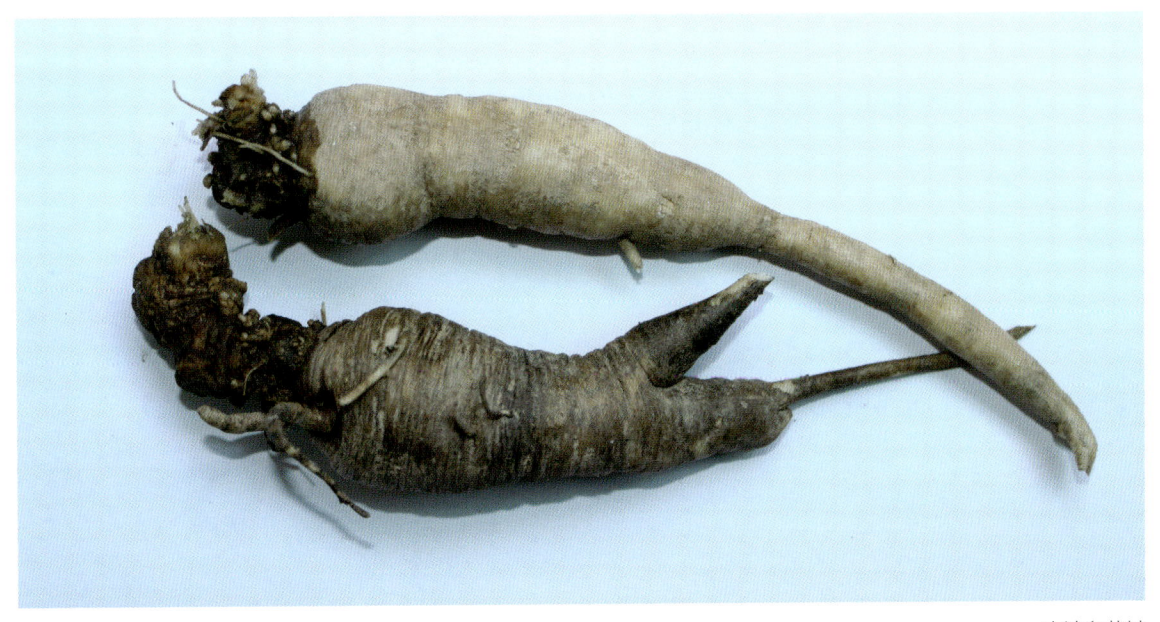

南沙参药材

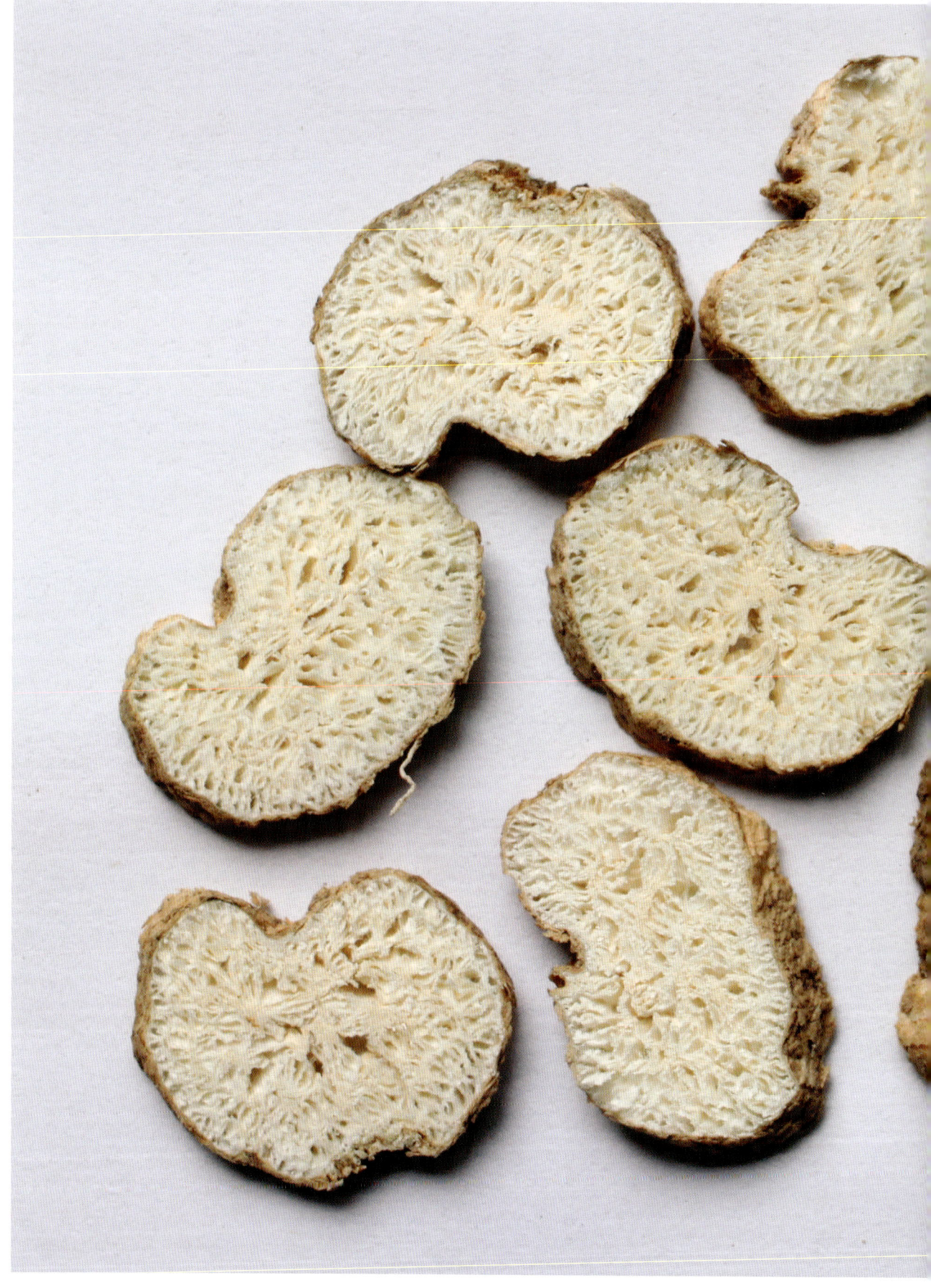

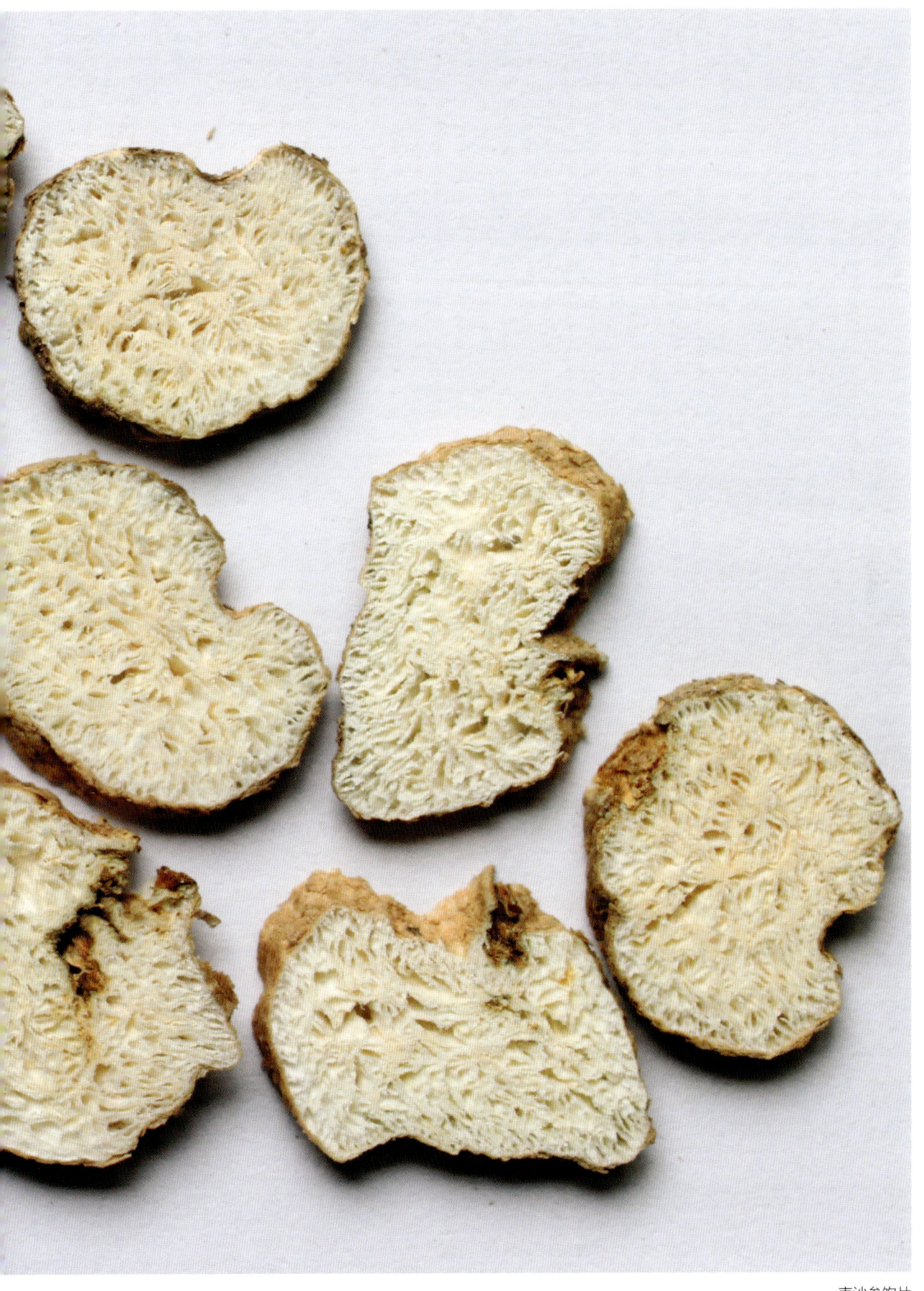

南沙参饮片

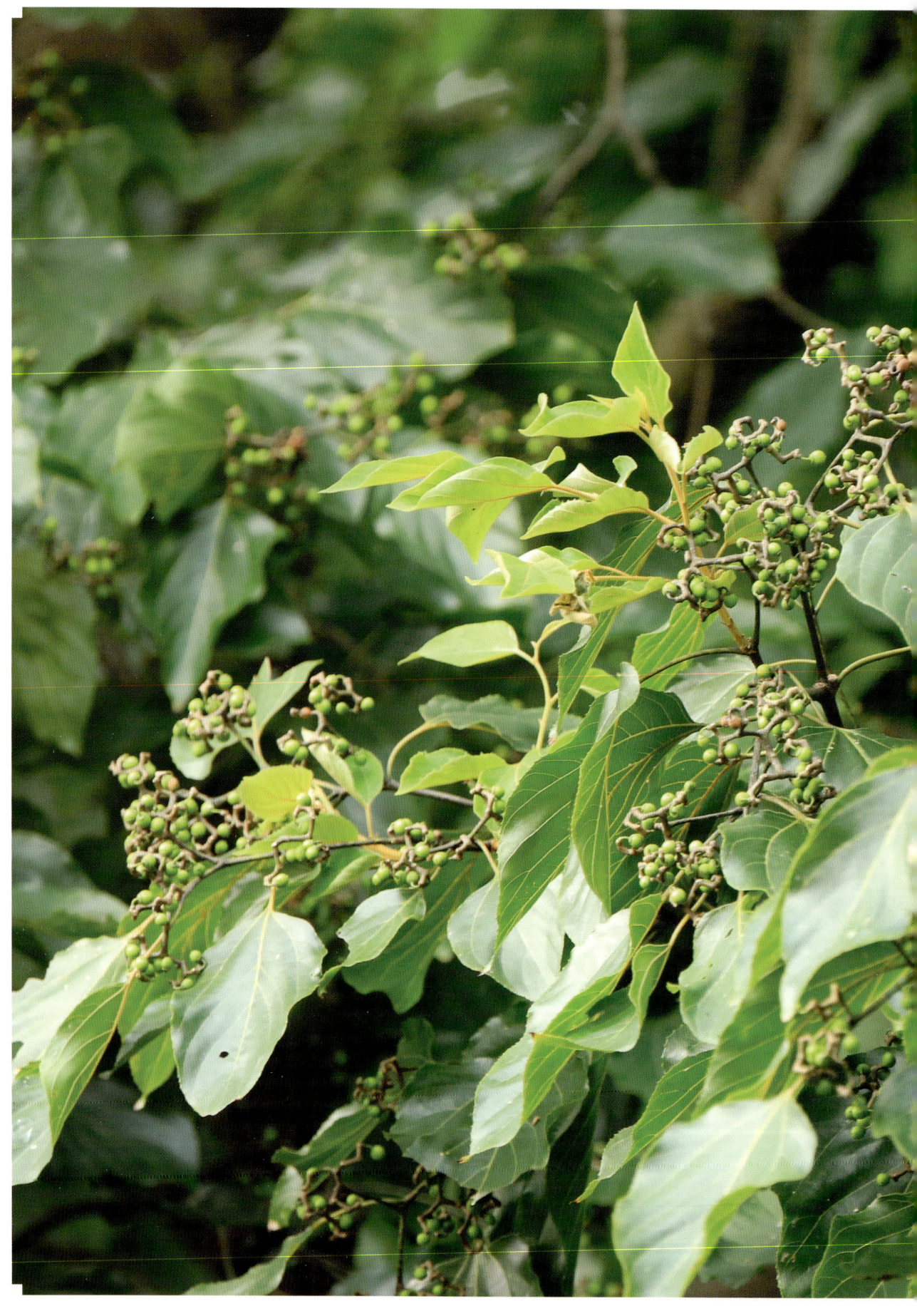

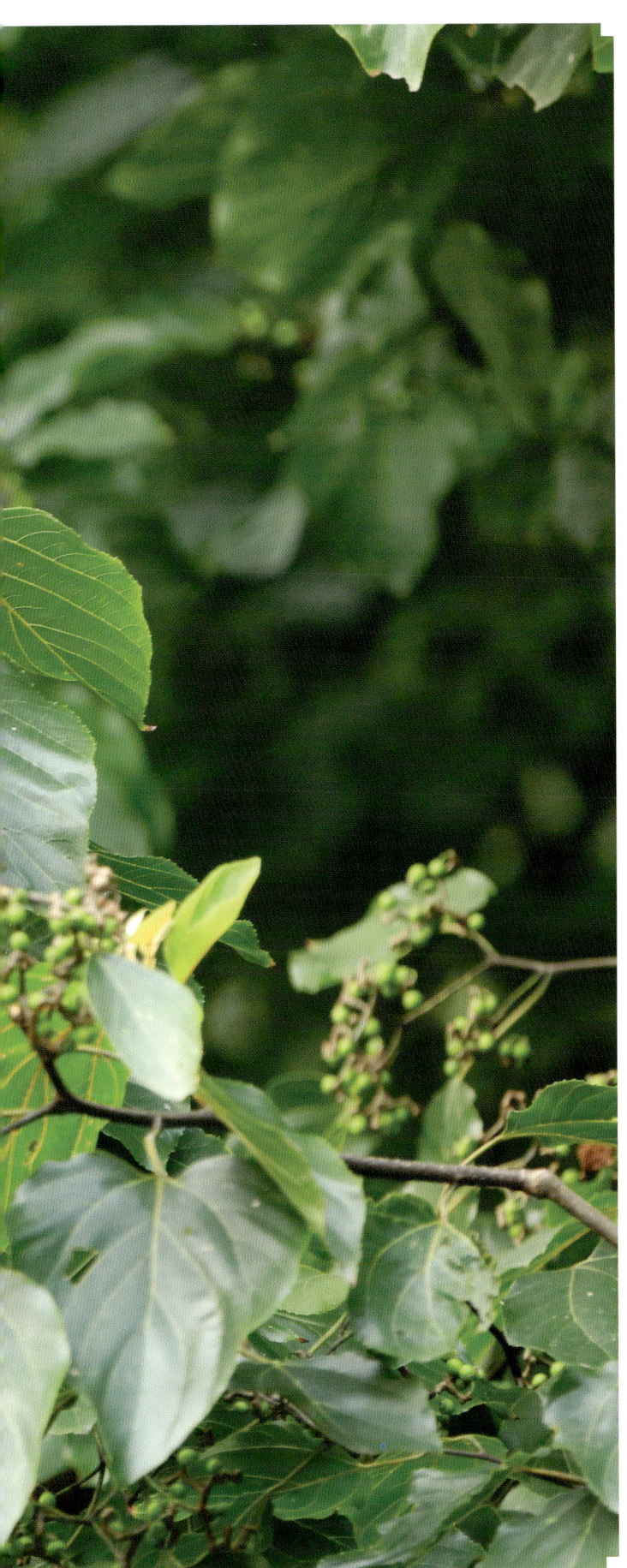

枳椇子

【水 药 名】梅朽。

【别 名】鸡勾、拐枣、木珊瑚、万寿果、龙爪。

【来 源】本品为鼠李科植物枳椇 *Hovenia acerba* Lindl. 的干燥成熟种子。

【性味归经】味甘、酸，性平。归心、脾经。

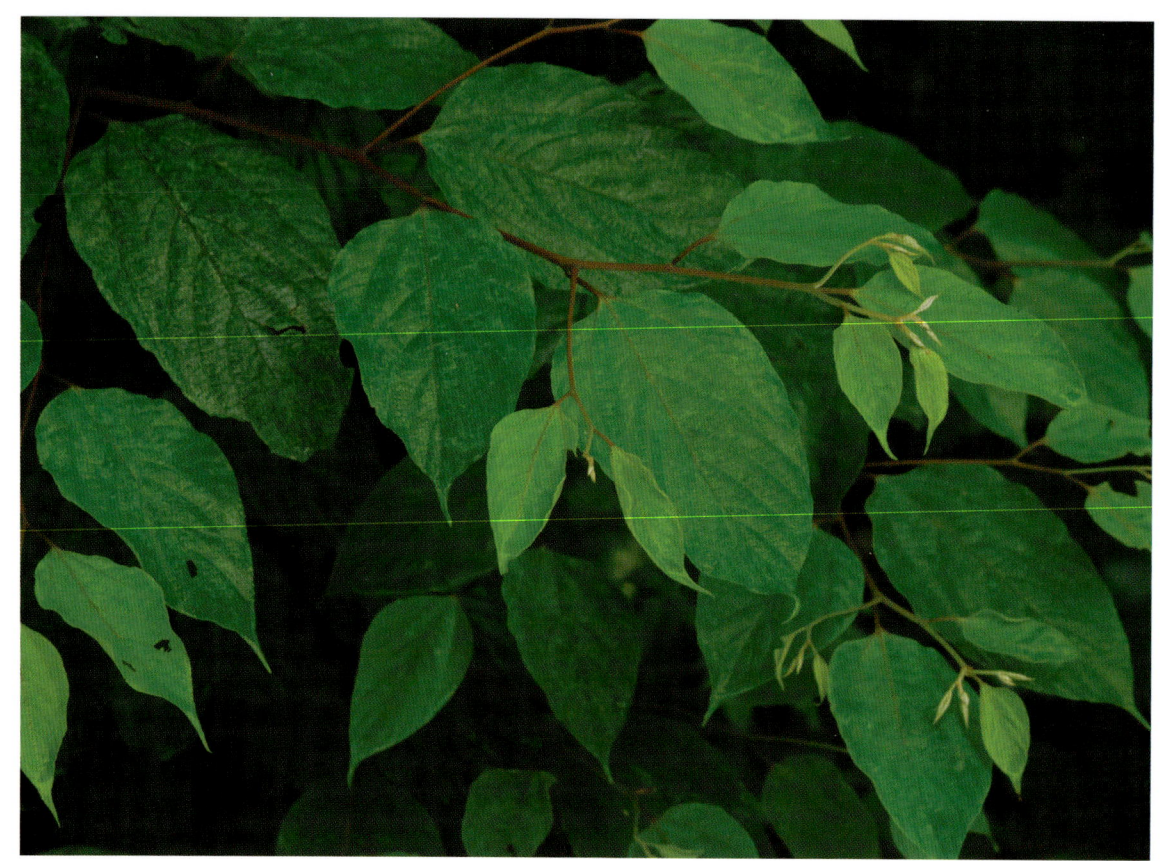

枳椇

识别特征

落叶乔木，高达 10 m。小枝红褐色。叶互生，广卵形，长 8 ~ 15 cm，宽 6 ~
10 cm，先端尖或长尖，基部圆形或心形，边缘具锯齿。两面均无毛，或下面沿主脉或
侧脉有细毛，基出 3 主脉，淡红色；叶柄具锈色细毛。聚伞花序腋生或顶生；花杂性，绿
色，花梗长；萼片 5，近卵状三角形；花瓣 5，倒卵形，先端平截，中微凹，两侧卷起；
雄蕊 5，雌蕊 1。果实为圆形或广椭圆形，灰褐色；果柄肉质肥大，红褐色，无毛，成熟
后味甘可食。种子扁圆，红褐色。花期 5—7 月，果期 8—11 月。

生境分布

生长于山坡林缘或疏林中。分布于华北、华东、中南、华南及四川、云南、贵州等
省区。

采收加工

10—11 月果实成熟时采收，打碎壳筛出种子，晒干备用。

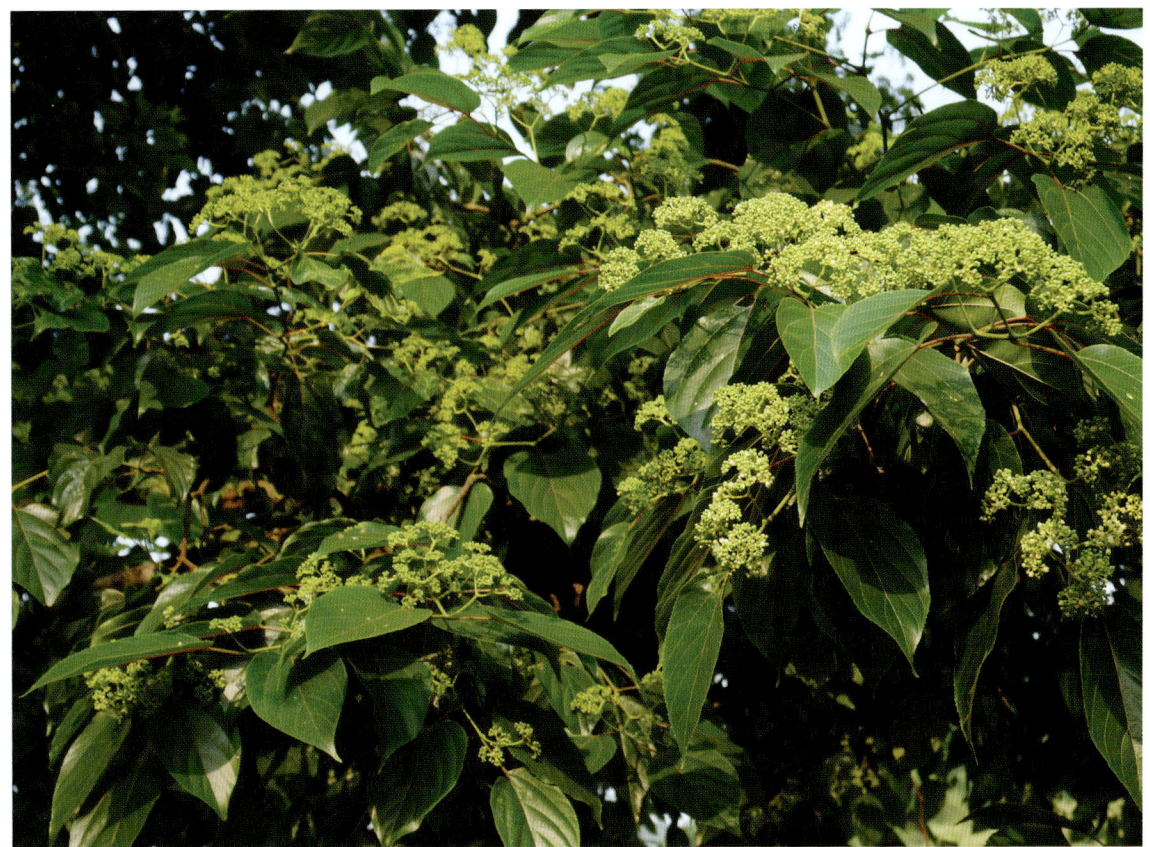

枳椇

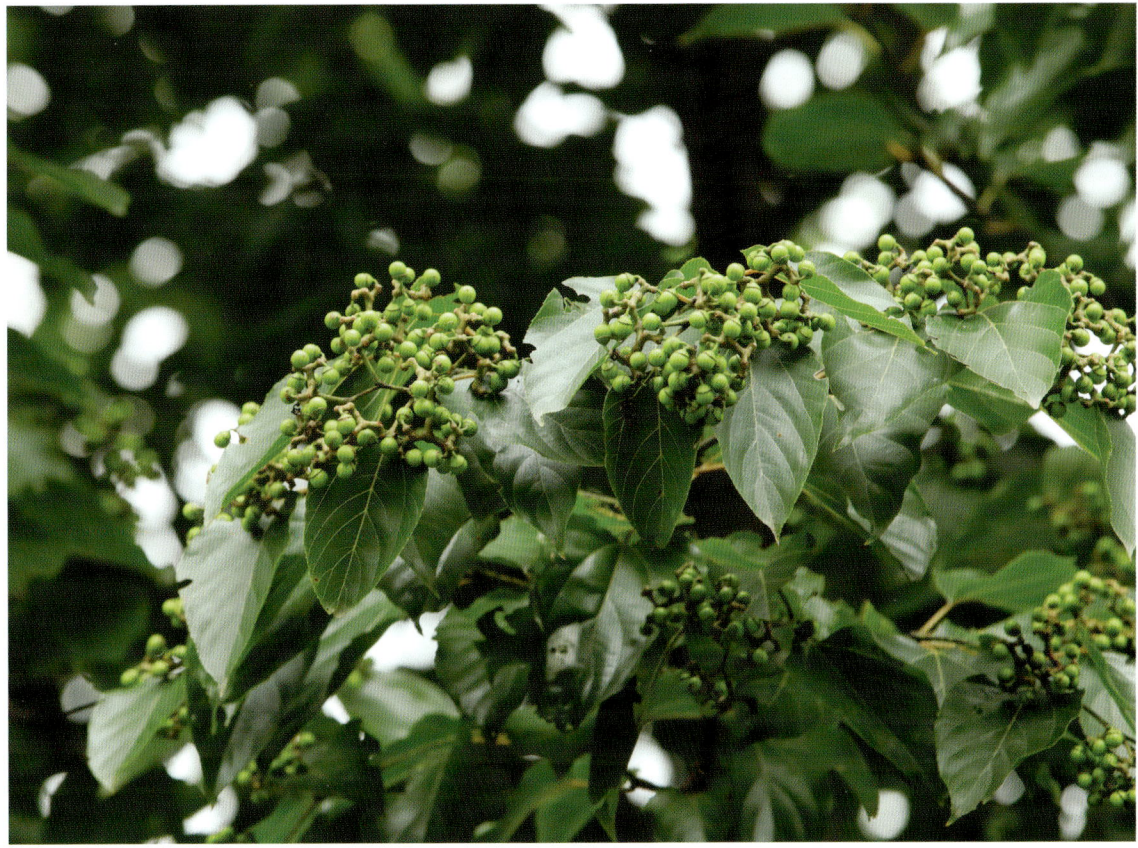

枳椇

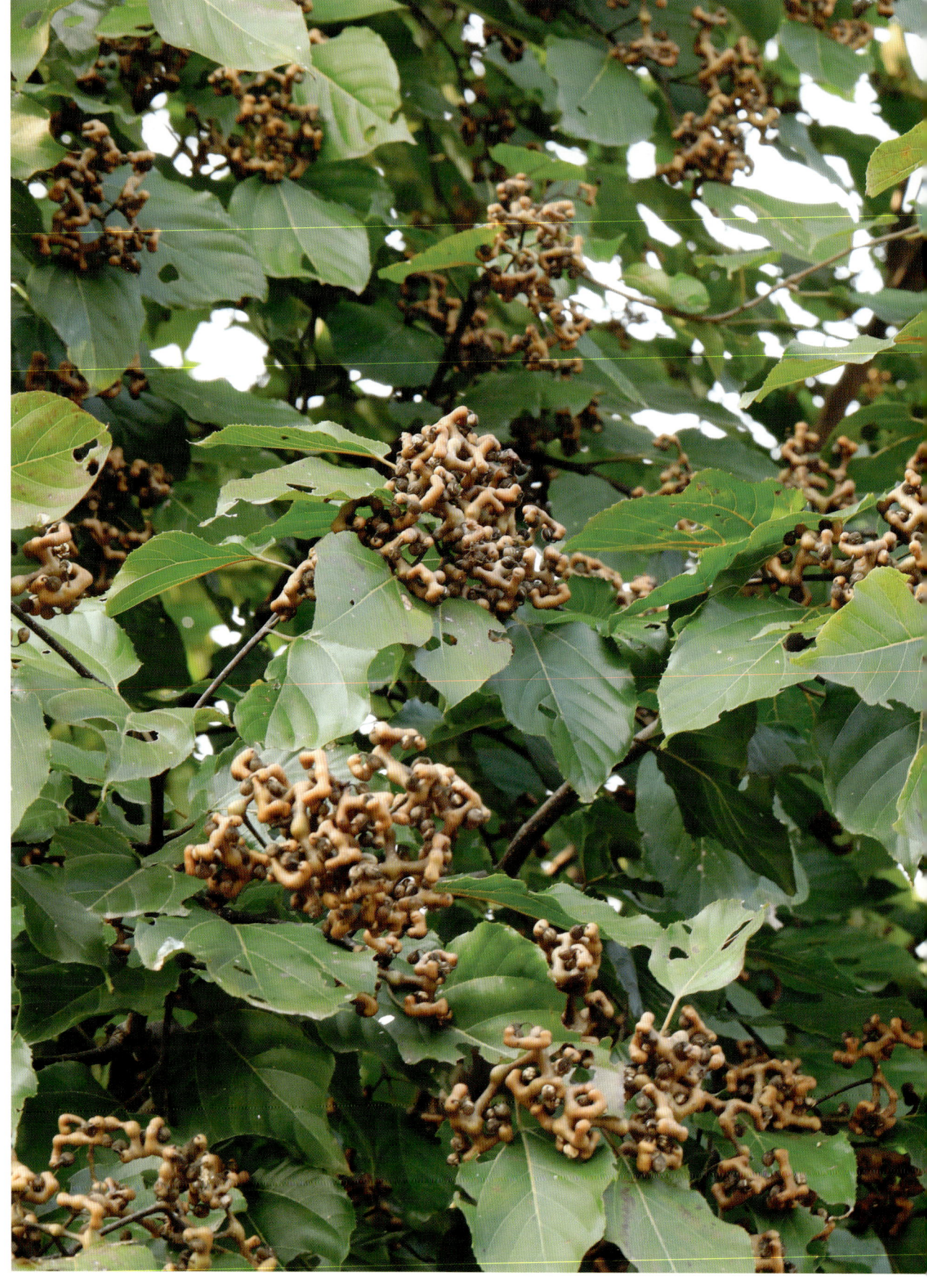

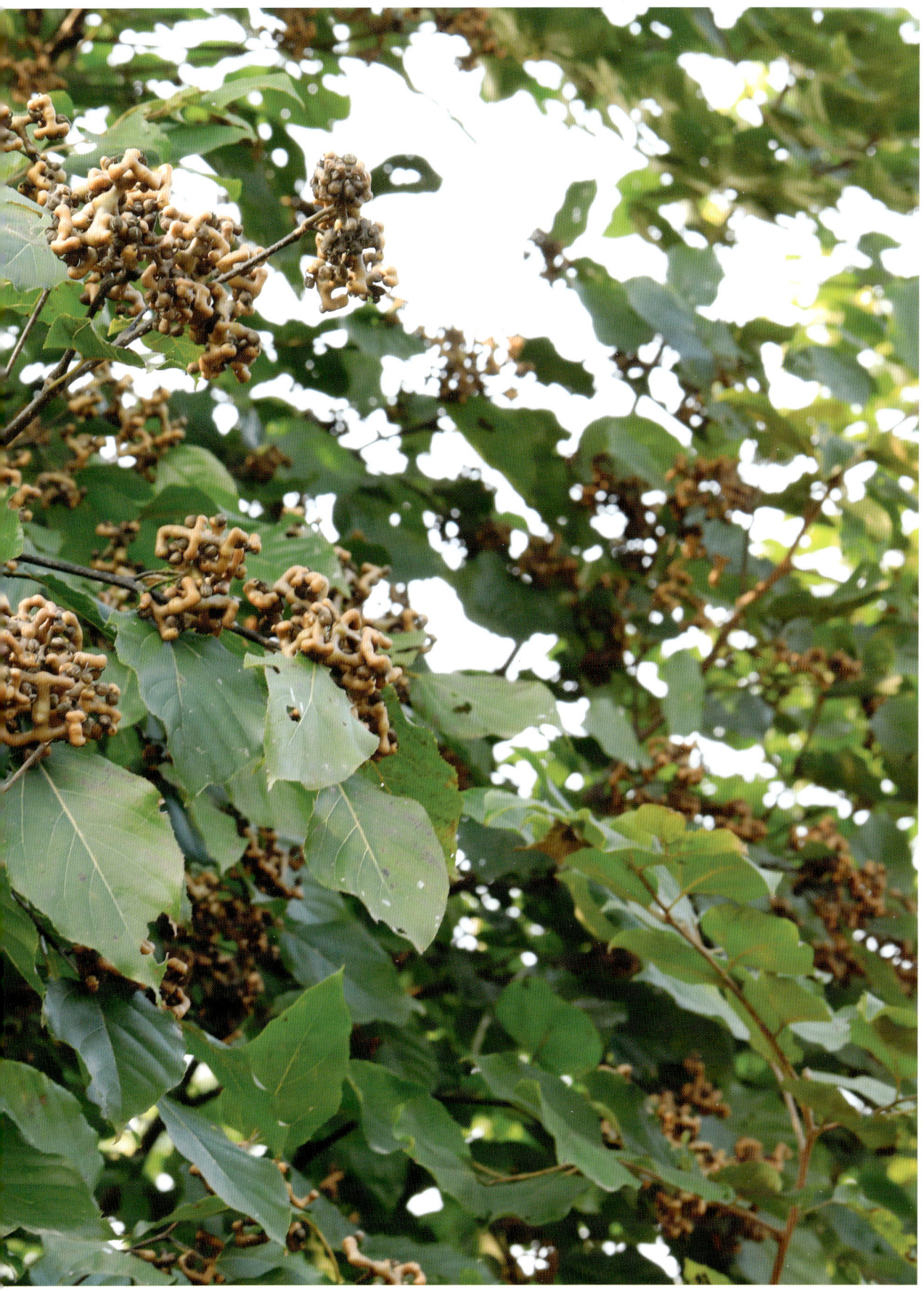

枳椇

药材鉴别

本品呈扁平圆形，背面稍隆起，腹面较平，直径 3 ~ 5 mm，厚约 2 mm。表面红棕色至红褐色，平滑光泽，基部有圆形点状的种脐，顶端有微凸的合点，腹面有一条纵行而隆起的种脊。种皮坚硬，厚约 1 mm，胚乳乳白色，油质，其内包围有 2 片肥厚的子叶，呈淡黄色至草绿色，亦油质。气微弱，味苦而涩。

功效主治

止渴除烦，润五脏，利大小便，去膈上热。主治酒醉，烦热，口渴，呕吐，二便不利。

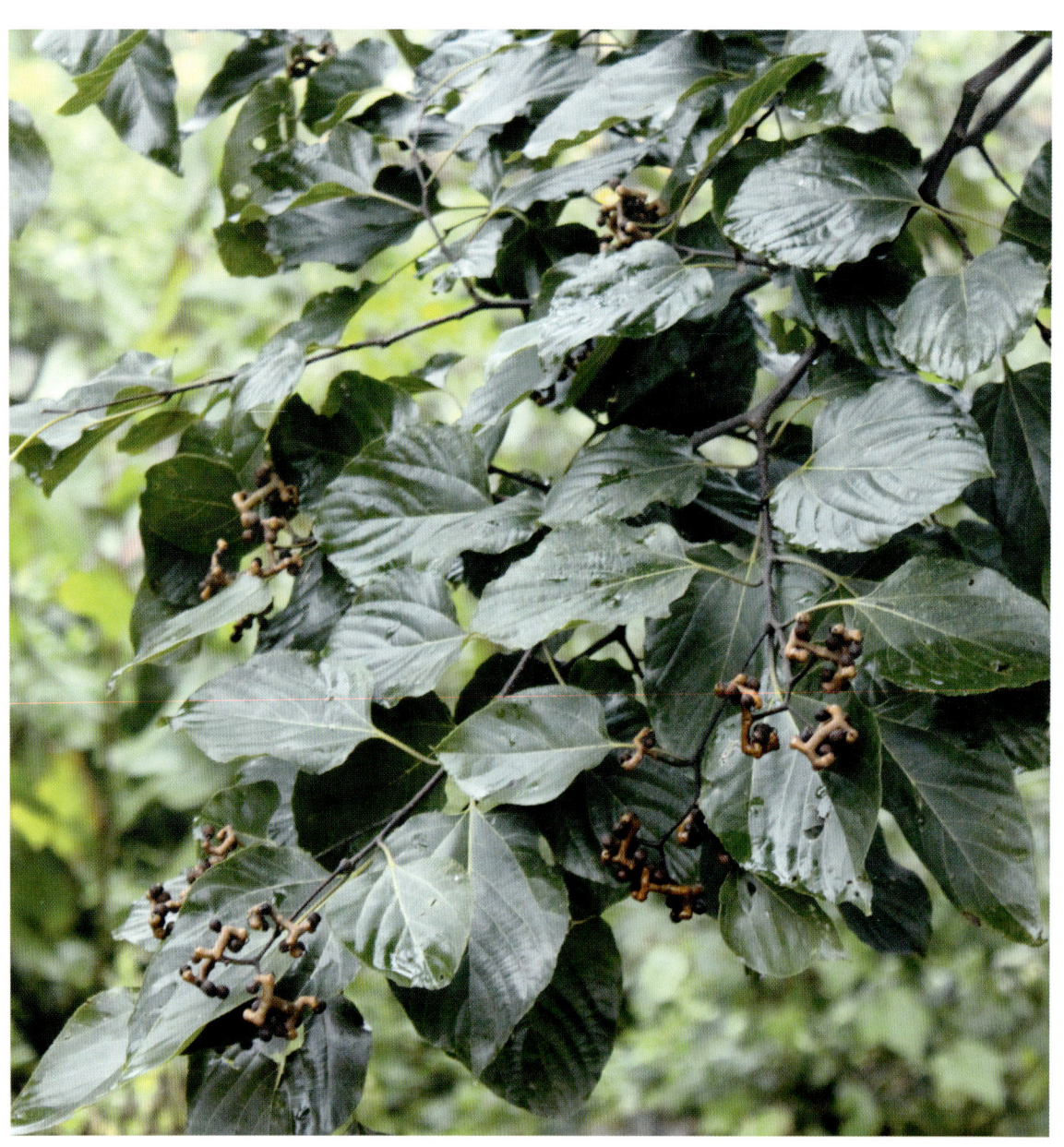

枳椇

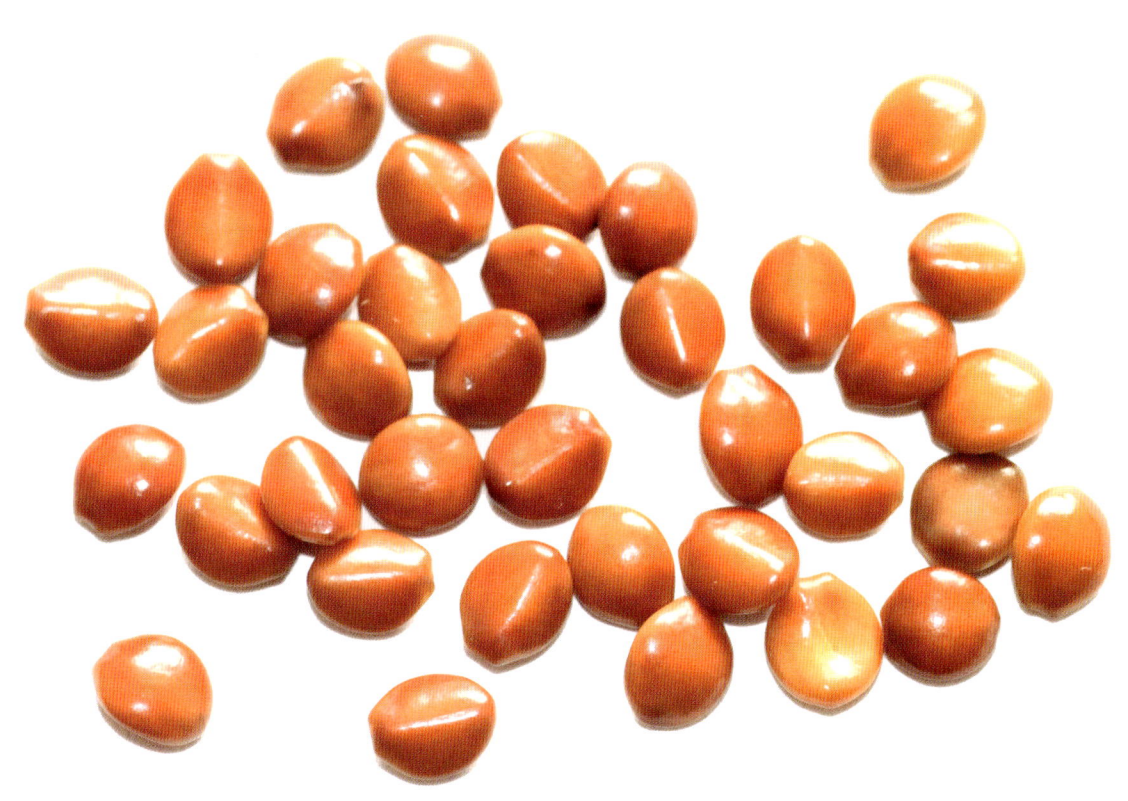

枳椇子药材

用法用量

内服：30～60 g，煎汤；或浸酒服：100～250 g；或入丸剂。

民族药方

1. 大便秘结 枳椇子、蜂蜜各 30 g。水煎代茶饮。

2. 酒毒 枳椇子 30 g。水煎服。

3. 脚转筋 枳椇子 30 g，葛花 6 g。水煎服。

4. 风湿麻木 枳椇子 20 g，大血藤 15 g。水煎服。

5. 风湿瘫痪 枳椇子 150 g，紫薇树皮 15 g。泡酒 1000 mL，早、晚各服 15～30 mL。

6. 小儿疳积 枳椇子 9 g。研细末，蒸鸡肝吃。

使用注意

脾胃虚寒者禁用。

枳
椇
子

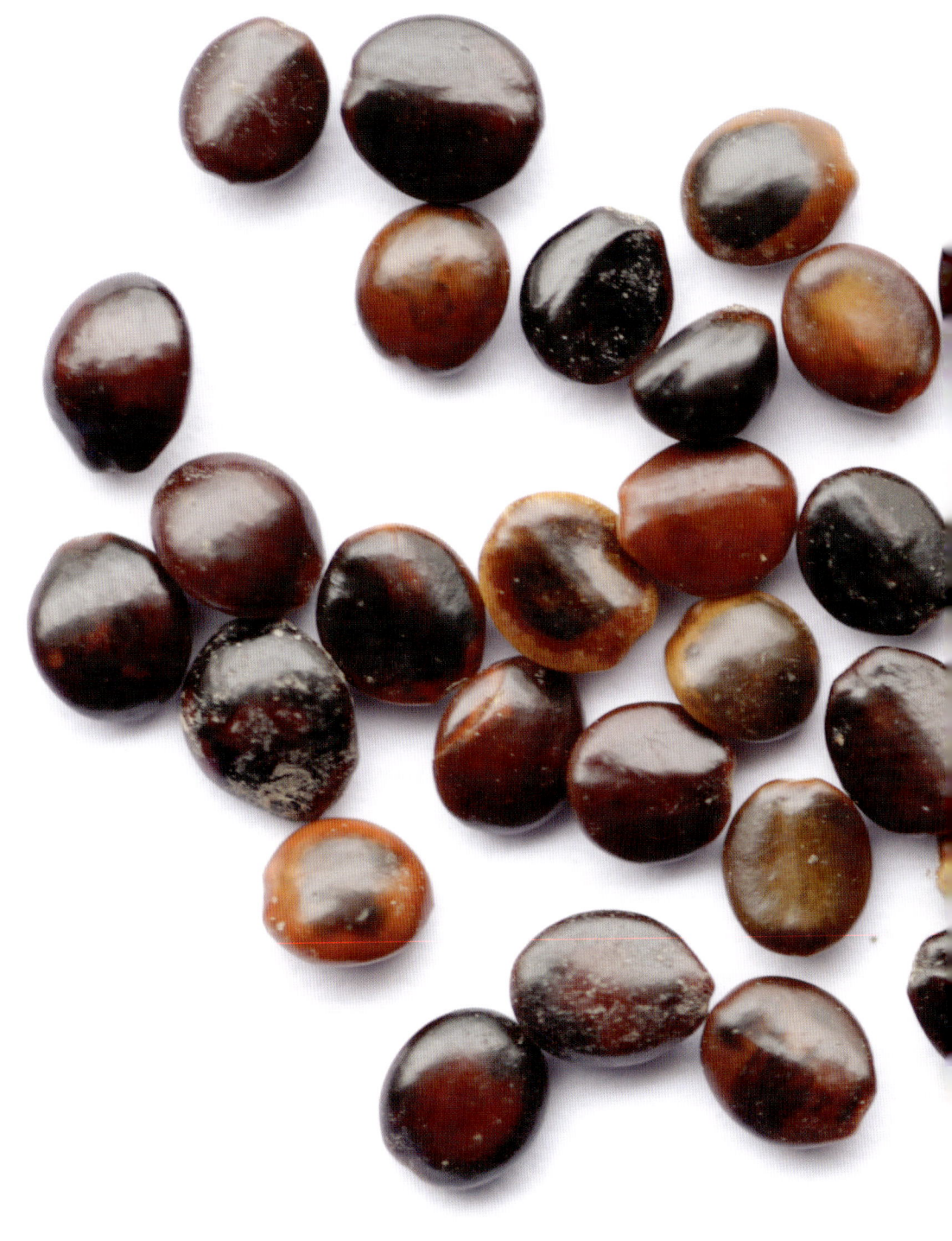

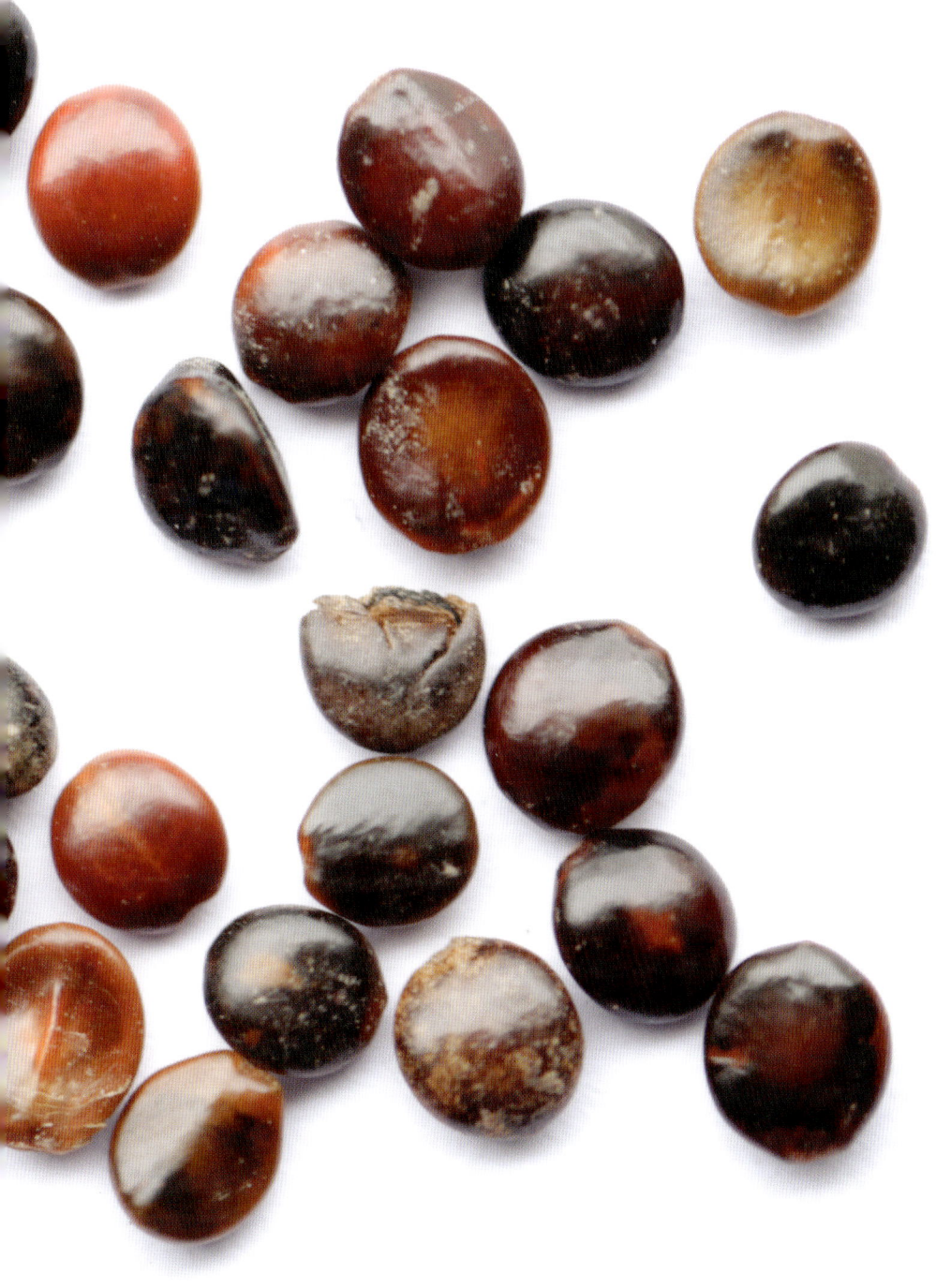

枳椇子饮片

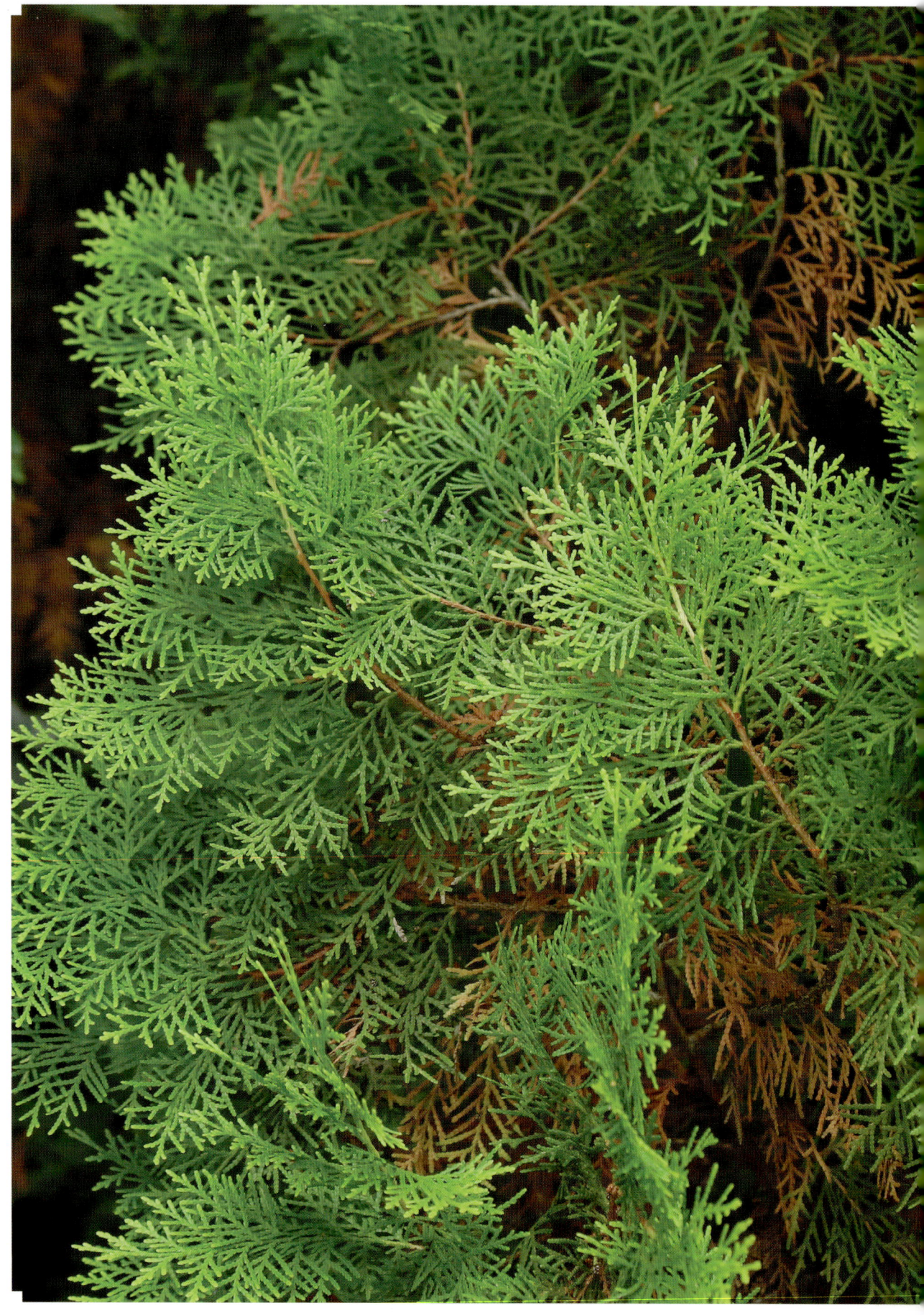

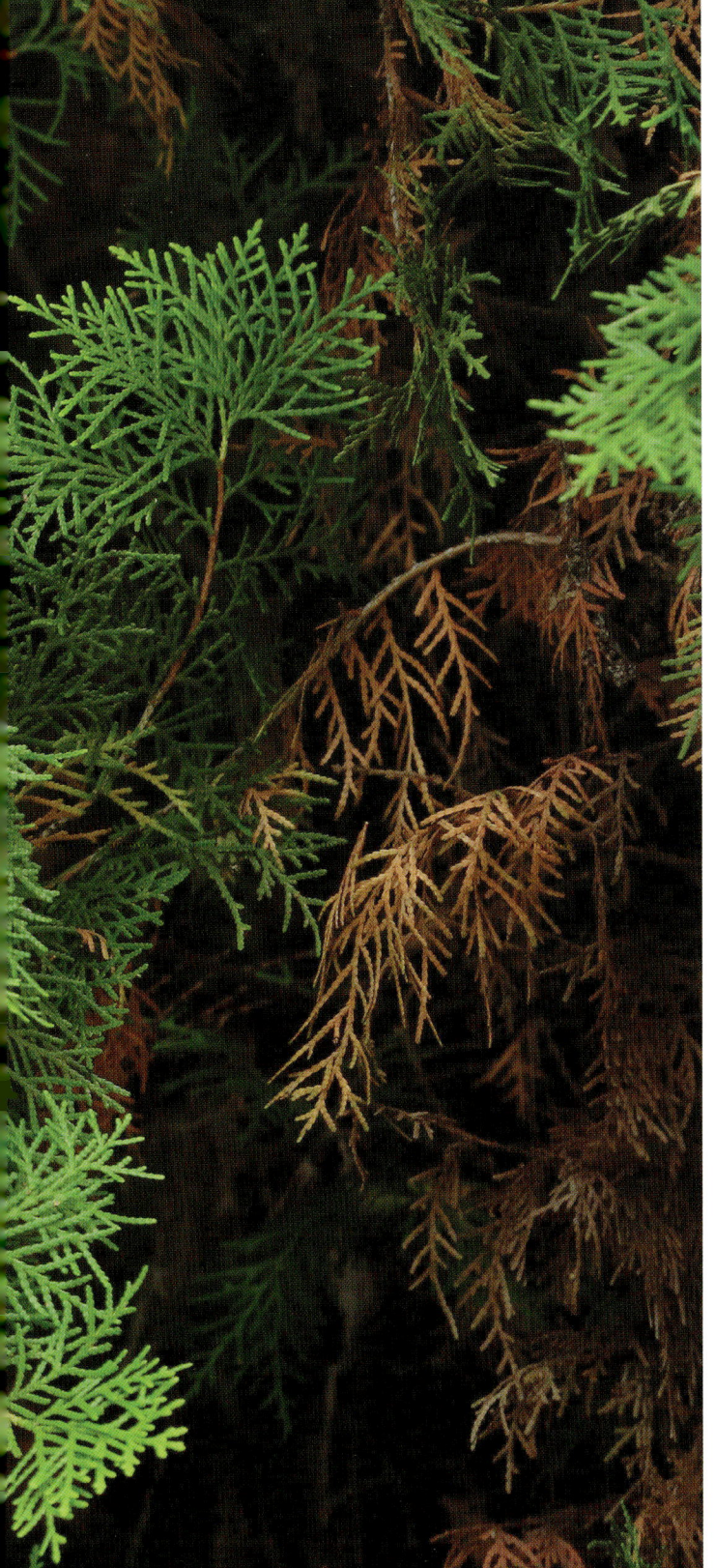

柏子仁

【水药名】梅偶。

【别　名】柏实、柏子、柏仁、侧柏、丛柏、香柏、云片柏。

【来　源】本品为柏科植物侧柏 *Platycladus orientalis* （L.）Franco. 的干燥成熟种仁。

【性味归经】味甘，性平。归心、肾、大肠经。

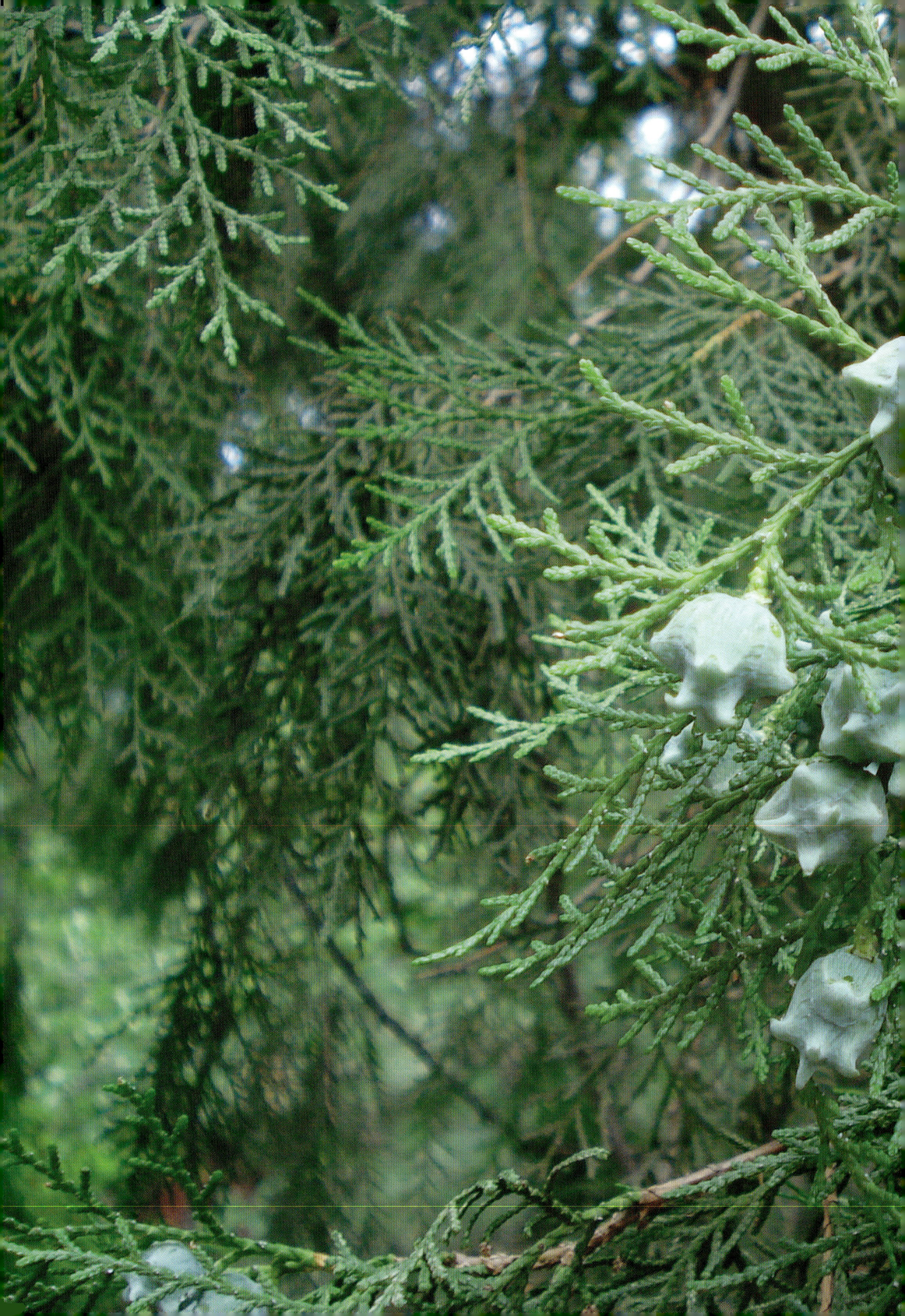

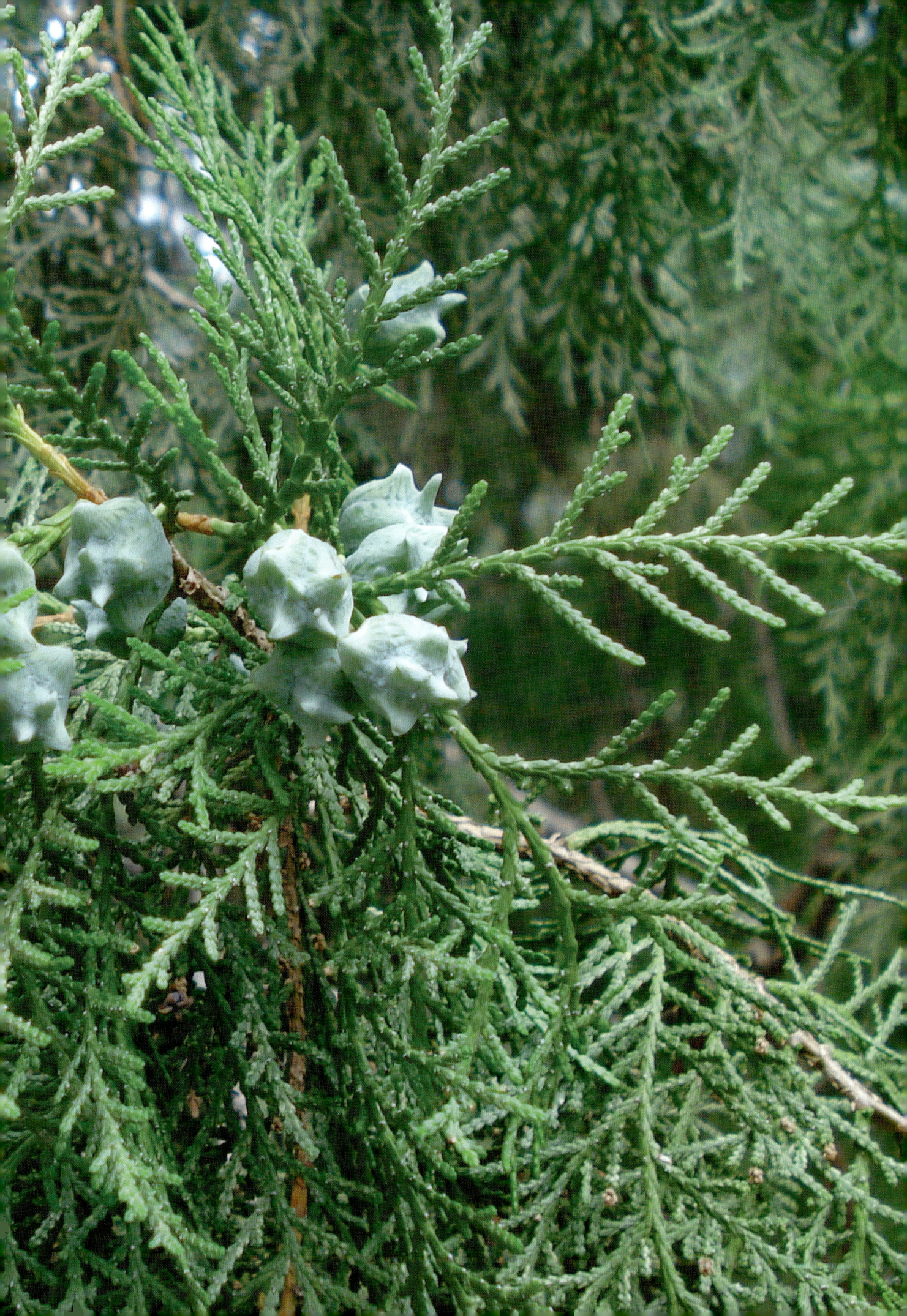

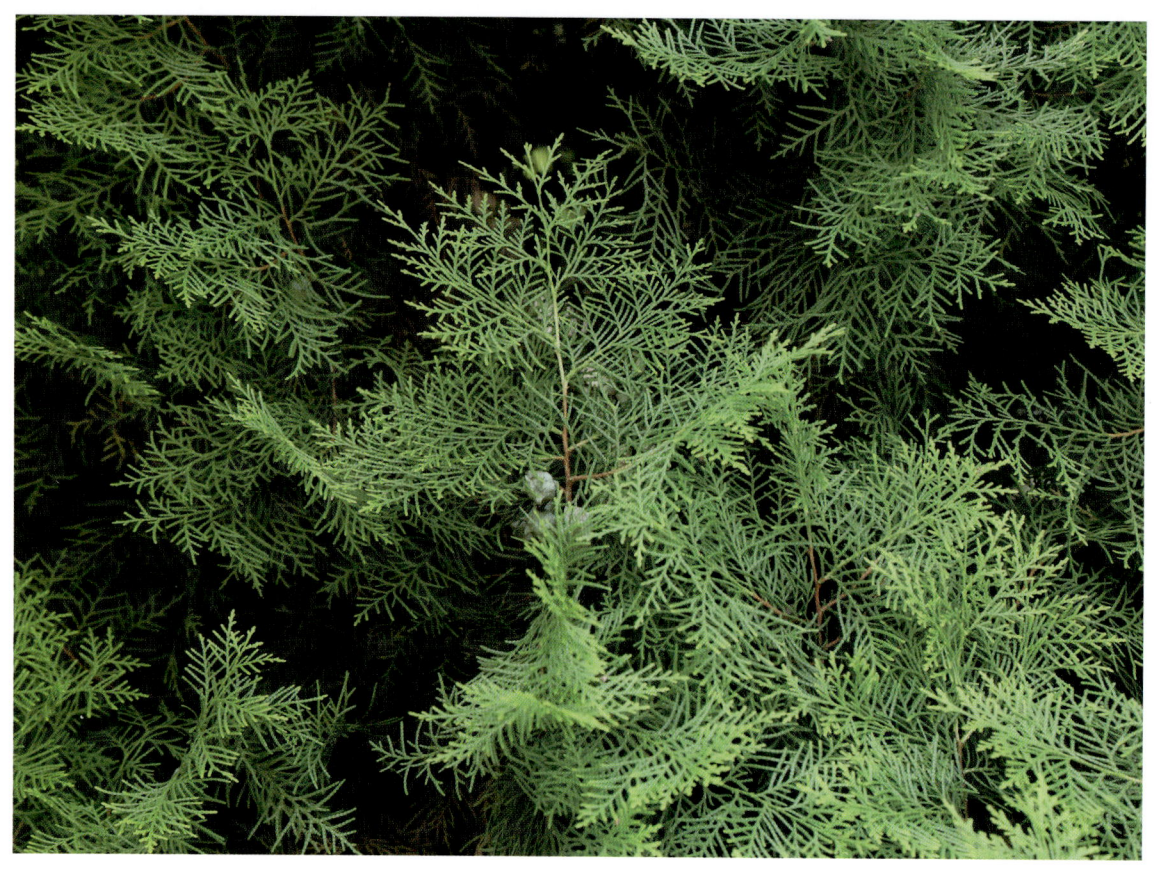

侧柏

▌识别特征

　　常绿乔木，高达 20 m。树皮红褐色，呈鳞片状剥落。小枝扁平，排成一面，鳞形叶交互对生，小枝上下两面之叶露出部分卵状菱形或斜方形，两侧的叶折覆在上下叶基部的两侧，叶背有凹陷腺槽。雌雄同株；球花单生短枝顶端。球果蓝绿色，熟前肉质，被白霜，熟后木质，红褐色；种子卵圆形，无翅或有棱脊。花期 3—4 月，球果成熟期 9—10 月。

▌生境分布

　　生长于旷野、山坡。分布于全国各地。

▌采收加工

　　秋、冬二季采收成熟种子，晒干，除去种皮，收集种仁，簸净。

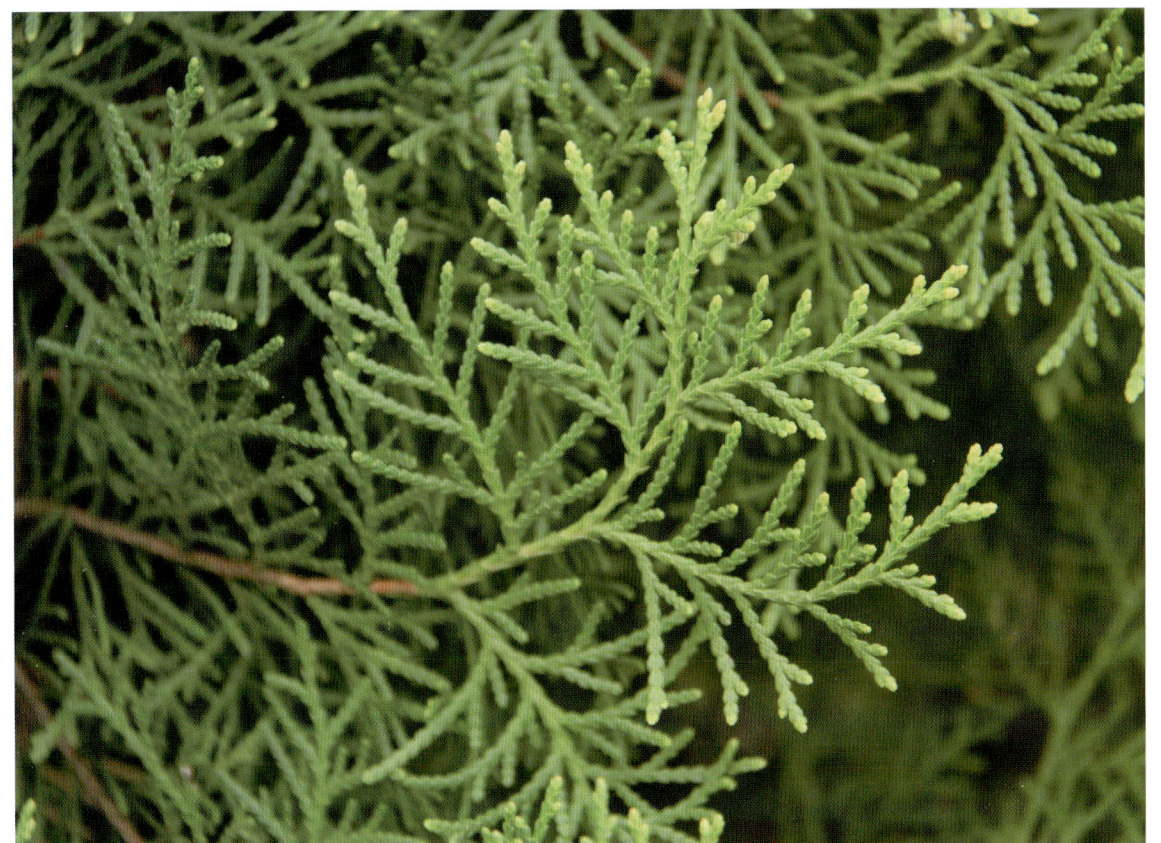

侧柏

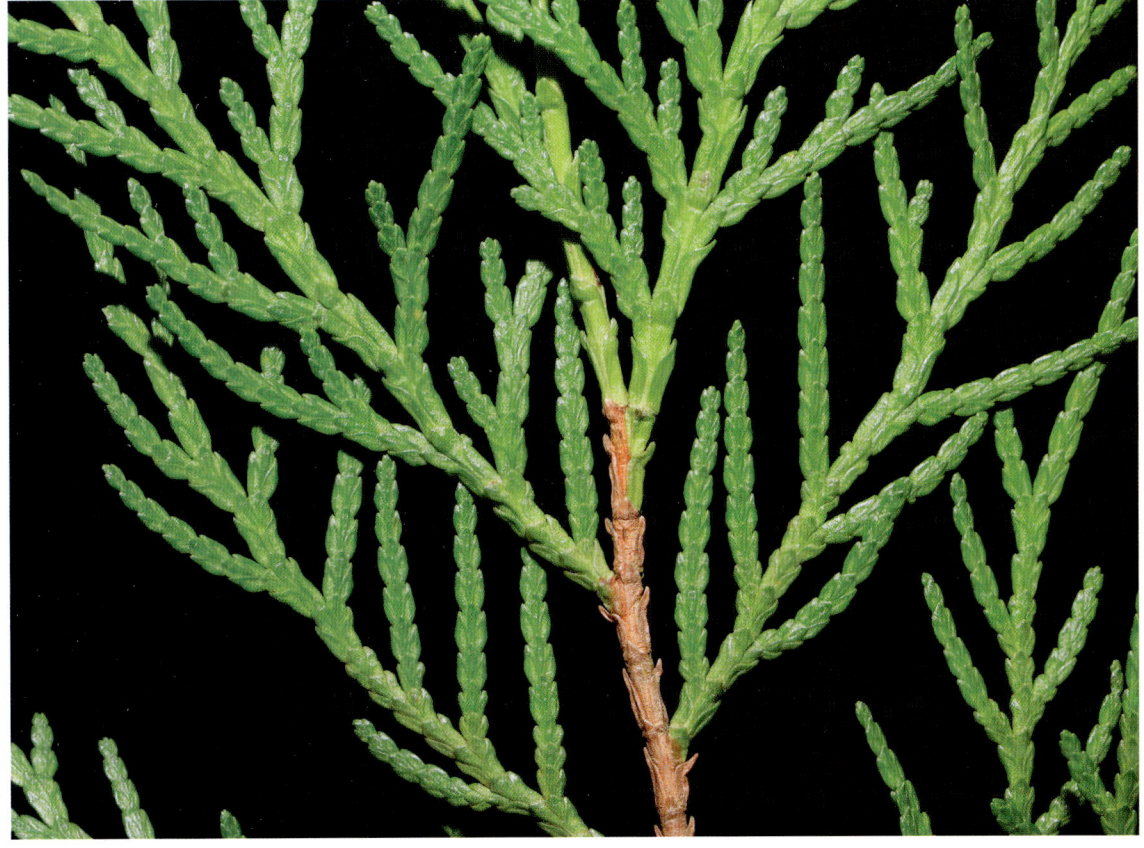

侧柏

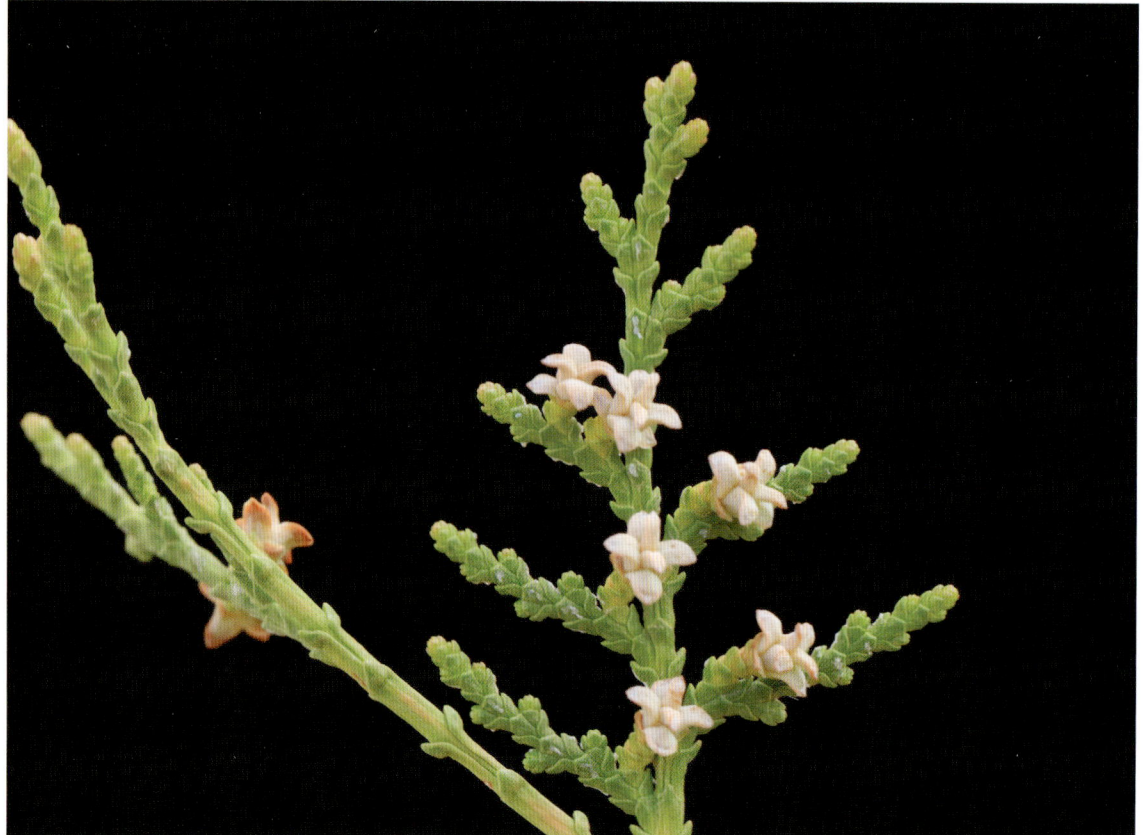

侧柏

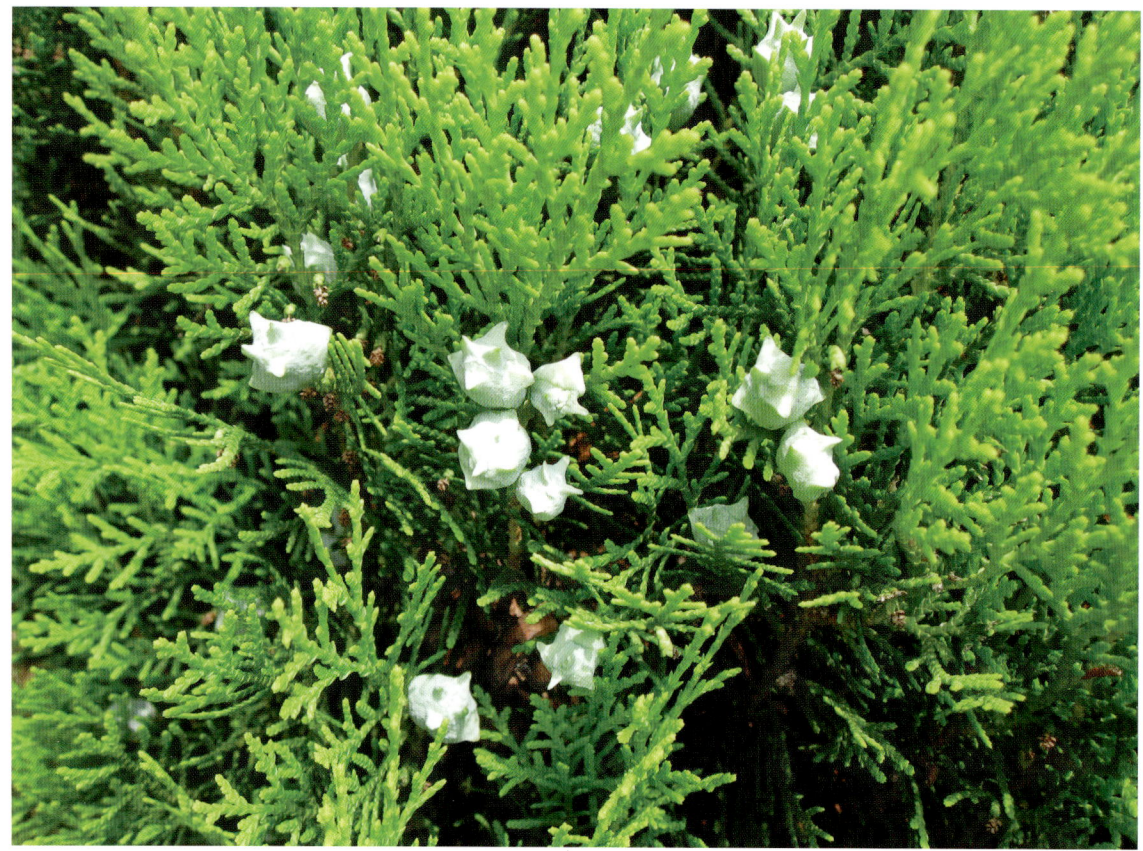

侧柏

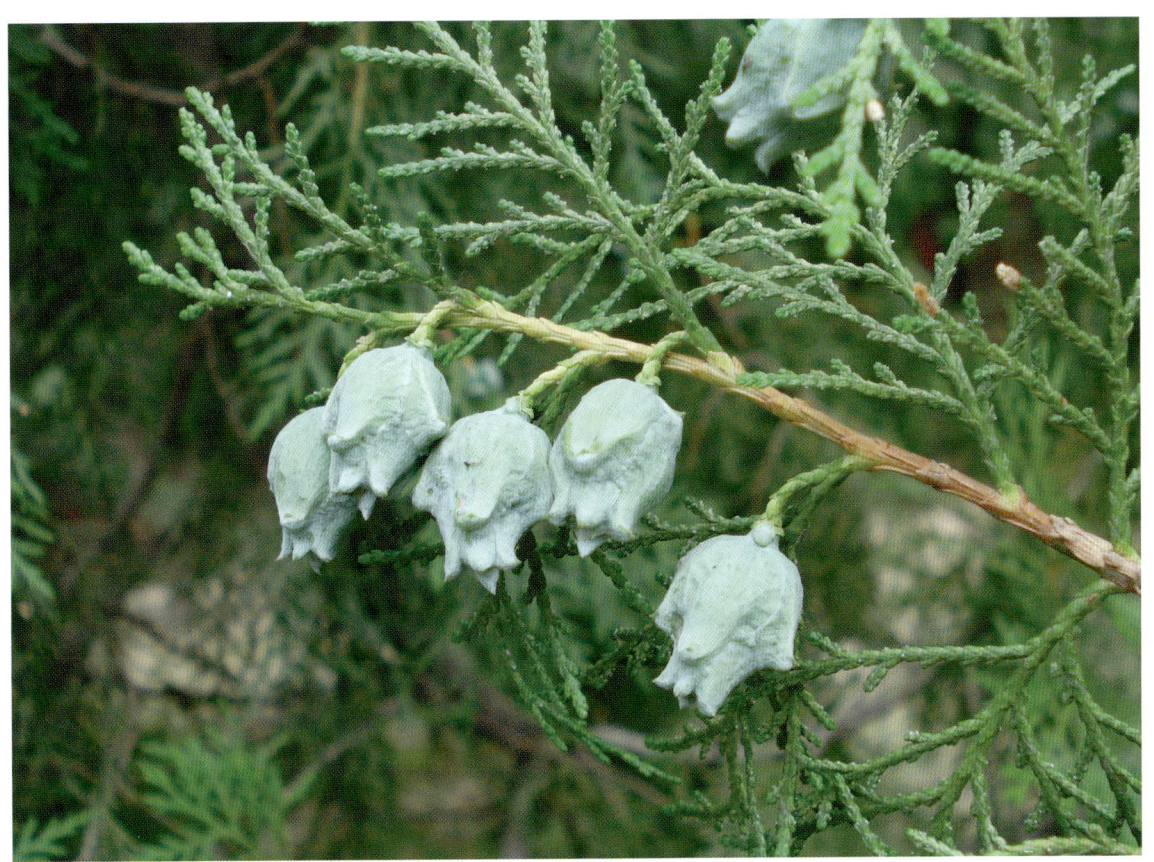

侧柏

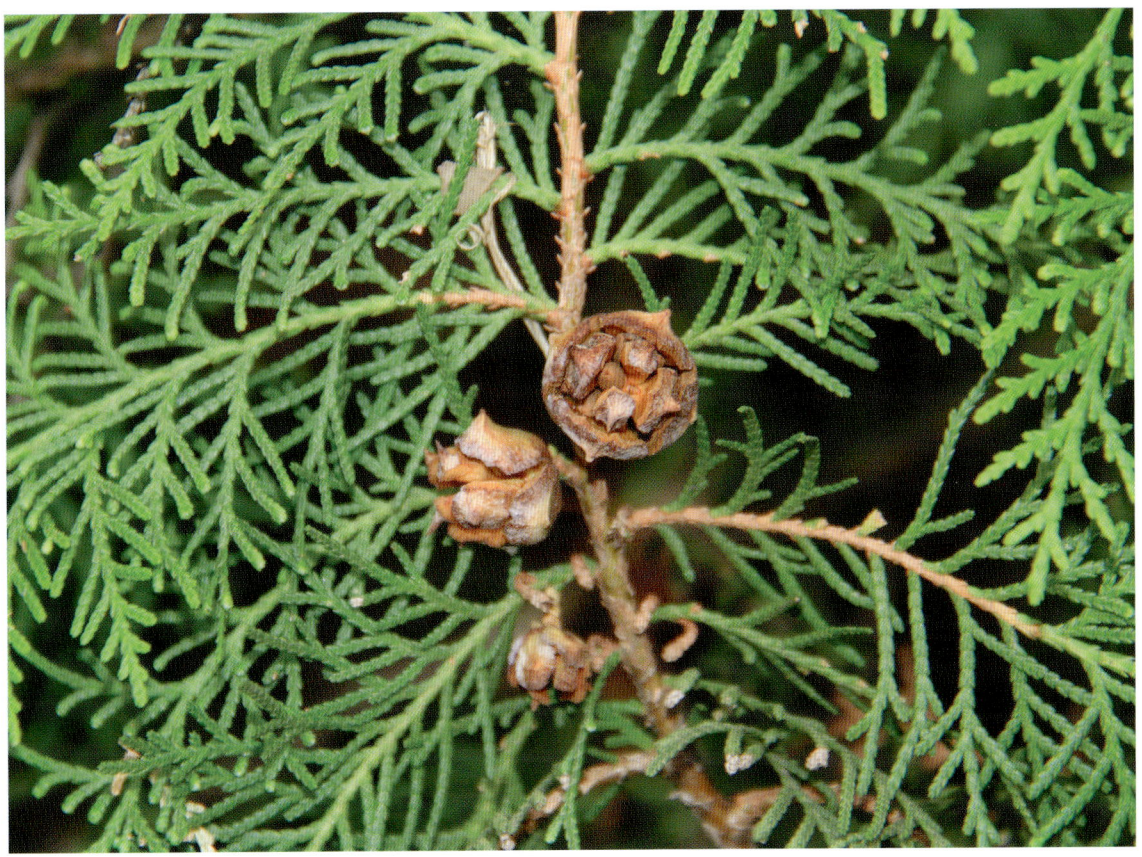

侧柏

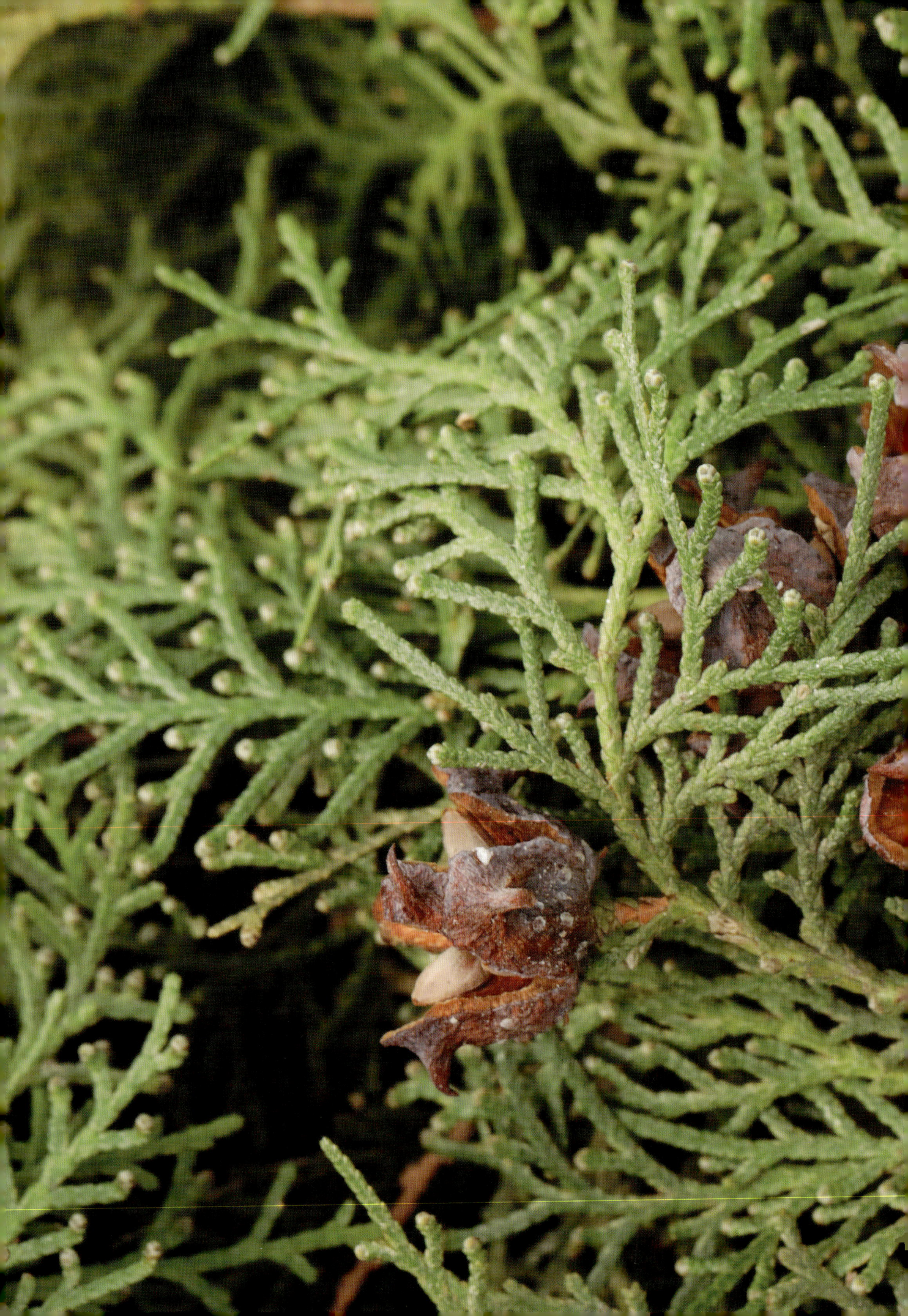

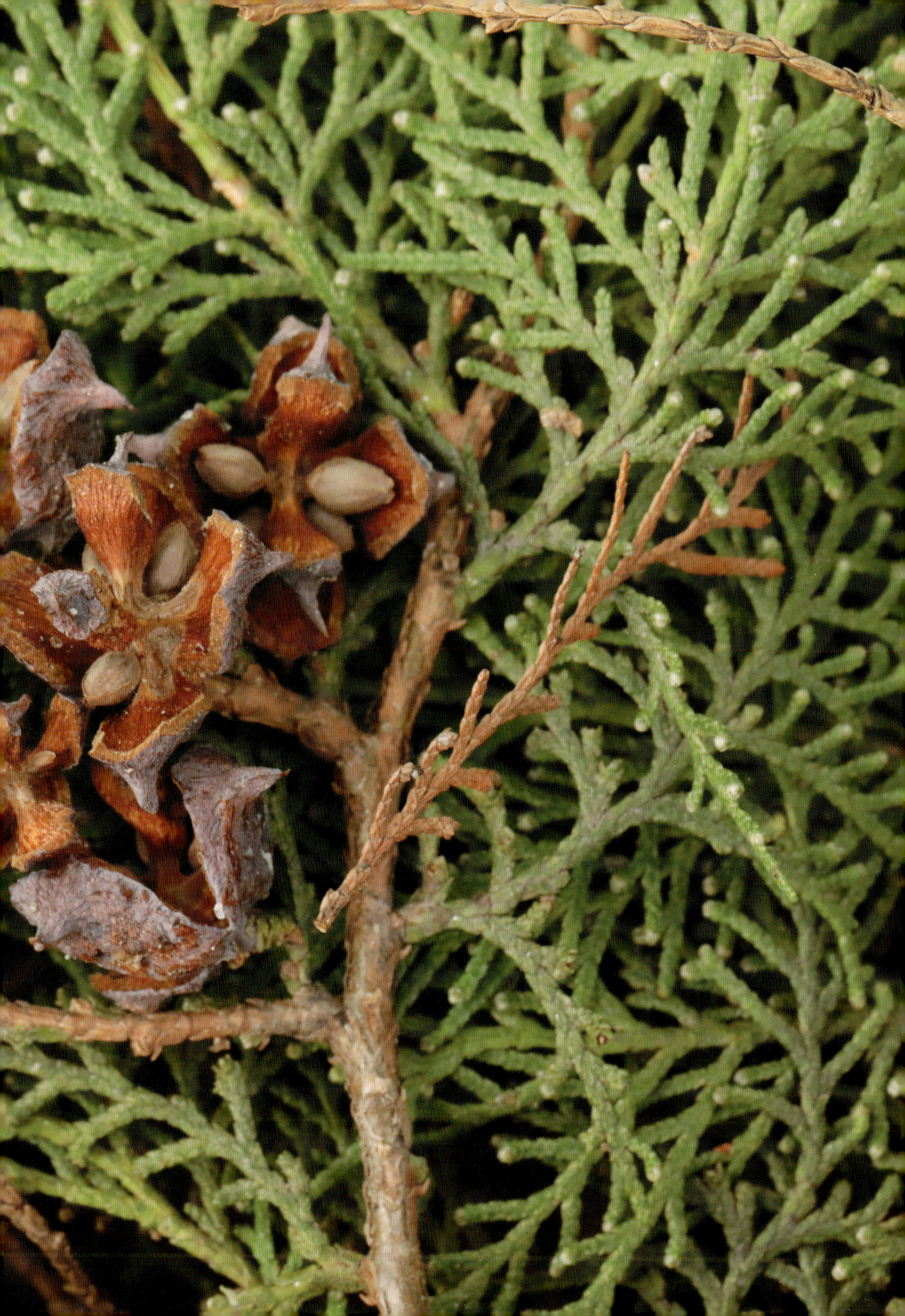

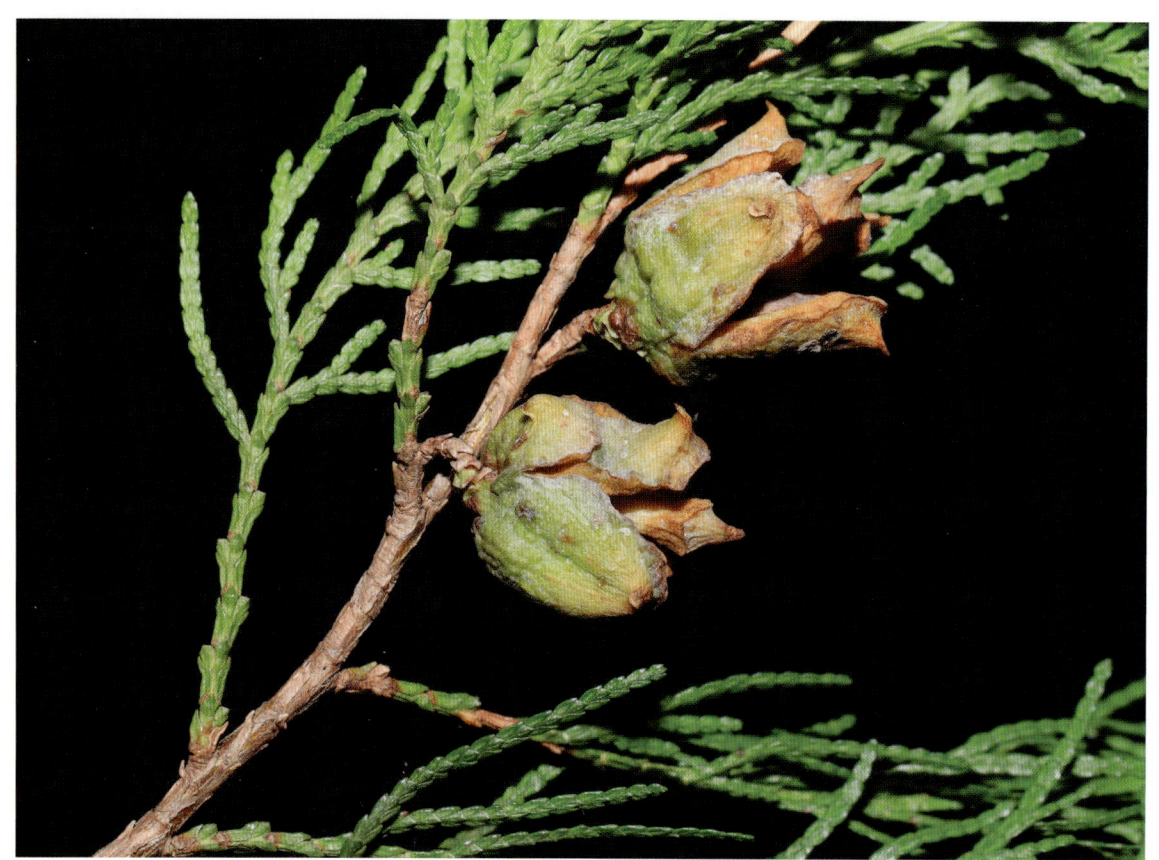

侧柏

药材鉴别

本品种仁长卵圆形至长椭圆形，长 3 ~ 7 mm，径 1.5 ~ 3 mm。新鲜品淡黄色或黄白色，久置则颜色变深而呈黄棕色，显油性。外包膜质内种皮，先端略光，圆三棱形，有深褐色的点，基部钝圆，颜色较浅。断面乳白色至黄白色，胚乳较发达，子叶 2 枚或更多，富油性。气微香，味淡而有油腻感。以粒饱满、黄白色、油性大而不泛油、无皮壳杂质者为佳。

功效主治

养心安神，润肠通便，止汗。主治阴血不足，心悸怔忡，虚烦失眠，遗精，阴虚盗汗，肠燥便秘。

用法用量

内服：10 ~ 30 g，煎汤；或研末，入丸、散服。外用：适量，酒浸取汁涂。

▌民族药方

1. 失眠多梦　柏子仁、五味子、地麦子、生地黄、白芍各 15 g，夜交藤 30 g，当归 6 g，甘草 6 g。水煎服。

2. 心神不宁，惊悸，不寐，烦躁　柏子仁 60 g，黄连 30 g，朱砂 15 g。共研为极细末，每服 3 ~ 5 g，水冲服，每日 2 次。

3. 鬼剃头（落发、掉发不生）　柏子仁 100 g。研细末，酒精 500 mL，浸泡 7 日，取液外涂。

4. 视力减退　柏子仁适量。加少量猪油蒸服。

5. 血淋　柏子仁 10 g。水煎服。

6. 蛔虫病　柏子仁 5 g。研细末，炒鸡蛋吃。

▌使用注意

不可久服、多服，易致胃脘不适及食欲减退。

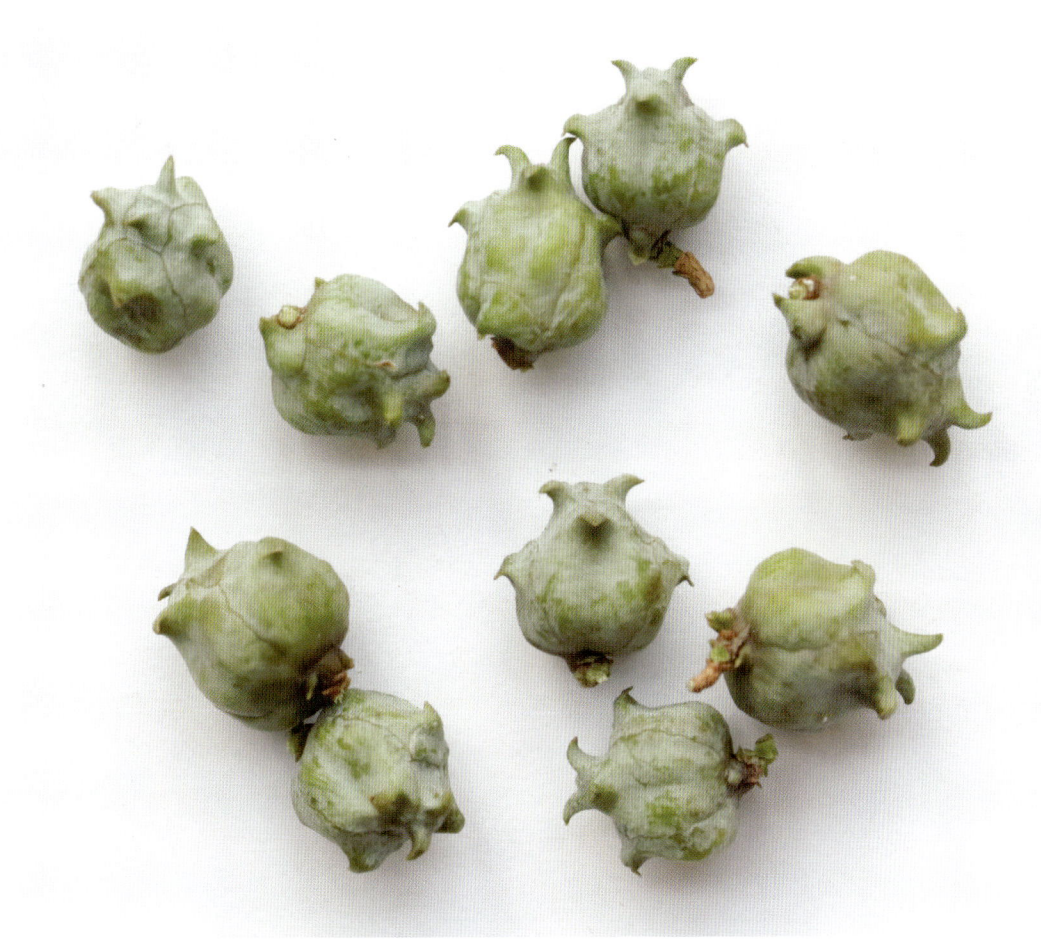

柏子仁

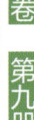

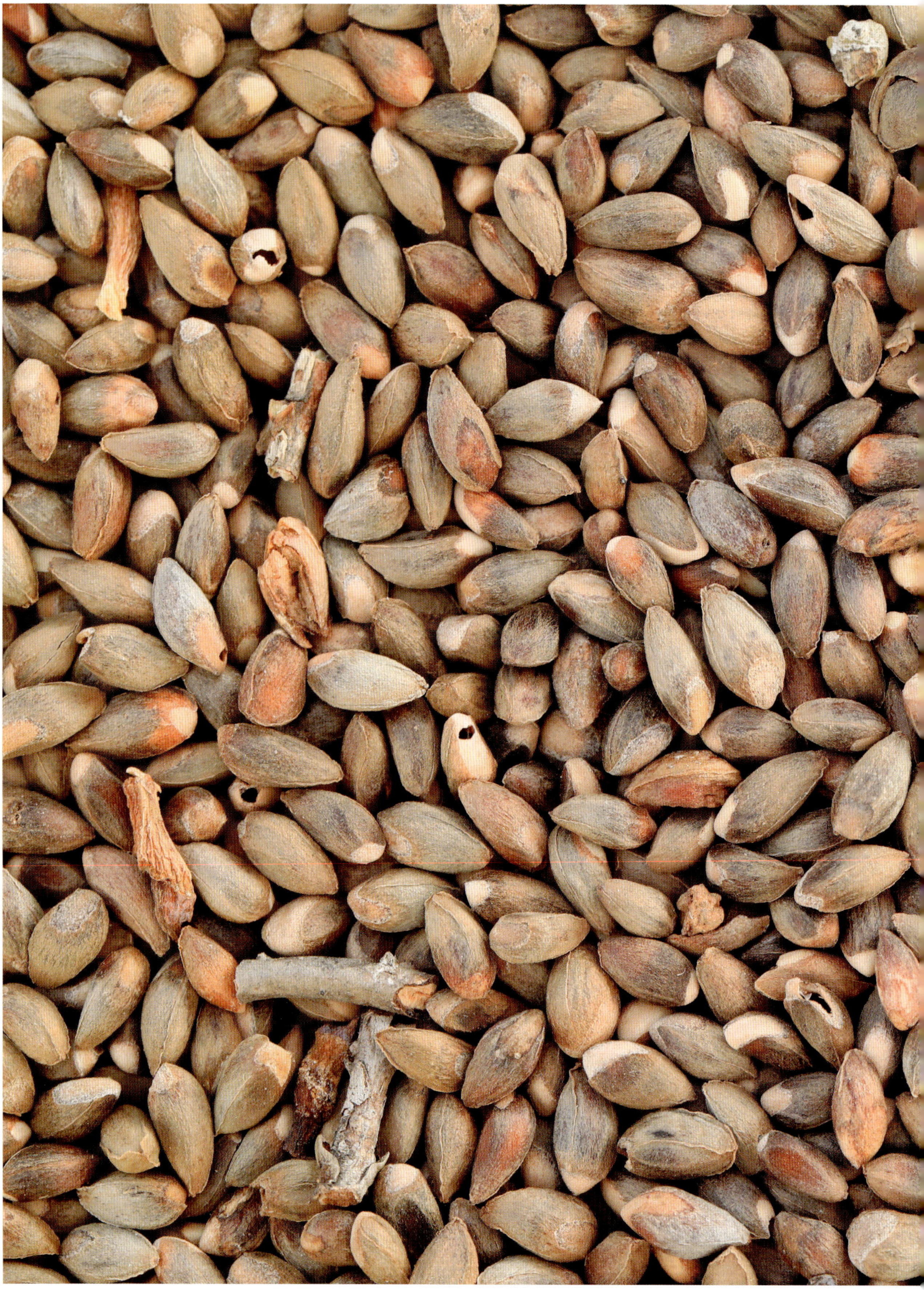

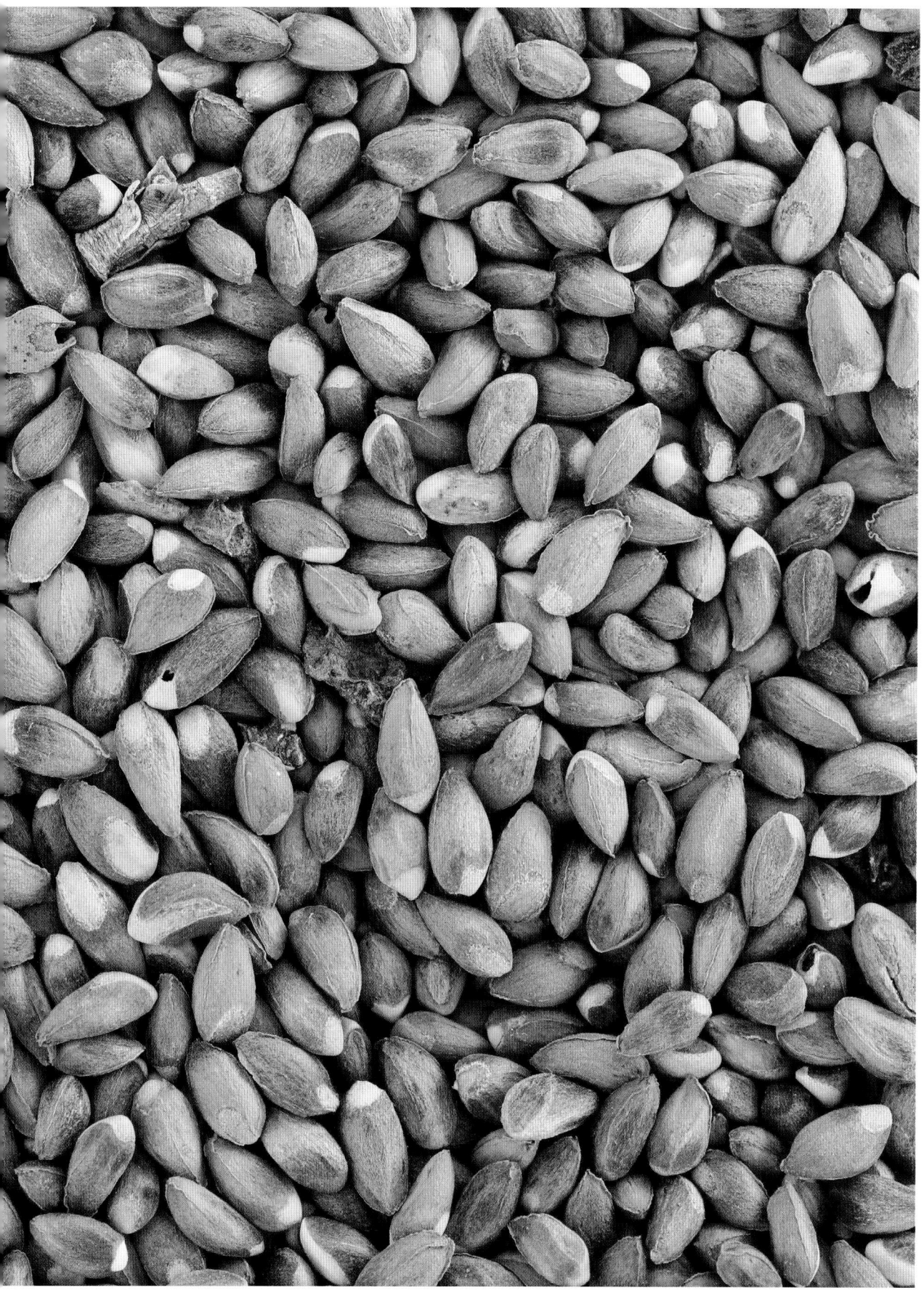

柏子仁药材

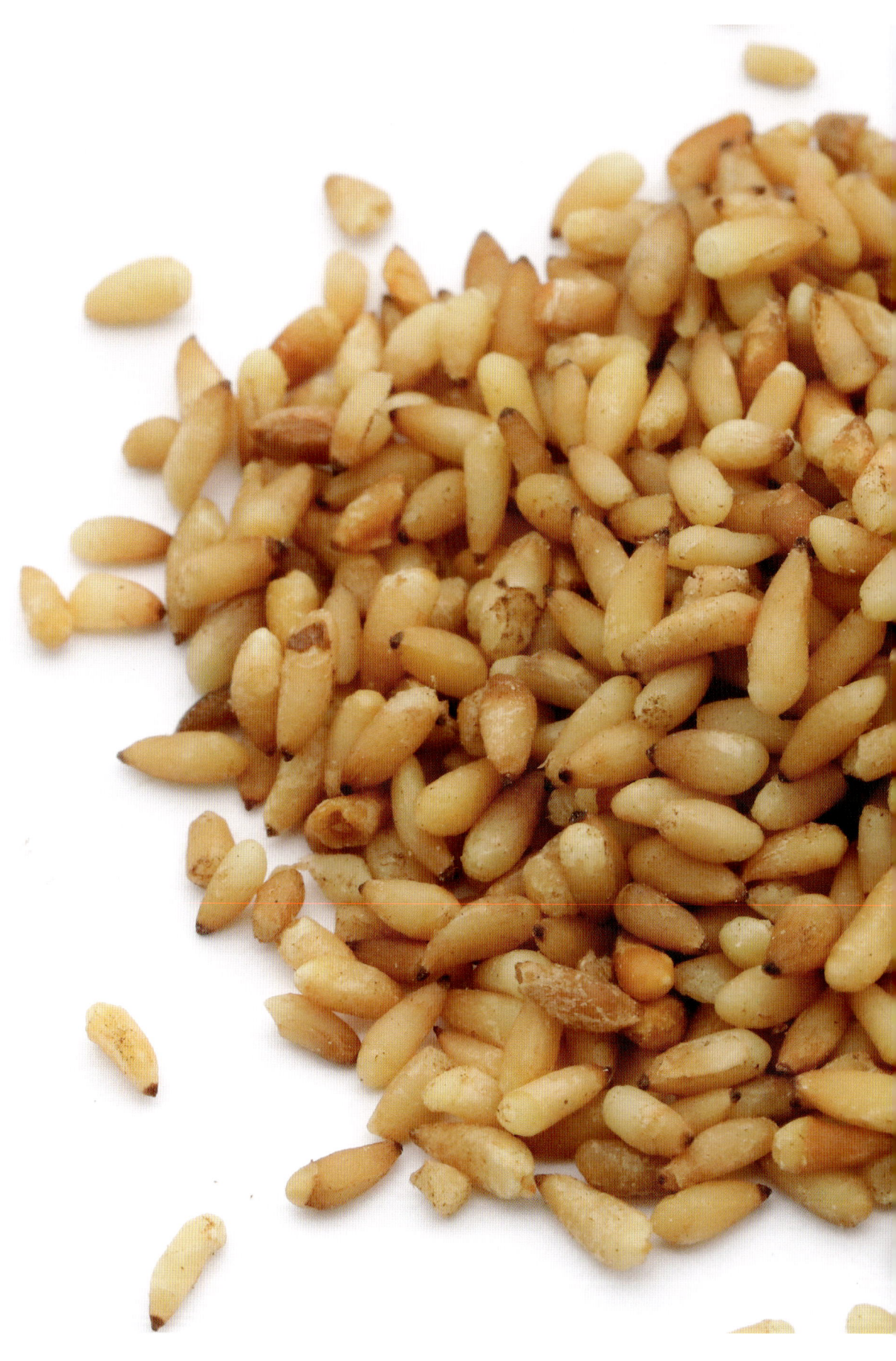

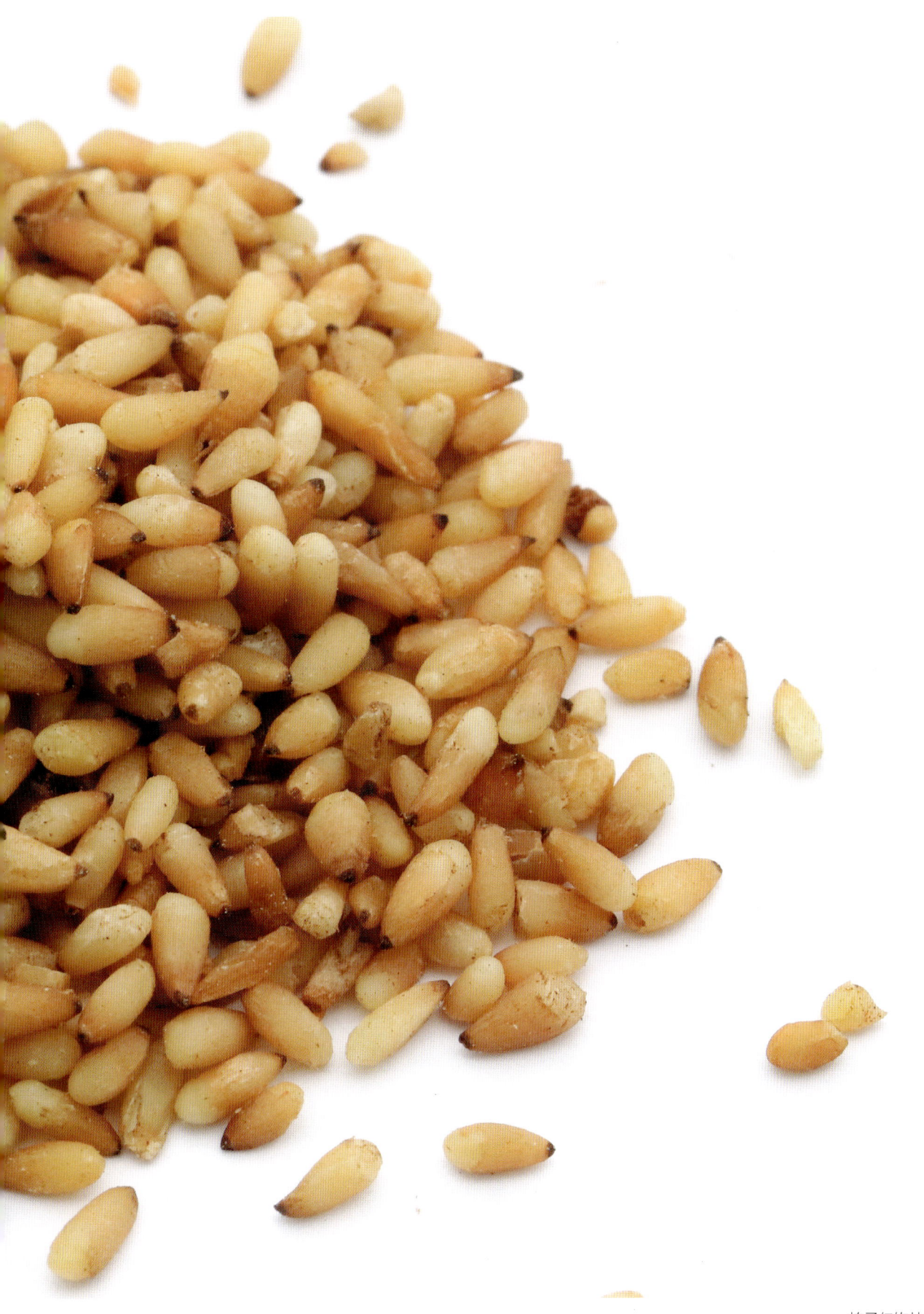

柏子仁饮片

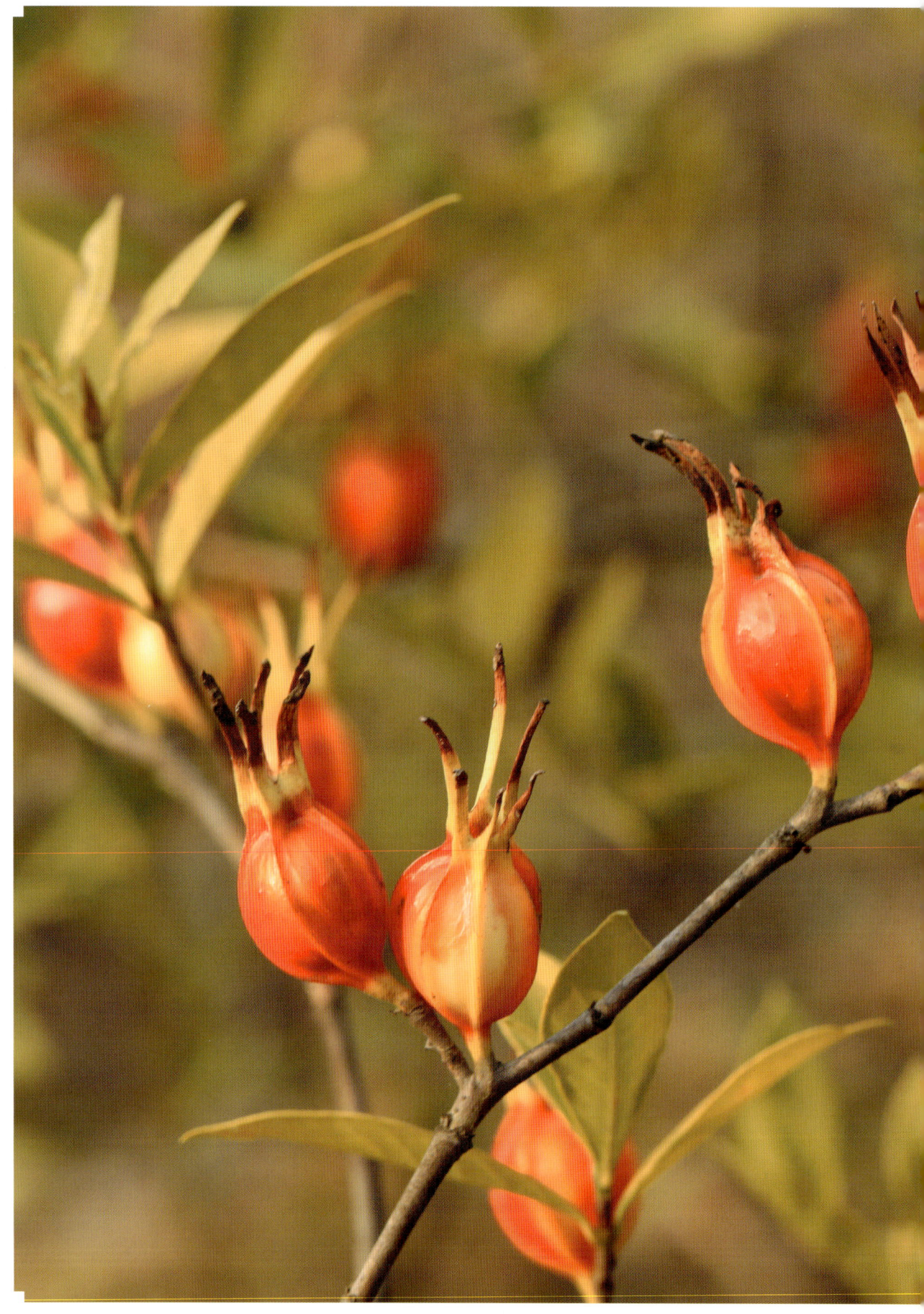

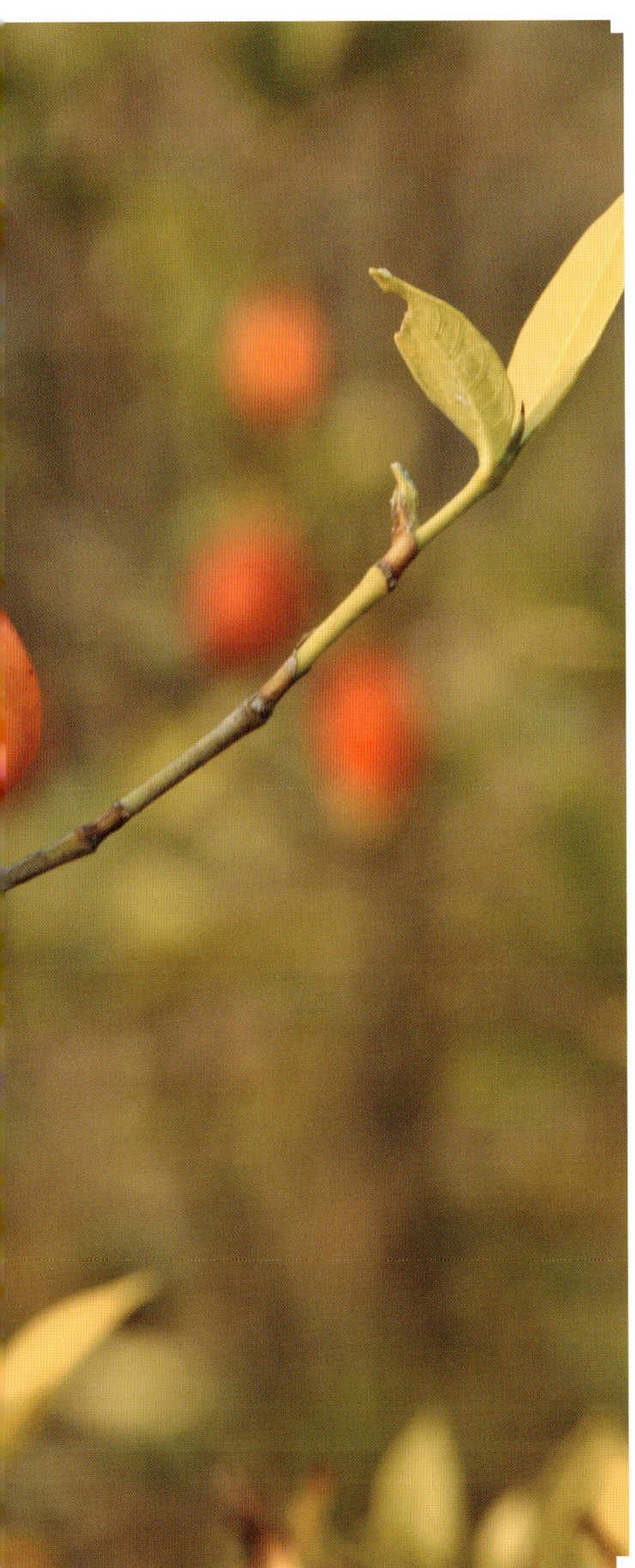

栀子

【水 药 名】梅乐。

【别　　名】山栀子、黄栀子、枝子。

【来　　源】本品为茜草科植物栀子 *Gardenia jasminoides Ellis* 的干燥成熟果实。

【性味归经】味苦，性寒。归心、肺、三焦经。

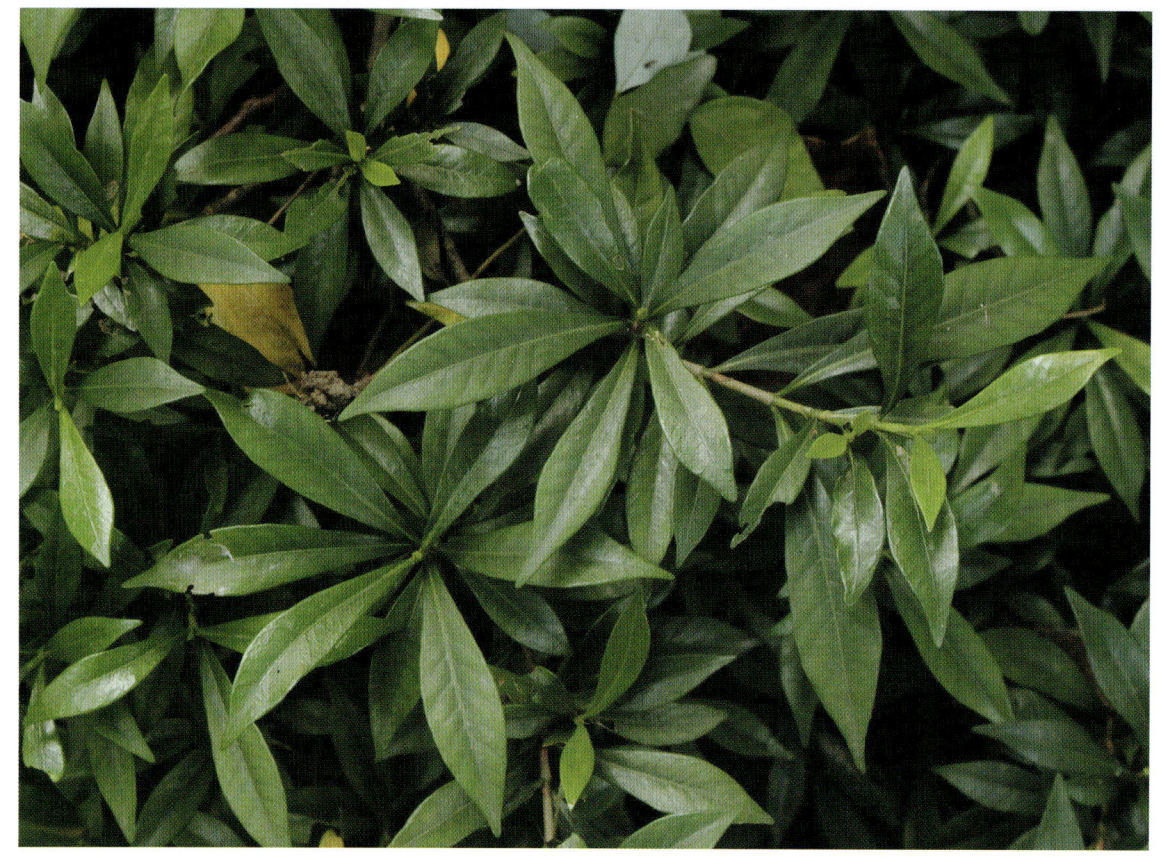

栀子

识别特征

　　常绿灌木，幼枝有细毛。叶对生或3叶轮生；托叶膜质，联合成筒状。叶片革质，椭圆形、倒卵形至广倒披针形，全缘，表面深绿色，有光泽，花单生于枝顶或叶腋，白色，香气浓郁；花萼绿色。圆筒形，有棱，花瓣卷旋，下部联合呈圆柱形，上部5～6裂；雄蕊通常6枚；子房下位，1室。浆果，壶状，倒卵形或椭圆形，肉质或革质，金黄色，有翅状纵棱5～8条。花期5—7月，果期8—11月。

生境分布

　　生长于山坡、路旁，南方各地有野生。分布于浙江、江西、湖南、福建、贵州等省。以江西产者为道地产品。

采收加工

　　9—11月果实成熟呈红黄色时采收，除去果梗及杂质，蒸至上汽或置沸水中略烫，取出干燥即得。

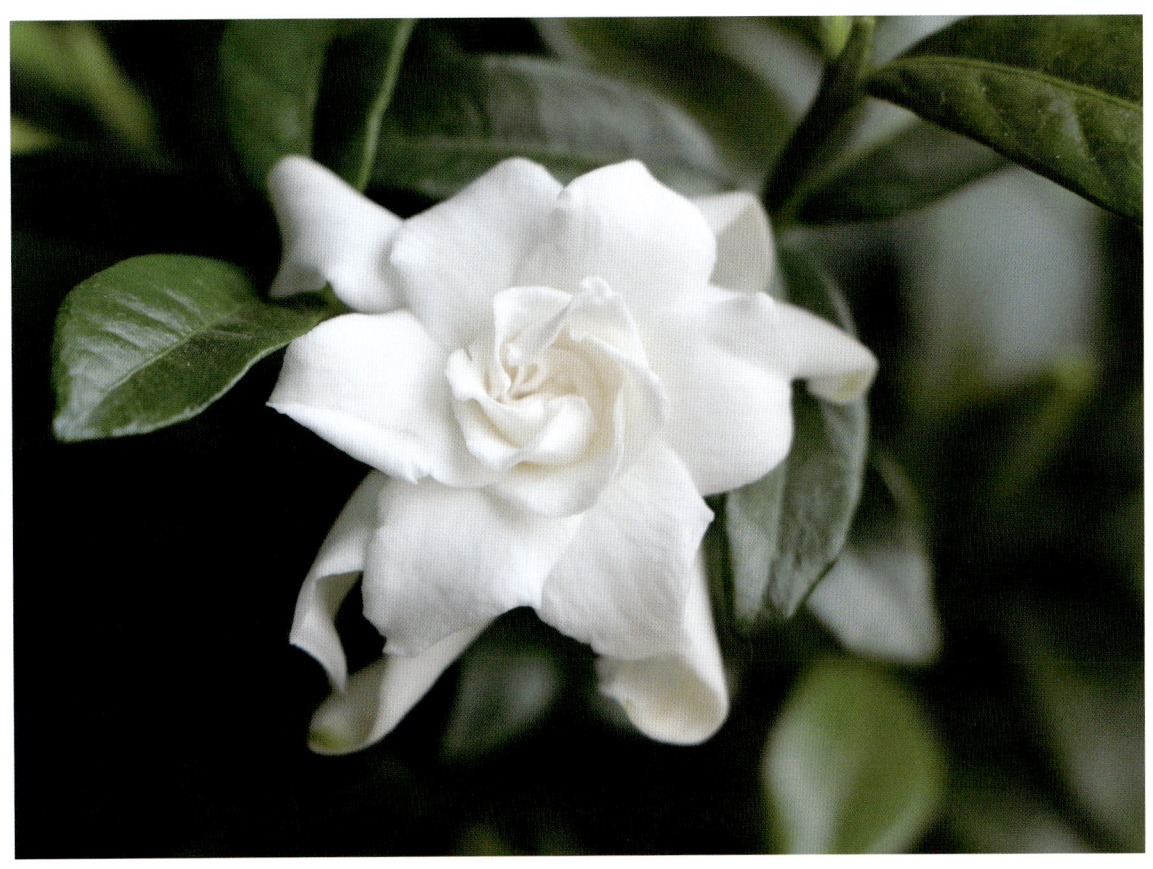

栀子

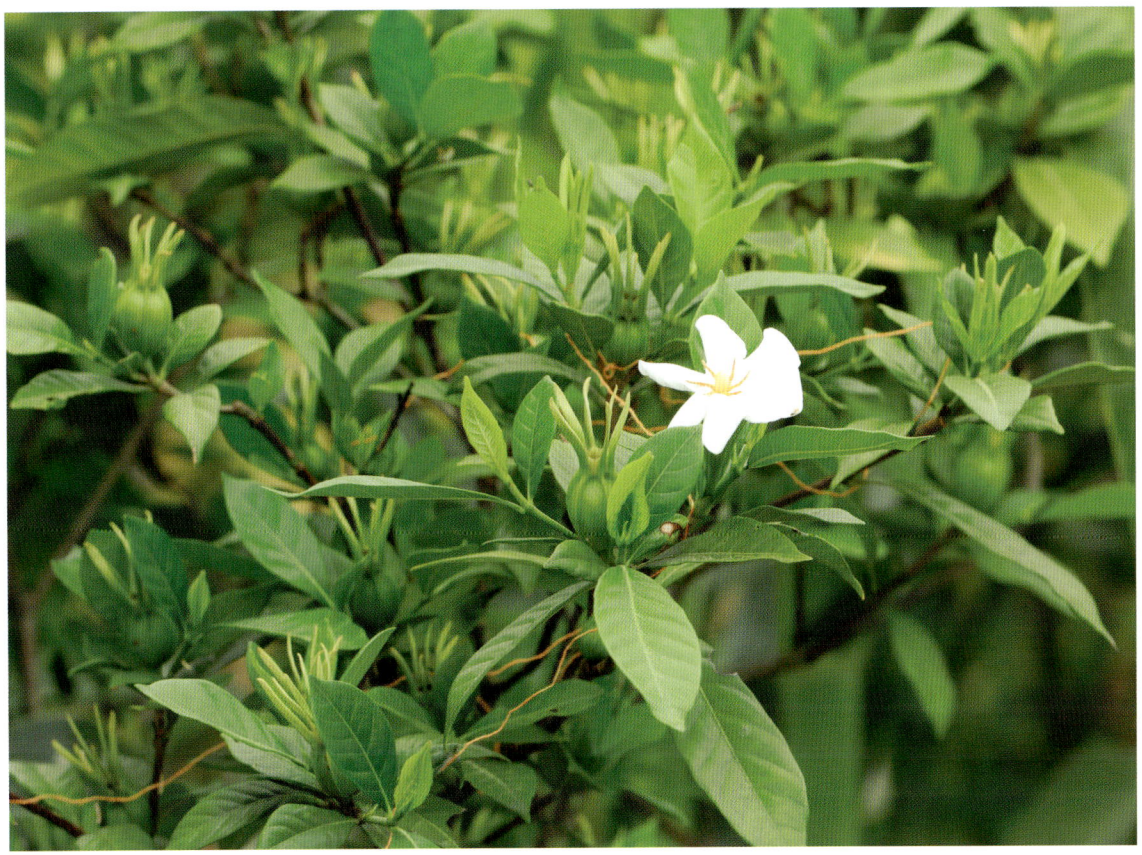

栀子

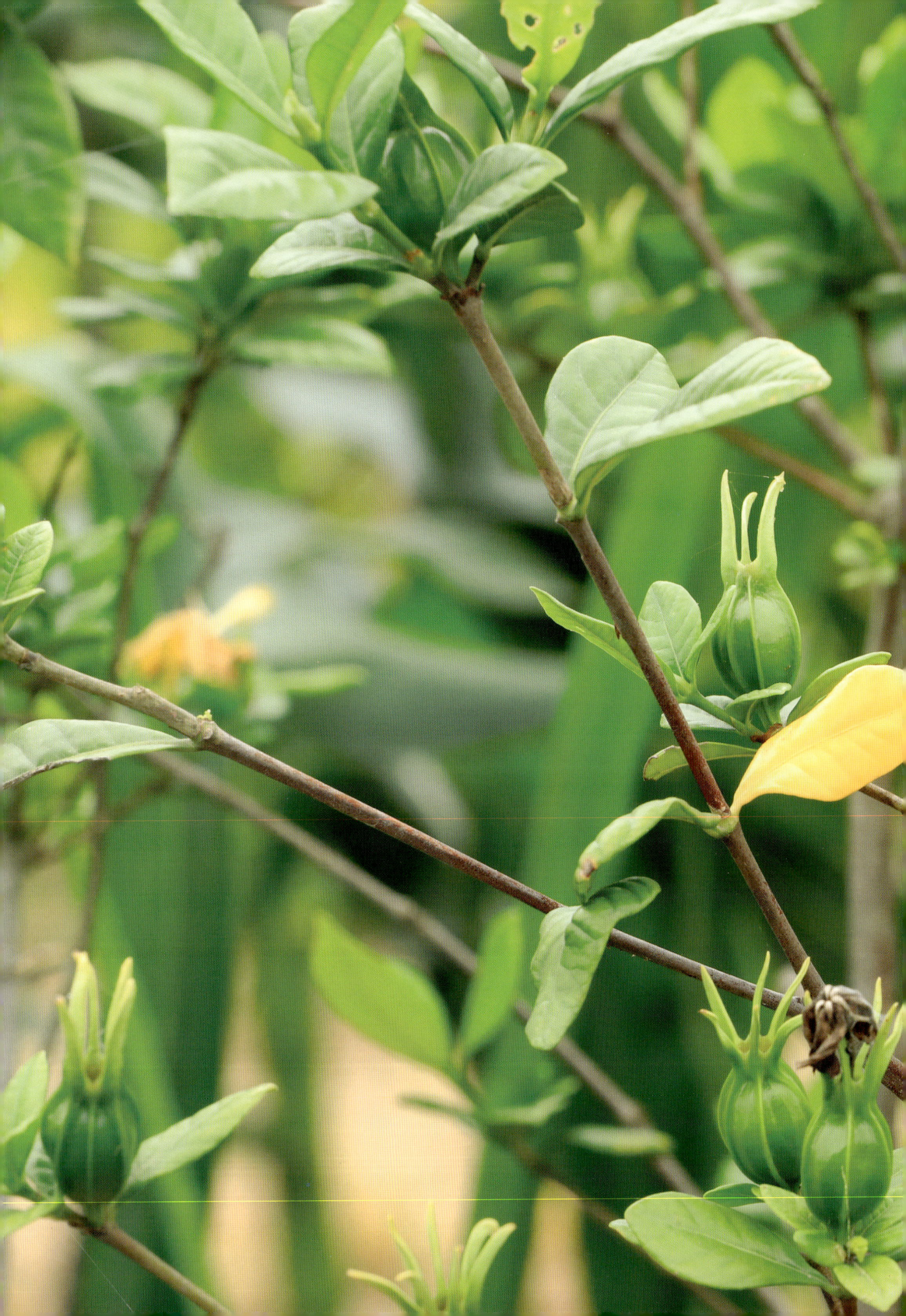

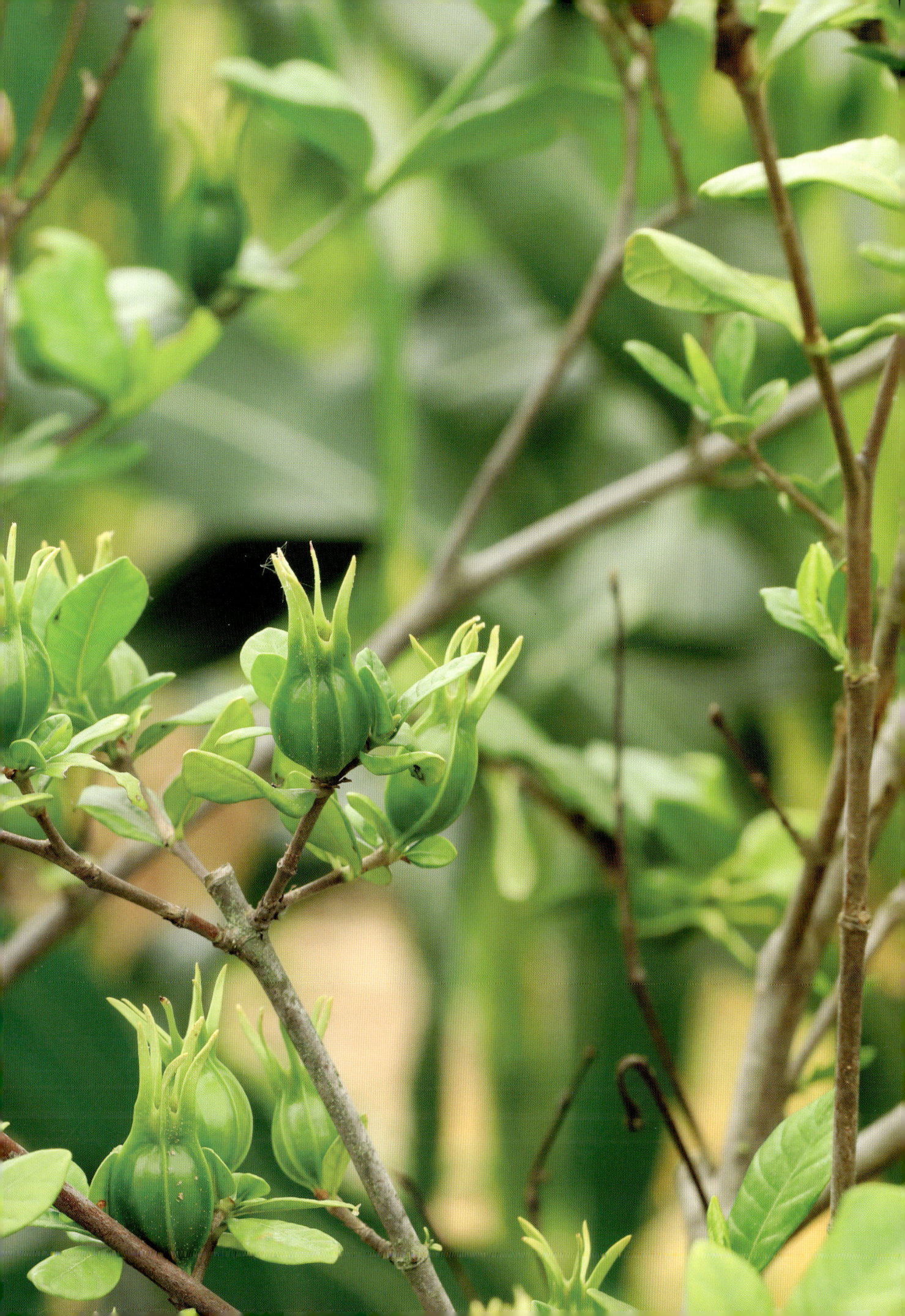

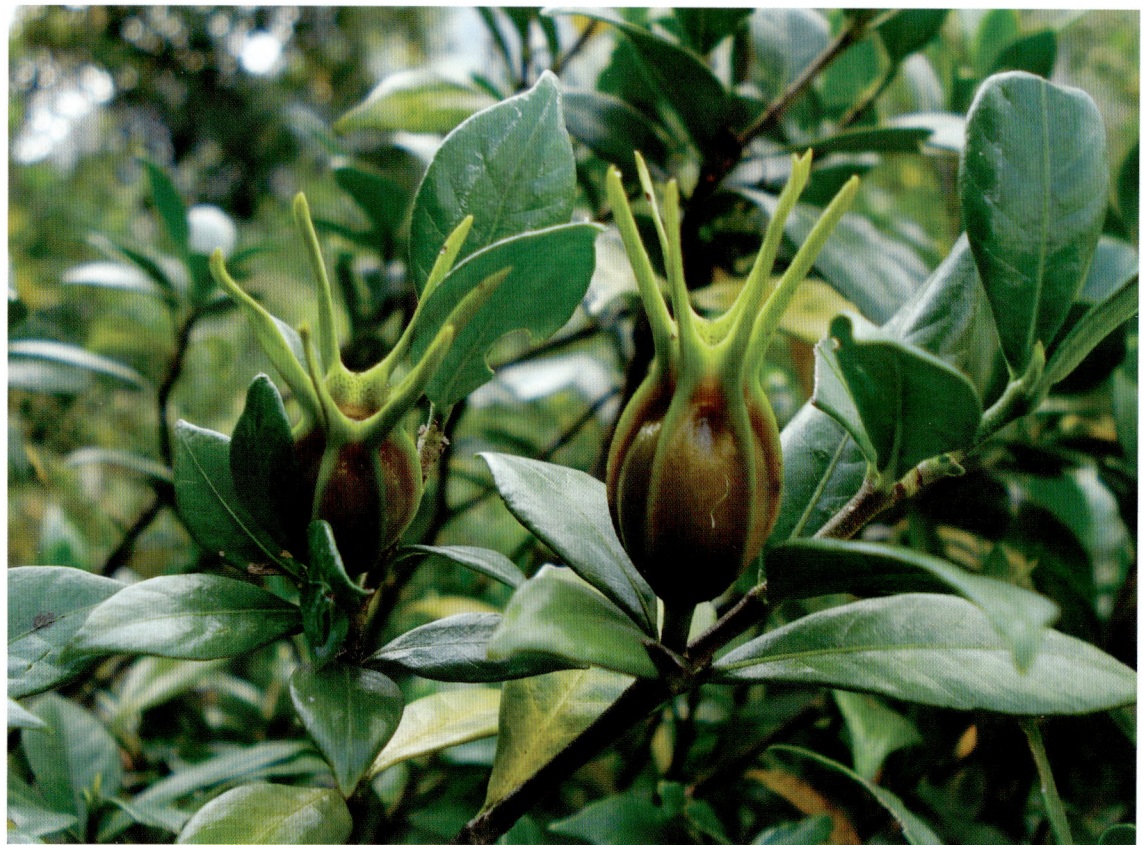

栀子

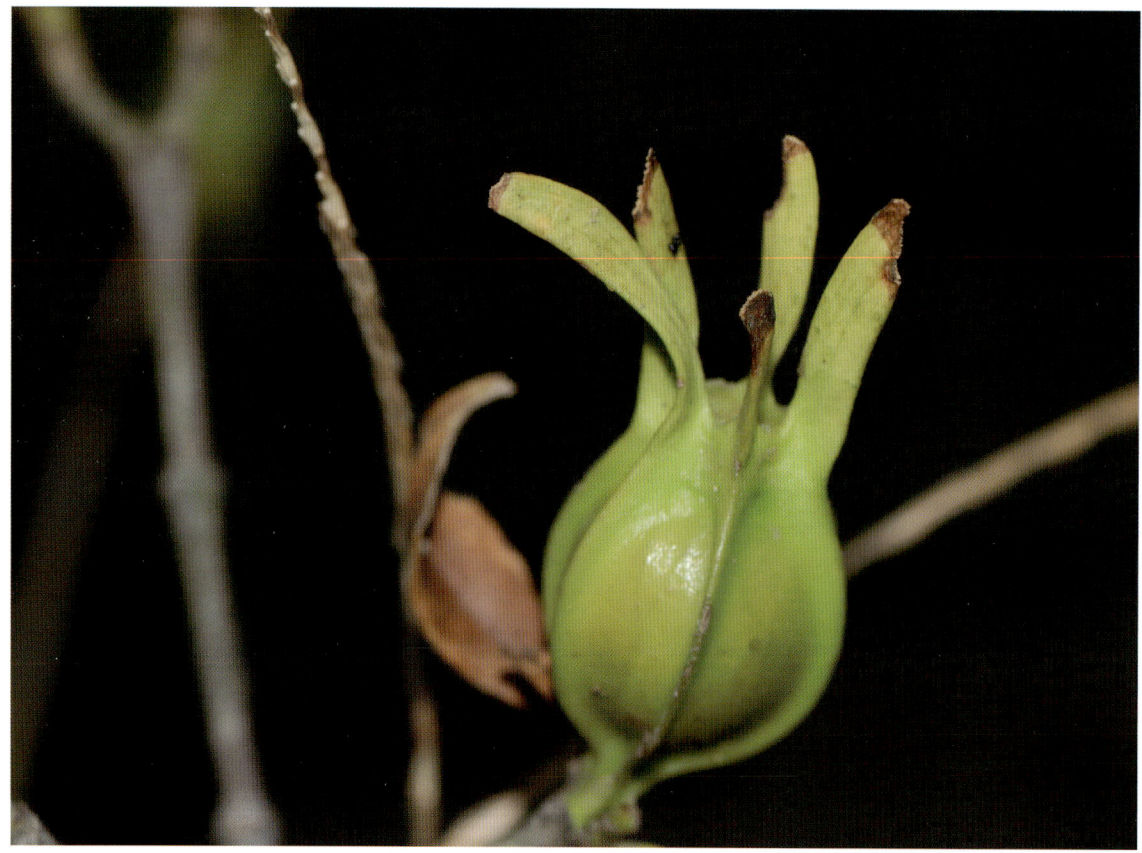

栀子

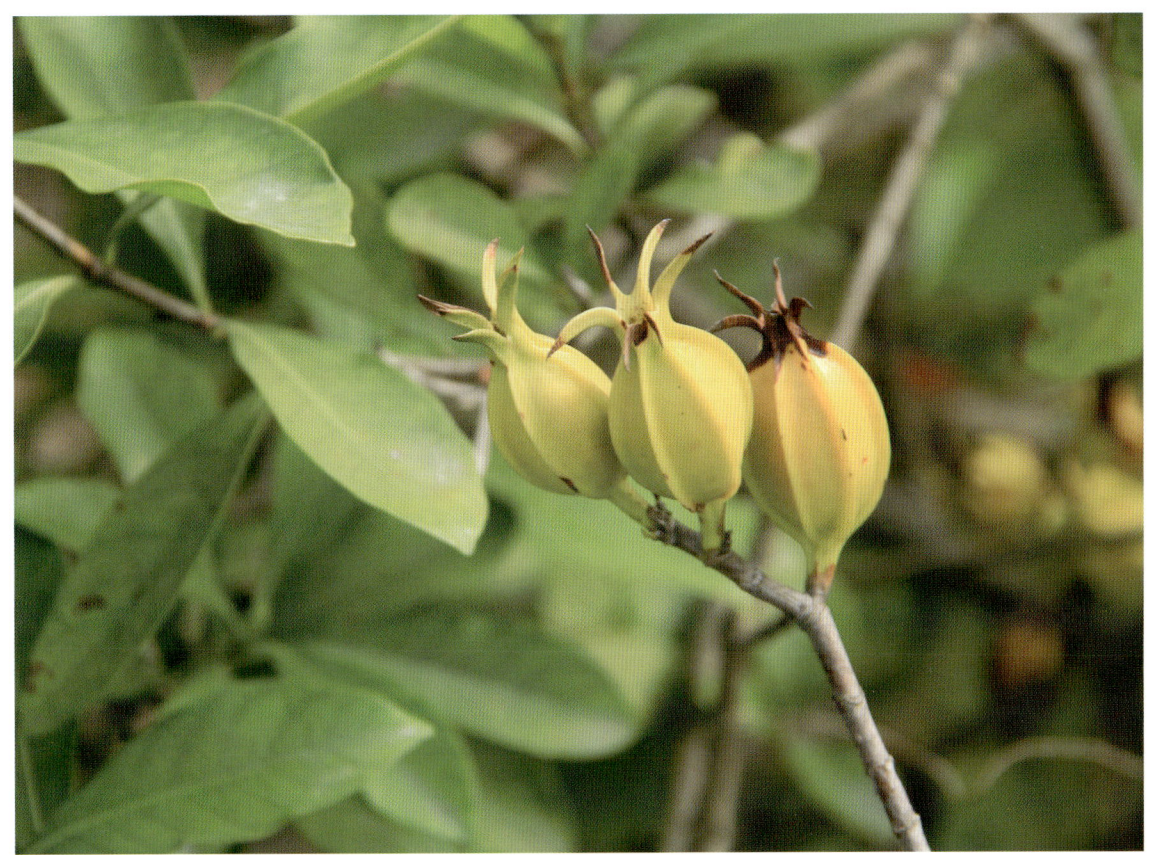

栀子

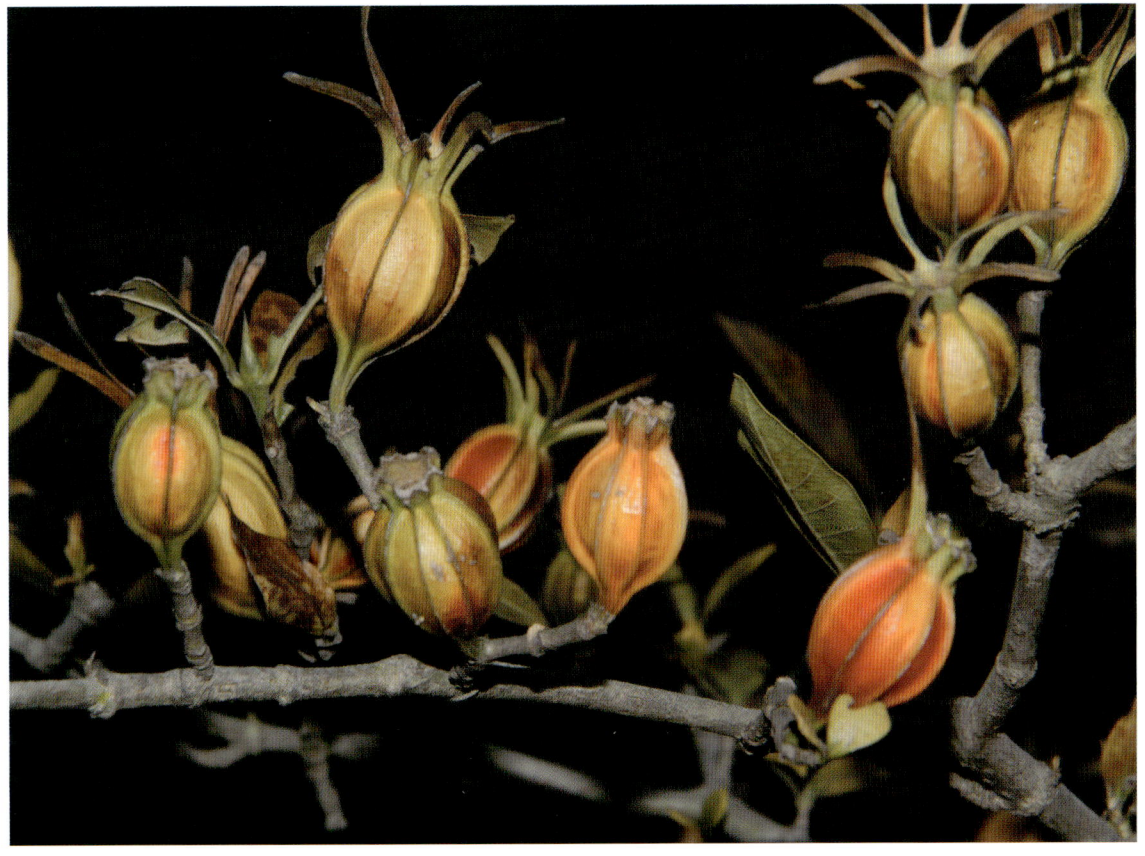

栀子

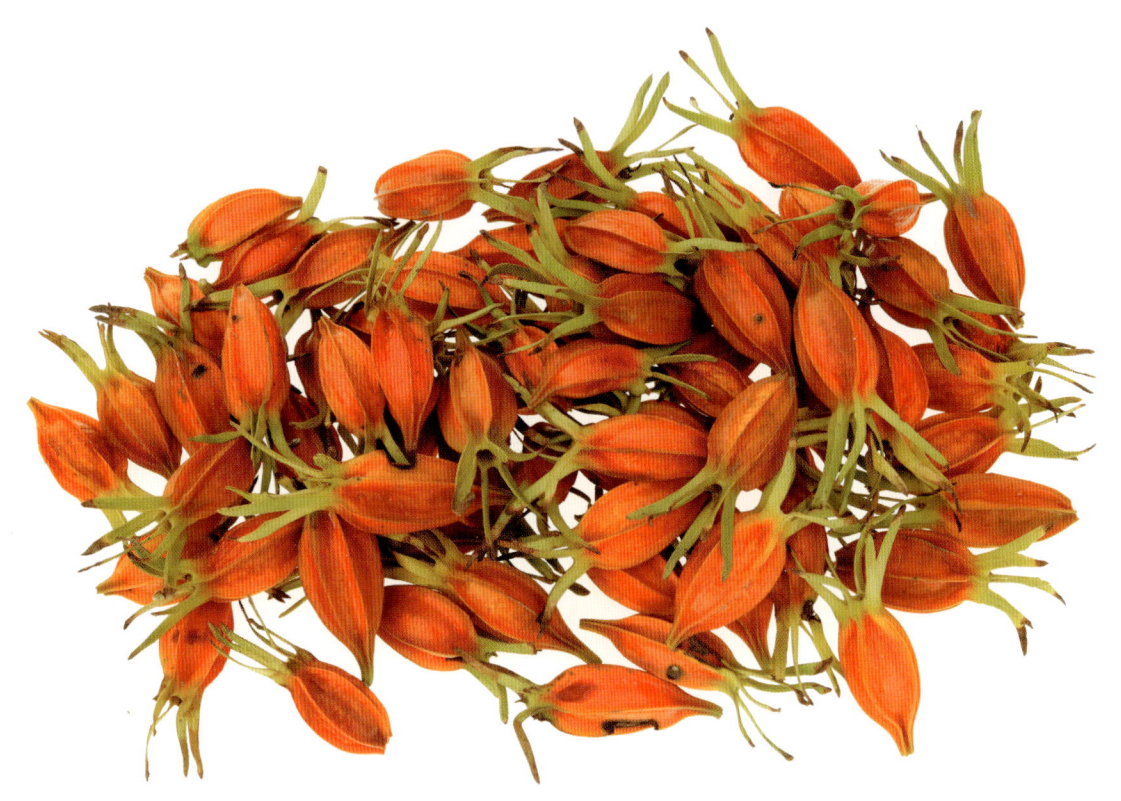

栀子

▋药材鉴别

　　本品果实倒卵形、椭圆形或长椭圆形，长 1.4 ~ 3.5 cm，直径 0.8 ~ 1.8 cm。表面红棕色或红黄色，微有光泽，有翅状纵棱 6 ~ 8 条，每二翅棱间有纵脉 1 条，先端有暗黄绿色残存宿萼，先端有 6 ~ 8 条长形裂片，裂片长 1 ~ 2.5 cm，宽 2 ~ 3 mm，多碎断，果实基部收缩成果柄状，末端有圆形果柄痕。果皮薄而脆，内表面鲜黄色或红黄色。有光泽，具隆起的假隔膜 2 ~ 3 条。折断面鲜黄色，种子多数，扁椭圆形或扁矩圆形，聚成球状团块，棕红色，表面有细而密的凹入小点，胚乳角质，胚长形，具心形子叶 2 片。气微，味微酸苦。以皮薄、饱满、色红黄者为佳。

▋功效主治

　　泻火除烦，清热利湿，凉血解毒，消肿止痛。主治热病虚烦不眠，湿热黄疸，淋病，消渴，目赤，咽痛，吐血，衄血，血痢，尿血，热毒疮疡，扭伤肿痛。

▋用法用量

　　内服：6 ~ 10 g，煎汤；或研末，入丸、散服。外用：生品适量，研末调敷。

民族药方

1. 黄疸肝炎 栀子、茵陈、大黄各 15 g，黄连 6 g，黄芩、秦皮、柴胡、甘草各 10 g，龙胆 5 g。水煎服。

2. 手足扭伤 栀子适量。研细末，加鸡蛋清调敷。

3. 血淋涩痛 栀子、滑石各适量。葱汤下。

4. 热毒下血 栀子 30 枚。水 1500 mL，煎取 500 mL，去滓服。

5. 小便不通 栀子仁 27 枚，盐少许，独头大蒜 1 枚。捣烂，摊纸花上贴脐；或涂阴囊上，良久即通。

6. 急性胰腺炎 栀子、牡丹皮、木香、厚朴、延胡索各 25 g，大黄、赤芍各 40 g，芒硝 15 g。取上方药用水 800 mL，煎取药汁约 500 mL。轻者每日 1 剂，分 2 次服用。

7. 毛囊炎 栀子、穿心莲粉各 15 g，冰片 2 g，凡士林 100 g。调匀外涂，每日 2 次。

8. 结节性红斑 栀子 20 g，赤芍粉 10 g，凡士林 100 g。调匀外涂，每日 2 次。

9. 软组织挫伤 栀子粉适量。用食醋或凉茶调成糊状，外涂患处，干后即换。

10. 脓疱疮 栀子 9 g，黄芩、黄柏各 12 g，黄连 15 g。煎取药汁，口服，每服 1 剂。

11. 痛风性关节炎 栀子、黄柏、白术、云苓、苦参、猪苓、桂枝、泽泻、苍术、茵陈各 10 g。加水煎 2 次，每次加水 500 mL，煎取药汁 150 mL，共煎药汁 300 mL，混匀备用，每日 1 剂，分 2 次服用。1 周为 1 个疗程，连服 2 ~ 3 个疗程。

使用注意

脾虚便溏、食少者忌用。

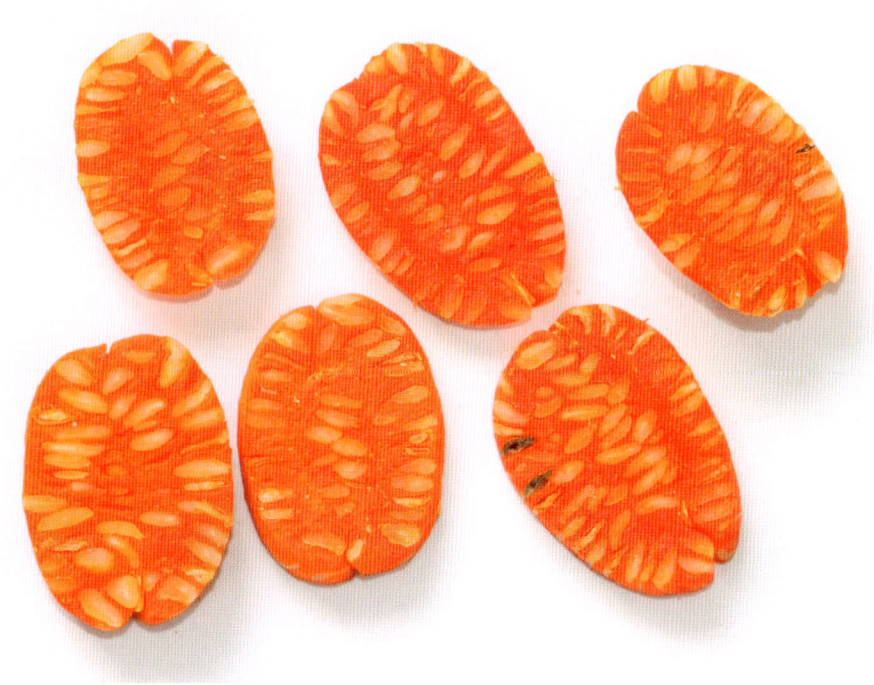

栀子药材

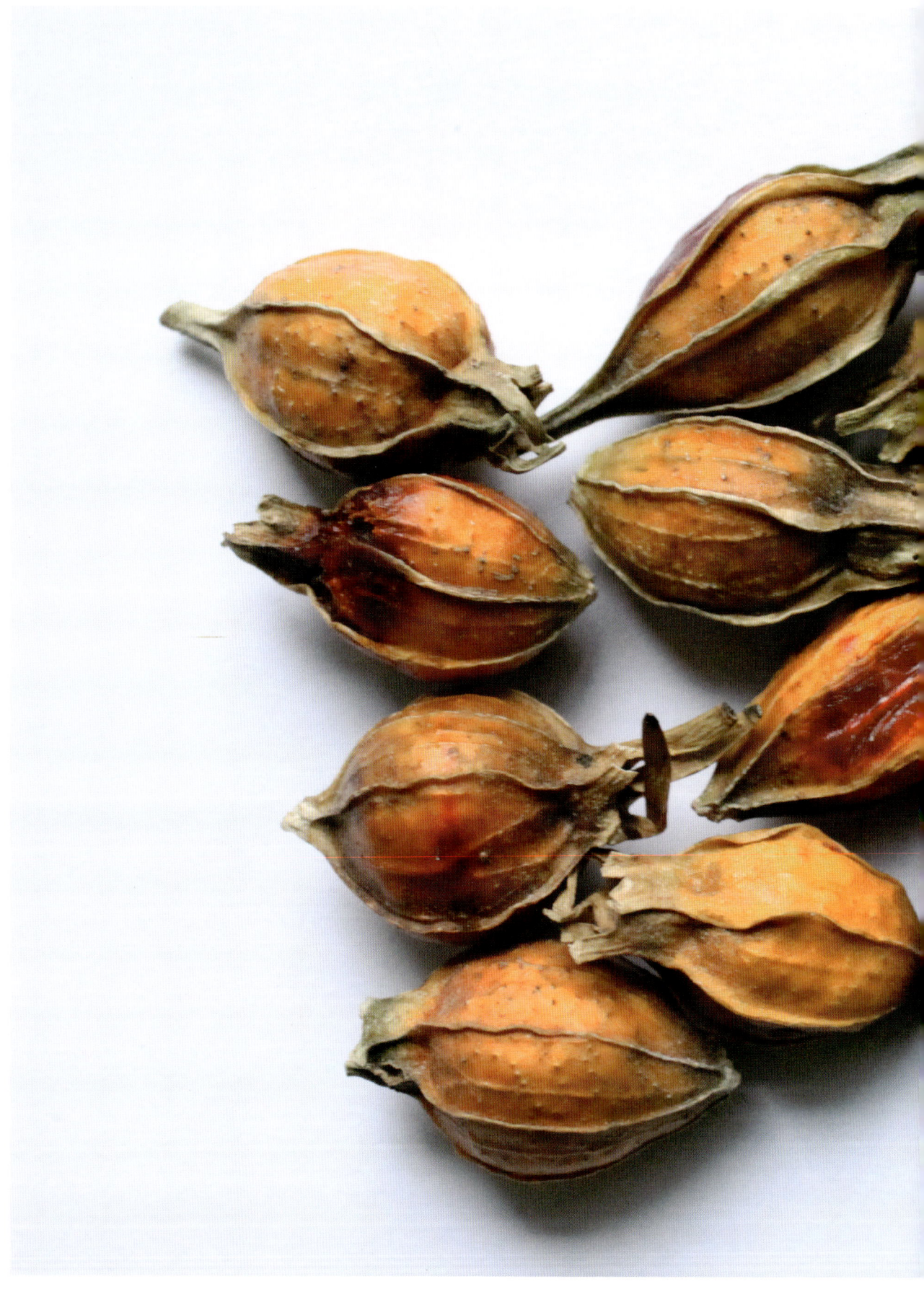

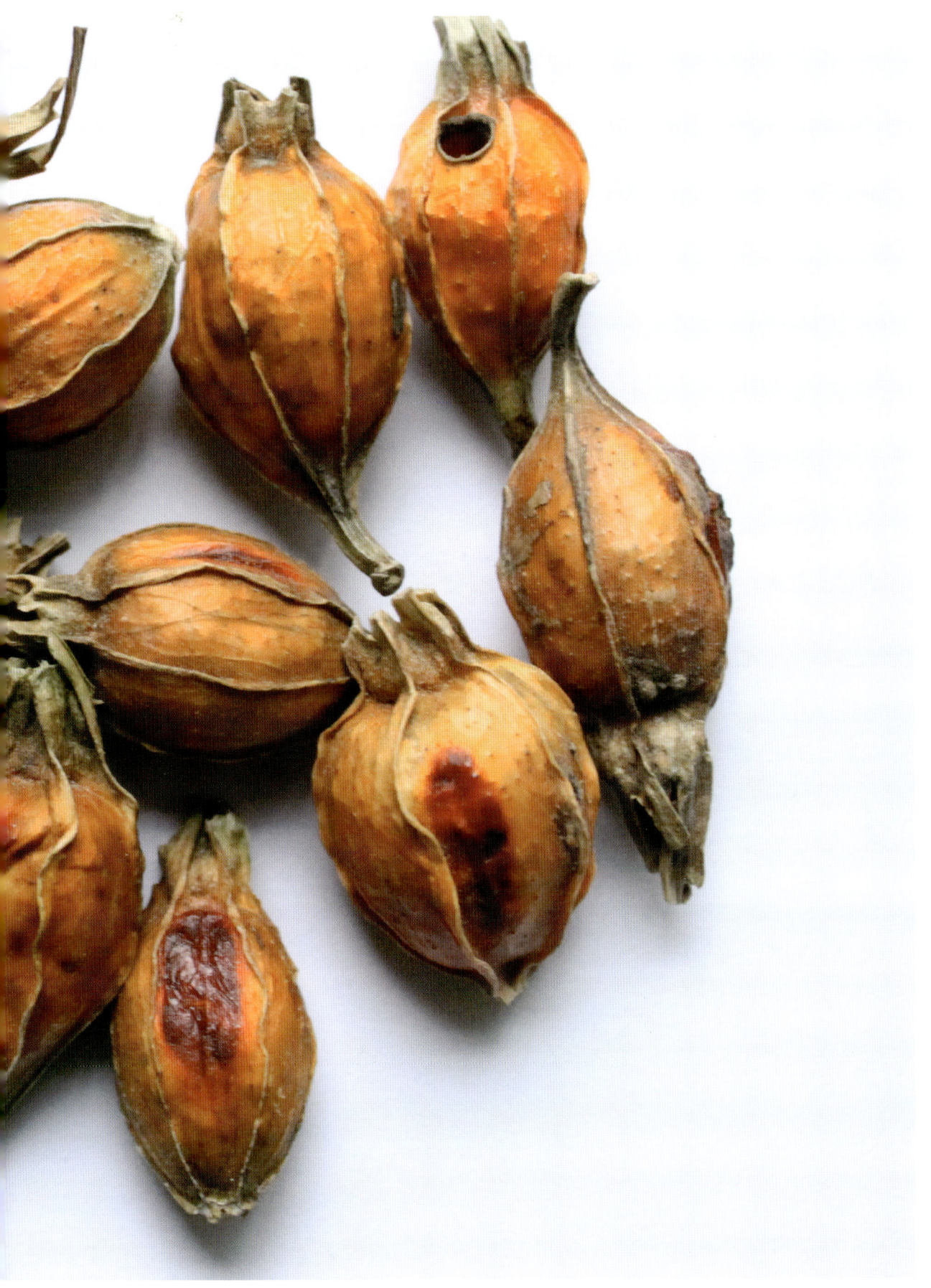

栀子饮片

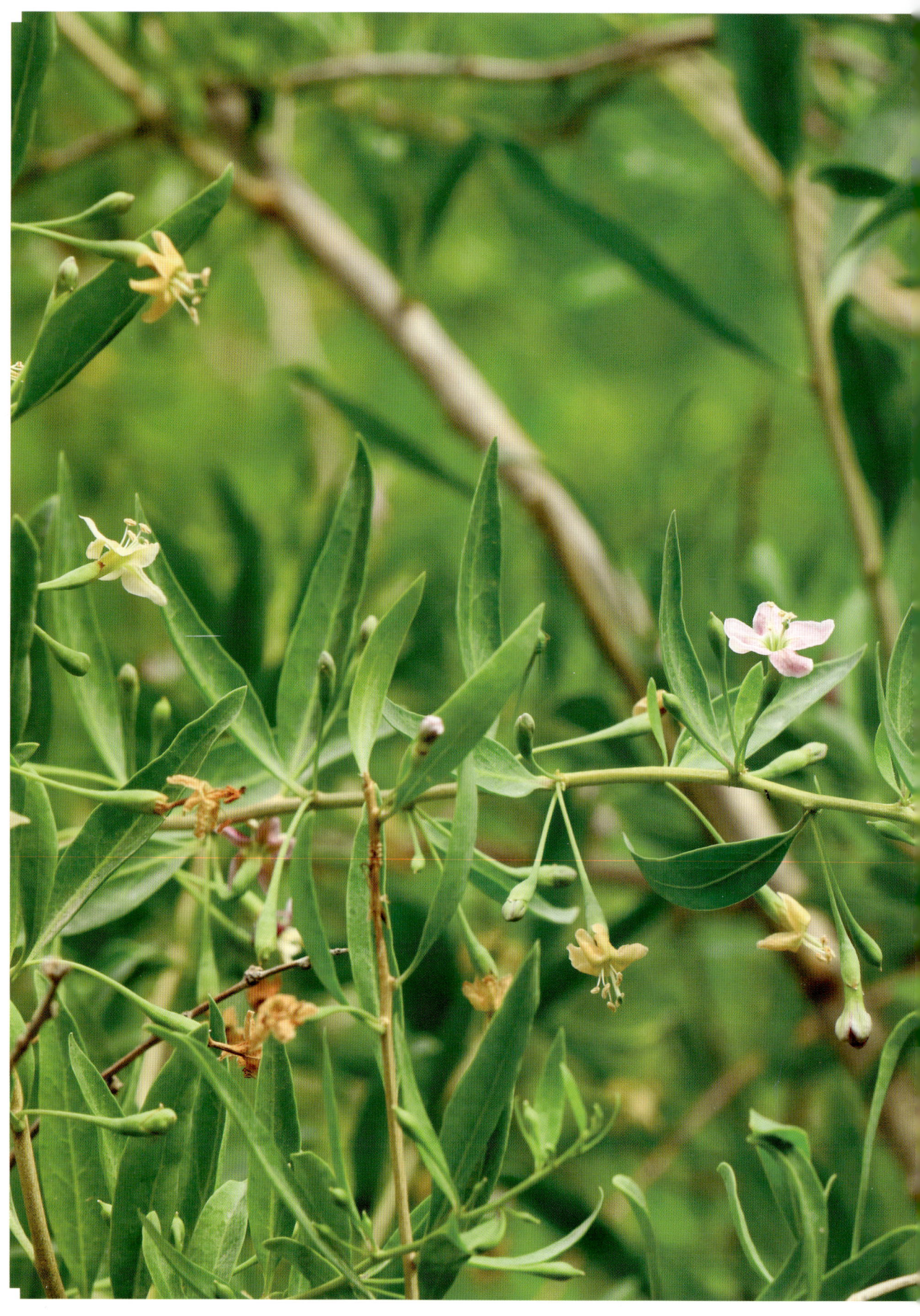

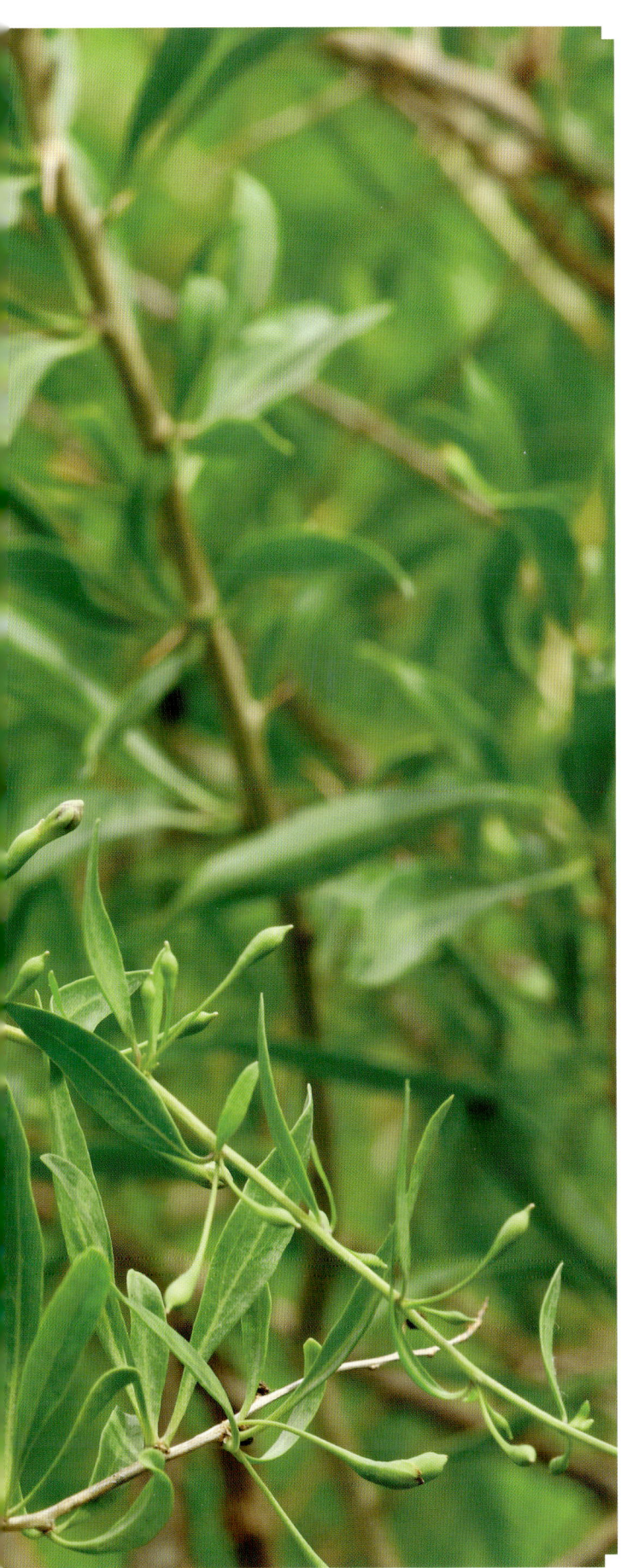

枸杞子

【水 药 名】骂赌发。

【别　　名】杞子、苟起子、狗奶子、枸杞果、血枸子、枸杞豆、血杞子。

【来　　源】本品为茄科植物宁夏枸杞 *Lycium barbarcu* L. 的干燥成熟果实。

【性味归经】味甘，性平。归肝、肾经。

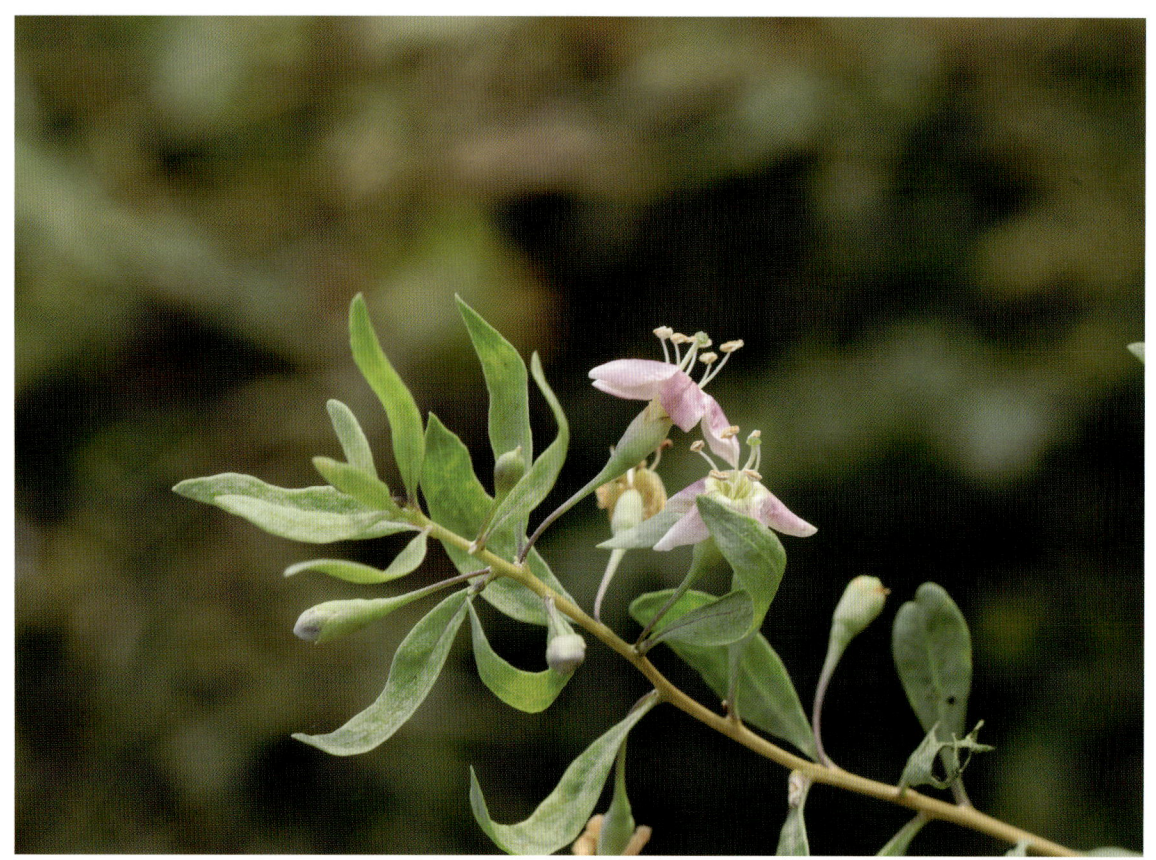

宁夏枸杞

识别特征

灌木或经栽培后而成小乔木状，高 2 ~ 3 m。主枝数条，粗壮，果枝细长；外皮淡灰黄色，刺状枝短而细，生于叶腋，长 1 ~ 4 cm。叶互生，或数片丛生于短枝上；叶柄短；叶片狭倒披针形、卵状披针形或卵状长圆形，长 2 ~ 8 cm，宽 0.5 ~ 3 cm，先端尖，基部楔形或狭楔形而下延成叶柄，全缘，上面深绿色，下面淡绿色，无毛。花腋生，通常 1 ~ 2 朵簇生，或 2 ~ 5 朵簇生于短枝上；花萼钟状，长 4 ~ 5 mm，先端 2 ~ 3 深裂；花冠漏斗状，管部长约 8 mm，先端 5 裂，裂片卵形，长约 5 mm；粉红色或淡紫红色，具暗紫色脉纹，管内雄蕊着生处之上方有一轮柔毛；雄蕊 5；雌蕊 1，子房长圆形，2 室，花柱线形，柱头头状。浆果卵圆形、椭圆形或阔卵形，长 8 ~ 20 mm，直径 5 ~ 10 mm，红色或橘红色。种子多数，近圆肾形而扁平。花期 5—10 月，果期 6—10 月。

生境分布

生长于山坡、田野向阳干燥处。分布于宁夏、内蒙古、甘肃、贵州等地，新疆等地也有少量生产，以宁夏产者质地最优，有"中宁枸杞甲天下"之美誉。

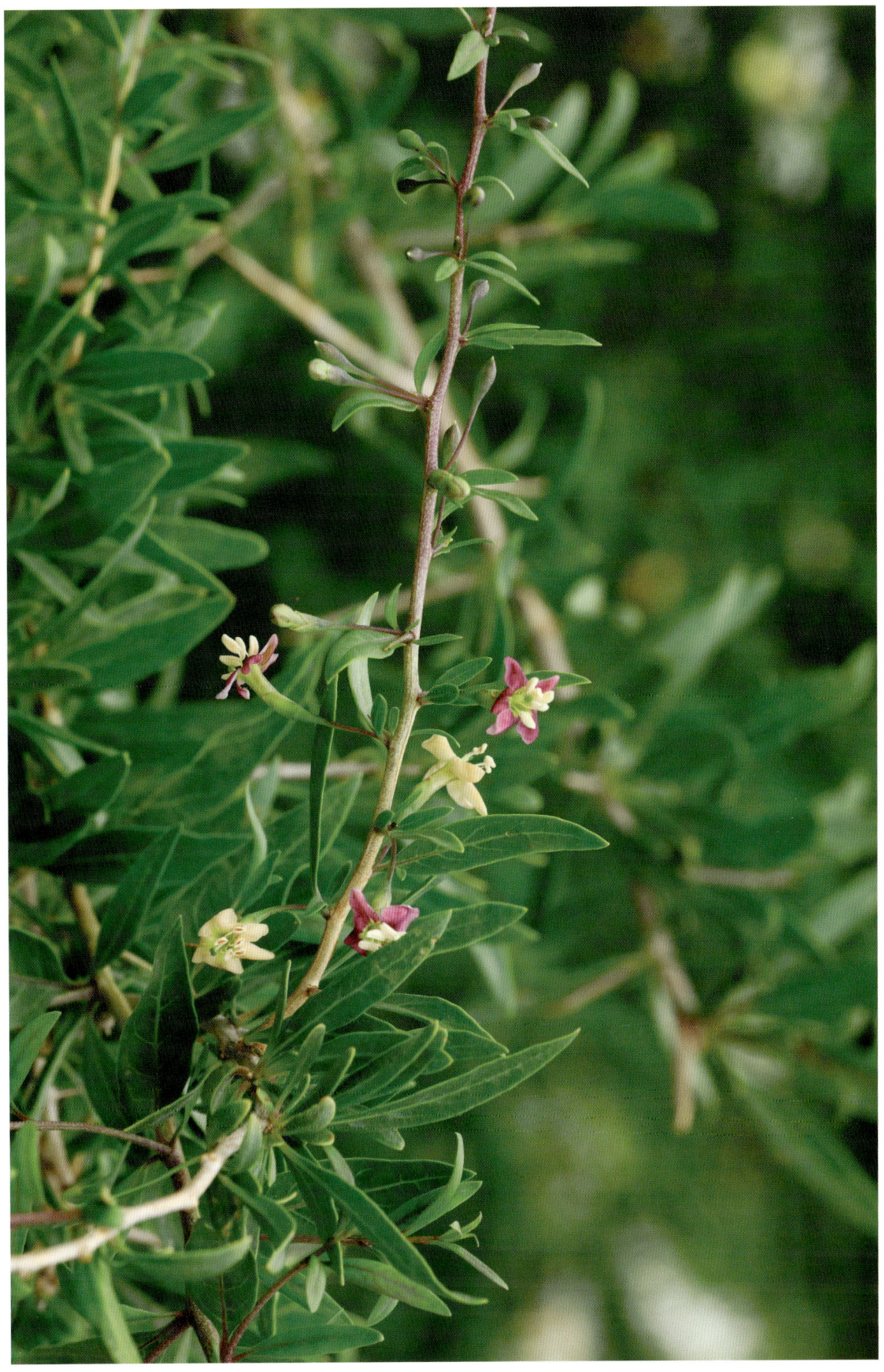

宁夏枸杞

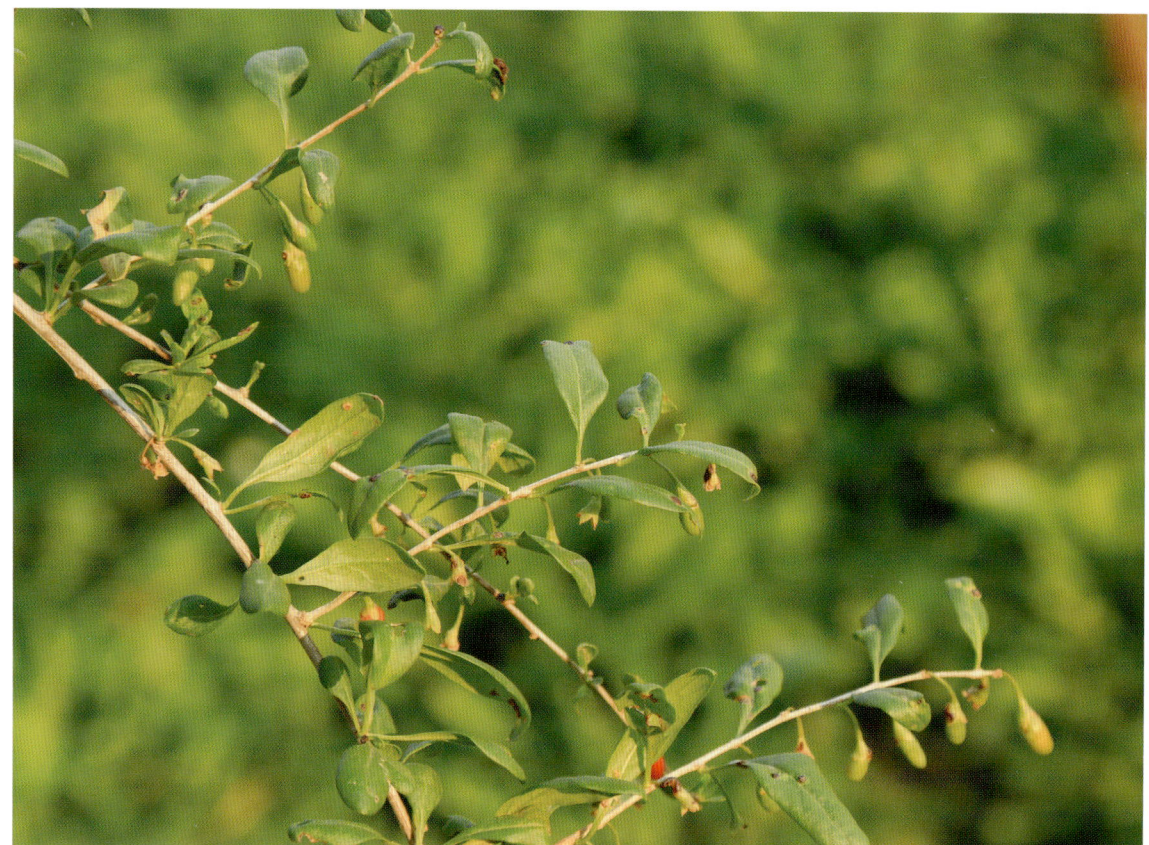

宁夏枸杞

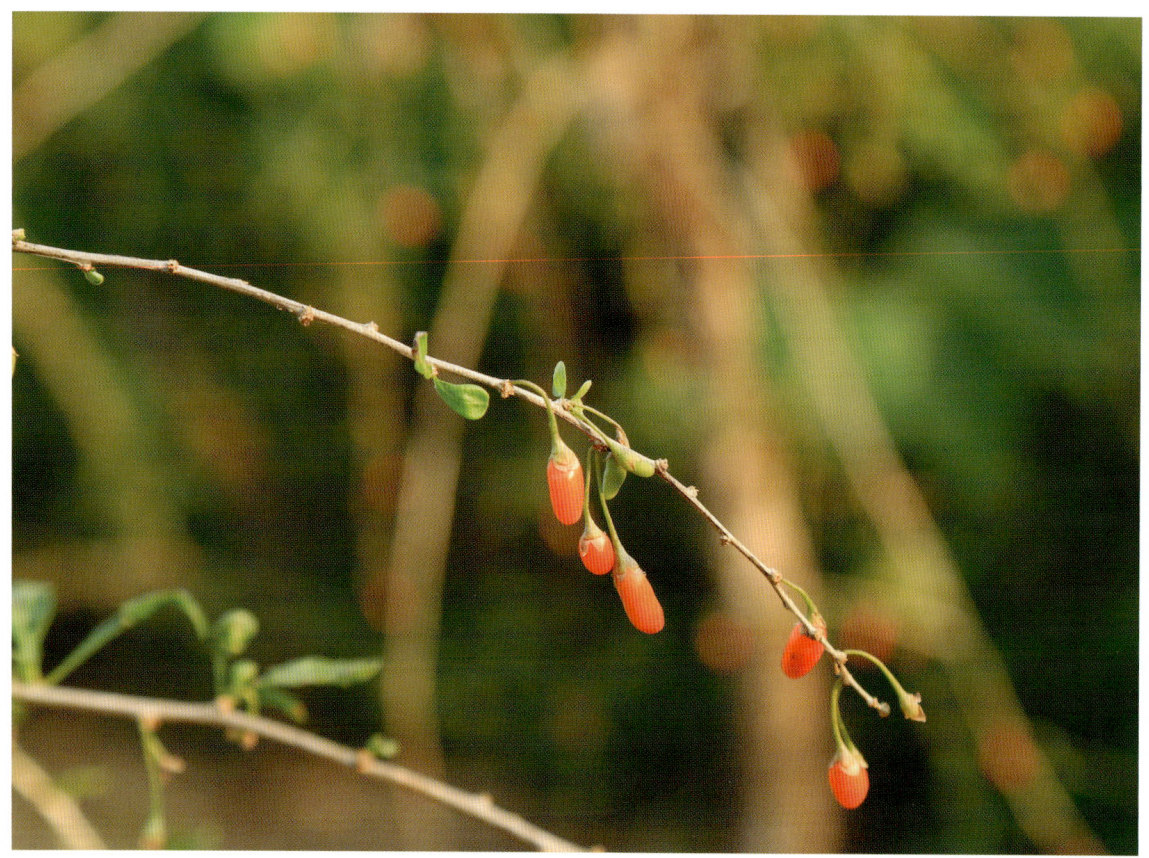

宁夏枸杞

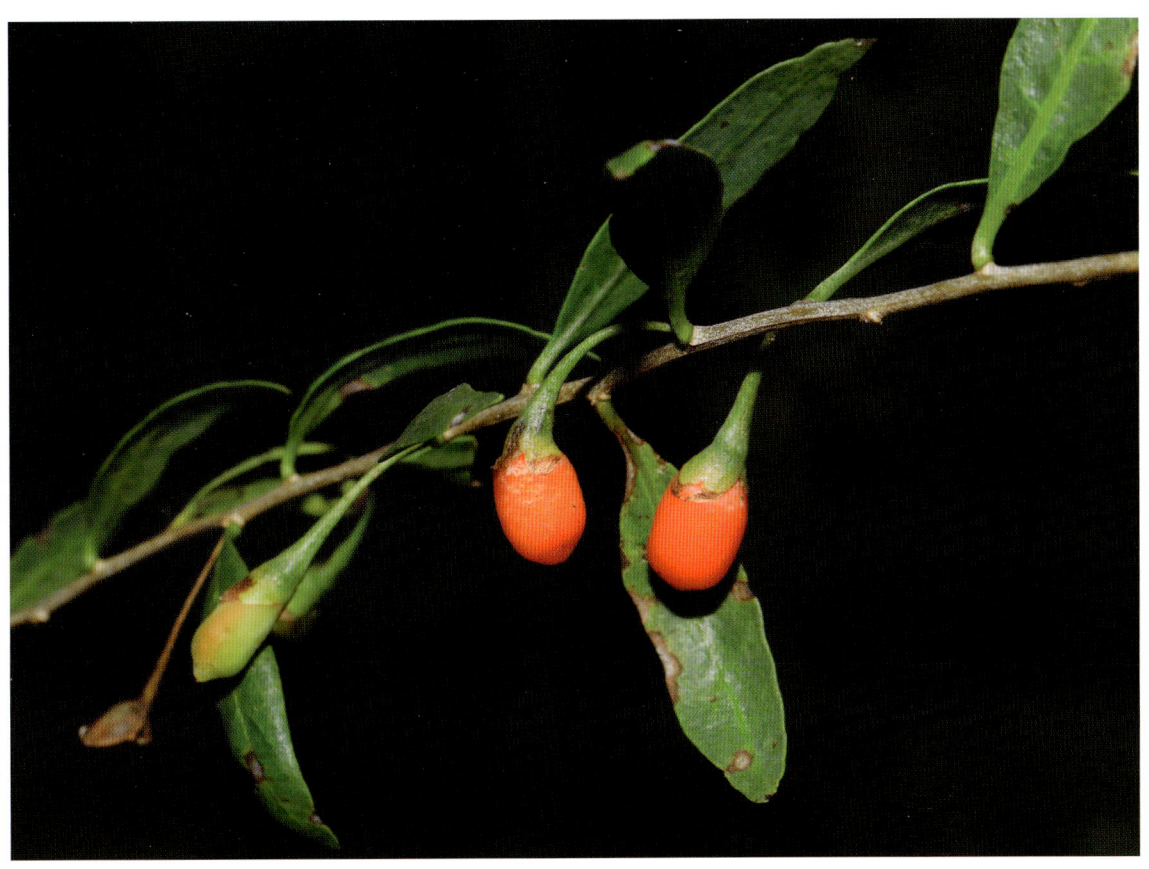

宁夏枸杞

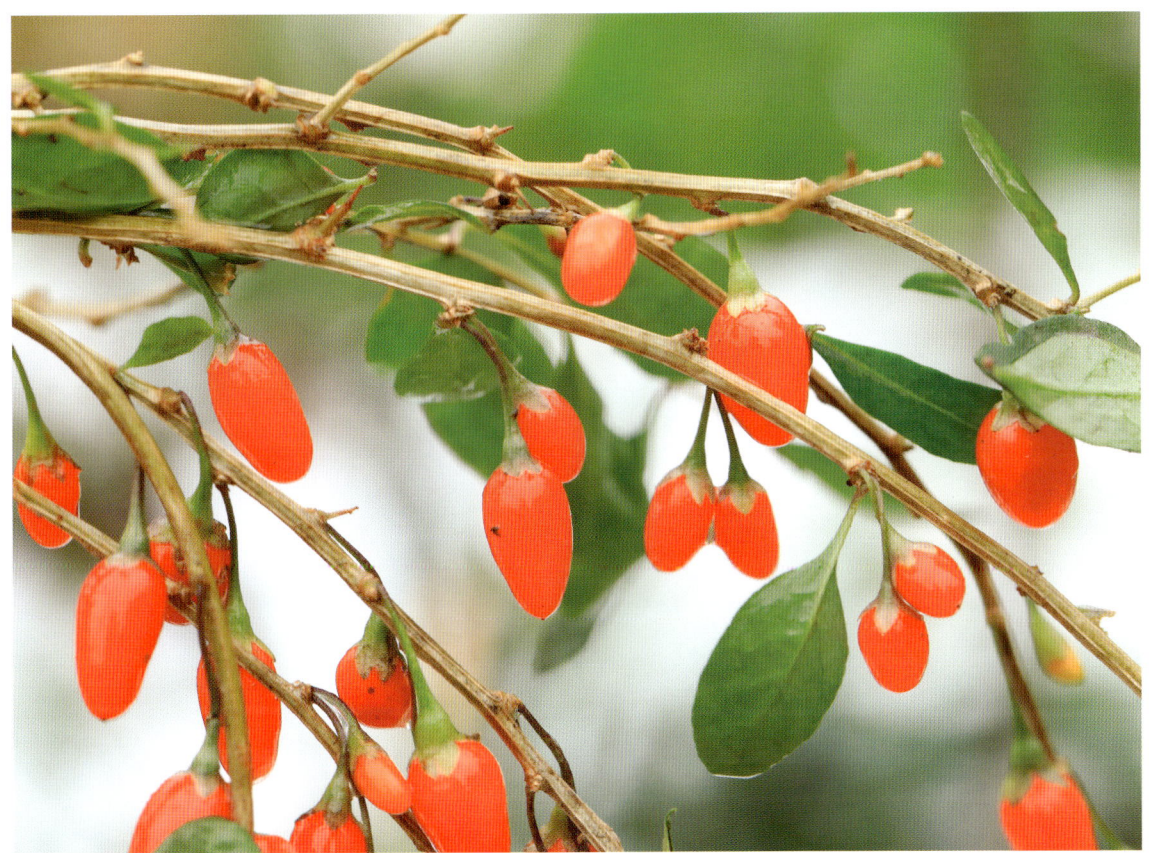

宁夏枸杞

采收加工

夏、秋二季果实呈橙黄色时采收，晾至皮皱后，再曝晒至外皮干硬，果肉柔软为度，除去果梗，生用或鲜用。

药材鉴别

本品呈长卵形或椭圆形，略扁，长 0.6 ~ 2 cm，直径 3 ~ 8 mm。表面鲜红色或暗红色，微有光泽，有不规则皱纹，顶端略尖，有小凸起状的花柱痕，基部有白色的果柄痕。果皮柔韧，皱缩；果肉厚，柔润而有黏性，内有种子多数。种子扁肾形，长 1.5 ~ 2 mm，直径约 1 mm。气微，味甜、微酸。

功效主治

益精补虚，清热，止渴，祛风，清肝明目。主治虚劳发热，烦渴，目赤昏痛，障翳夜盲，崩漏带下，热毒疮肿。

用法用量

内服：6 ~ 12 g，大剂量可用至 30 g，煎服；或入丸、散、酒剂。

民族药方

1. 疖肿 枸杞子 15 g，凡士林 50 g。枸杞子烘脆研末，加凡士林制成软膏，外涂患处，每日 1 次。

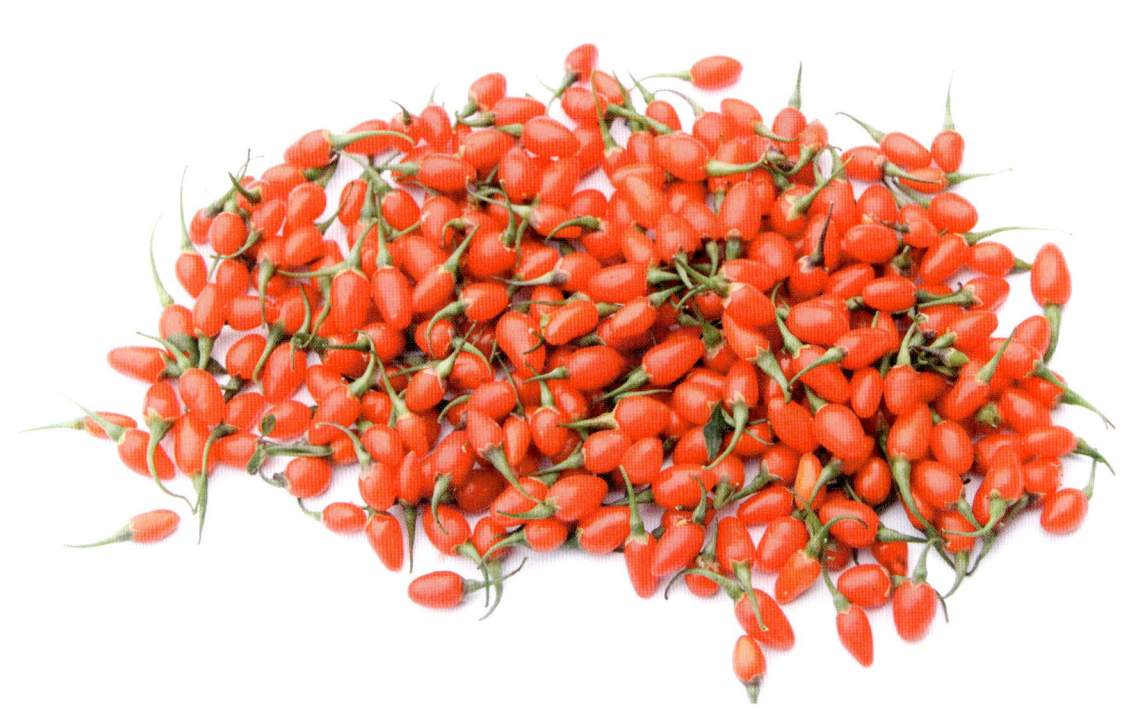

宁夏枸杞

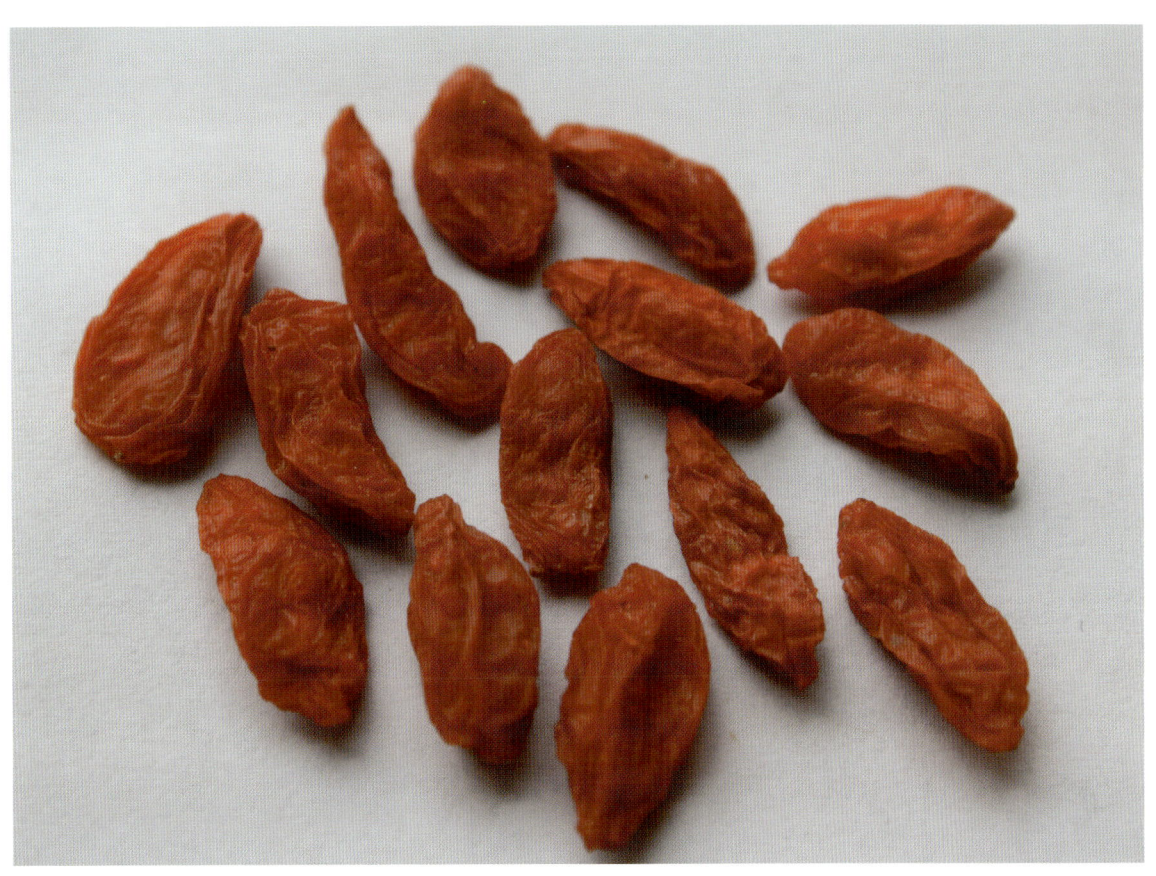

枸杞子药材

2. **妊娠呕吐** 枸杞子、黄芩各 50 g。置于带盖大瓷杯内，用沸水冲泡，频频饮服。

3. **男性不育症** 枸杞子 15 g。每晚嚼服，连服 1 个月为 1 个疗程，待精液常规检查正常后再服 1 个疗程，服药期间应戒房事。

4. **肥胖病** 枸杞子 15 g。用沸水冲泡当茶饮服，早、晚各 1 次。

5. **老人夜间口干** 枸杞子 30 g。每晚嚼服，10 个月为 1 个疗程。

6. **身体虚弱、腰膝酸软** 枸杞子、墨旱莲、桑椹各 20 g，女贞子 15 g。水煎服。

7. **早期高血压病** 枸杞子、白菊花各 15 g，生杜仲 20 g，桑寄生 25 g，生牡蛎 30 g。水煎服。

8. **遗精、滑精** 枸杞子、芡实各 20 g，补骨脂、韭菜子各 15 g，牡蛎 40 g（先煎）。水煎服。

9. **肝肾不足、头晕盗汗、迎风流泪** 枸杞子、菊花、熟地黄、淮山药各 20 g，山茱萸肉、牡丹皮、泽泻各 15 g。水煎服。

10. **肾虚腰痛** 枸杞子、金毛狗脊各 20 g。水煎服。

使用注意

外有表邪，内有实热、脾胃湿盛肠滑者忌用。

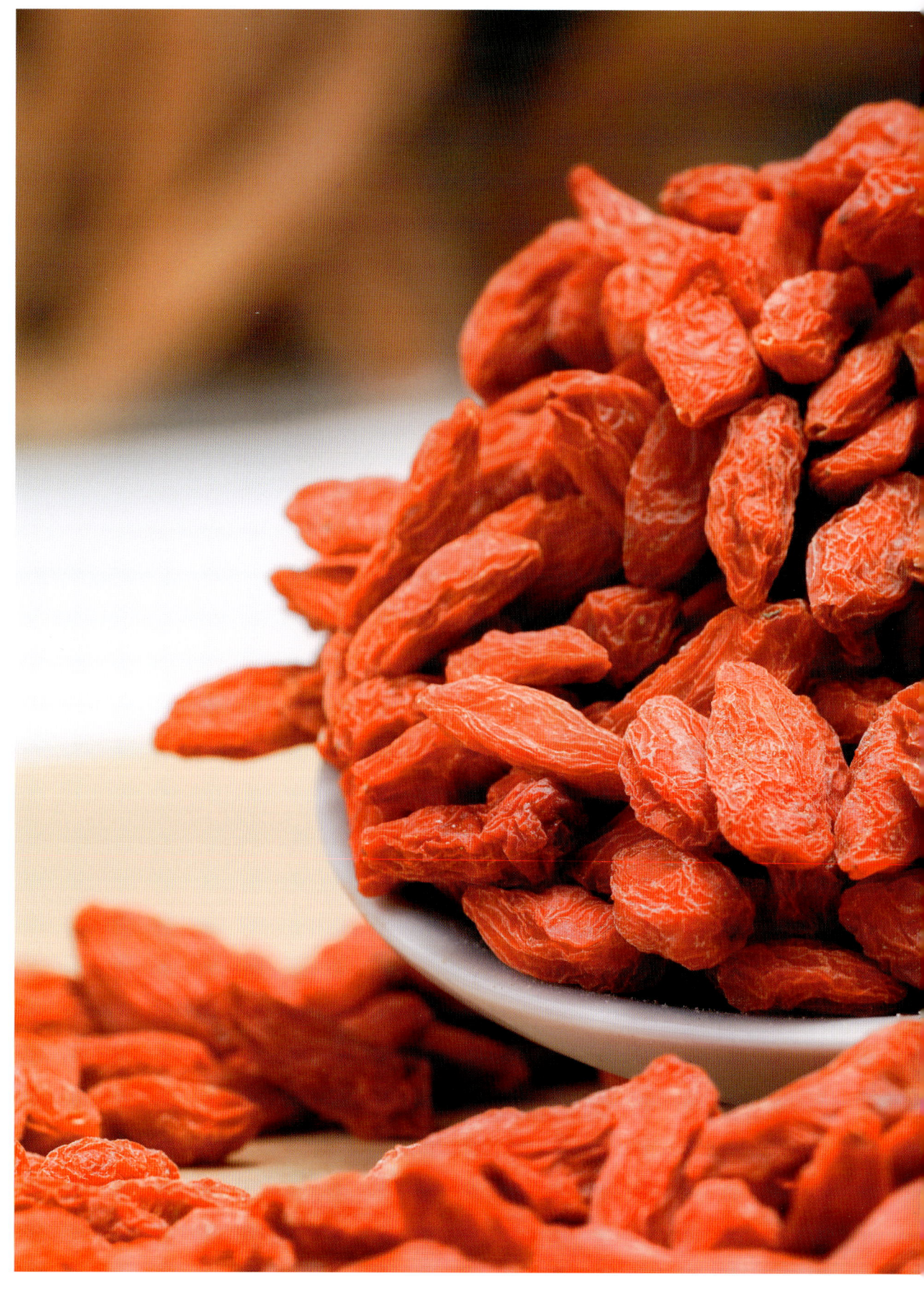

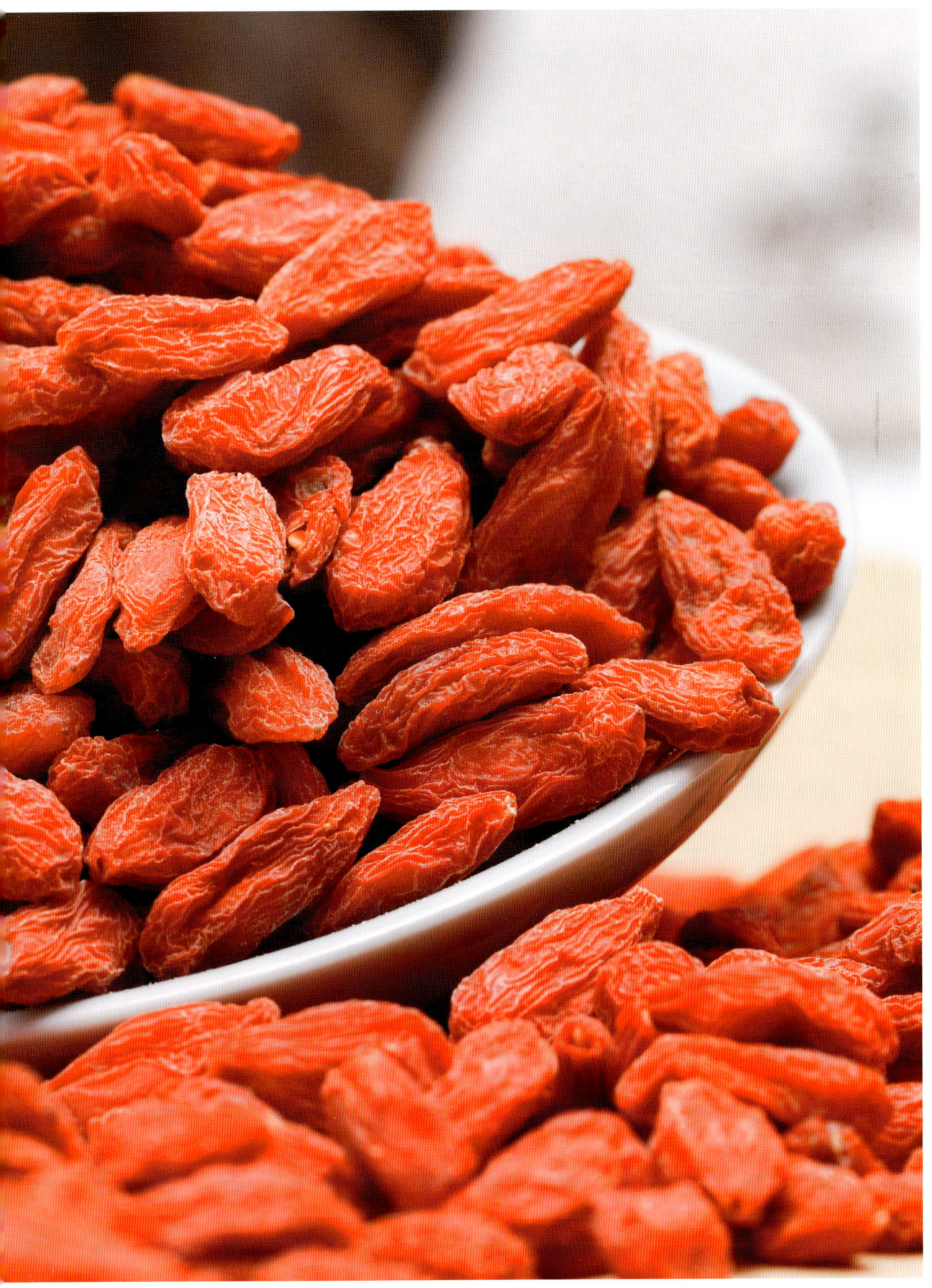

枸杞子饮片

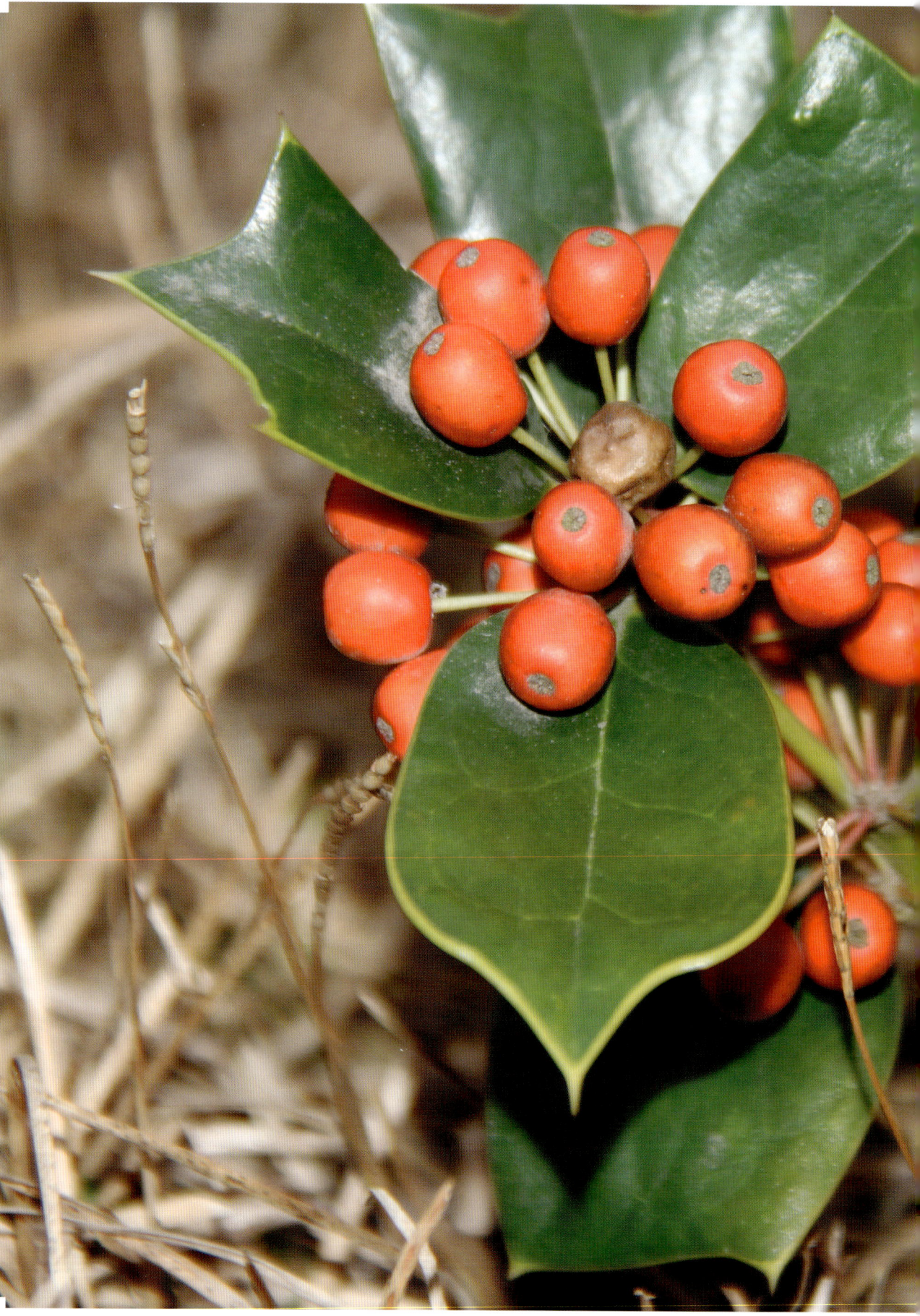

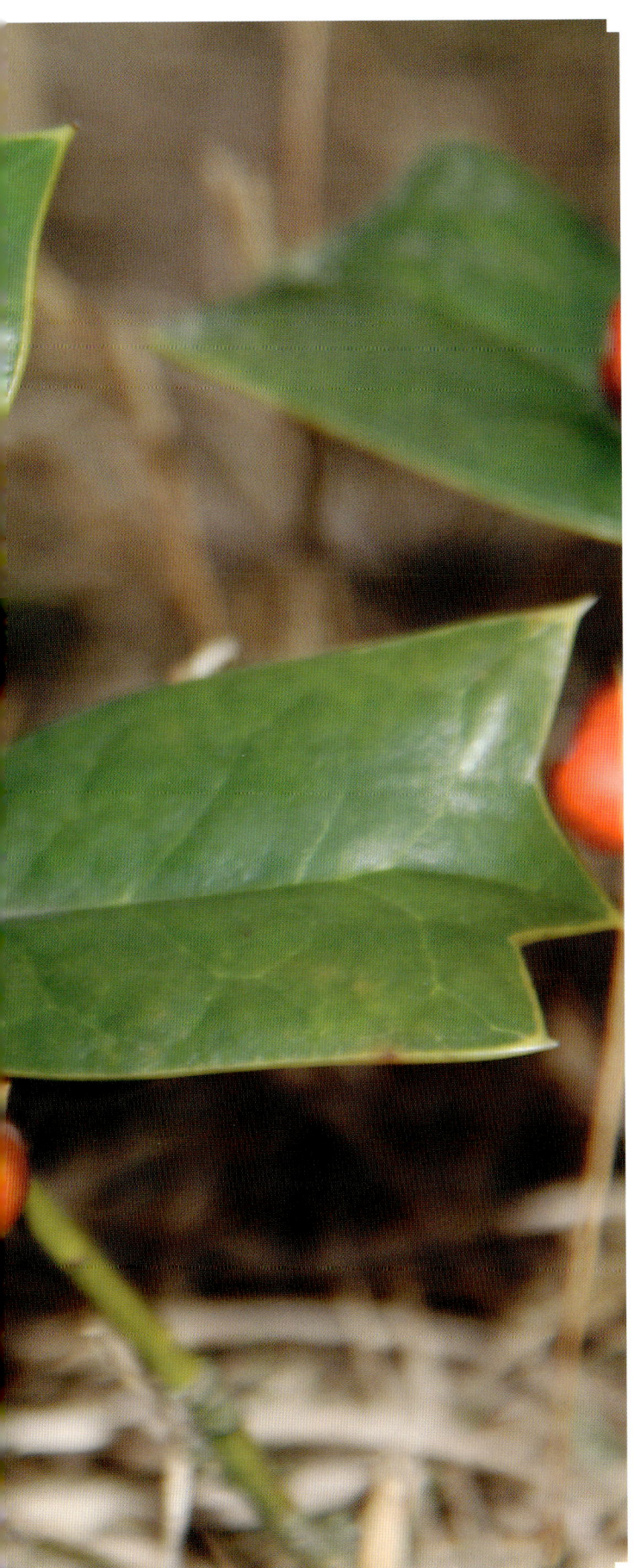

枸骨叶

【水药名】骂星苗。

【别 名】猫儿刺、枸骨刺、老鼠刺、老虎刺、狗青芬、散血丹、八角刺、羊角刺。

【来 源】本品为冬青科植物枸骨 *Ilex cornuta* Lindl.ex Paxt. 的干燥叶。

【性味归经】味苦，性凉。归肝、肾经。

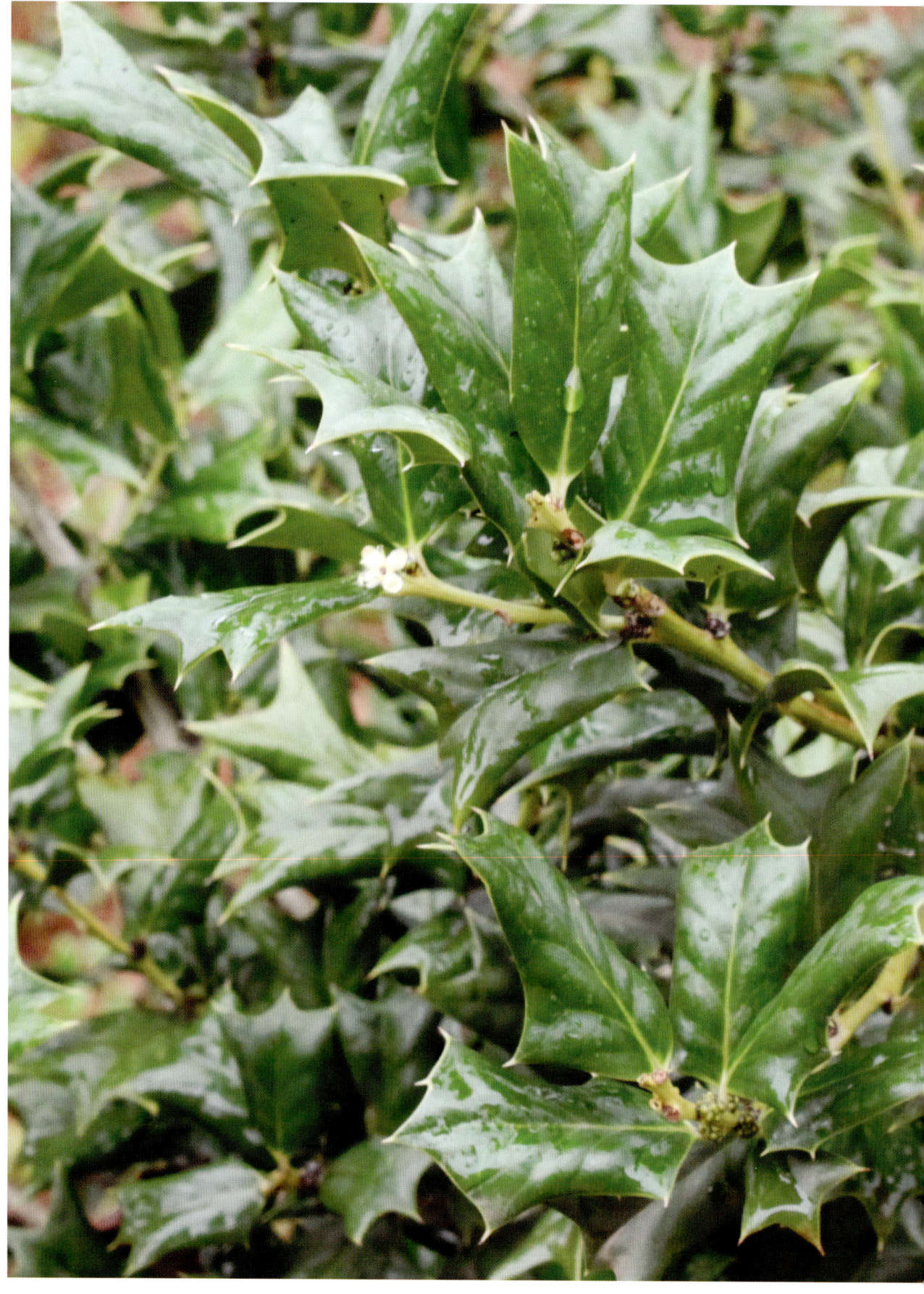

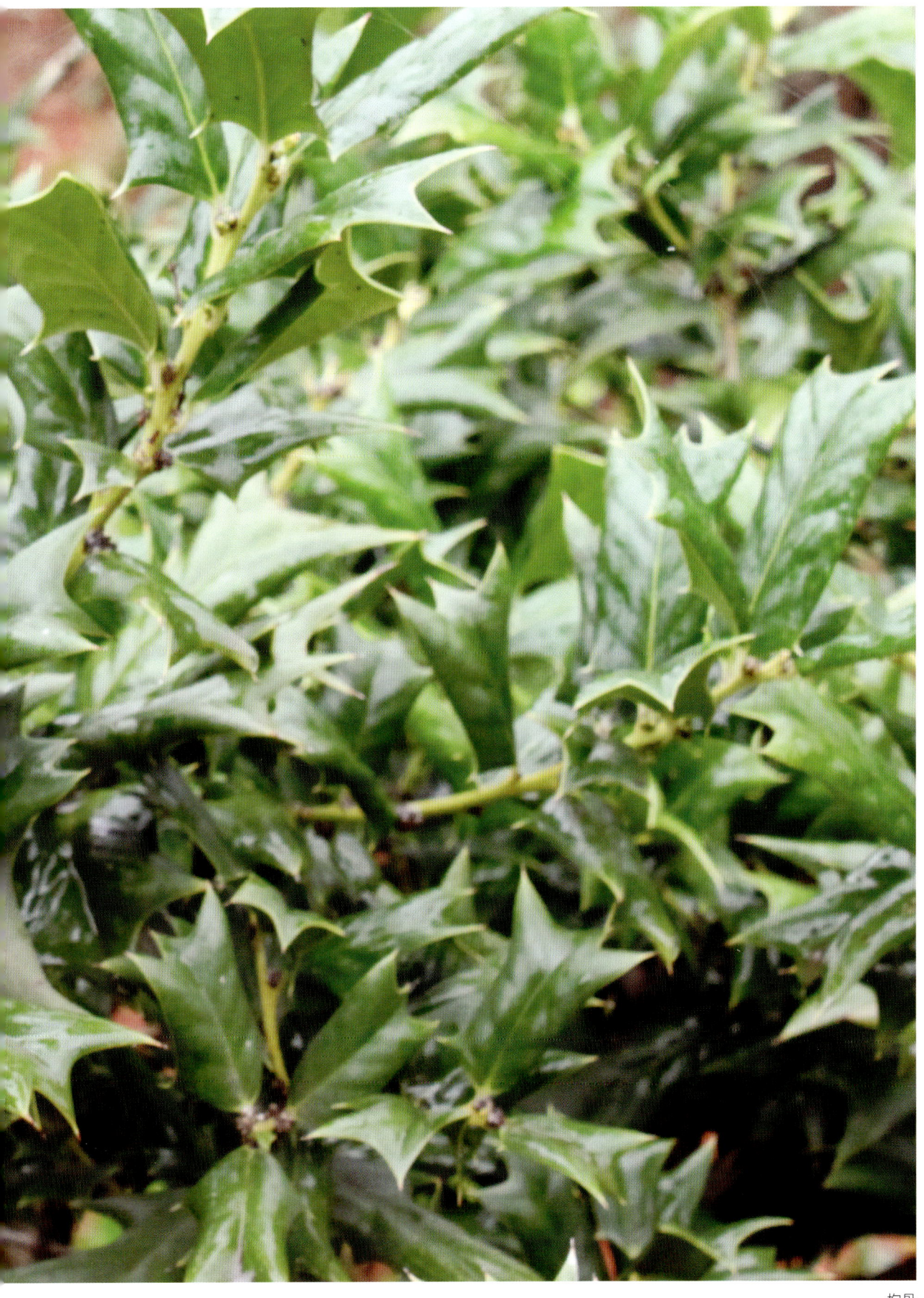

枸骨

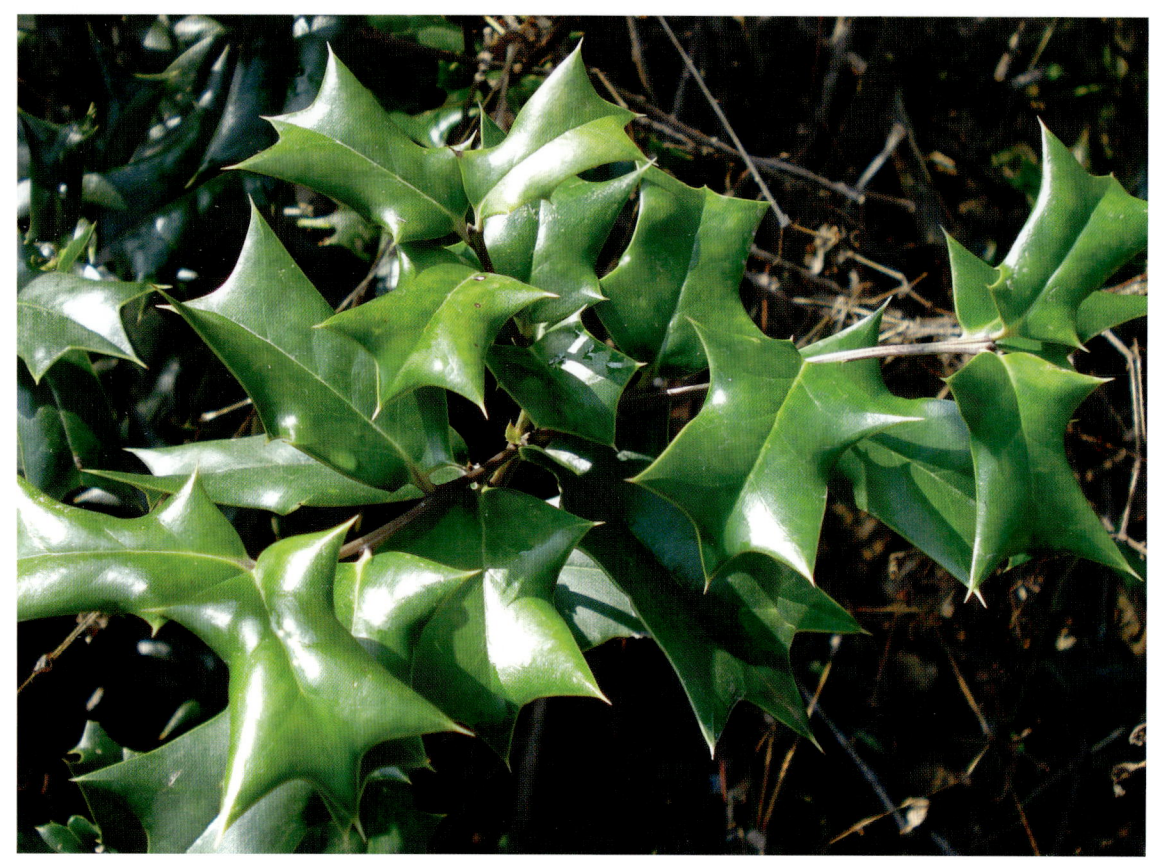

枸骨

识别特征

　　常绿乔木，通常呈灌木状。树皮灰白色，平滑。单叶互生，硬革质，长椭圆状直方形，长3～7.5 cm，宽1～3 cm，先端具3个硬刺，中央的刺尖向下反曲，基部各边具有1刺，有时中间左右各生1刺，老树上叶基部呈圆形，无刺。叶上面绿色，有光泽，下面黄绿色；具叶柄。花白色，腋生，多数，排列成伞形；核果椭圆形，鲜红色。花期4—5月，果期9—10月。

生境分布

　　生长于山坡、林缘、灌木林中。分布于浙江、江苏、安徽、江西、湖北、湖南、河南、贵州、广西等省。

采收加工

　　秋季采收，除去杂质，晒干。

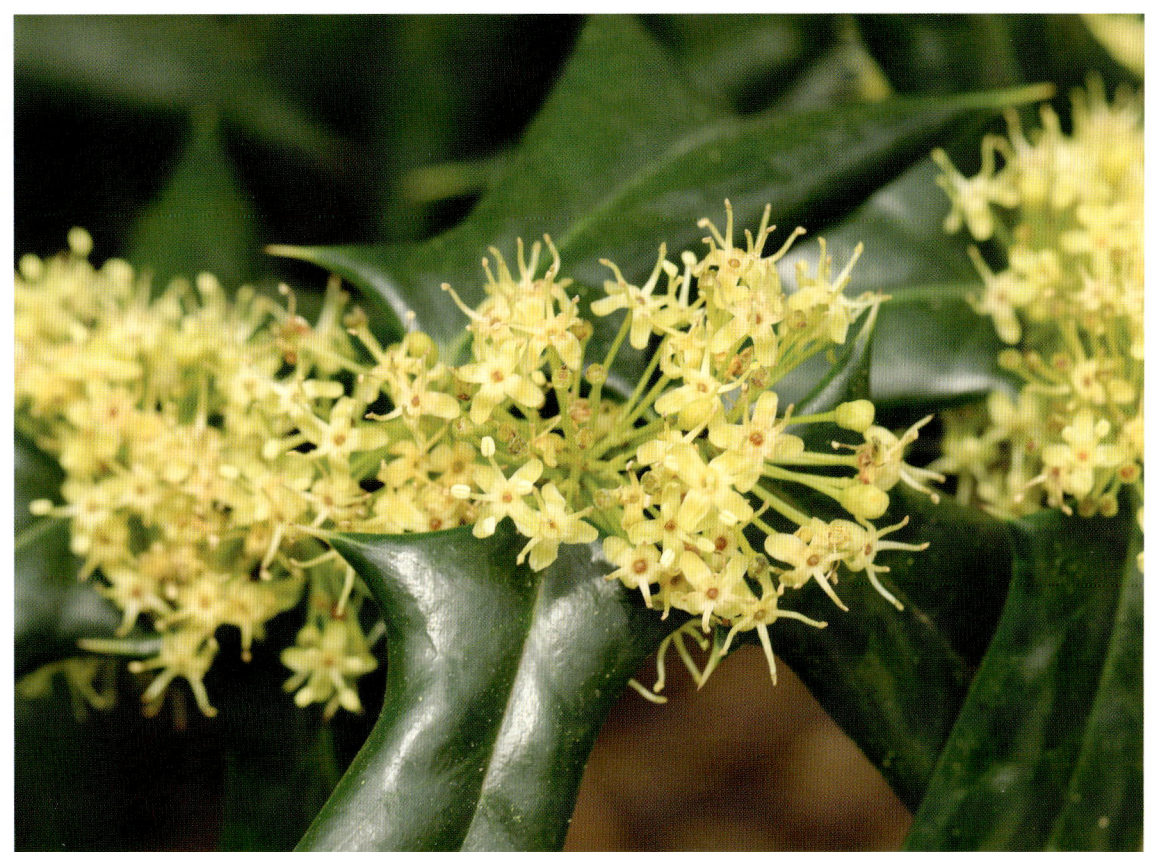

枸骨

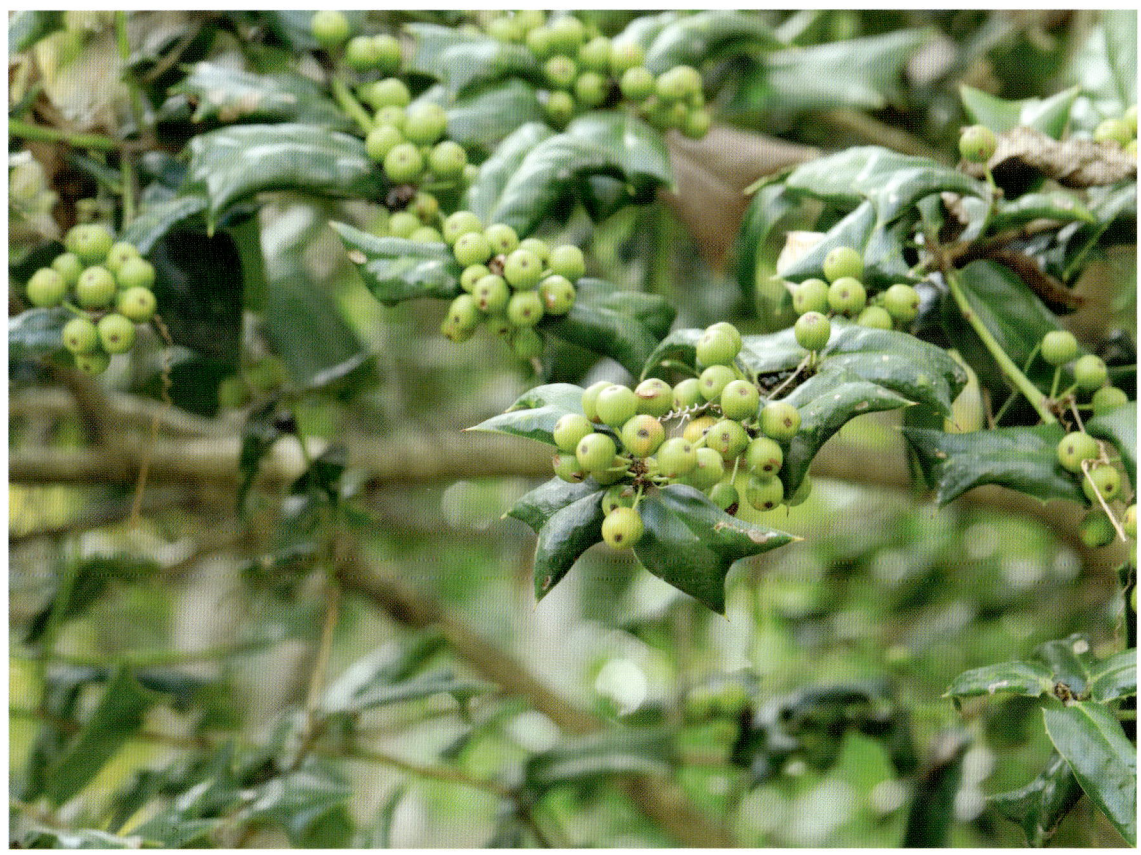

枸骨

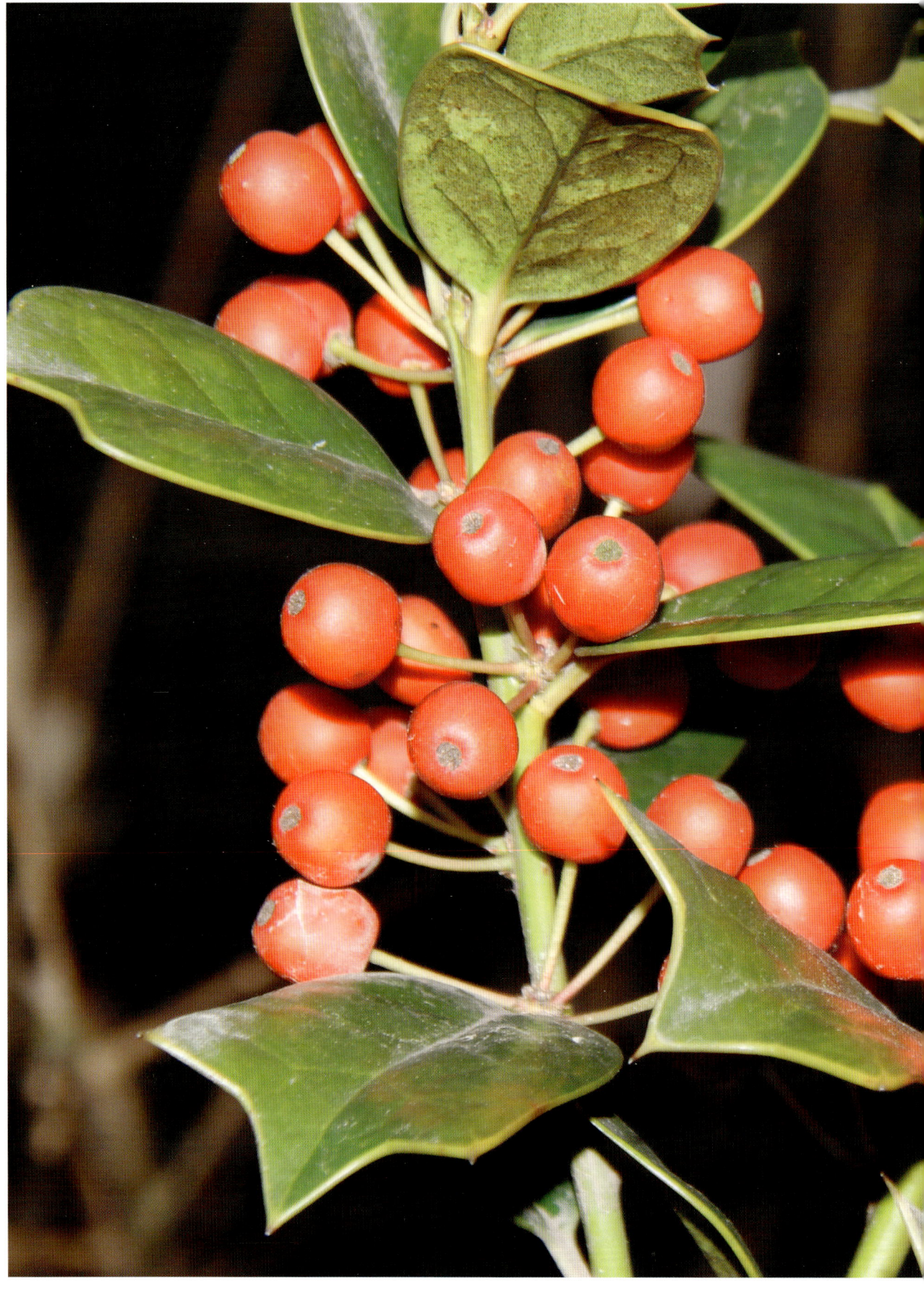

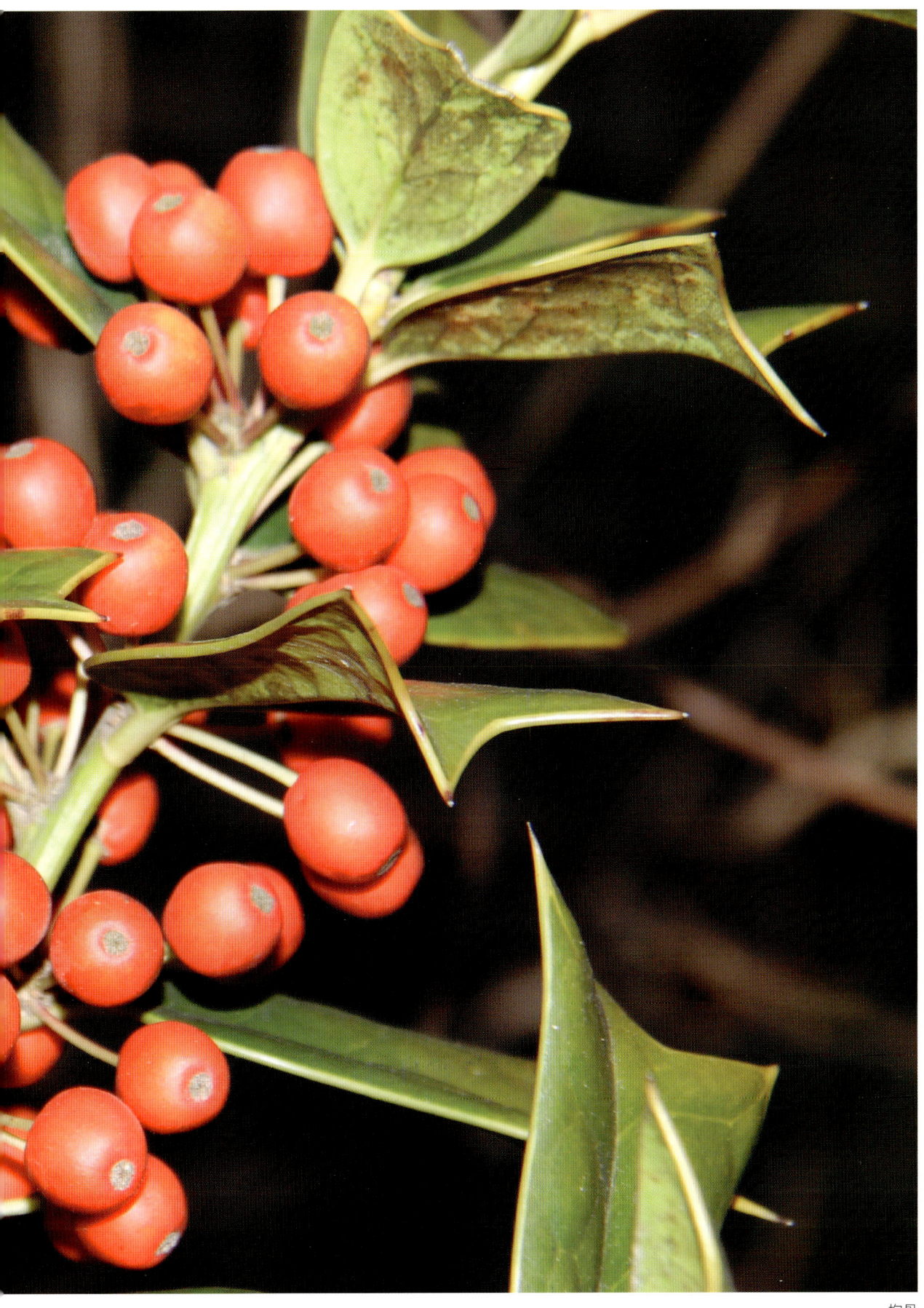

枸骨

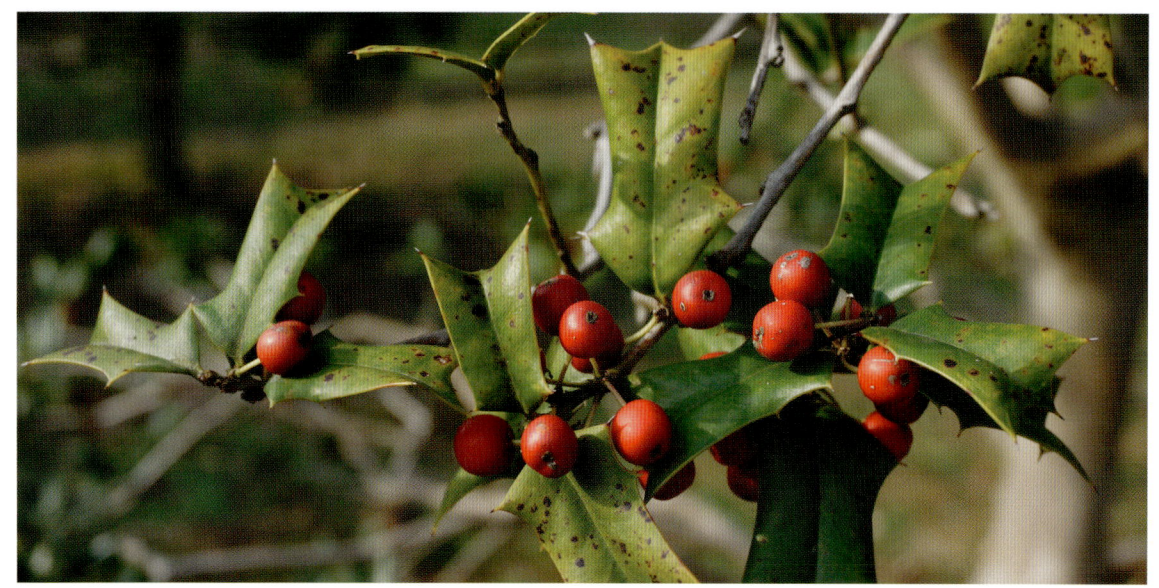

枸骨

药材鉴别

本品呈类长方形或矩圆状长方形，偶有长卵圆形，长 3 ~ 8 cm，宽 1.5 ~ 4 cm。先端具 3 枚较大的硬刺齿，顶端 1 枚常反曲，基部平截或宽楔形，两侧有时各具刺齿 1 ~ 3 枚，边缘稍反卷；长卵圆形叶常无刺齿。上表面黄绿色或绿褐色，有光泽，下表面灰黄色或灰绿色。叶脉羽状，叶柄较短。革质，硬而厚。无臭，味微苦。

功效主治

清热养阴，补肝肾，养气血，祛风湿，止咳。主治肺劳咳嗽，劳伤失血，腰膝痿弱，风湿痹痛，跌打损伤，骨蒸潮热，头晕目眩，高血压。

用法用量

内服：10 ~ 30 g，煎汤；浸酒或熬膏。外用：适量，捣汁或煎膏涂敷。

民族药方

1. **肺痨** 枸骨嫩叶 30 g。烘干，开水泡，当茶饮。
2. **腰及关节痛** 枸骨叶适量。浸酒频饮。
3. **肺结核潮热咯血，腰酸脚软** 枸骨叶、地骨皮、白茅根各 15 g。水煎服。
4. **肾虚腰痛** 枸骨叶、杜仲各 15 g，巴戟天 12 g，千斤拔 30 g。水煎服。
5. **月经不调** 枸骨叶 15 g，穿破石、酸藤果根各 30 g。水煎取药液煮鸡蛋服。

使用注意

对枸骨叶过敏者禁用，过敏体质者、脾胃虚寒及肾阳不足者慎服。

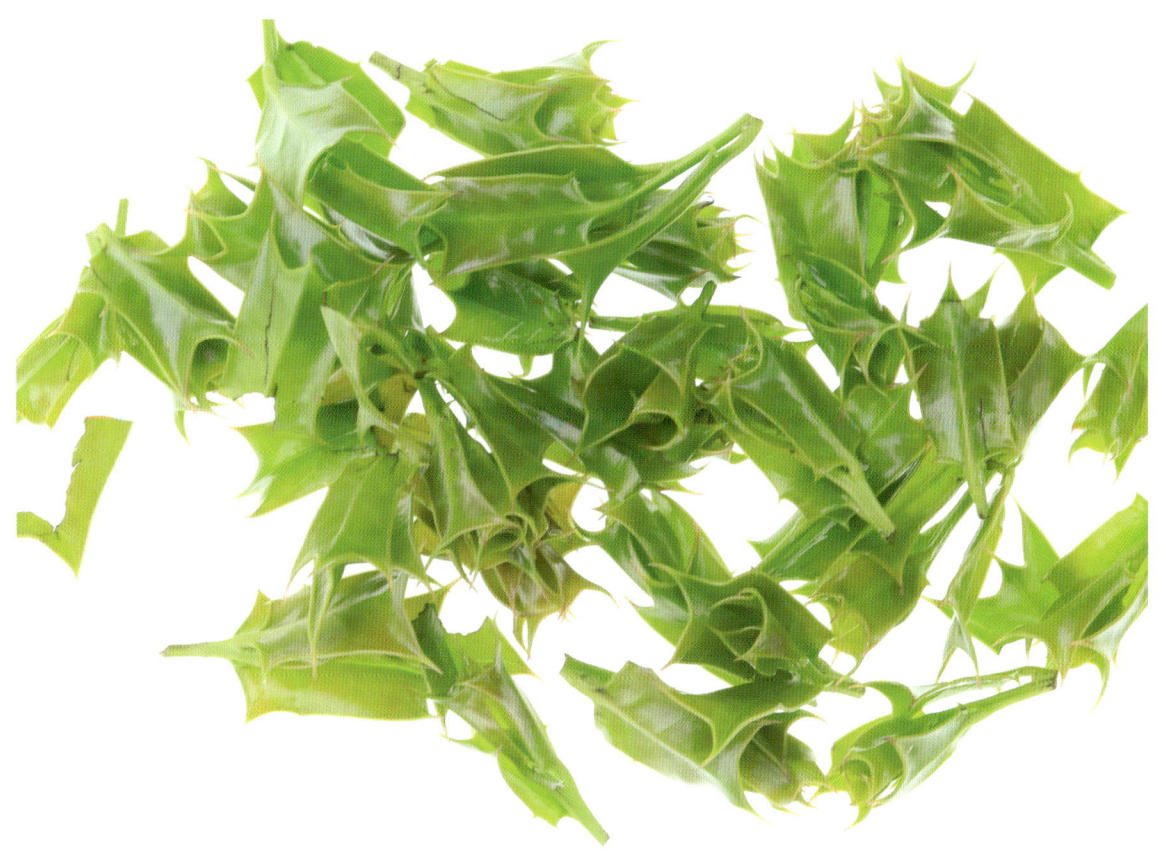

枸骨叶药材

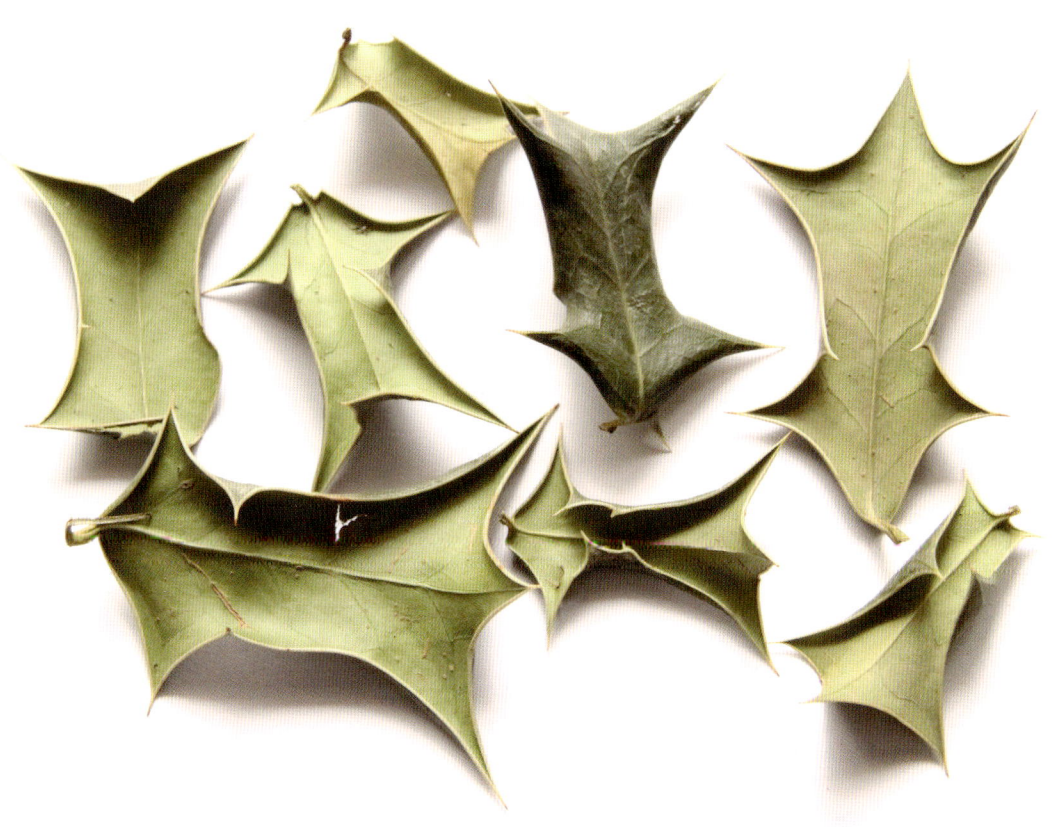

枸骨叶药材

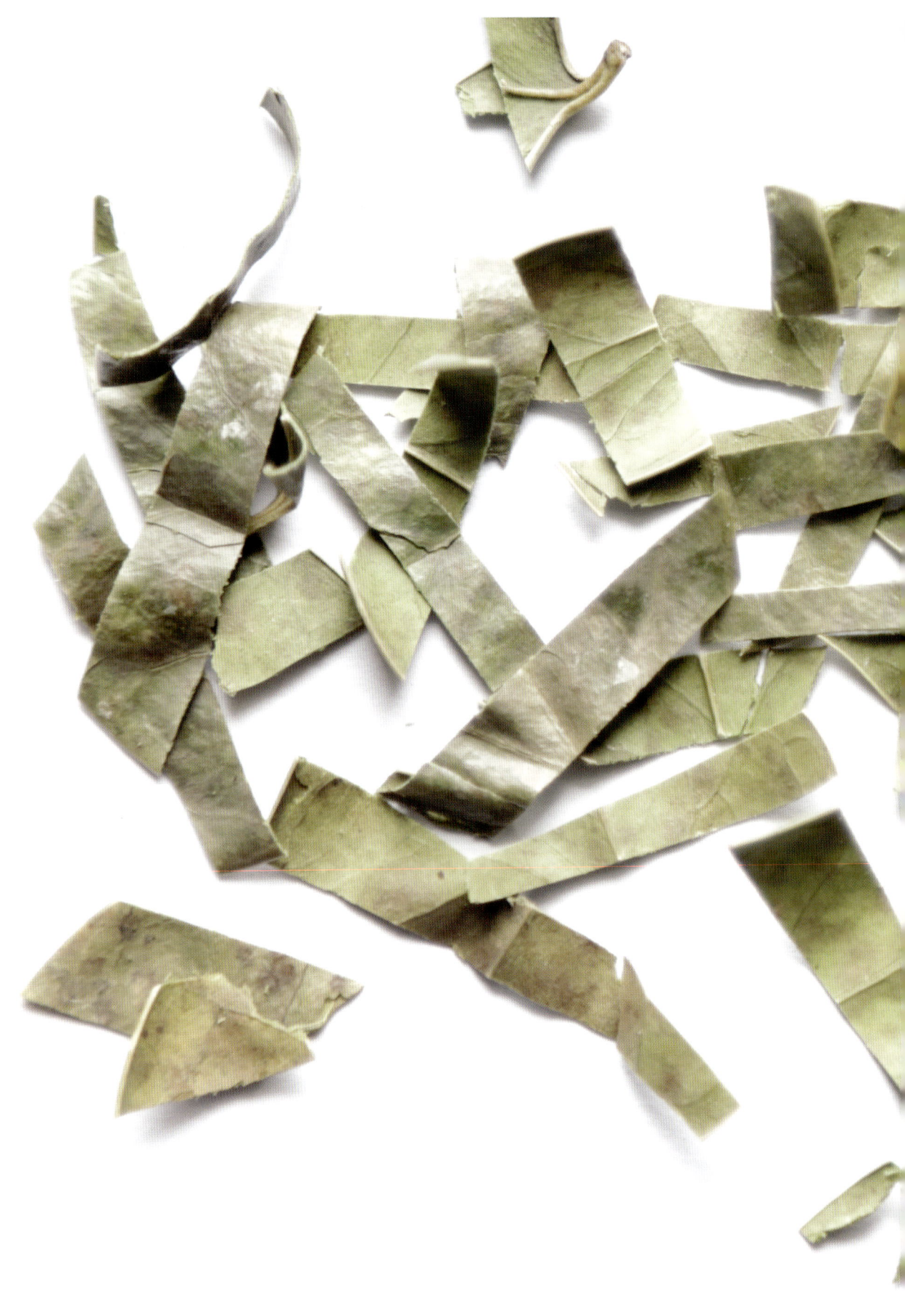

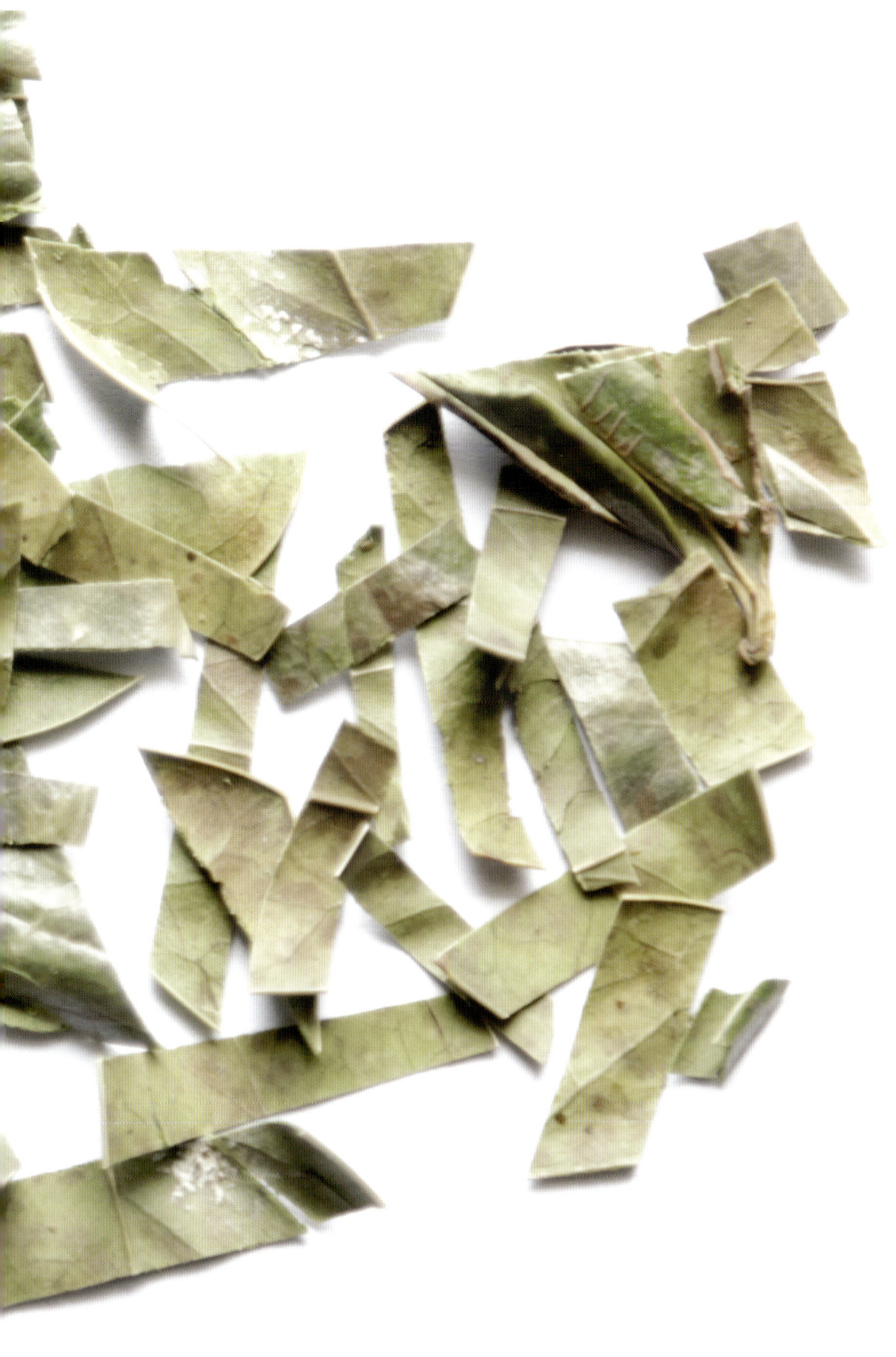

枸骨叶饮片

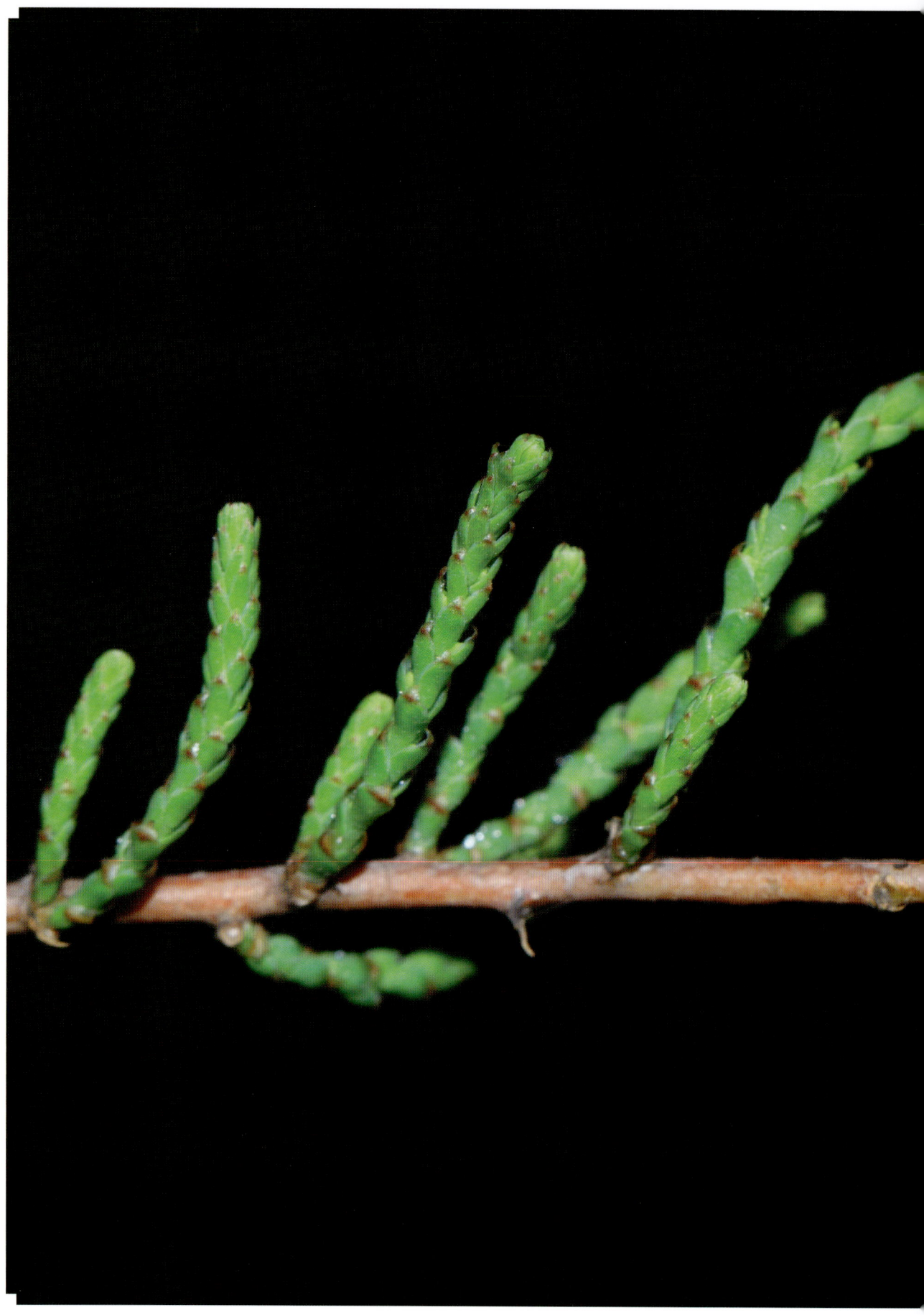

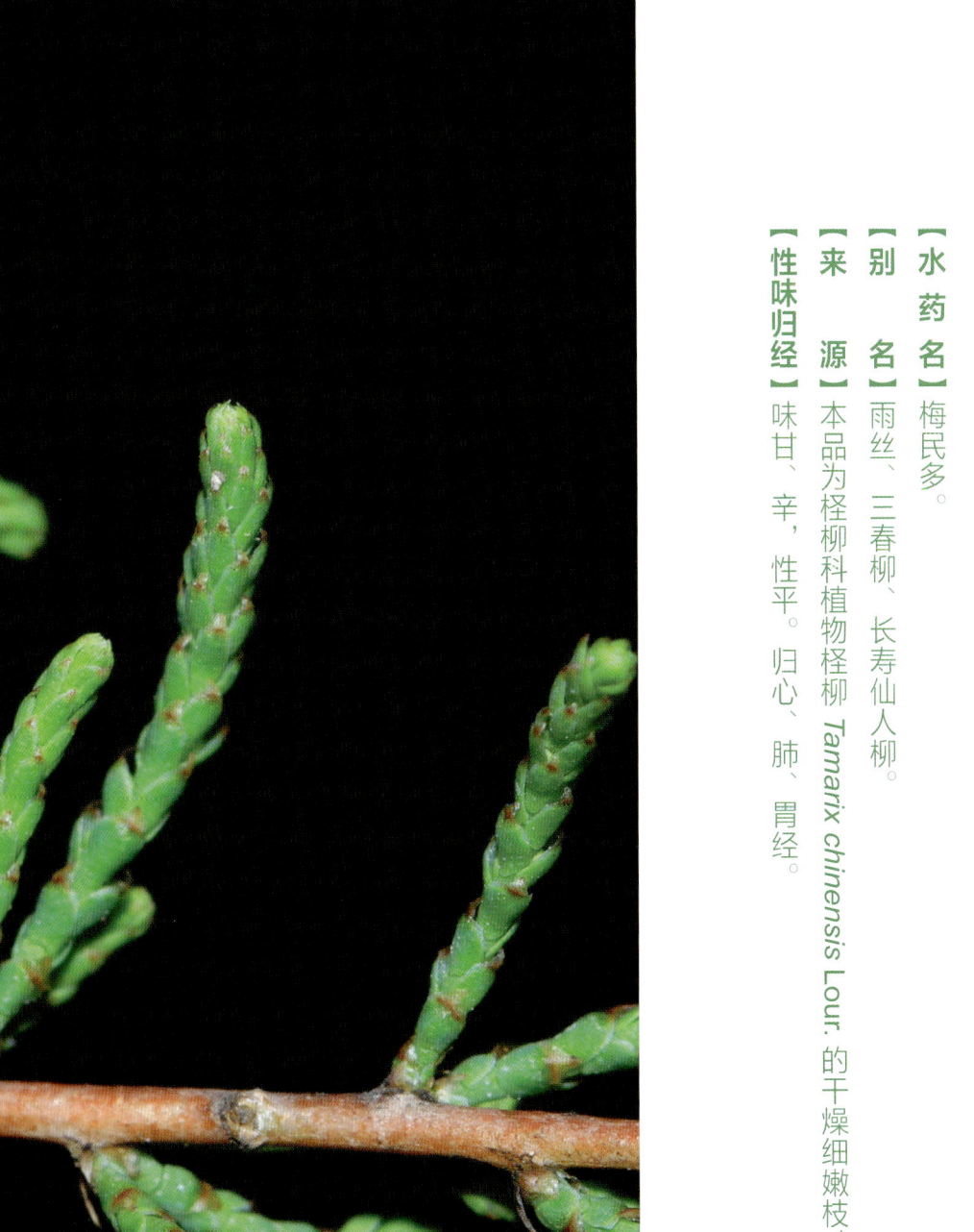

西河柳

【水 药 名】梅民多。

【别 名】雨丝、三春柳、长寿仙人柳。

【来 源】本品为柽柳科植物柽柳 *Tamarix chinensis* Lour. 的干燥细嫩枝叶。

【性味归经】味甘、辛，性平。归心、肺、胃经。

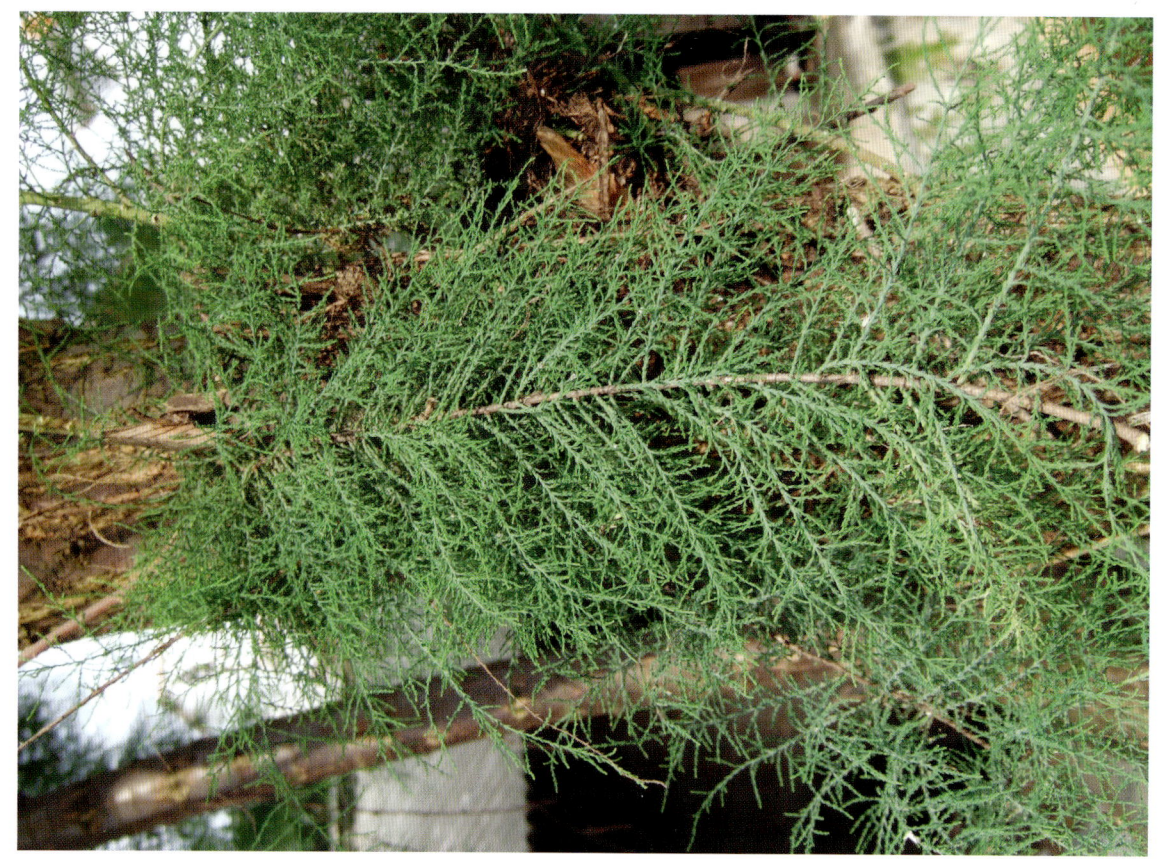

柽柳

识别特征

灌木或小乔木。茎多分枝，枝条柔弱，扩张或下垂；枝皮及枝条均为红褐色。叶互生，无叶柄；叶片细小，呈鳞片状、卵状三角形、卵状长圆形或披针形，先端尖，基部鞘状，蓝绿色。花为圆锥状复总状花序，顶生，出自当年生枝端，花小，粉红色；苞片线状锥形，萼片及花瓣均为 5；雄蕊 5，花药卵圆形，紫红色；雌蕊 1，花盘褐色。蒴果狭小，先端具毛。花期 6—7 月，果期 8—9 月。

生境分布

生长于山野或栽培于庭园。全国各地均有分布，主要分布于河北、河南、山东、安徽、江苏、湖北、云南、福建、广东、贵州等省。

采收加工

5 月前后花欲开时剪取细嫩枝叶，晒干或阴干。

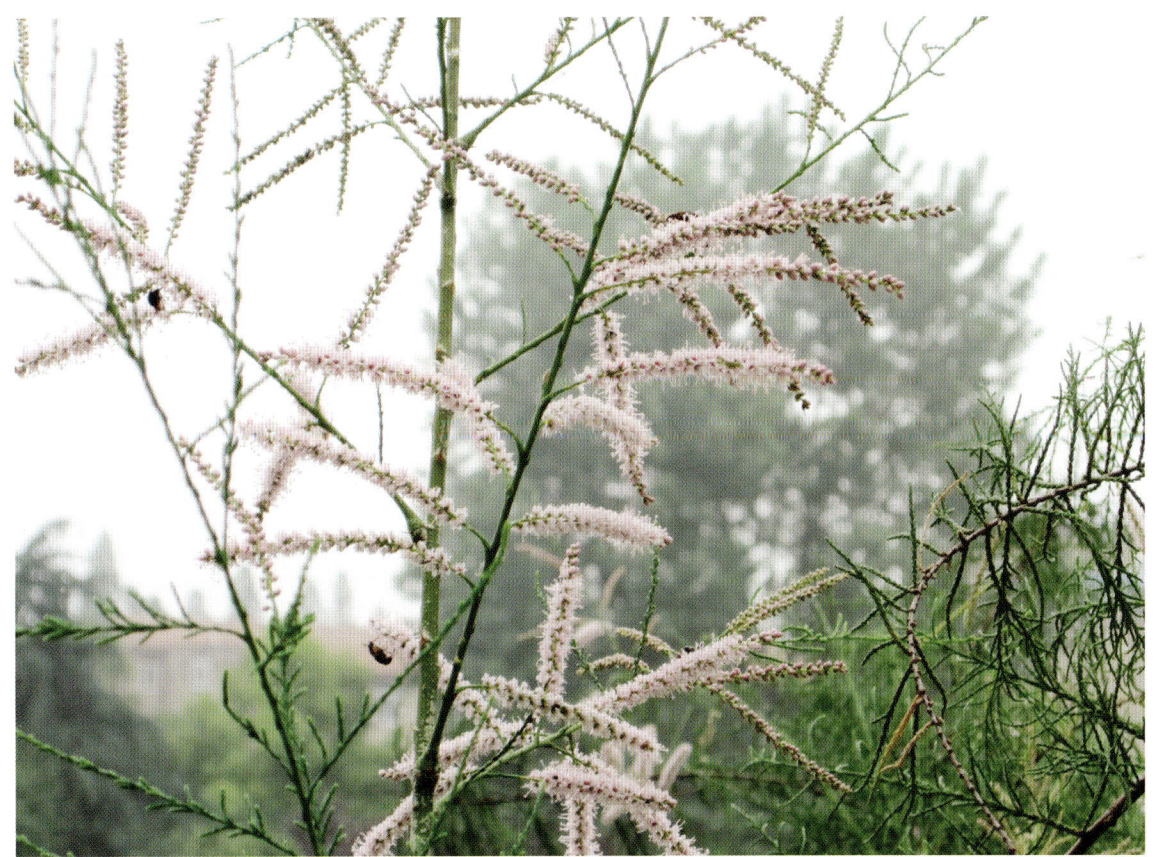

柽柳

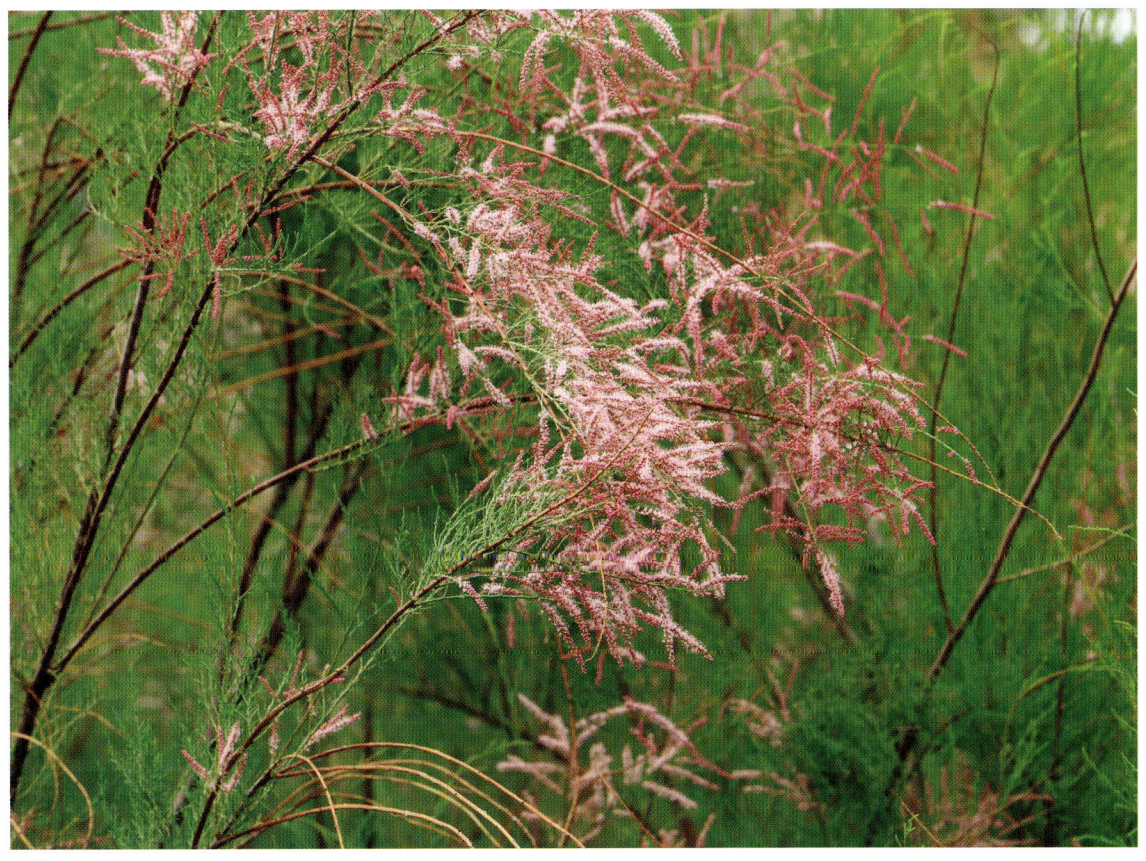

柽柳

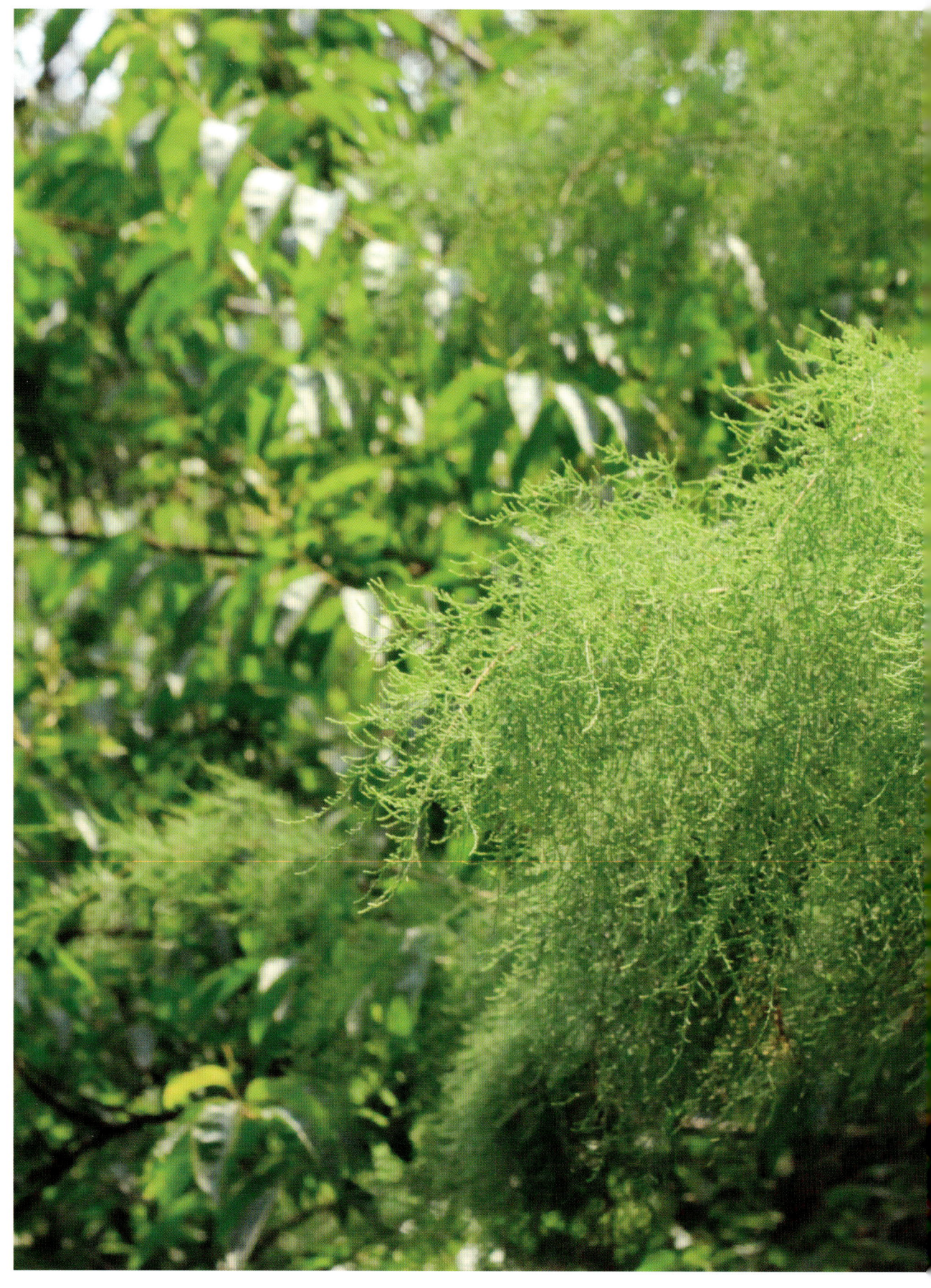

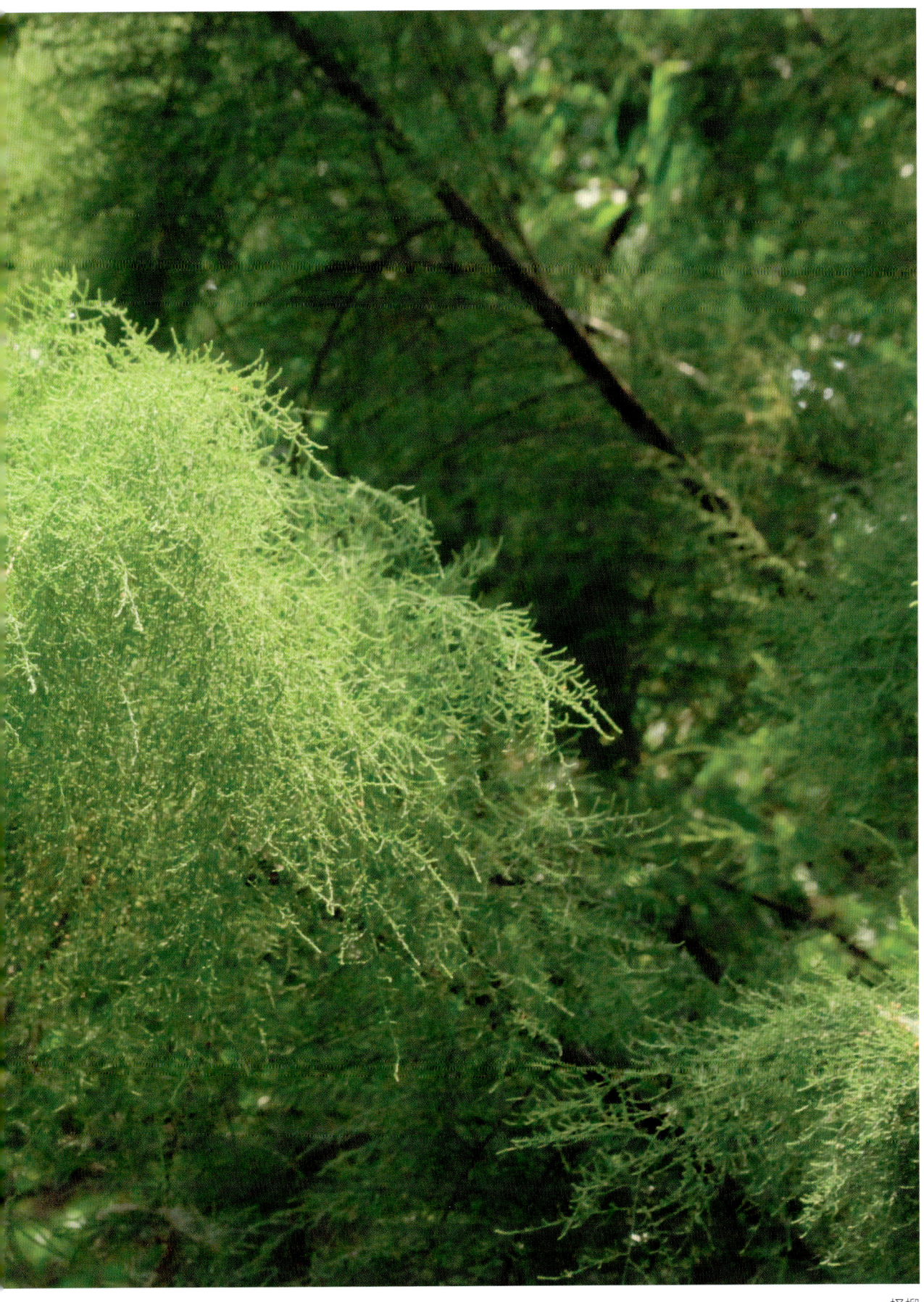

柽柳

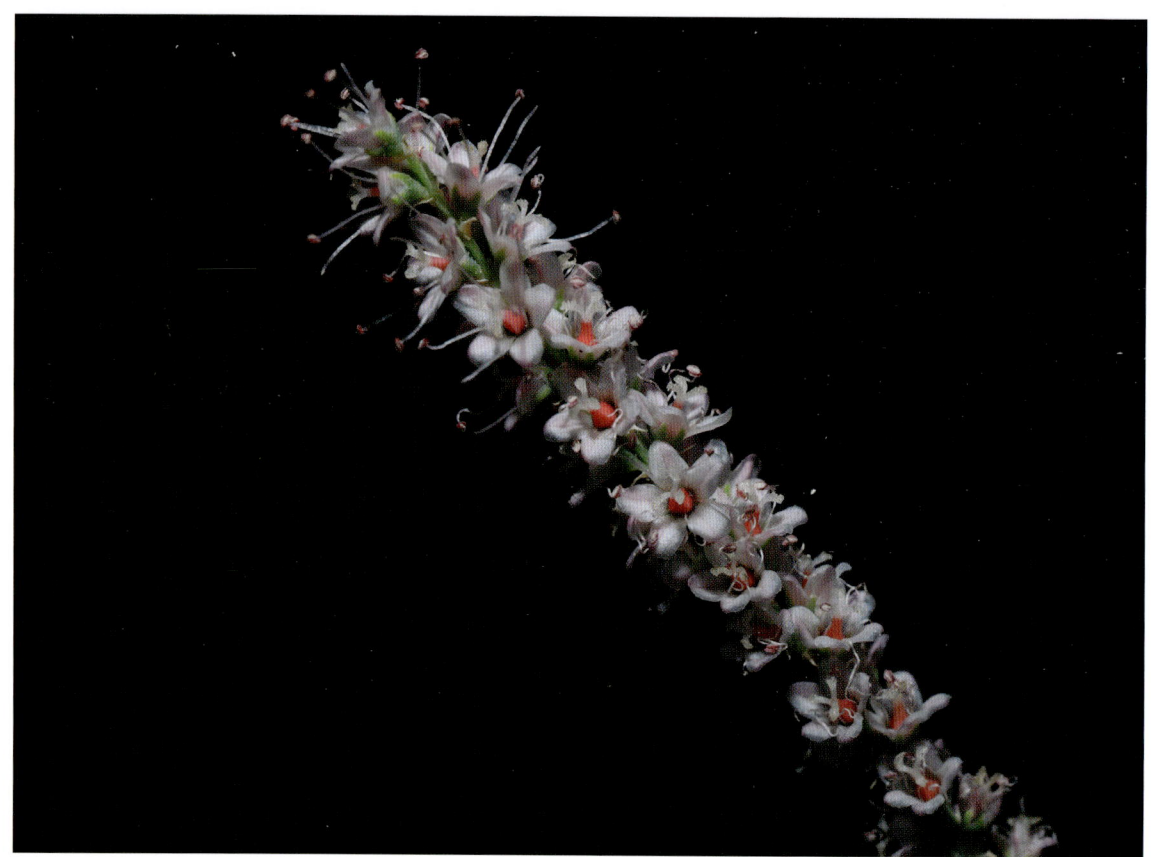

桎柳

药材鉴别

本品呈圆柱形，嫩枝直径 1 ~ 1.5 mm，表面灰绿色，生有许多互生的鳞片状小叶。质脆，易折断。粗梗直径约 3 mm，表面红褐色，叶片常脱落而残留叶基呈突起状。横断面黄白色，木质部占绝大部分，有明显的年轮，皮部与木质部极易分离，中央有髓。气微弱，味淡。

功效主治

疏风，解表，利尿，解毒。主治麻疹难透，风疹身痒，感冒，咳喘，风湿骨痛。

功效主治

本品能调节体温中枢，扩张皮肤血管，起发汗解热作用；对肺炎链球菌、甲型溶血性链球菌、白色葡萄球菌、流行性感冒病毒有抑制作用；对中脑、延髓有一定麻醉作用。

用法用量

内服：3 ~ 10 g，煎汤。外用：适量，煎水洗。

▌民族药方

1. 小儿痧疹不出，喘咳 西河柳适量。风干后研为细末，水调 12 g，顿服。

2. 感冒 西河柳 15 g，霜桑叶 10 g，生姜 3 片。水煎服。

3. 慢性气管炎 西河柳 30 g。水煎服。

4. 肾炎 西河柳 30 g。水煎，分 2 次空腹温服，15 日为 1 个疗程，连服 1～4 个疗程。

5. 类风湿关节炎风湿热证 西河柳、功劳木叶、虎杖根各 30 g，豨莶草、威灵仙各 15 g，防己、秦艽、土鳖虫、当归、芍药各 12 g。每次加水 500 mL，煎取药汁 2 次，将二煎混合，每日 1 剂，分 2 次服用，10 剂为 1 个疗程，一般服用 1～3 个疗程。

6. 麻疹透发不快 西河柳 15 g（鲜枝叶 30 g），荸荠 90 g。水煎服，每日分 2 次服用。

7. 牙龈出血 西河柳 9 g，芦根 30 g。水煎服。

▌使用注意

过量应用令人心烦、血压下降、呼吸困难。麻疹已透者不宜服用。

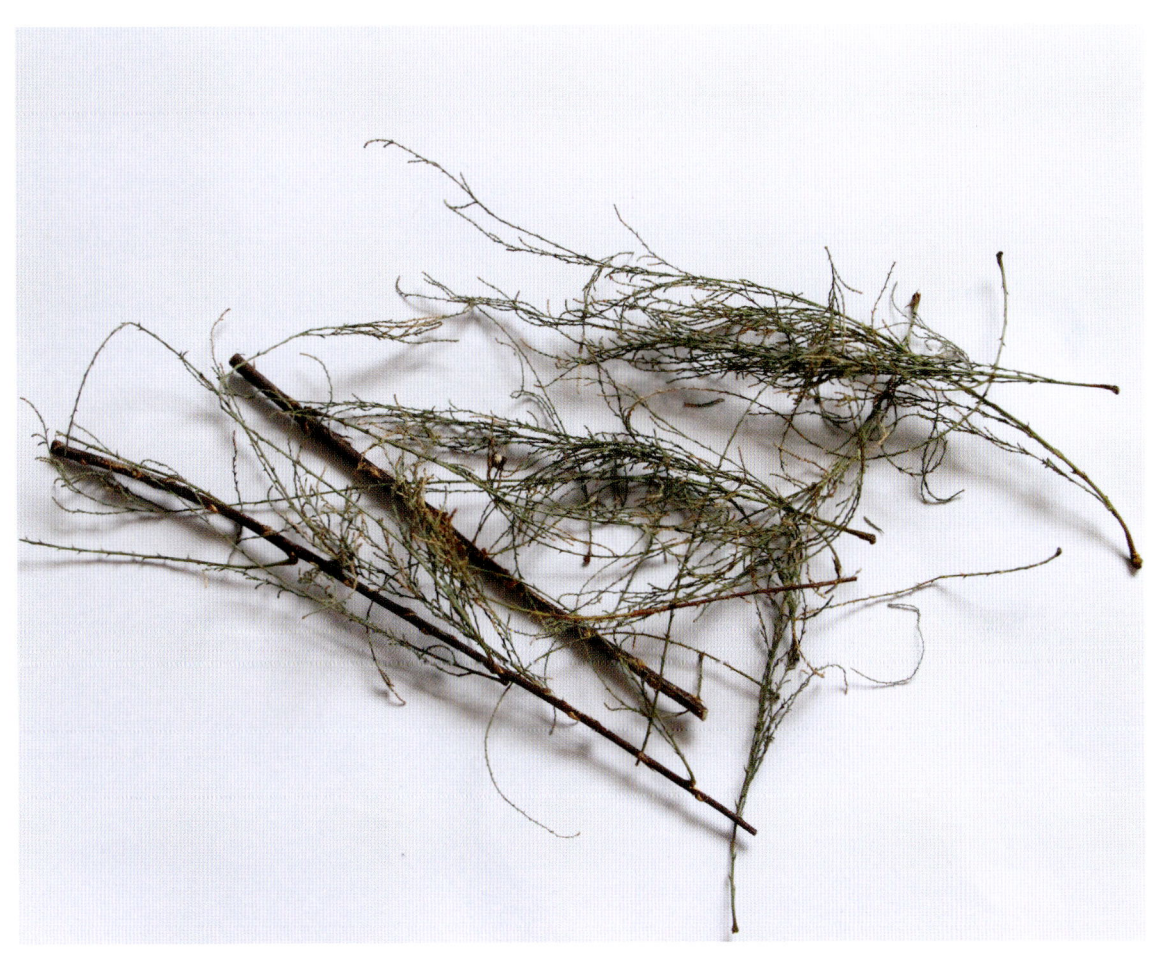

西河柳药材

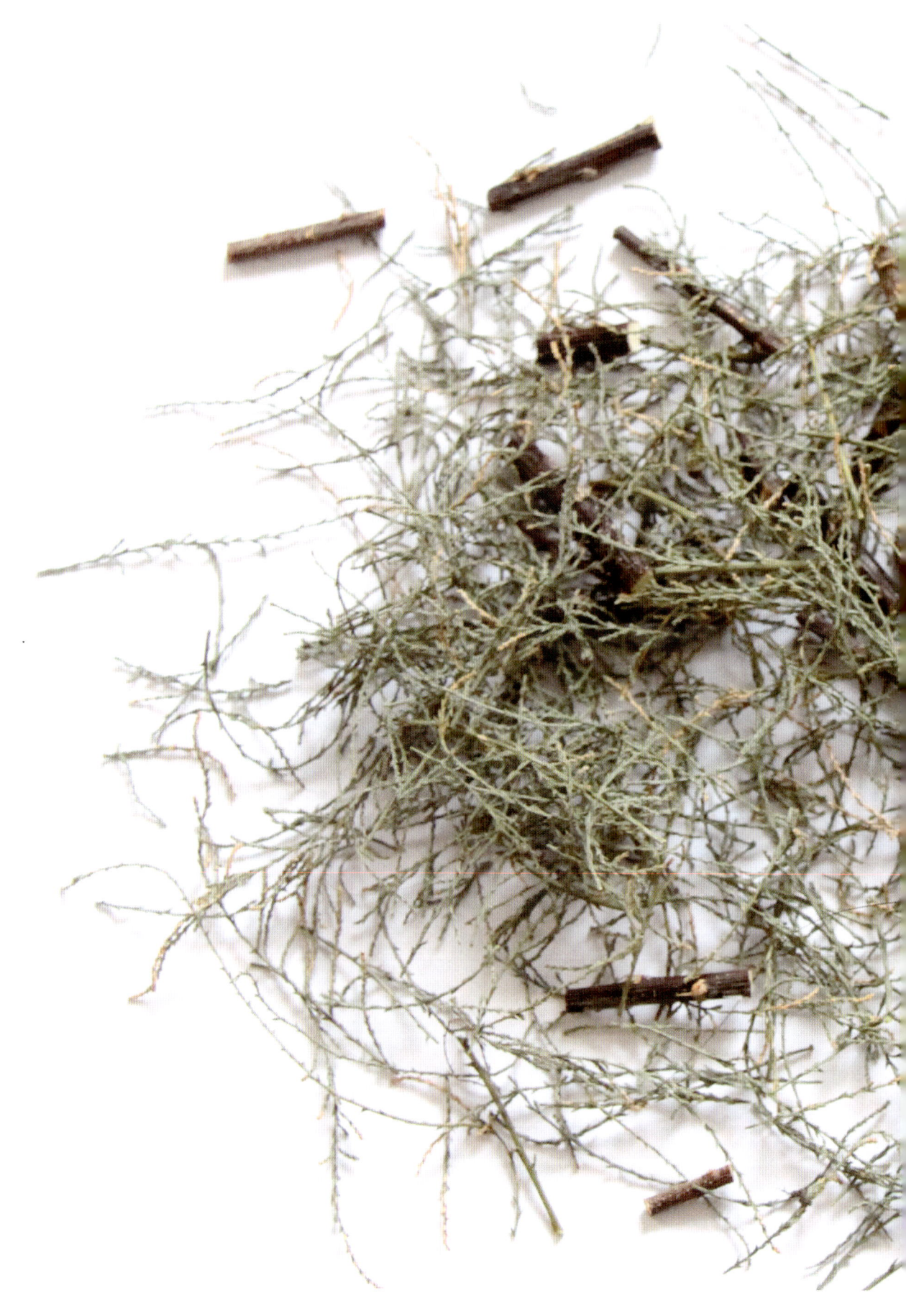

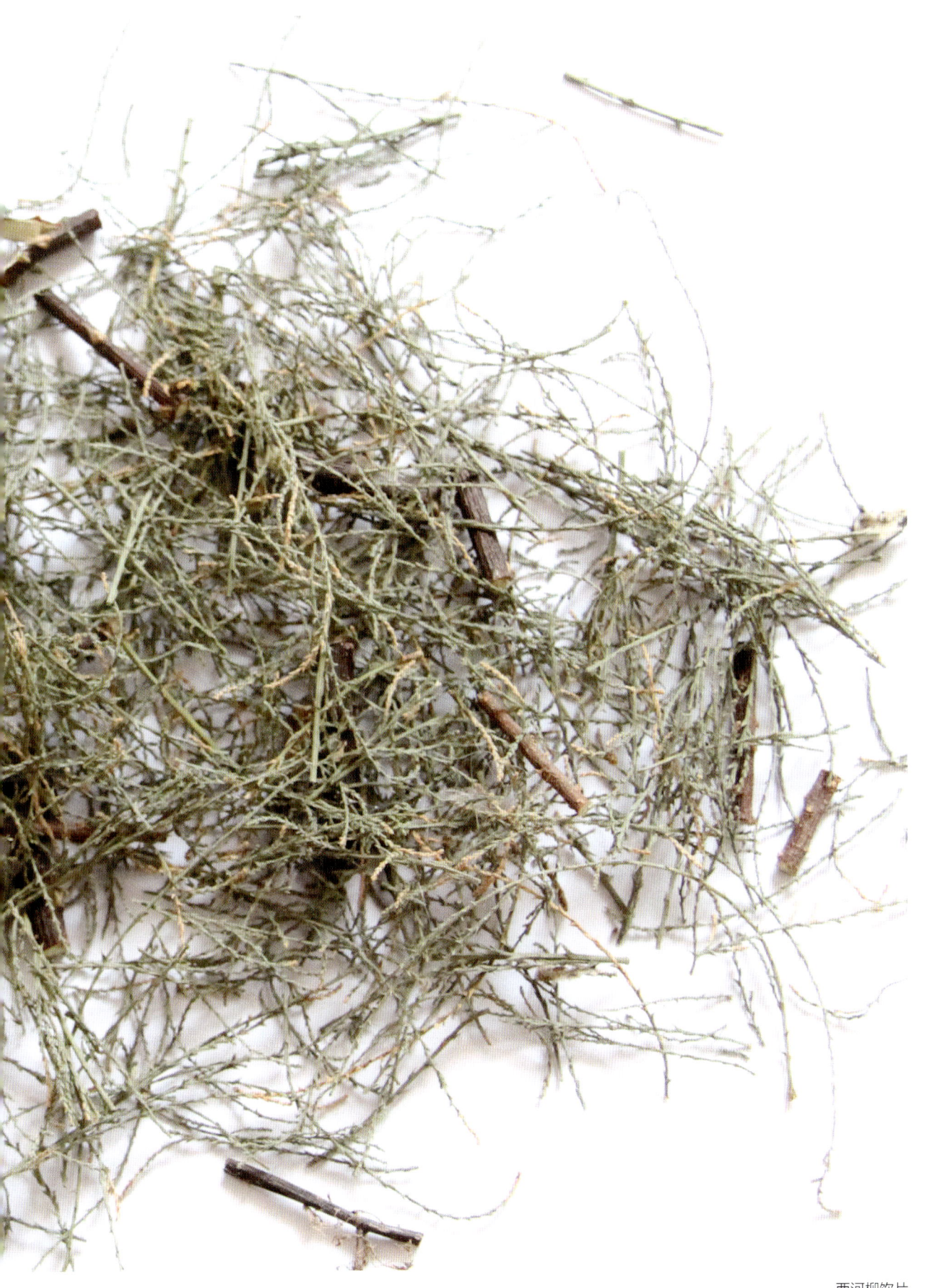

西河柳饮片

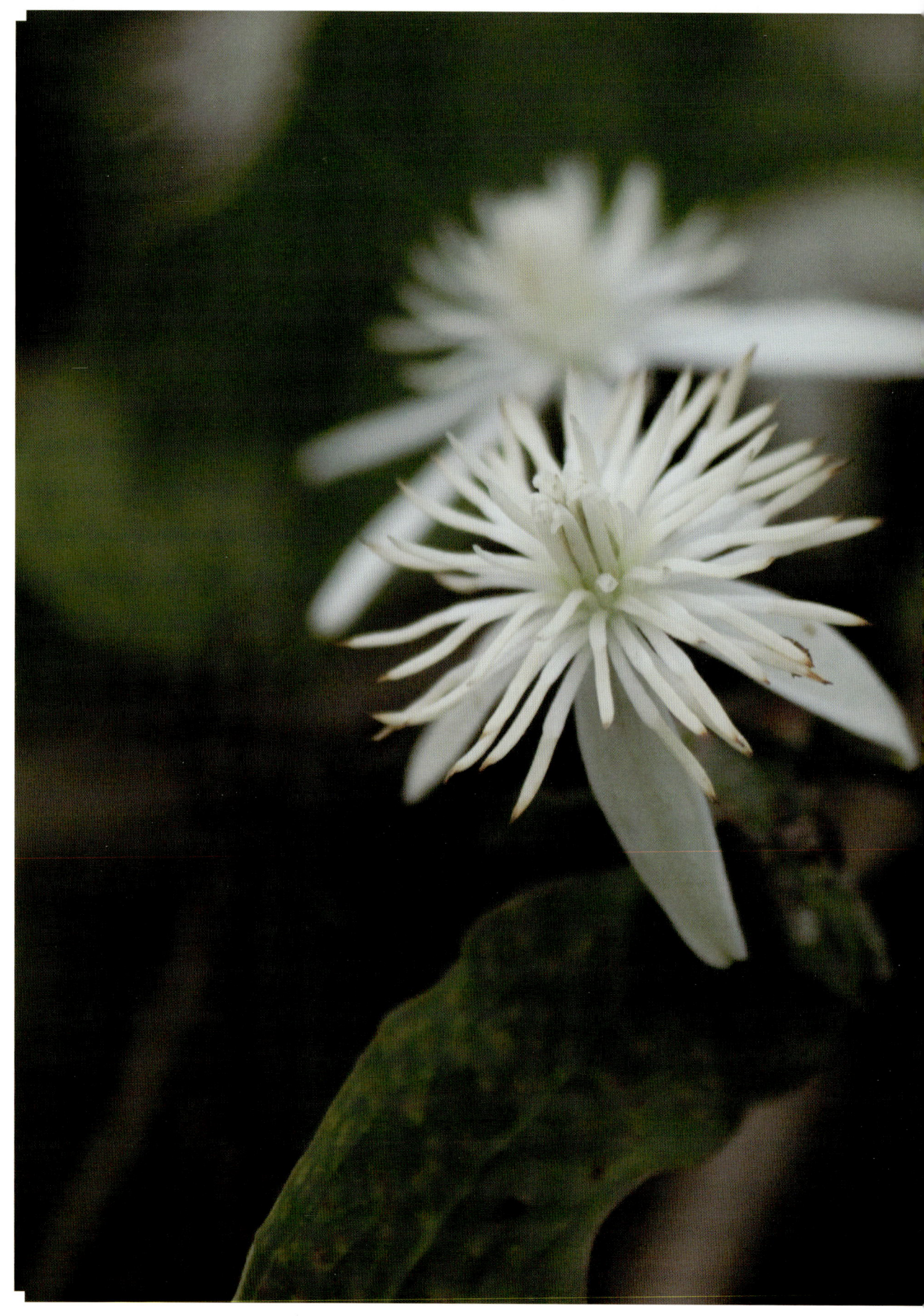

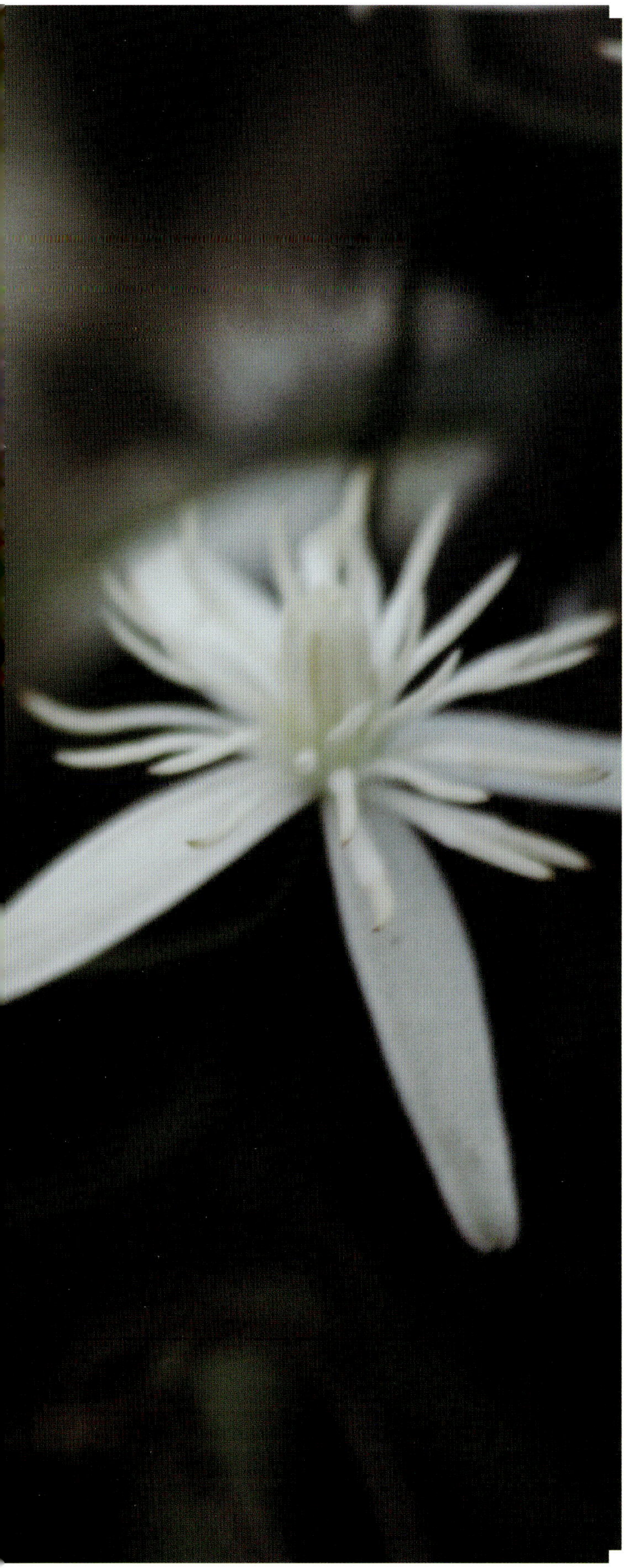

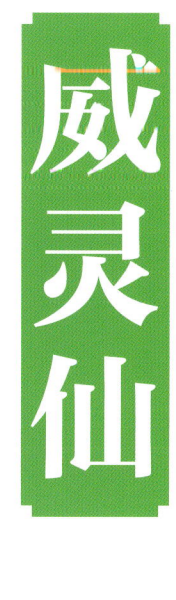

威灵仙

【水药名】要级阻。

【别　名】铁脚威灵仙、九草阶、黑须公、百条根、老虎须、黑木通。

【来　源】本品为毛茛科植物威灵仙 Clematis chinensis Osbeck、棉团铁线莲 Clematis hexapetala Pall. 或东北铁线莲 Clematis manshurica Rupr. 的干燥根及根茎。

【性味归经】味辛、咸，性温，有小毒。归膀胱经。

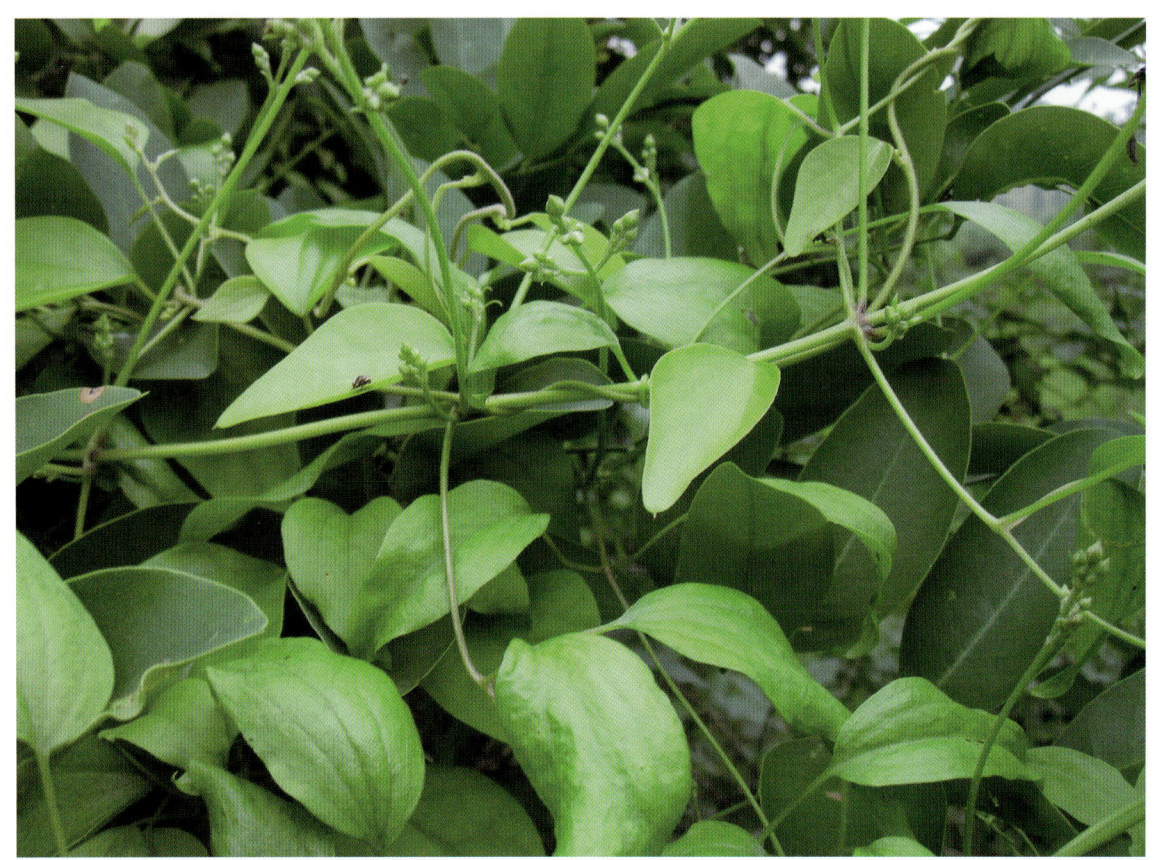

威灵仙

识别特征

攀缘性藤本，高 4 ~ 10 m。根多数丛生，细长，外皮黑褐。茎干后黑色，具明显条纹，幼时被白色细柔毛，老时脱落。叶对生，羽状复叶，小叶通常 5 片，罕为 3 片，小叶卵形或卵状披针形，先端尖，全缘，主脉 3 条。圆锥花序腋生或顶生。花白色。瘦果扁平状卵形，略生细短毛。花期 5—6 月，果期 6—7 月。

生境分布

生长于山野、溪沟及路旁等。分布于河南、山东、安徽、江苏、浙江、福建、广东、广西、江西、湖南、湖北、四川、贵州、云南等省区。

采收加工

秋季挖出，去净茎叶，洗净泥土，晒干，或切成段后晒干。

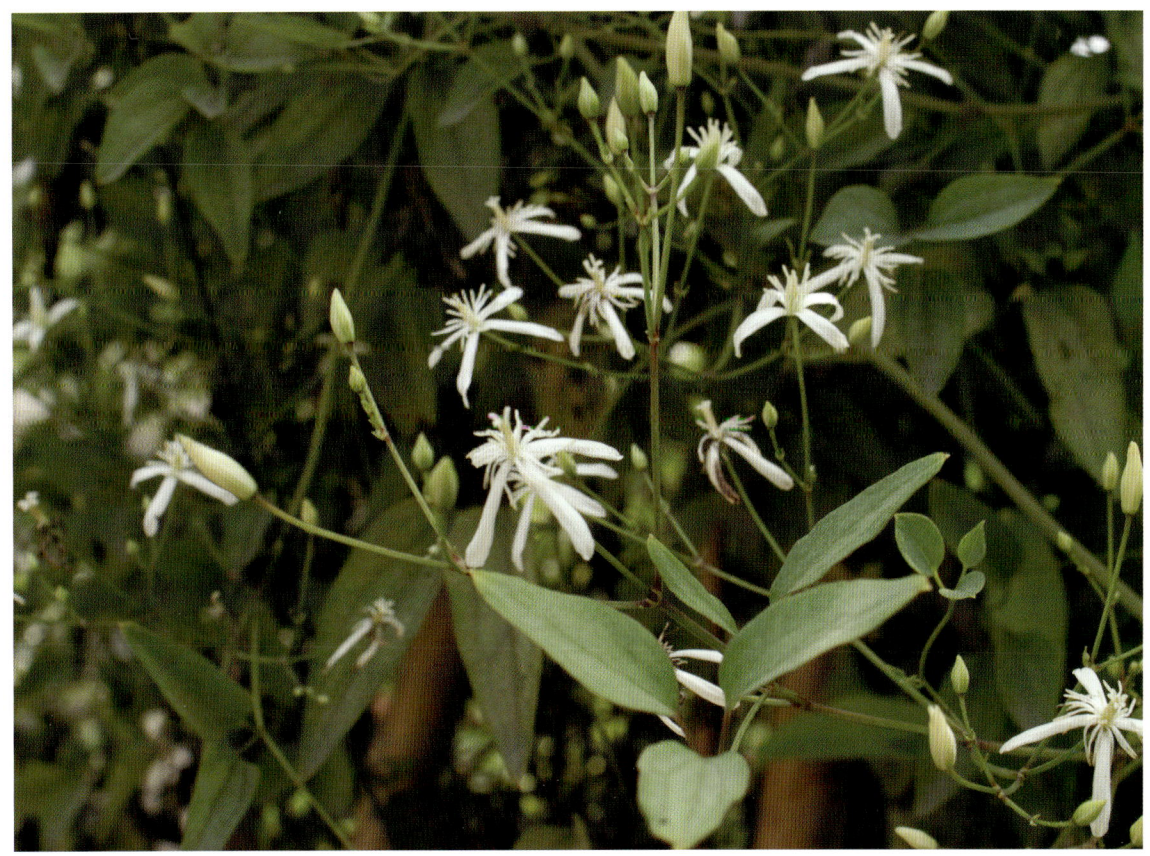

威灵仙

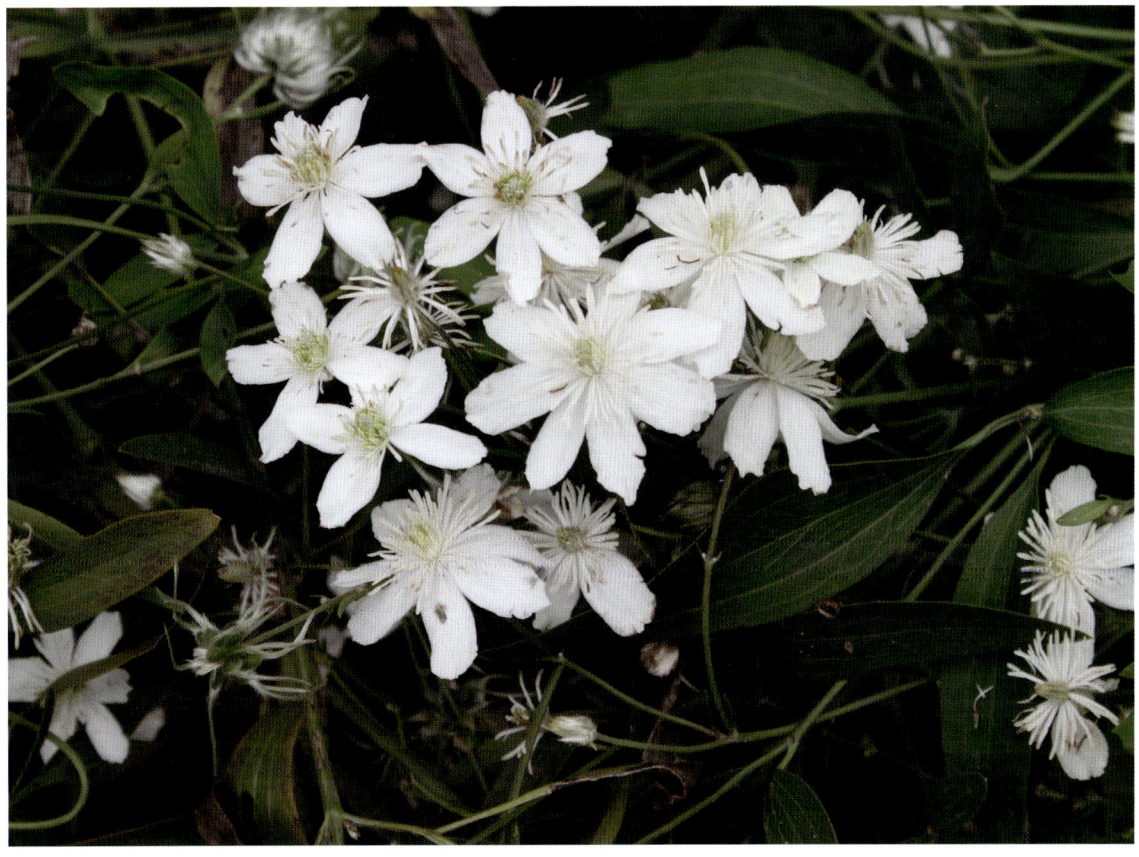

威灵仙

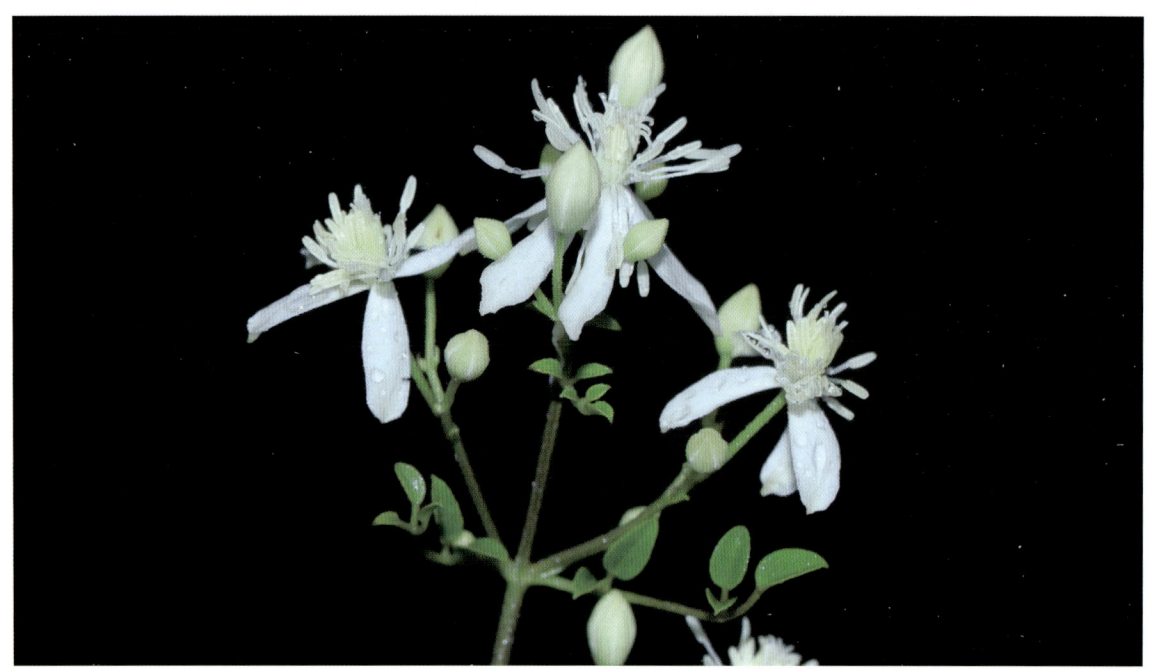

威灵仙

药材鉴别

1. 威灵仙 根茎呈柱状，长 1.5 ~ 10 cm，直径 0.3 ~ 1.5 cm；表面淡棕黄色，顶端残留茎基；质较坚韧，断面纤维性；下侧着生多数细根。根呈细长圆柱形，稍弯曲，长 7 ~ 15 cm，直径 0.1 ~ 0.3 cm；表面黑褐色，有细纵纹，有的皮部脱落，露出黄白色木部；质硬脆，易折断，断面皮部较广，木部淡黄色，略呈方形，皮部与木部间常有裂隙。气微，味淡。

2. 棉团铁线莲 根茎呈短柱状，长 1 ~ 4 cm，直径 0.5 ~ 1 cm。根长 4 ~ 20 cm，直径 0.1 ~ 0.2 cm，表面棕褐色至棕黑色，断面木部圆形。味咸。

3. 东北铁线莲 根茎呈柱状，长 1.5 ~ 11 cm，直径 0.5 ~ 2.5 cm。根较密集，长 5 ~ 23 cm，直径 0.1 ~ 0.4 cm，表面棕黑色，断面木部近圆形。味辛辣。

功效主治

祛风湿，通经络，消痰涎，散癖积。主治痛风，顽痹，腰膝冷痛，脚气，疟疾，癥瘕积聚，破伤风，扁桃体炎，诸骨鲠喉。

用法用量

内服：5 ~ 15 g，煎汤；或入丸、散服。

民族药方

1. 诸骨鲠喉 威灵仙老桩头适量。磨水，得浓汁约 60 mL，慢慢咽服。

2. **牙痛** 威灵仙、毛茛各等量。将药洗净，捣烂取汁，1000 mL 药汁加 75% 酒精 10 mL，用棉签沾药水擦痛牙处。

3. **急性腰扭伤** 威灵仙 20 g，当归尾、牛蒡子各 10g，牛膝 15g。水煎服，每日 1 剂，连用 3 ~ 5 剂。

4. **慢性咽炎，梅核气** 威灵仙、天花粉各 20 g，青蒿、茯苓、陈皮各 15 g，黄芩、枳壳各 12 g，浙贝母、竹茹、桃仁各 10 g，生甘草 5 g。水煎服，每日 1 剂。或威灵仙 30 g。水煎去渣，加醋、蜂蜜各 10 g，煮沸，分 2 次服，每日 1 剂。

5. **急性龟头炎，阴囊湿疹** 威灵仙 60 g。浓煎 250 mL，温洗患处，每日 2 ~ 3 次。

6. **跟骨骨刺，足跟痛** 威灵仙 50 ~ 100 g。放入 2000 ~ 2500 mL 的清水中，煮沸 30 min，待药液温度适宜，加入陈醋 50 mL，浸泡患足 1 小时，每日 1 次，连用 7 ~ 10 日；也可取本品 200 g。煎汁 300 mL，熏洗患处，每次 30 分钟，每日 1 ~ 2 次，连用 15 日。

7. **面神经麻痹** 威灵仙 30 g，防风 30 g。水煎服，每日 1 剂。

8. **痔疮出血** 威灵仙 60 g，芒硝 30 g。煎水熏洗、坐浴患处，每日 1 ~ 2 次。

9. **虚寒胃痛** 威灵仙 30 g。水煎去渣留汁，加入生鸡蛋 2 个，红糖适量，煮成蛋汤温服。每日 1 剂。

10. **寒性胃痛** 威灵仙 20 g，干姜 10 g。水煎服，每日 2 次，每日 1 剂。

11. **腮腺炎** 威灵仙 50 g，与米醋适量共泡 15 分钟，煎沸后倒出一半，待冷后外涂患处。在另一半中加水 200 mL 煎煮，分 3 次内服。

使用注意

气虚血弱、无风寒湿邪者忌服。

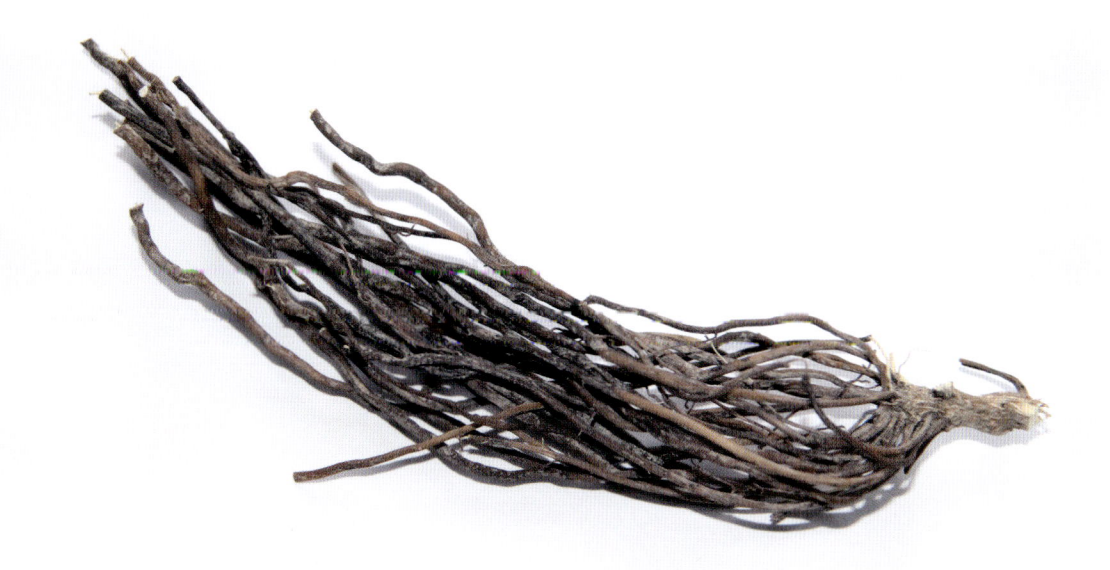

威灵仙药材

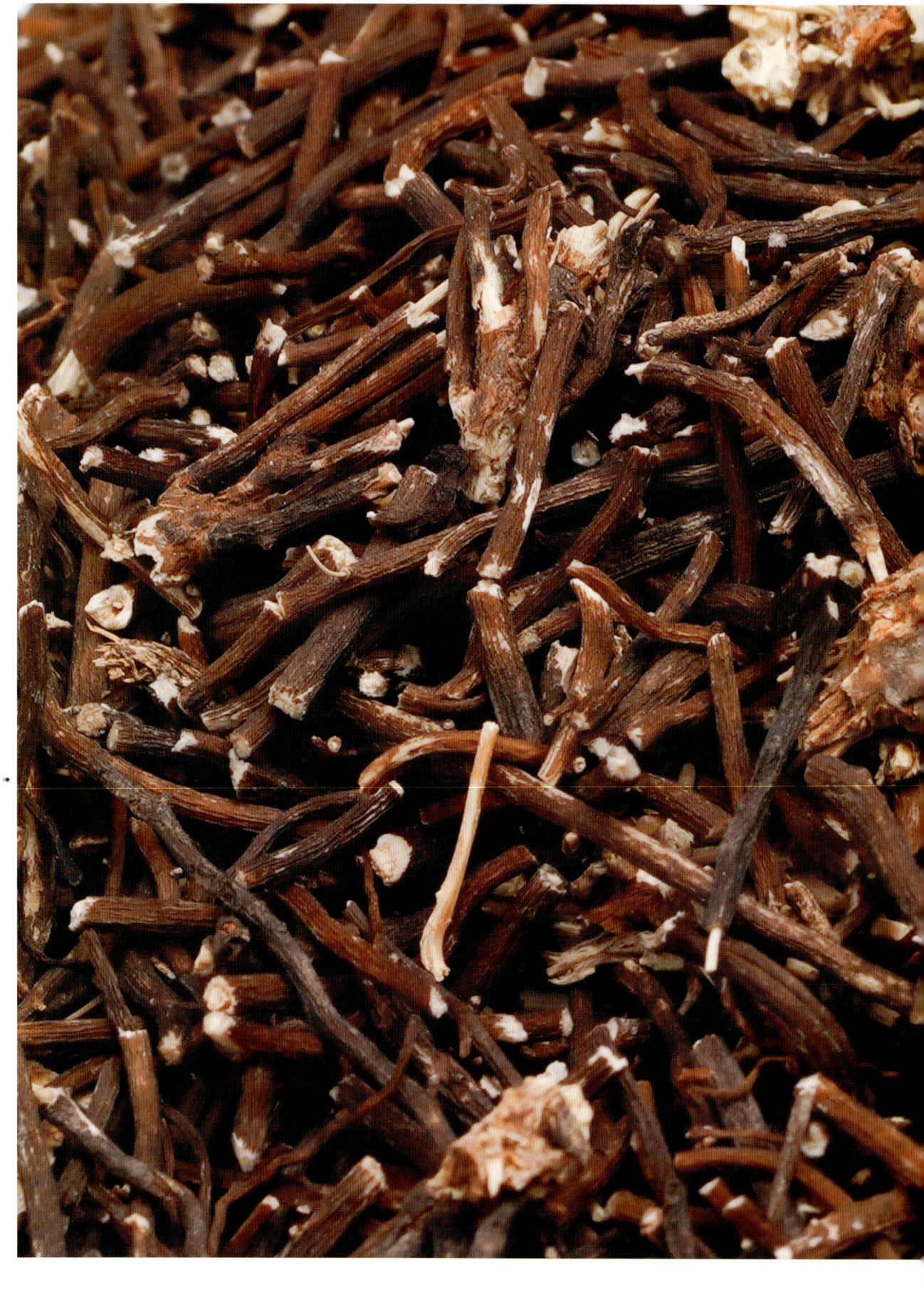

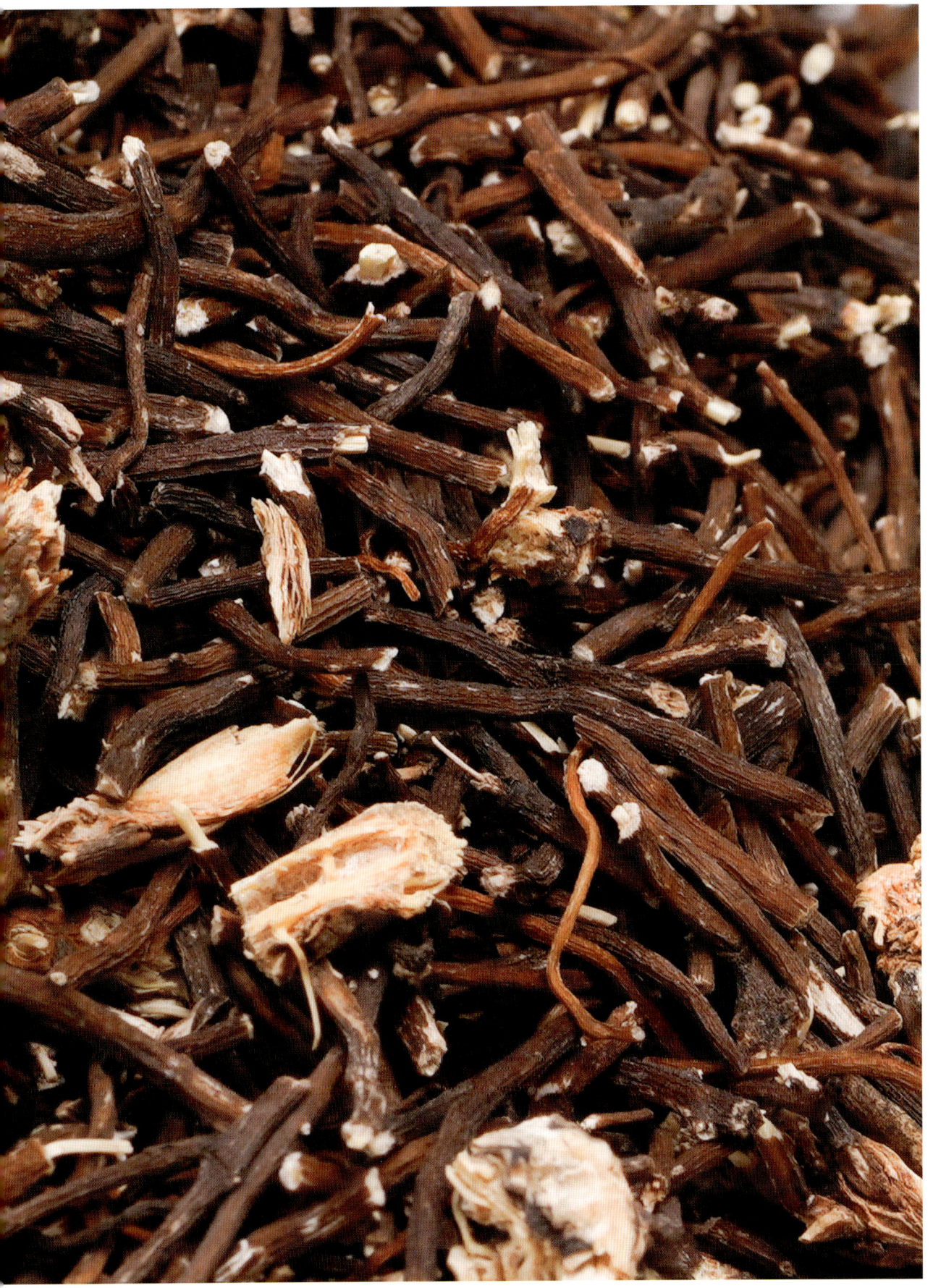

威灵仙饮片

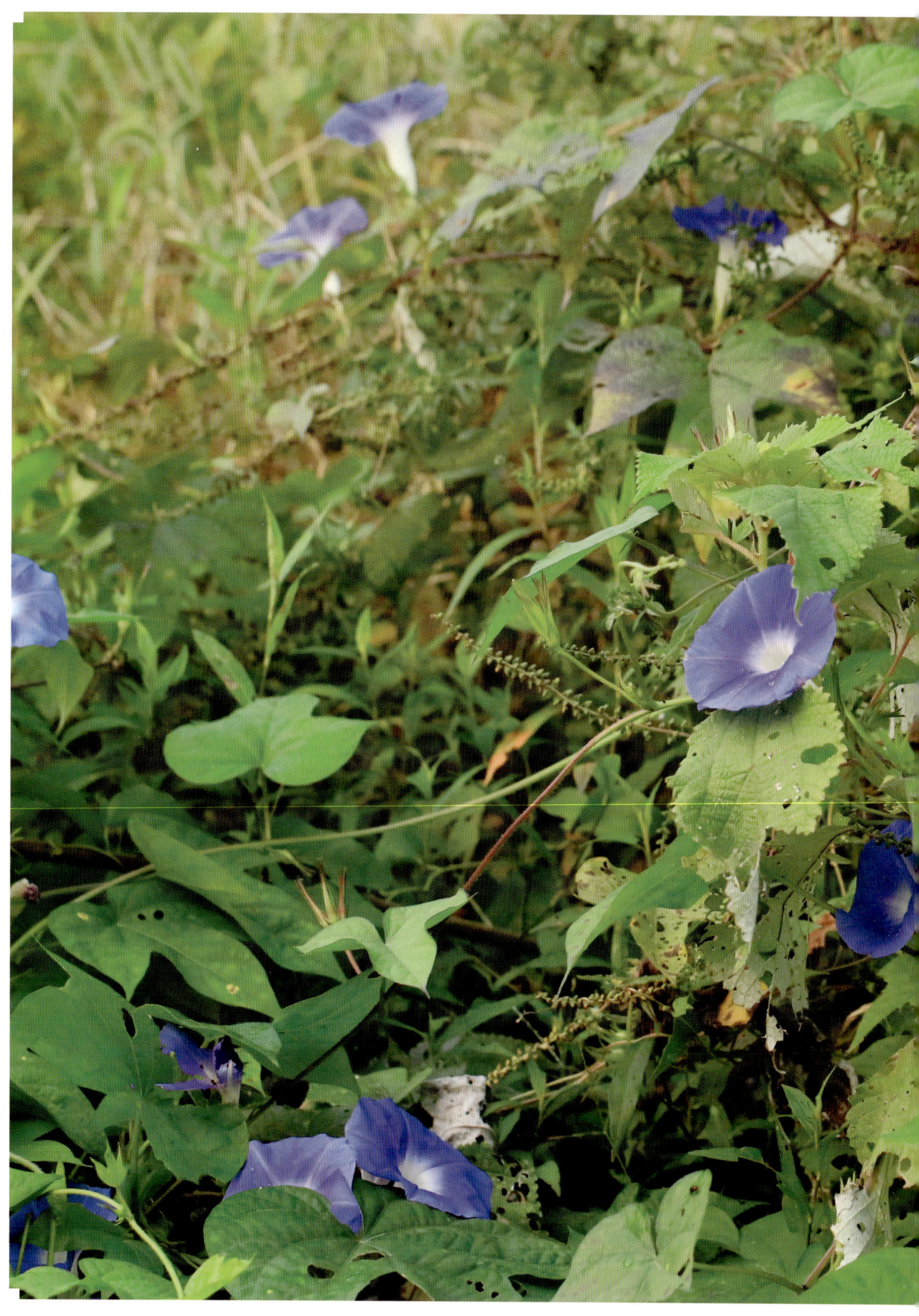

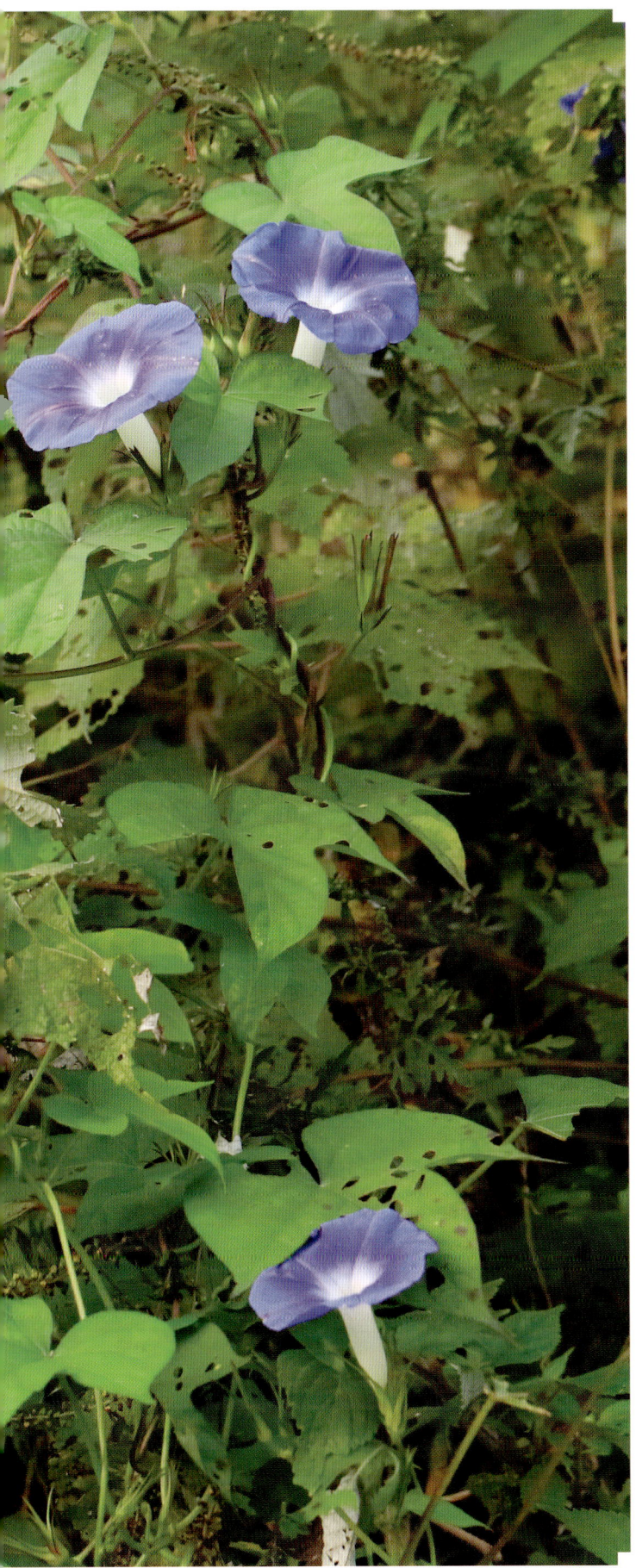

牵牛子

【水药名】猫眼波。

【别　名】白丑、牵牛花、打碗花、喇叭花、裂叶牵牛。

【来　源】本品为旋花科植物裂叶牵牛 *Pharbitis nil*（L.）Choisy 或圆叶牵牛 *Pharbitis purpurea*（L.）Voigt 的干燥成熟种子。

【性味归经】味苦、辛，性寒，有小毒。归肺、肾、大肠经。

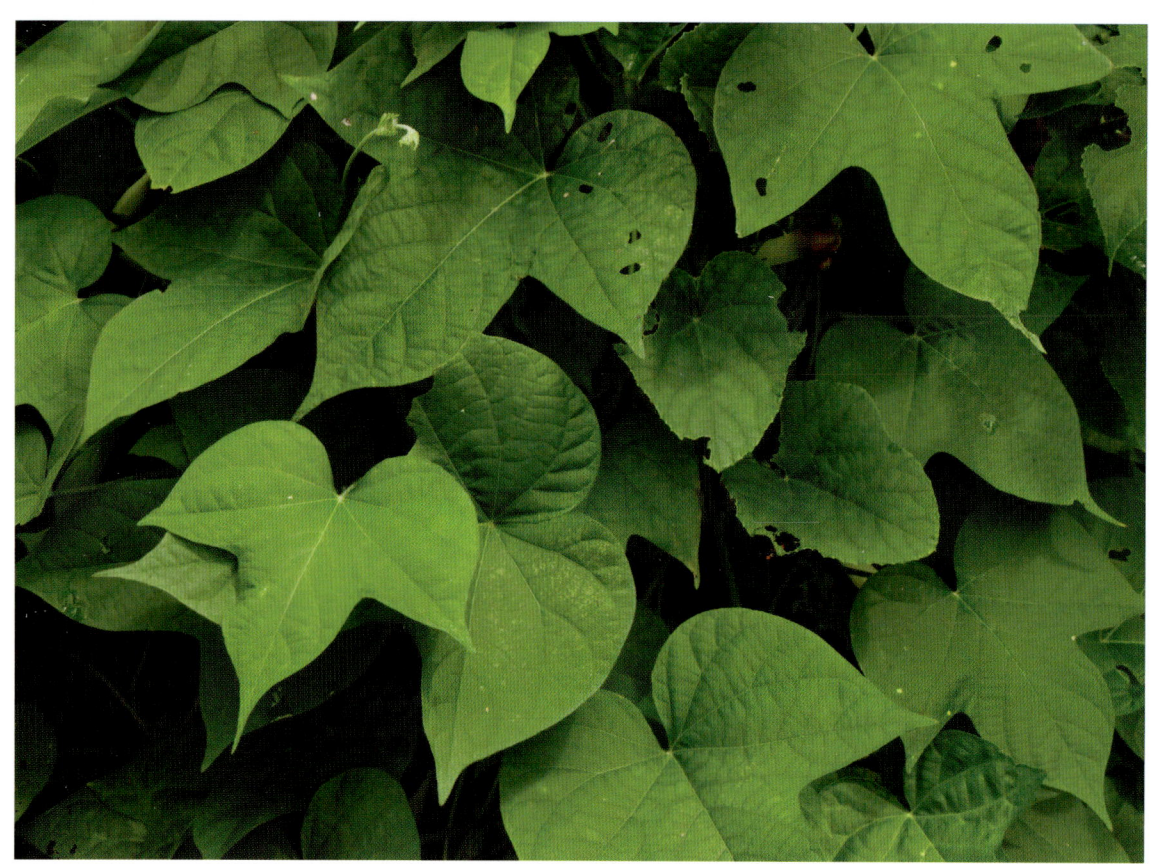

裂叶牵牛

识别特征

一年生缠绕草本植物，茎左旋，长 2 m 以上，被倒向的短柔毛及杂有倒向或开展的长硬毛。叶互生，叶柄长 2 ~ 15 cm，叶片圆形或宽卵状心形，深或浅 3 裂，偶有 5 裂，长 4 ~ 18 cm，宽 3.5 cm，通常全缘。花腋生，单一或 2 ~ 5 朵成聚伞花序，萼片卵状披针形。花序梗长短不一，被毛；苞片 2，线形或叶状；萼片 5，近等长，狭披针形，外面有毛；花冠漏斗状，长 5 ~ 10 cm，蓝紫色、粉红色、白色或紫红色，花冠管色淡；雄蕊 5，不伸出花冠外，花丝不等长，基部稍阔，有毛。雌蕊 1，子房无毛，3 室，柱头头状。蒴果近球形，直径 0.8 ~ 1.3 cm，3 瓣裂。种子 5 枚，黑褐色或白色、浅黄色，无毛。花期 5—10 月，果期 8—11 月。

生境分布

生长于山野、寨脚、村边，栽培或野生。分布于我国大部分地区。

采收加工

秋季果实成熟、果实未开裂时将藤割下，晒干，种子自然脱落，除去果壳杂质。

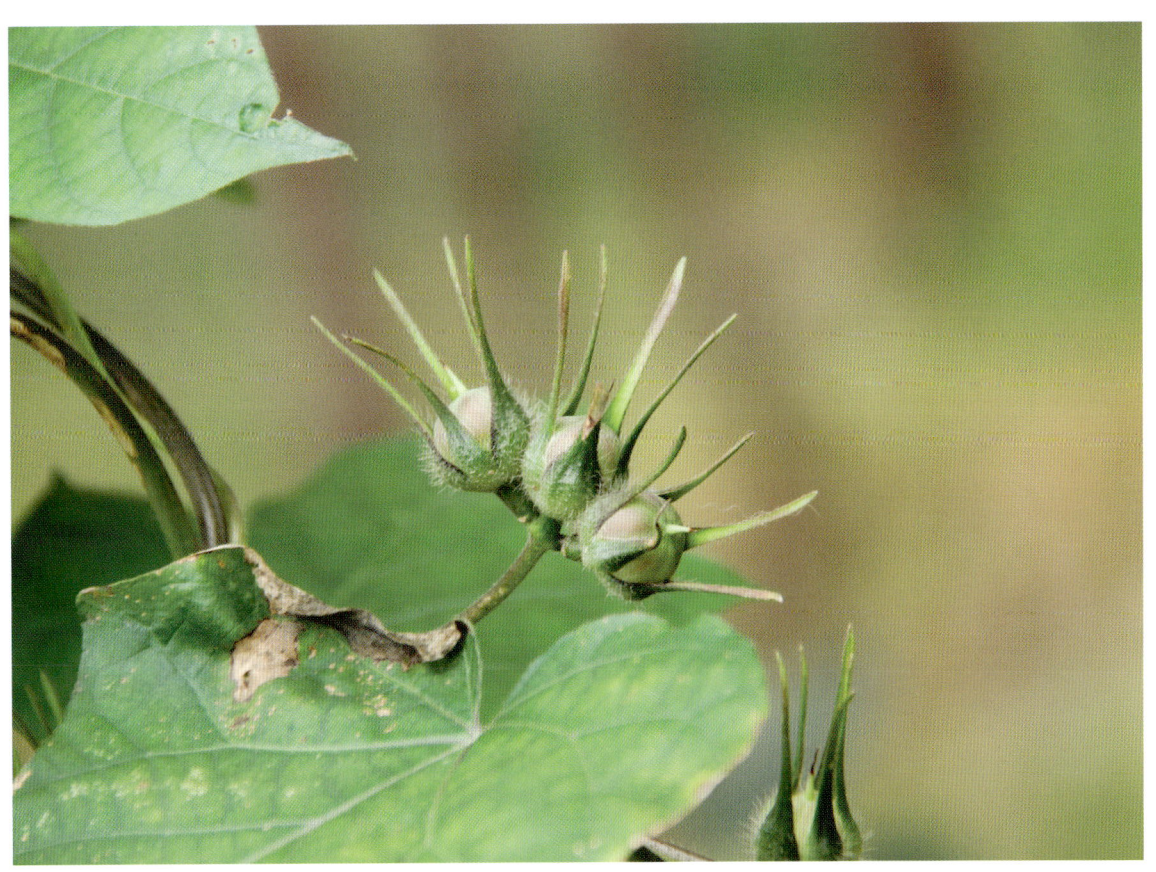

裂叶牵牛

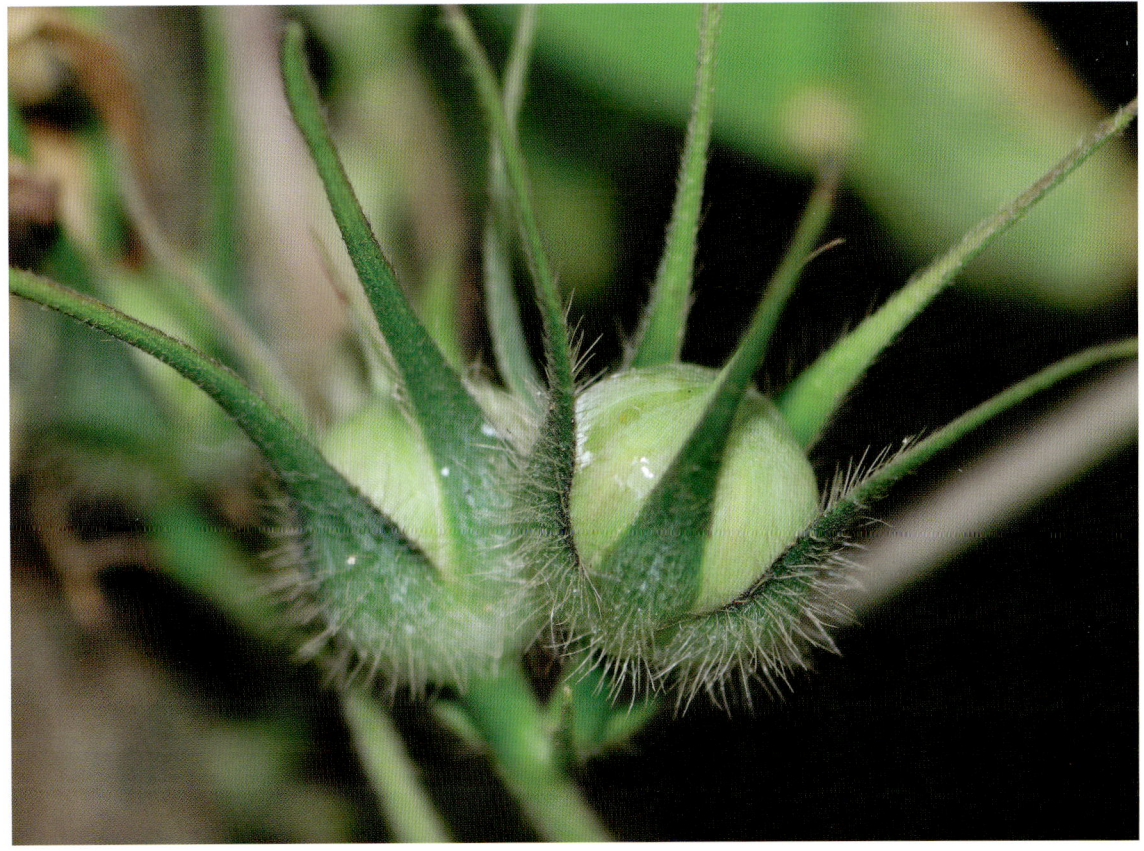

裂叶牵牛

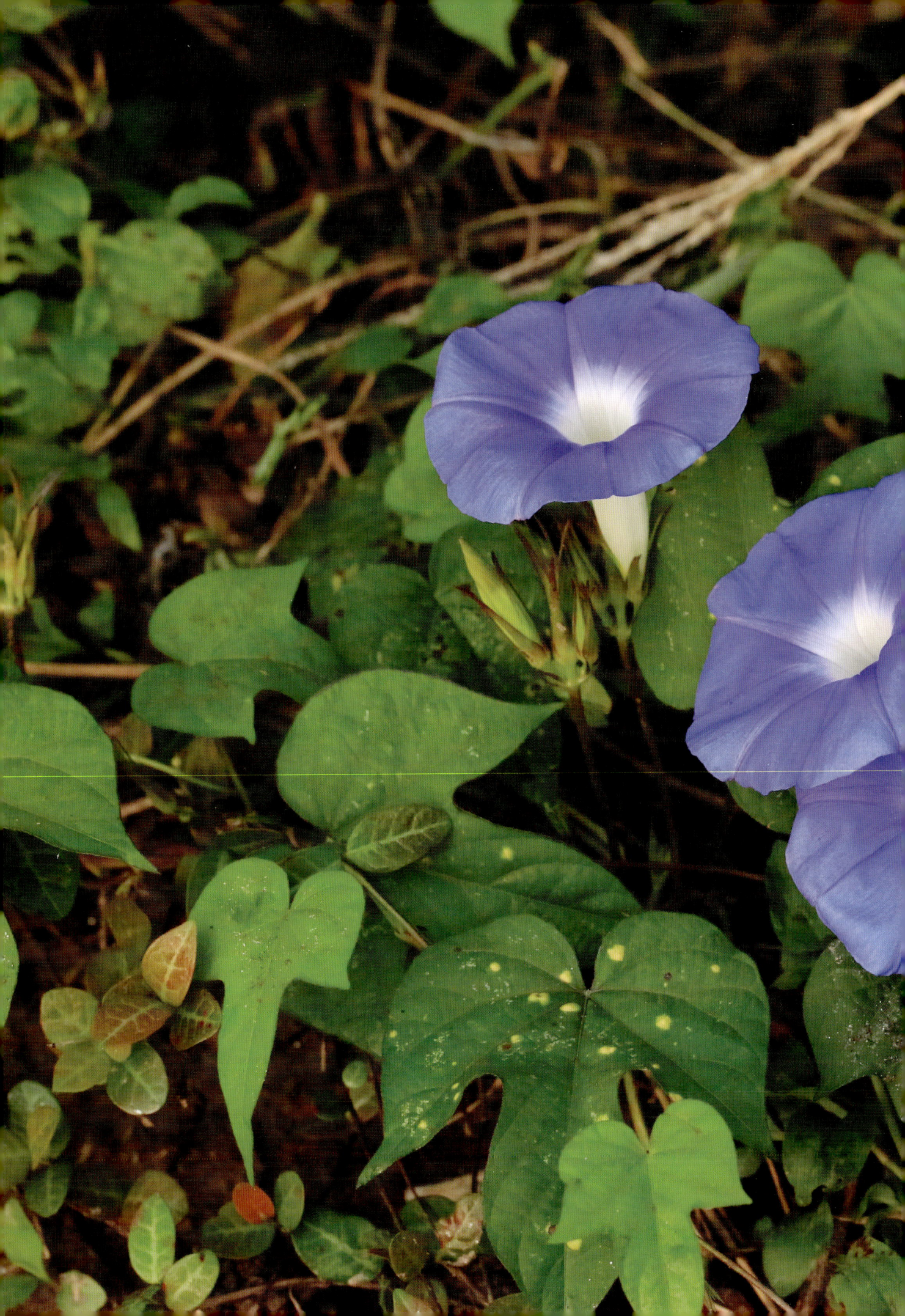

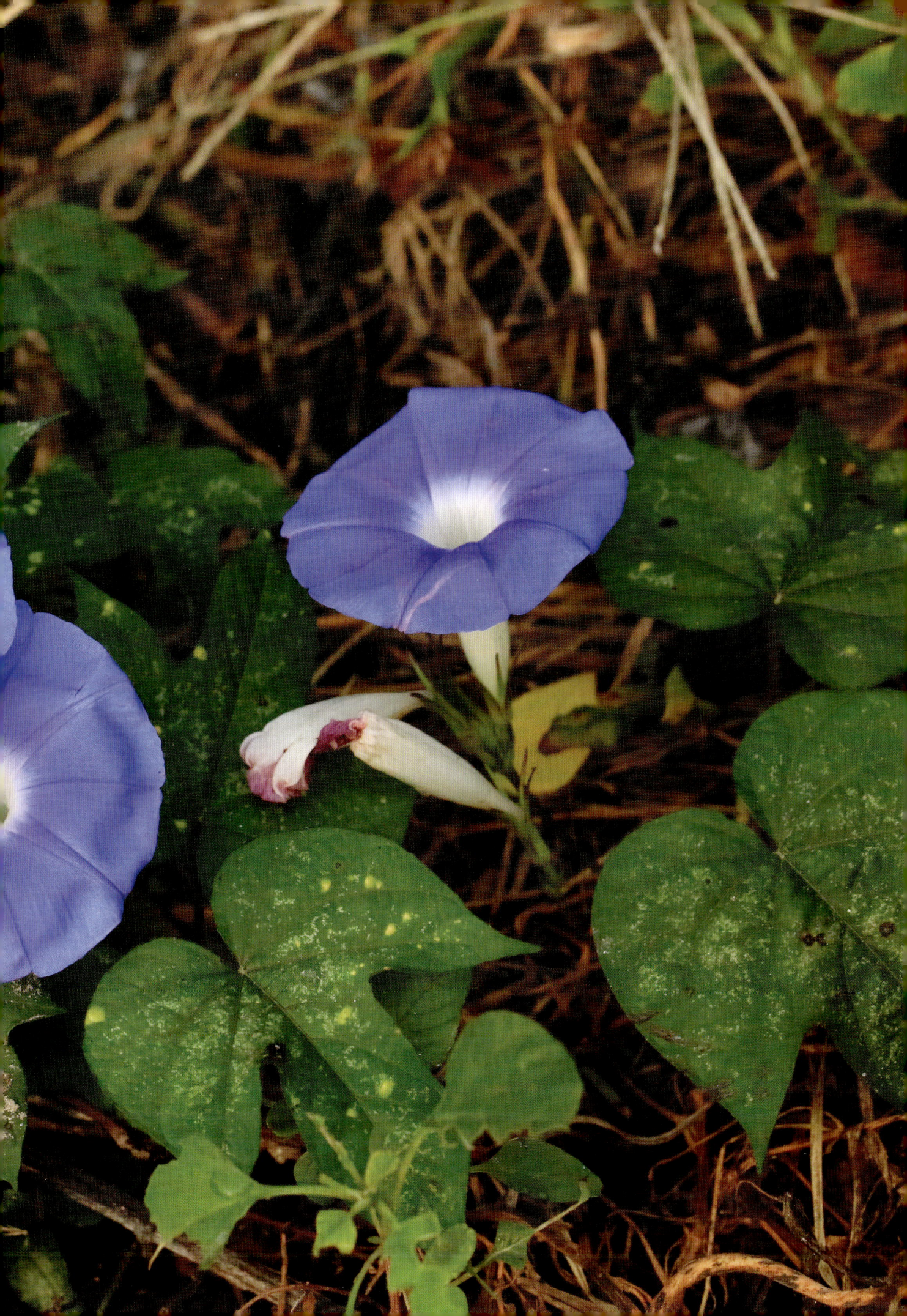

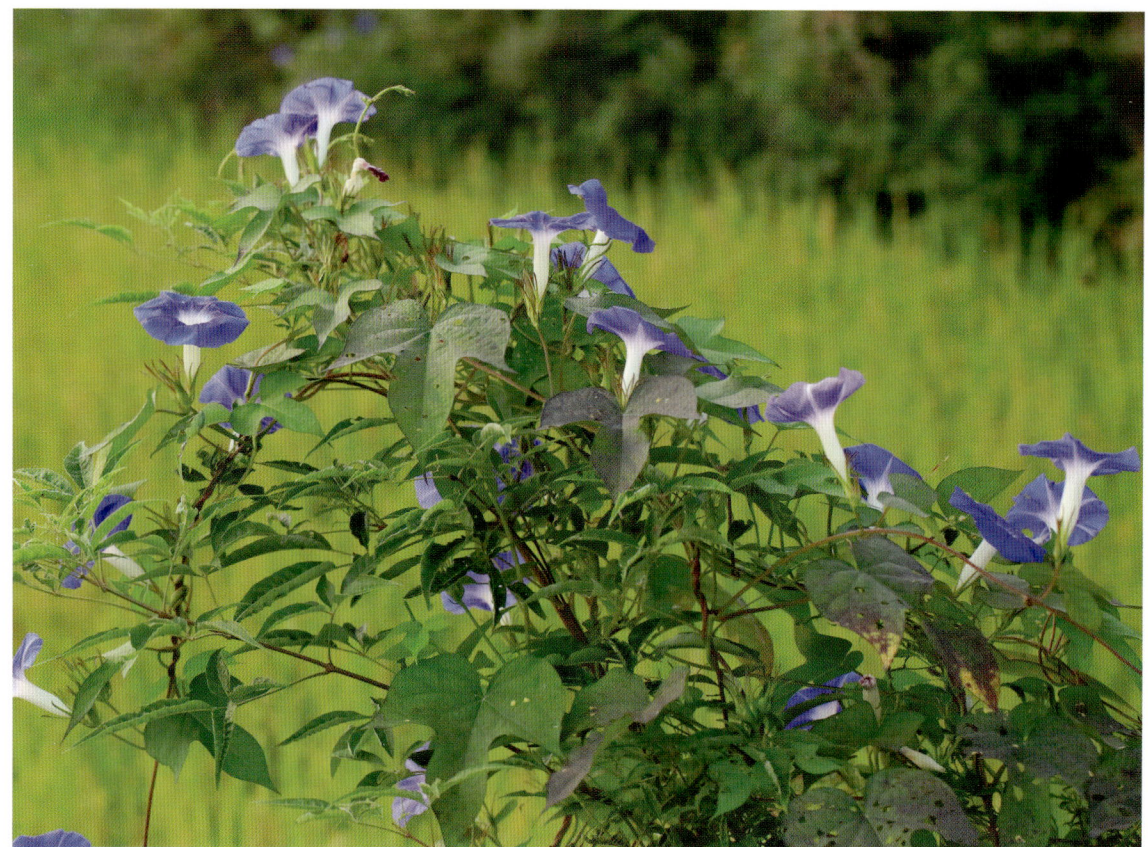

裂叶牵牛

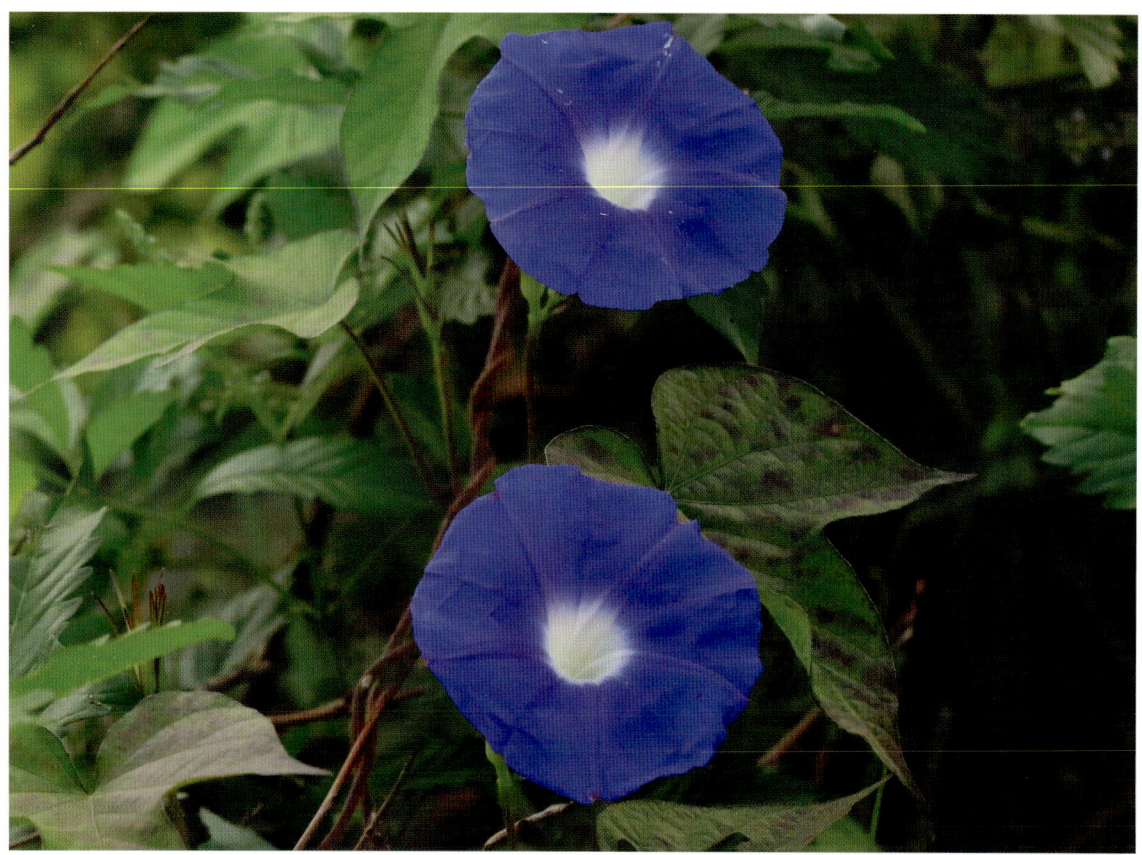

裂叶牵牛

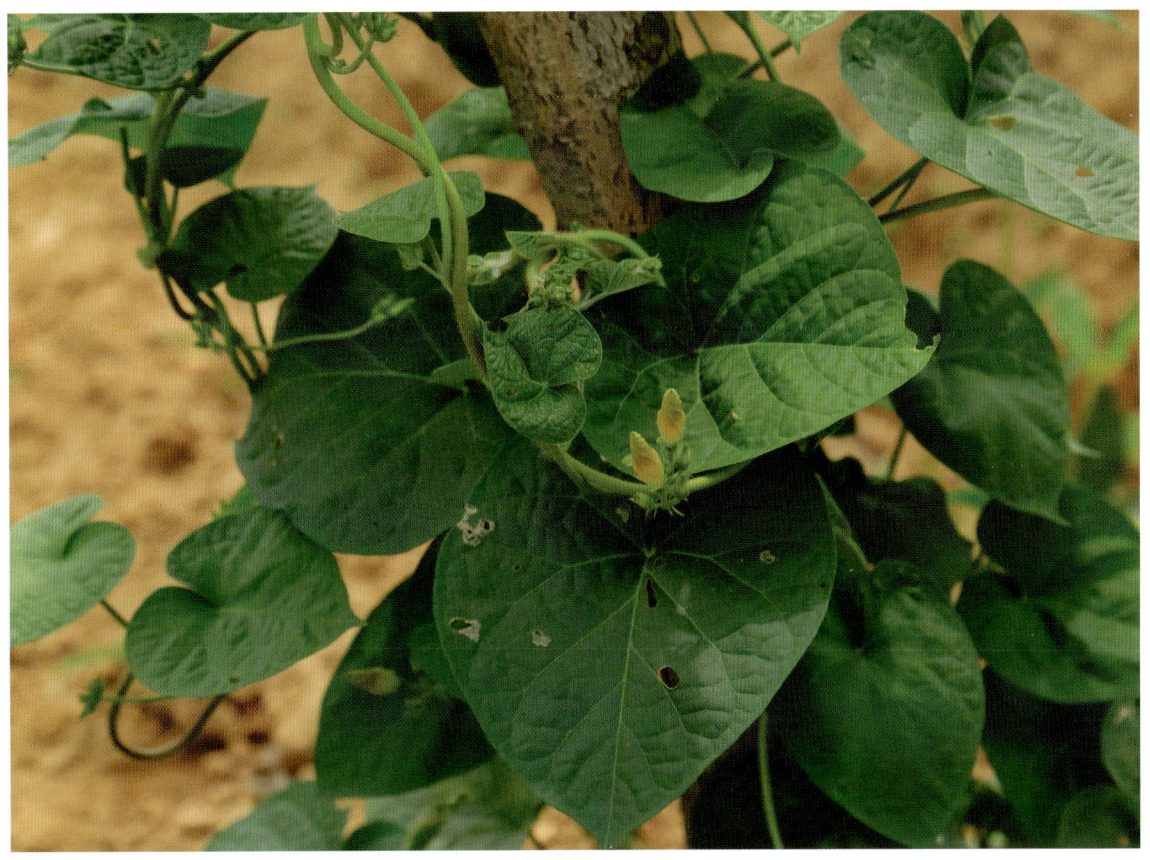

圆叶牵牛

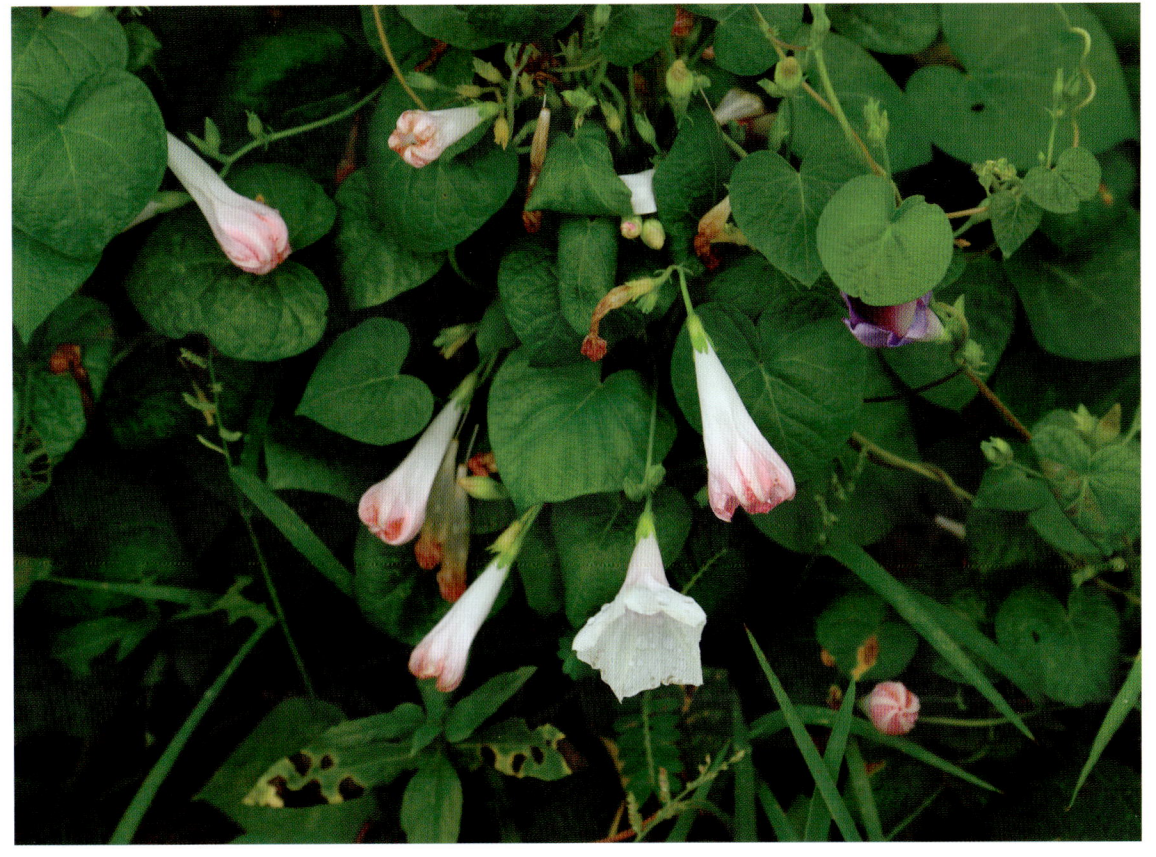

圆叶牵牛

牵牛子

2745

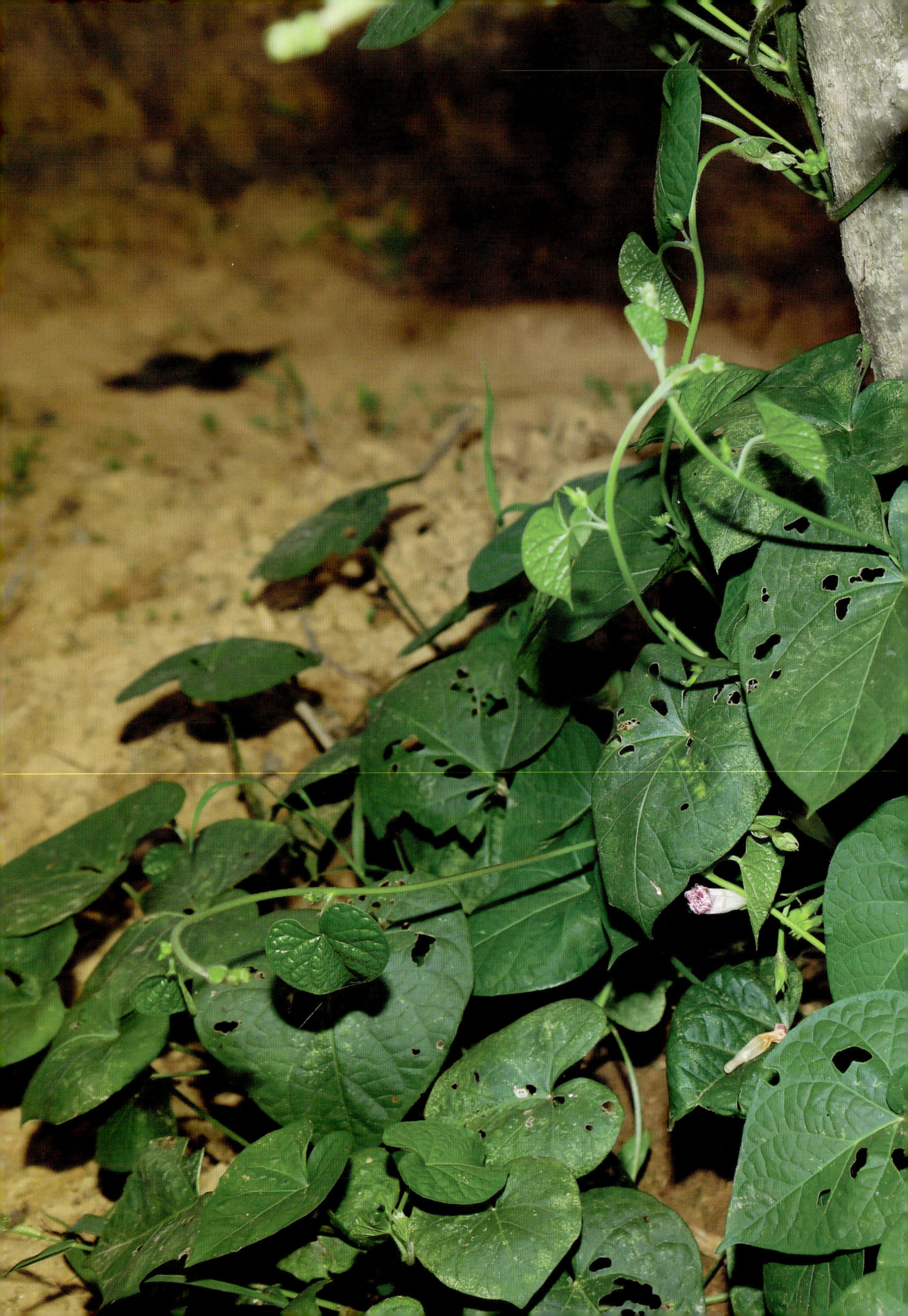

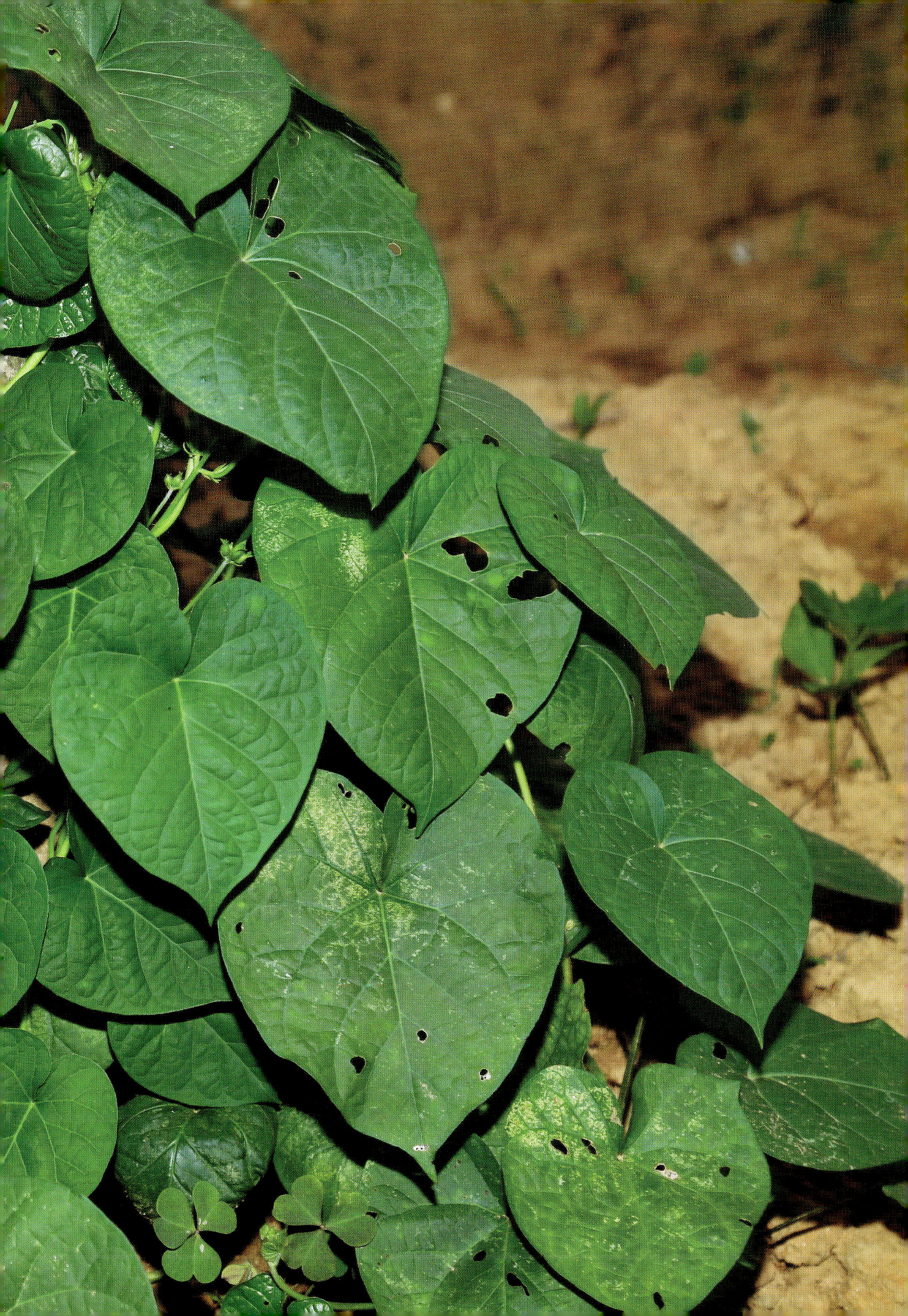

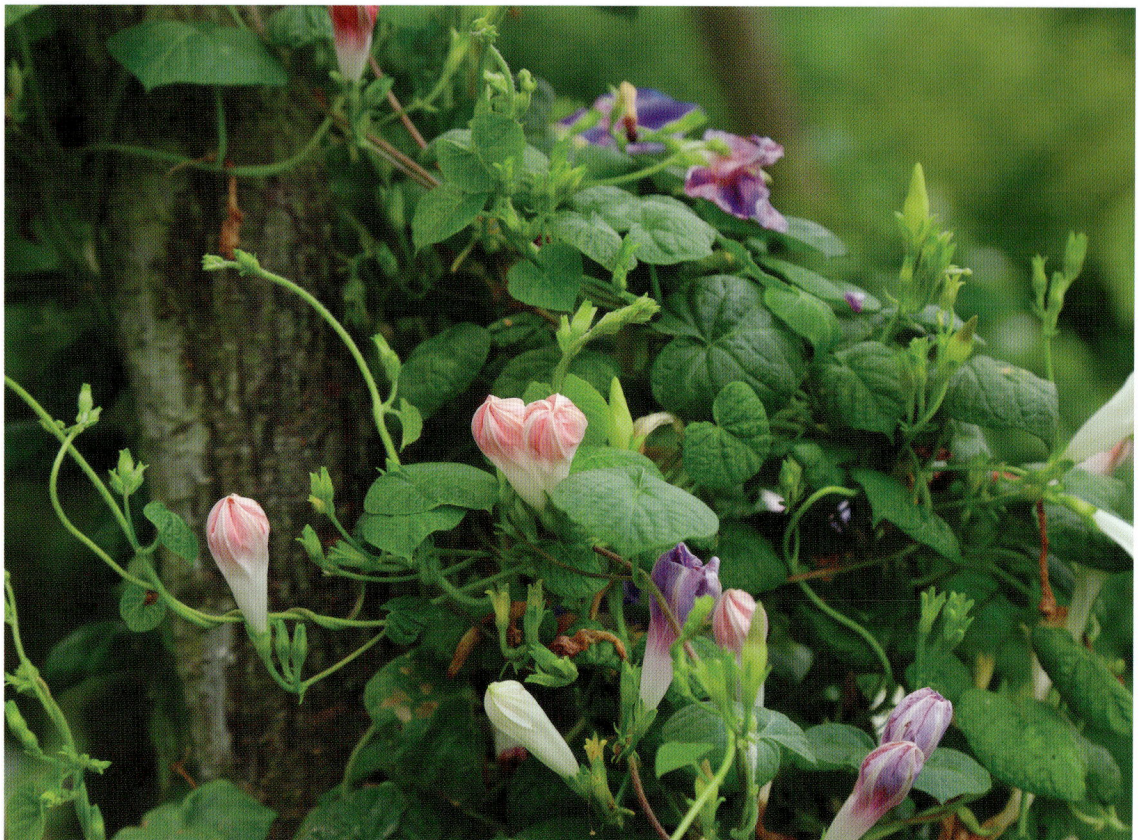

圆叶牵牛

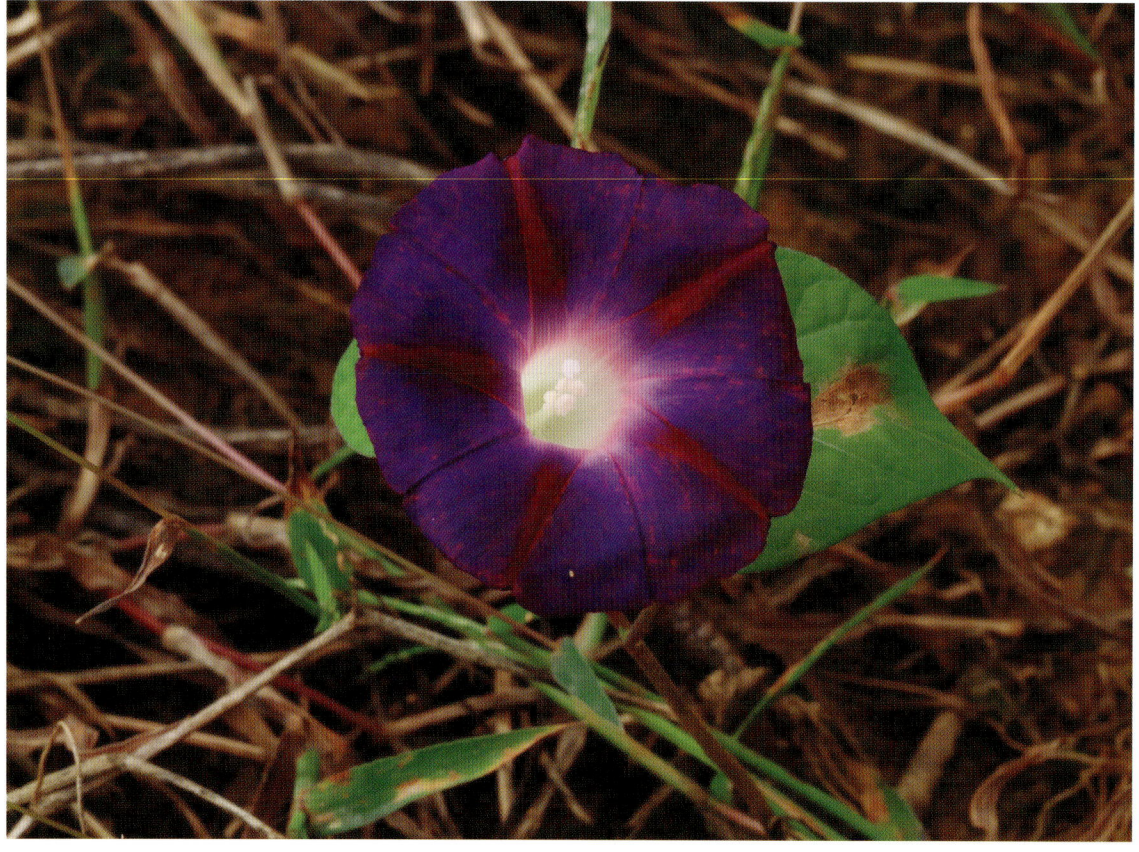

圆叶牵牛

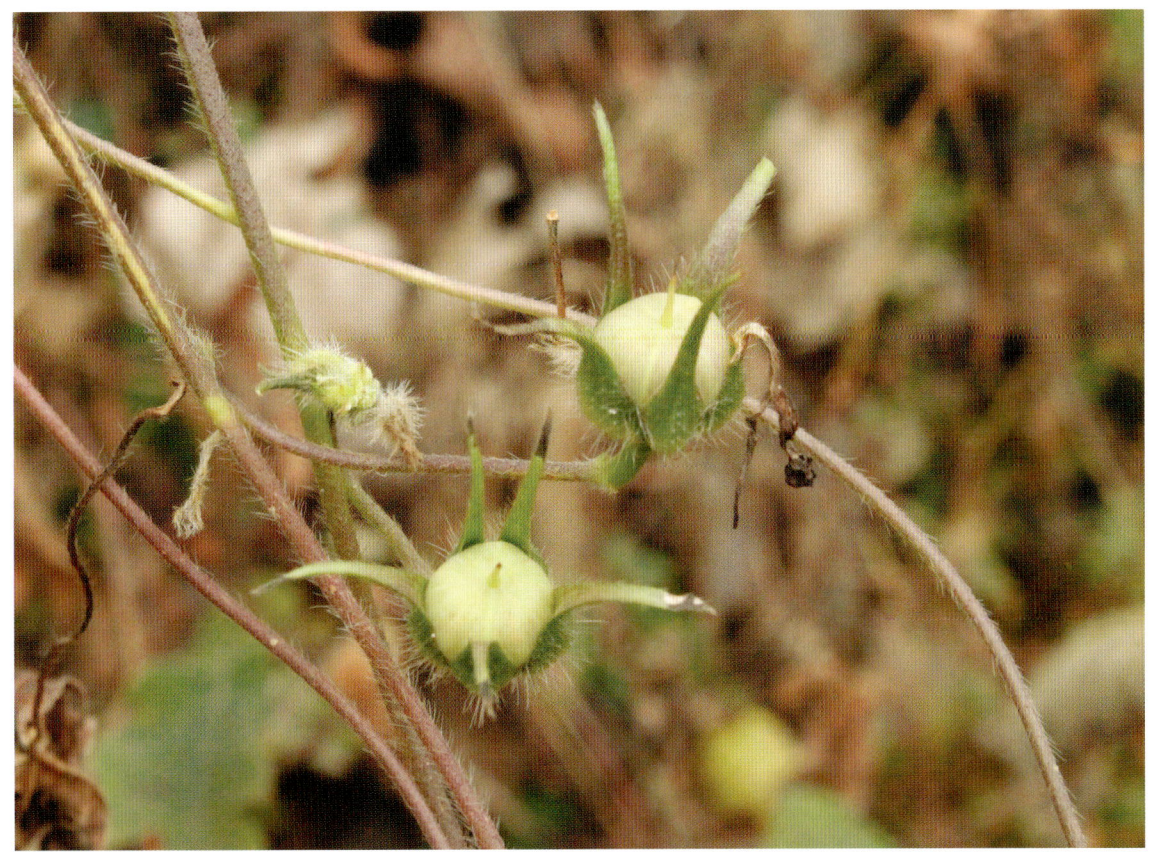

圆叶牵牛

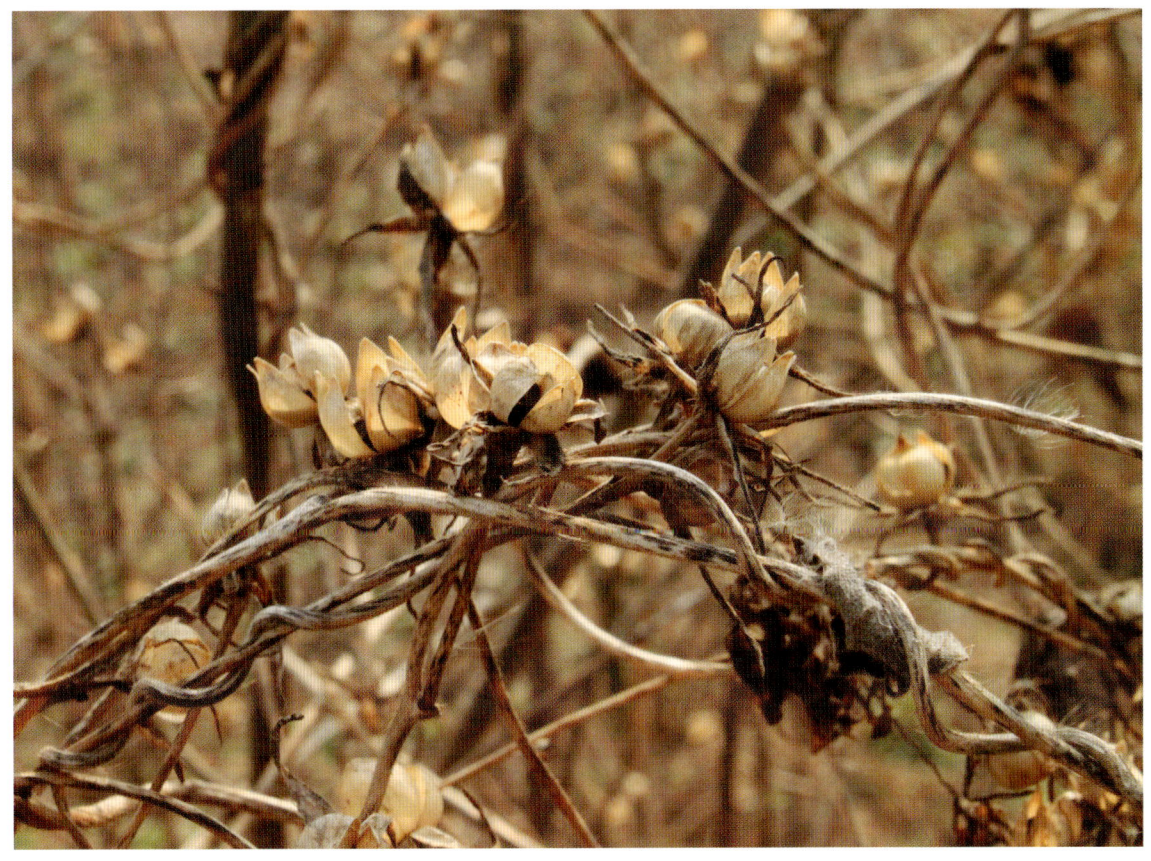

圆叶牵牛

牵牛子药材

药材鉴别

种子似橘瓣状,略具3棱,长5~7 mm,宽3~5 mm。表面灰黑色,或淡黄白色(白丑),背面弓状隆起,两侧面稍平坦,略具皱纹,背面正中有1条浅纵沟,腹面棱线下端为类圆形浅色种脐。质坚硬,横切面可见淡黄色或黄绿色皱缩折叠的子叶2片。水浸后种皮呈龟裂状,有明显黏液。气微,味辛、苦,有麻舌感。以颗粒饱满、无果皮等杂质者为佳。

功效主治

利水通便,祛痰逐饮,消积杀虫。主治水肿,腹水,脚气,痰壅喘咳,便秘,食滞虫积,鹤膝风,肠痈,腰痛,阴囊肿胀,痈疽肿毒,痔漏便毒。

用法用量

内服:5~10 g,煎汤;或研末,入丸、散,每服1~3 g。

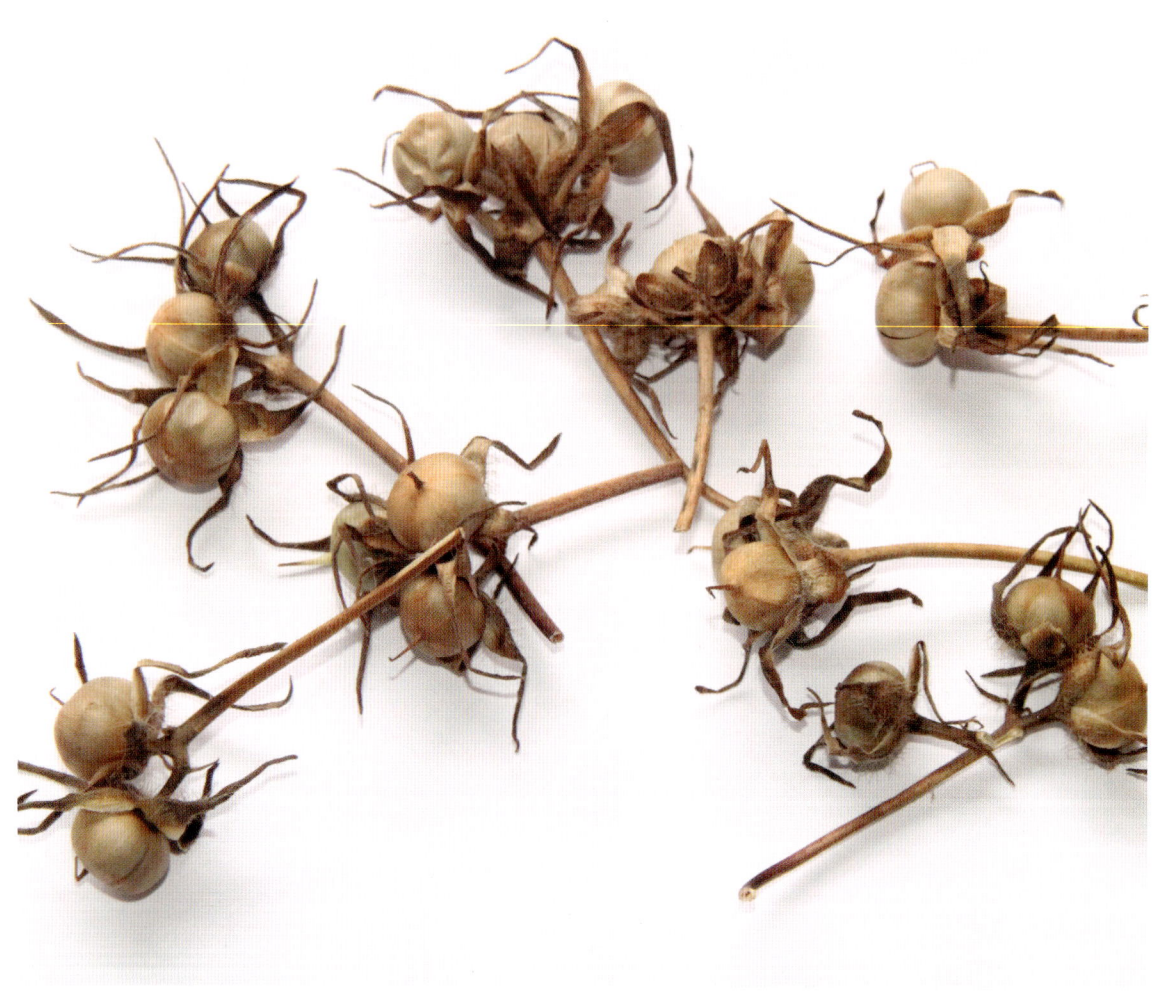

牵牛子药材

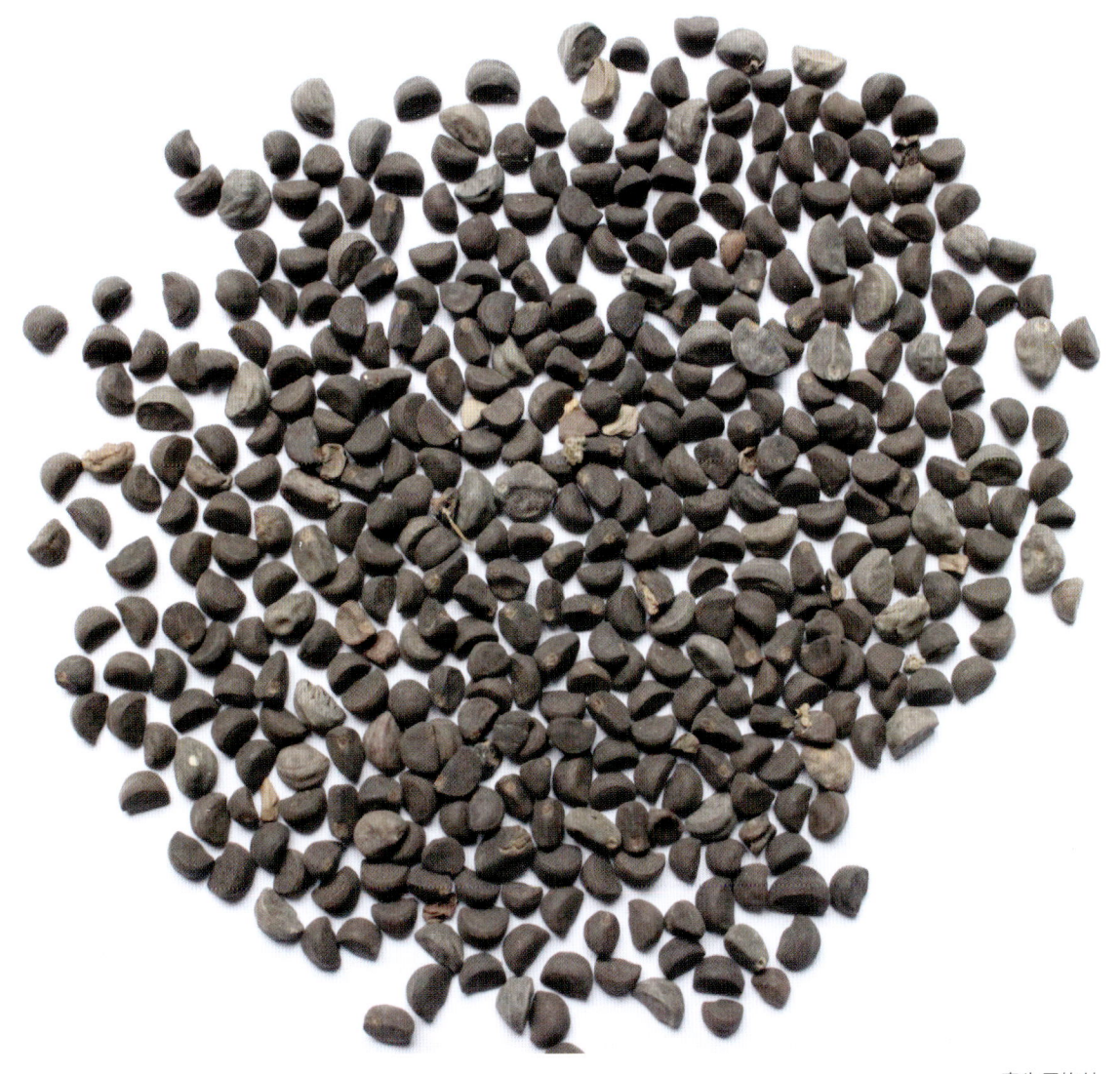

牵牛子饮片

▌民族药方

1. 水臌病 牵牛子、续随子各 10 g。共研为细末，每服 1 ~ 3 g，米泔水送服。

2. 小儿疳积，厌食 牵牛子 3 g。研细末，蒸猪瘦肉服。

3. 腹水 牵牛子 3 g，土大黄 5 g。煎水内服。

4. 鹤膝风 牵牛子、老姜各适量。捣烂外包。

5. 肠痈 牵牛子 9 g，大黄、制甲珠各 6 g，乳香、没药各 3 g。研细末，早、中、晚各服 9 g。

6. 大便秘结 牵牛子 6 g。水煎服，每日 2 次。

▌使用注意

孕妇及胃弱气虚者忌服。

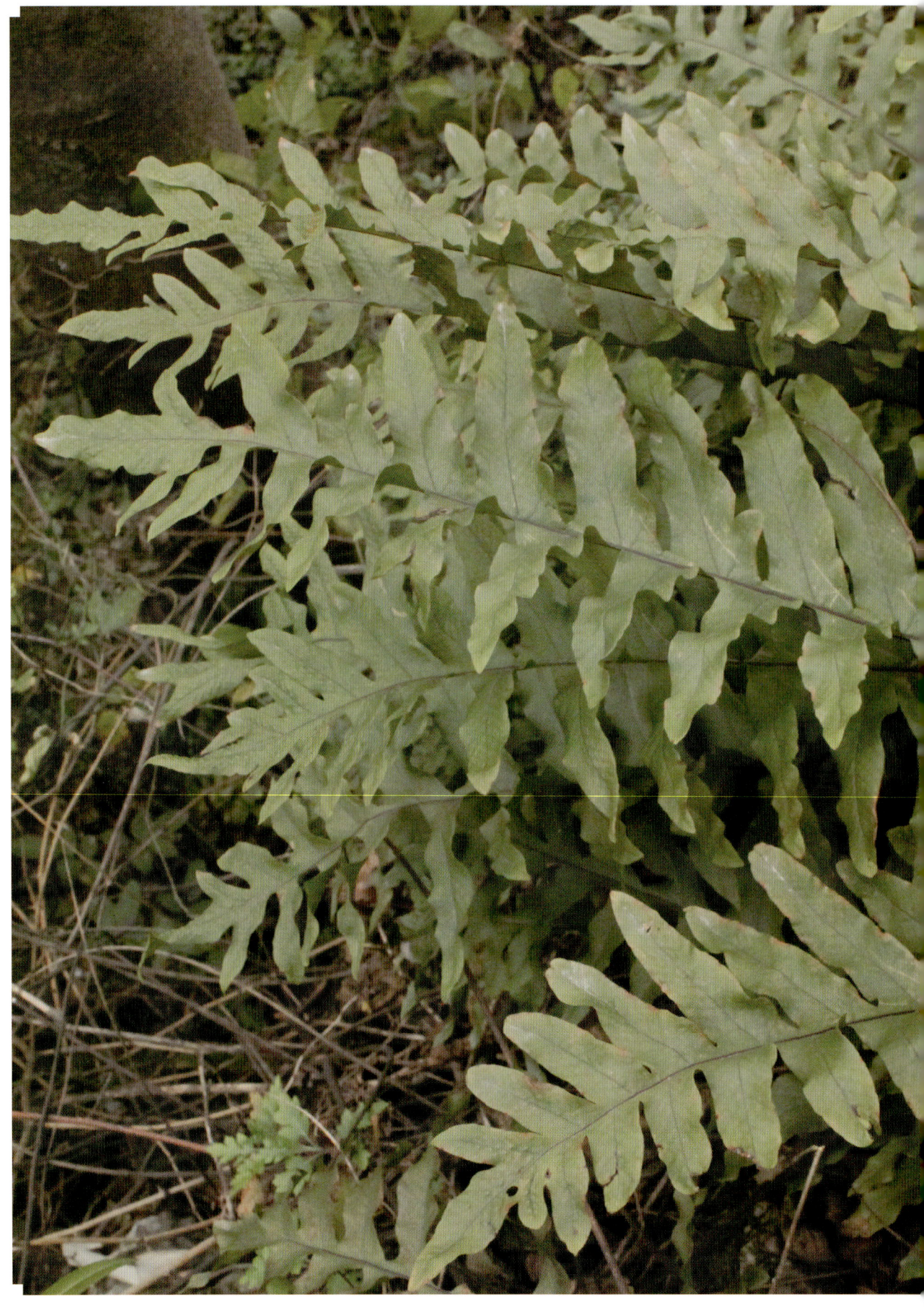

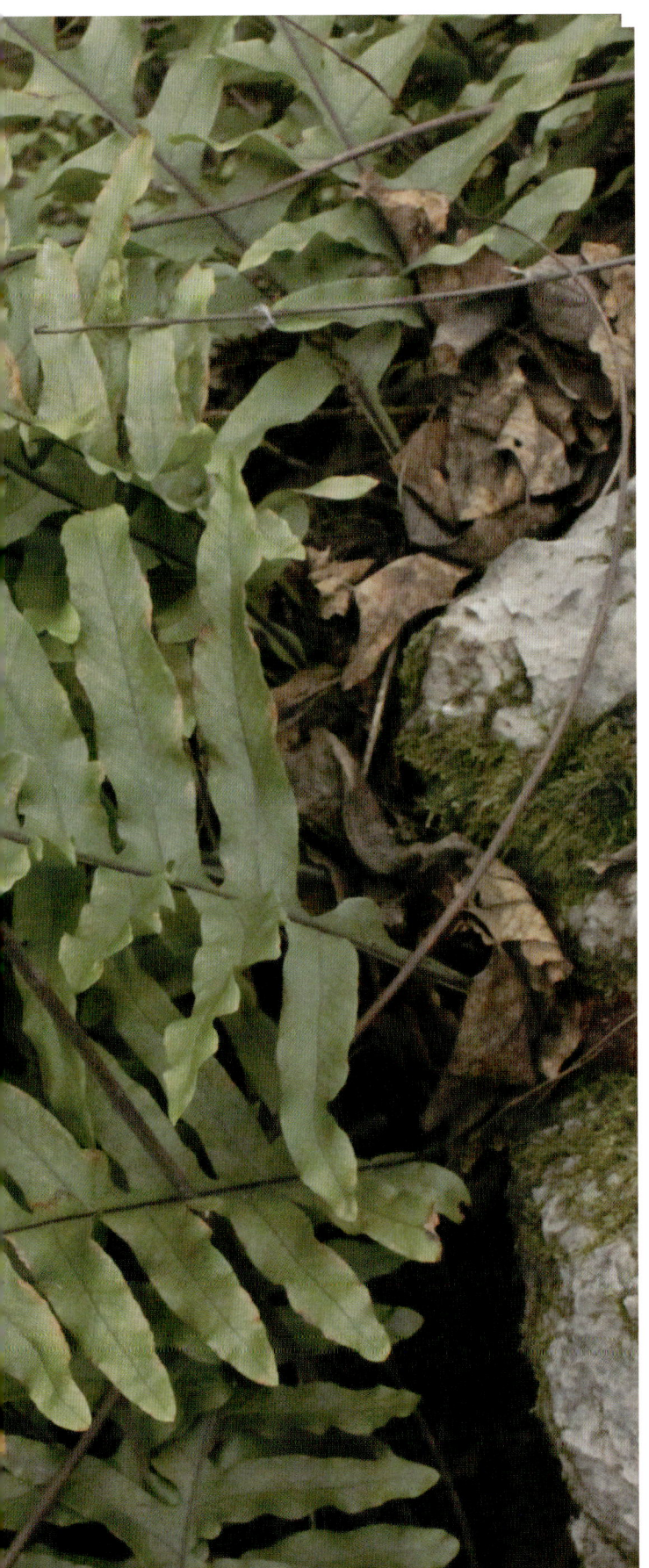

骨碎补

【水药名】慢角尼。

【别　名】爬岩姜、崖姜、猴姜、石良姜、飞来凤。

【来　源】本品为水龙骨科植物槲蕨 Drynaria fortunei (Kunze) J.Sm. 的根茎。

【性味归经】味苦，性温。归肝、肾经。

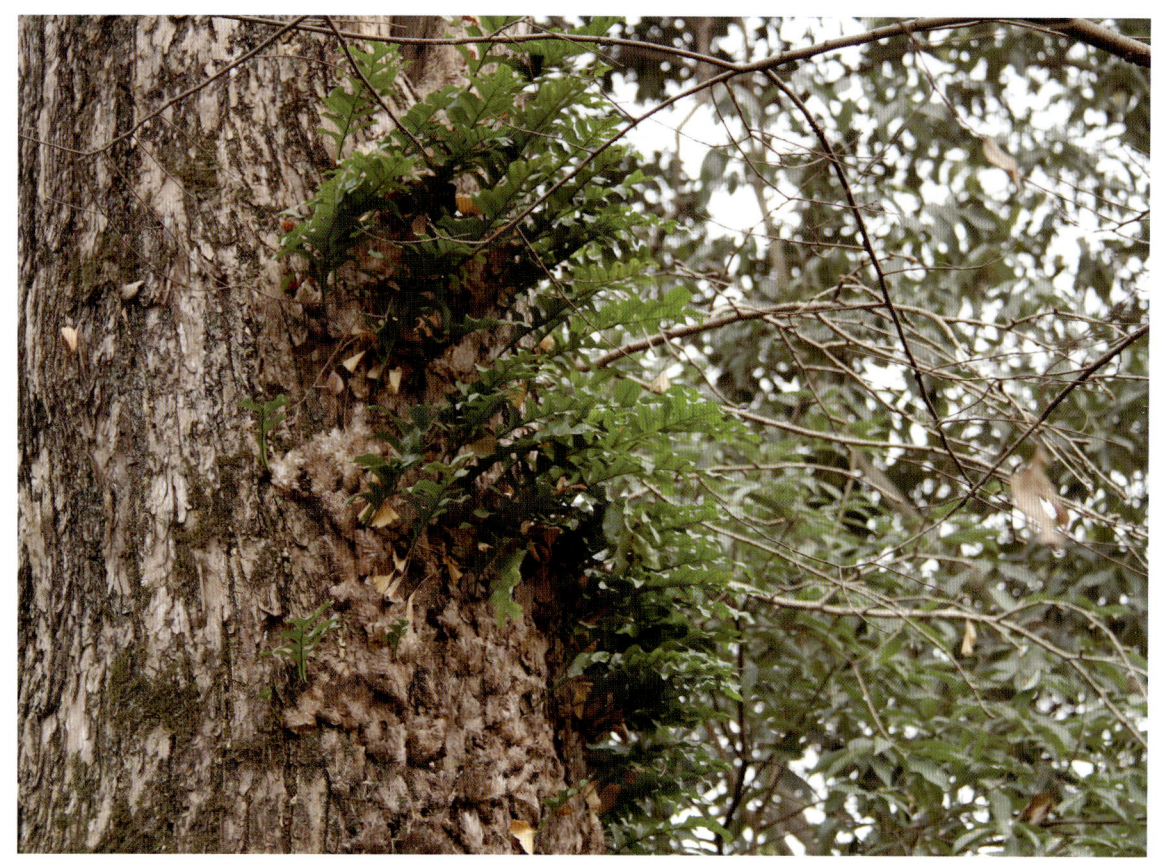

槲蕨

识别特征

附生草本，高 20 ～ 40 cm。根状茎肉质粗壮，长而横走，密被棕黄色、线状凿形鳞片。叶二型，营养叶厚革质，红棕色或灰褐色，卵形，无柄，长 5 ～ 6.5 cm，宽 4 ～ 5.5 cm，边缘羽状浅裂，很象槲树叶；孢子叶绿色，具短柄，柄有翅，叶片矩圆形或长椭圆形，长 20 ～ 37 cm，宽 8 ～ 18.5 cm，羽状深裂，羽片 6 ～ 15 对，广披针形或长圆形，长 4 ～ 10 cm，宽 1.5 ～ 2.5 cm，先端急尖或钝，边缘常有不规则的浅波状齿，基部 2 ～ 3 对羽片缩成耳状，两面均无毛，叶脉显著，细脉连成 4 ～ 5 行长方形网眼。孢子囊群圆形，黄褐色，在中脉两侧各排列成 2 ～ 4 行，每个长方形的叶脉网眼中着生 1 枚，无囊群盖。

生境分布

附生于树上、山林石壁上。分布于浙江、福建、台湾、广东、广西、江西、湖北、四川、贵州、云南等省区。

采收加工

全年均可采挖，除去泥沙，干燥，或燎去毛状鳞片。

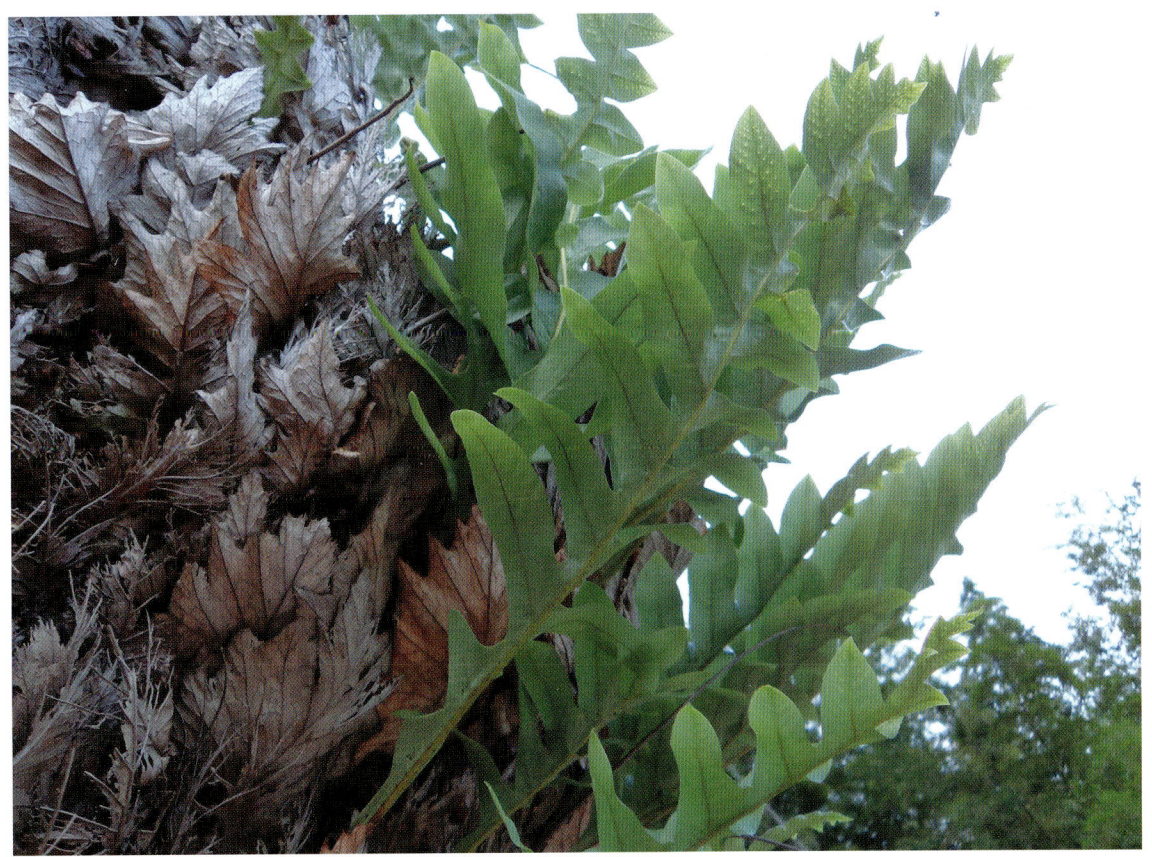

槲蕨

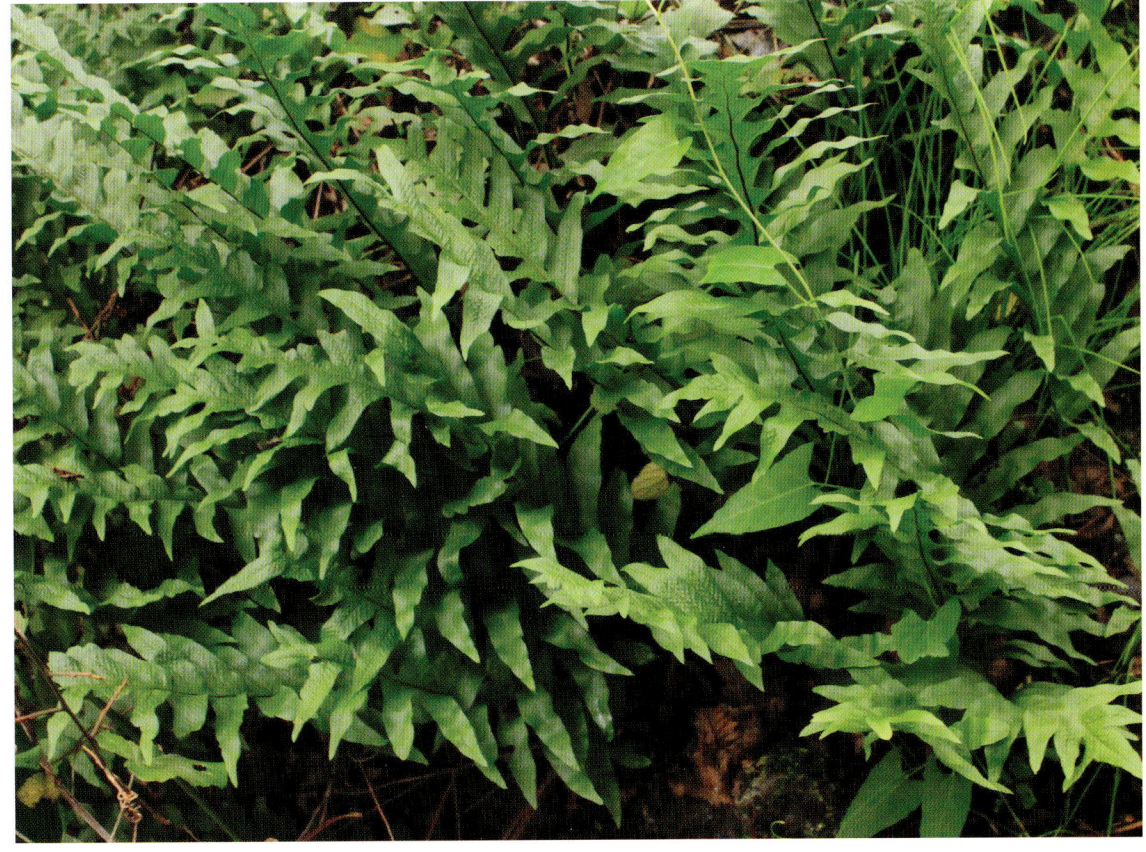

槲蕨

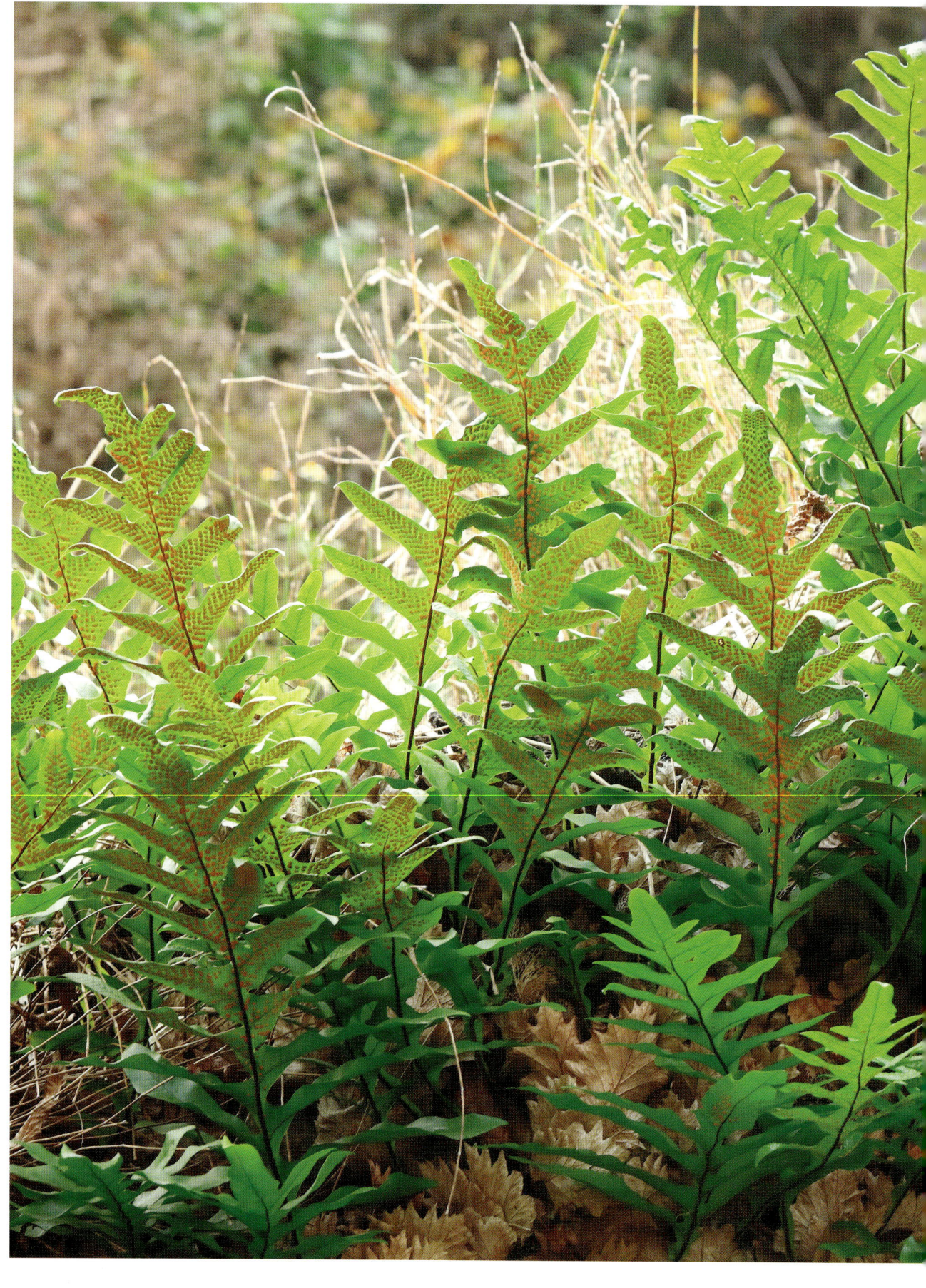

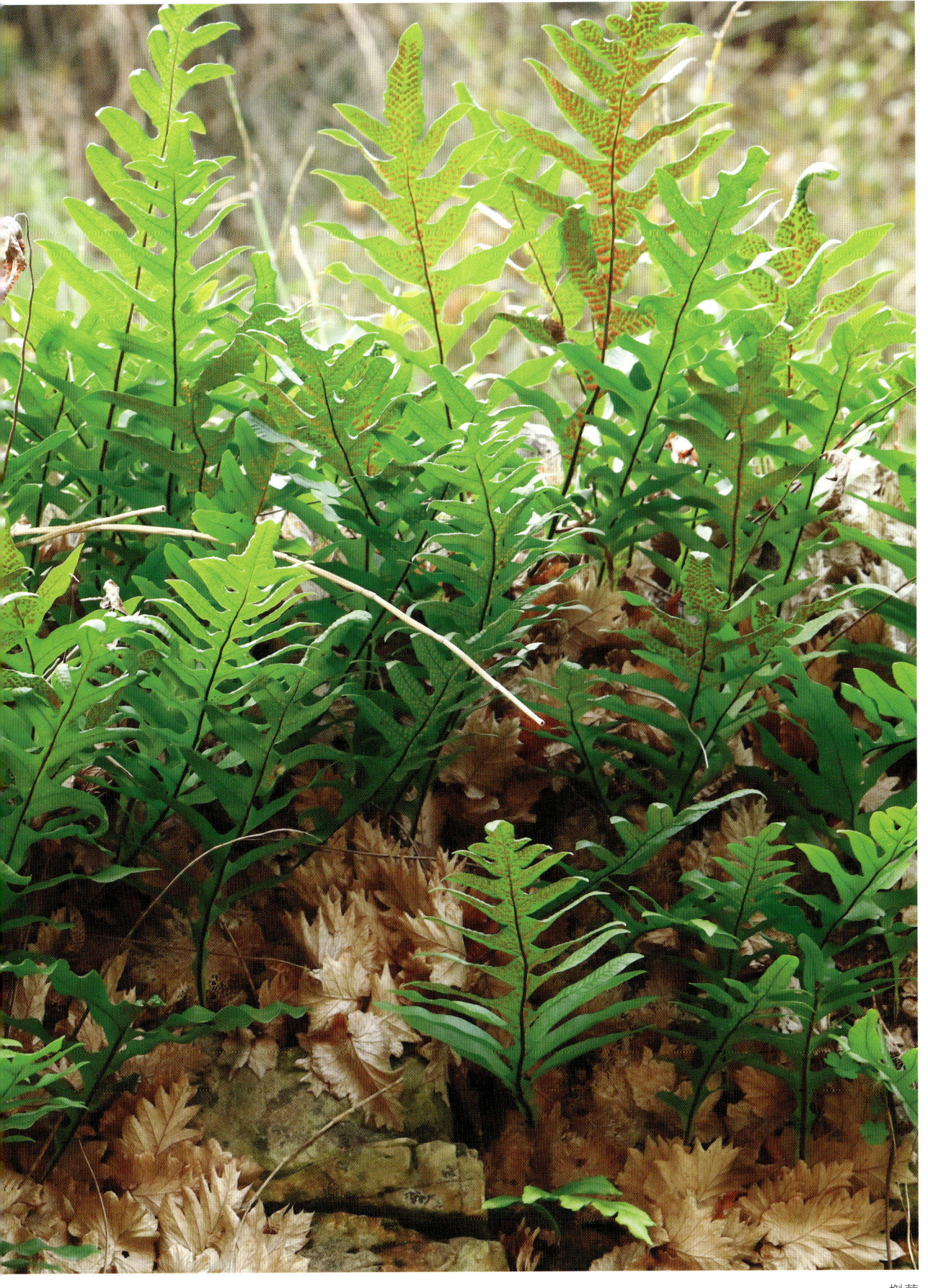

槲蕨

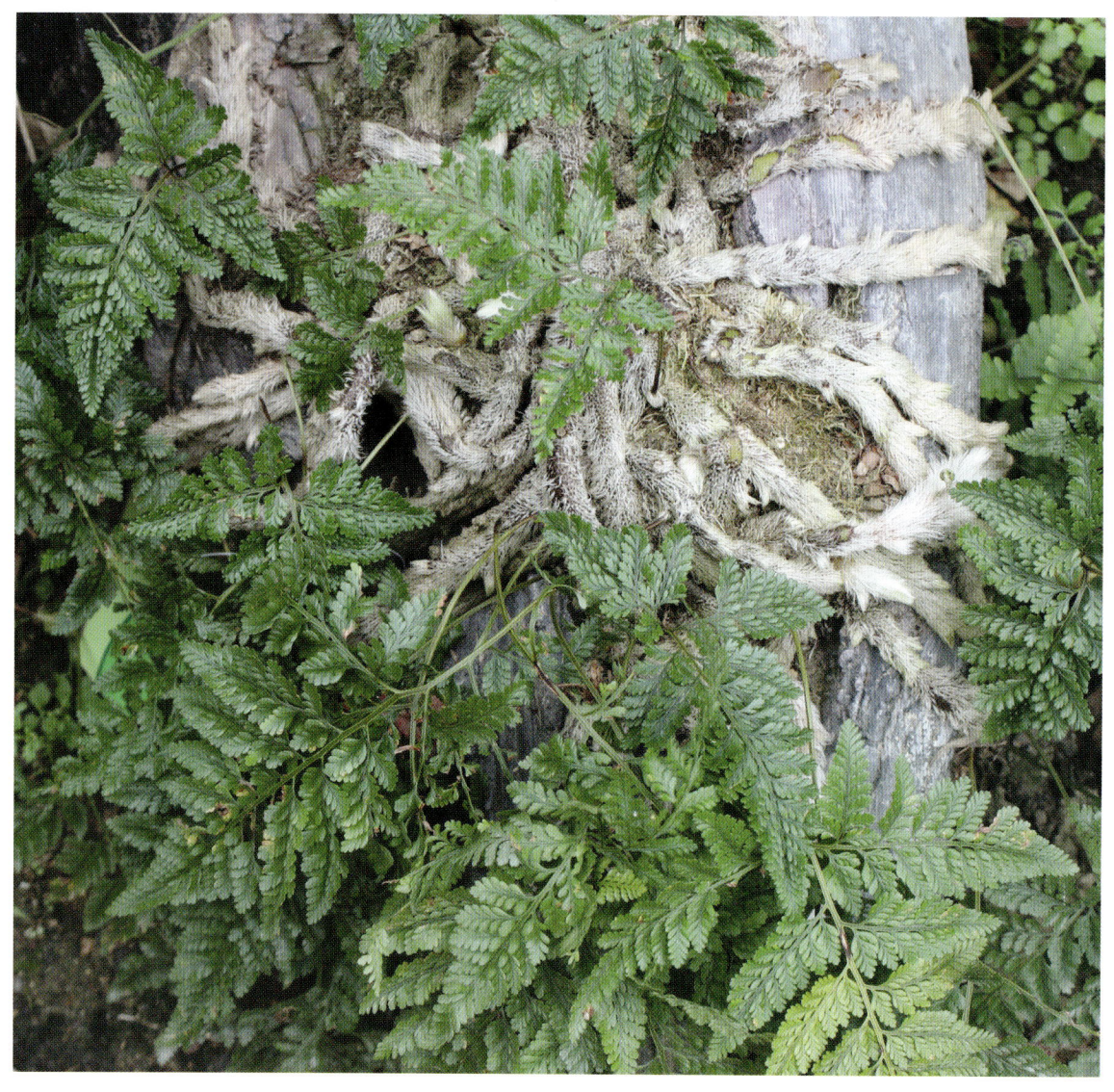

槲蕨

药材鉴别

本品呈扁平长条状，多弯曲，有分枝，长 5 ~ 15 cm，宽 1 ~ 1.5 cm，厚 0.2 ~ 0.5 cm。表面密被深棕色至暗棕色的小鳞片，柔软如毛，经火燎者呈棕褐色或暗褐色，两侧及上表面均具凸起或凹下的圆形叶痕，少数有叶柄残基及须根残留。体轻，质脆，易折断，断面红棕色，维管束呈黄色点状，排列成环。无臭，味淡，微涩。

功效主治

补肾，活血，止血。主治肾虚久泻及腰痛，风湿痹痛，耳鸣，跌打闪挫，骨伤，阑尾炎，斑秃，鸡眼。

用法用量

内服：10 ~ 15 g，煎汤；浸酒或入丸、散服。外用：捣敷。

民族药方

1. 肾虚耳聋耳鸣　骨碎补 120 g，熟地 60 g，山茱萸 60 g，茯苓 60 g，牡丹皮 45 g，泽泻（盐水炒）25 g。共研为末，炼蜜为丸，每次服 15 g。

2. 防治链霉素过敏反应　骨碎补 15 g。水煎服。

3. 接骨续筋　骨碎补 200 g。浸酒 500 mL，分 10 次内服，每日 2 次；另晒干研末外敷。

4. 跌打损伤，腰背、关节酸痛　槲蕨（去毛）25～50 g。水煎服。

5. 挫闪　骨碎补 100 g，生姜母、菜油、竹茹粉各少许。骨碎补杵烂，与其他几味同炒敷患处。

6. 阑尾炎　槲蕨（去毛，切碎）400 g，大血藤 25 g，大枣 200 g。水煎服。

7. 关节脱位，骨折（在关节复位或正骨手术后）　槲蕨（去毛）、椰榆皮各适量。捣烂后加入面粉适量，再捣成糊状，敷伤处，2～3 日换药 1 次。

8. 斑秃　鲜槲蕨 25 g，斑蝥 5 只，烧酒 150 mL。同浸 12 日后，过滤擦患处，每日 2～3 次。

使用注意

阴虚内热及无瘀血者慎服。

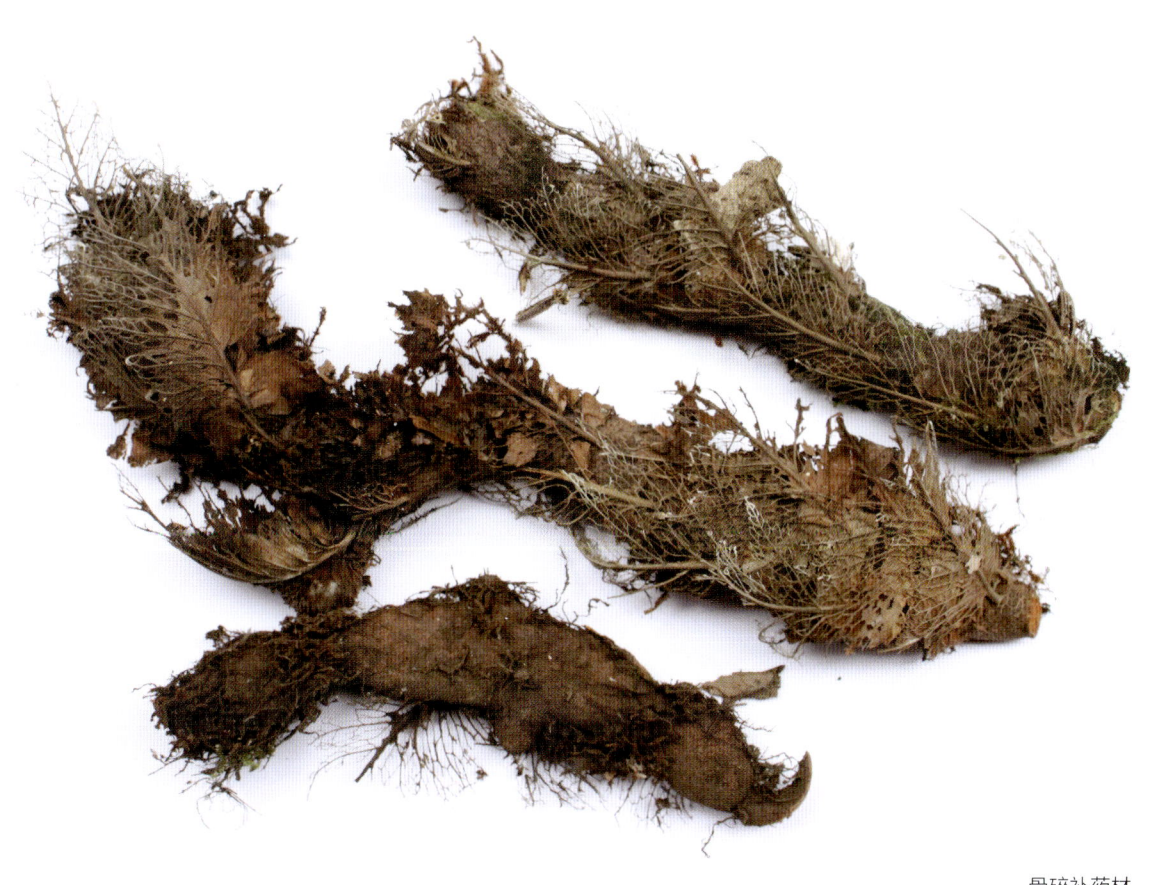

骨碎补药材

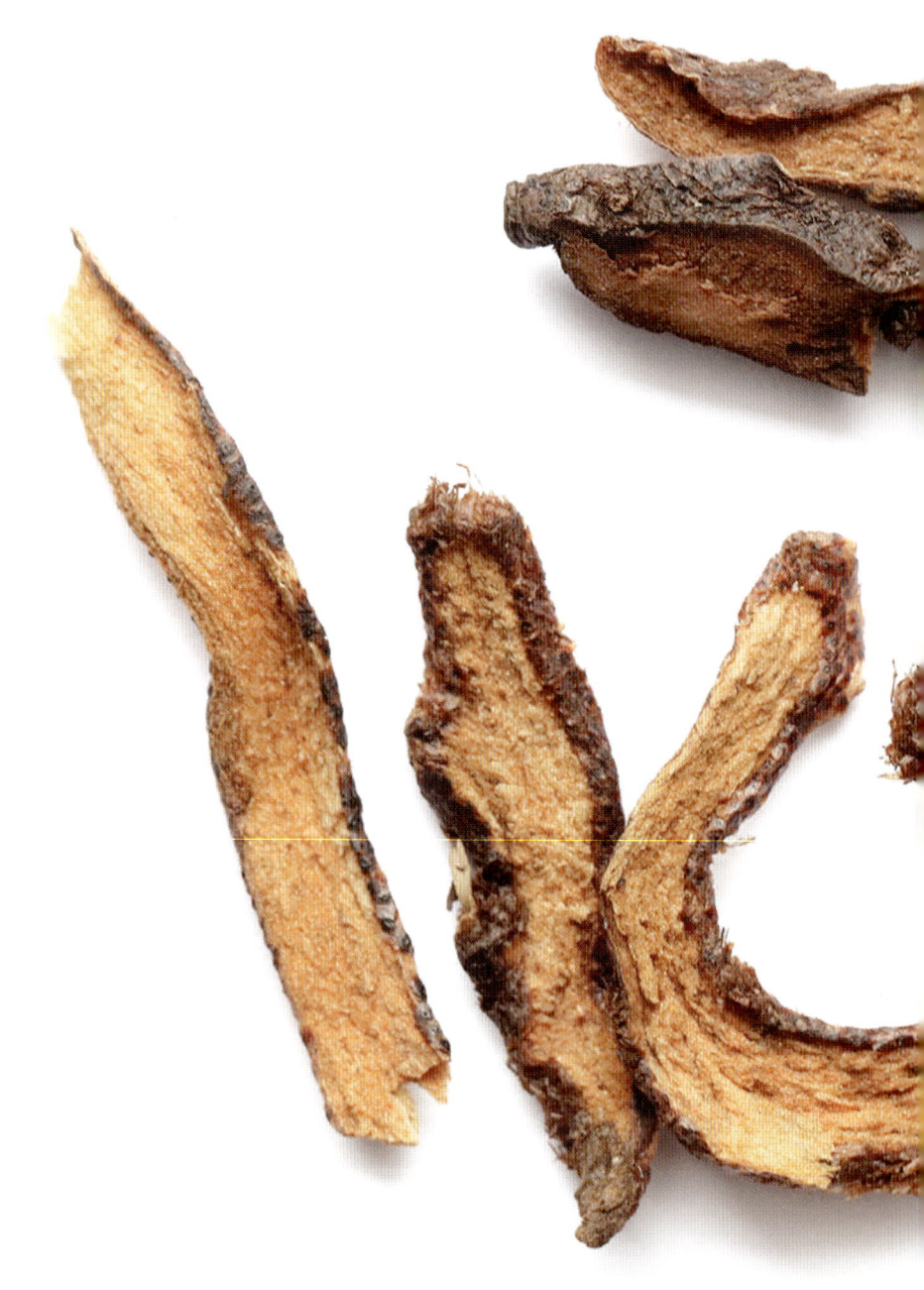

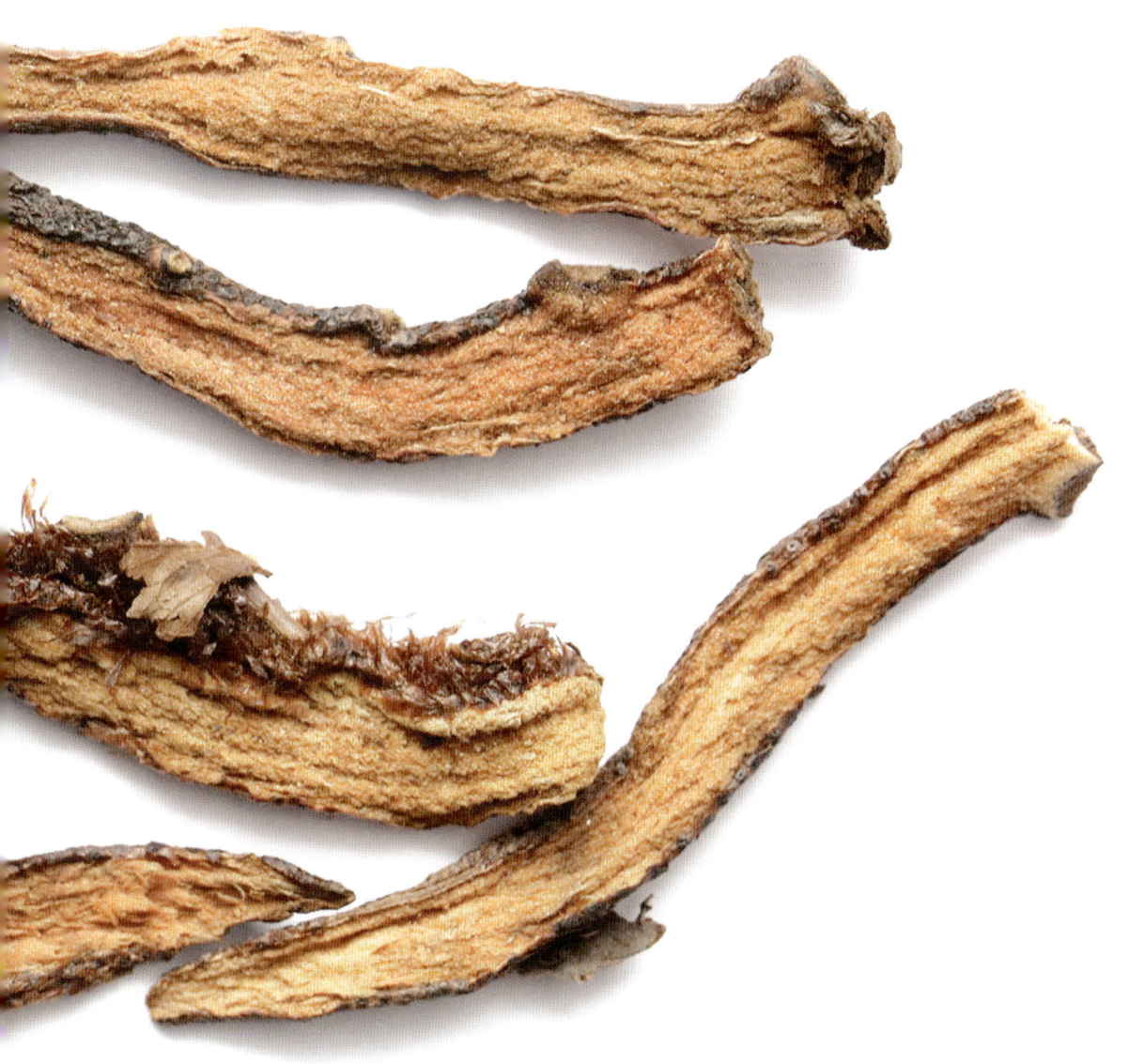

骨碎补饮片

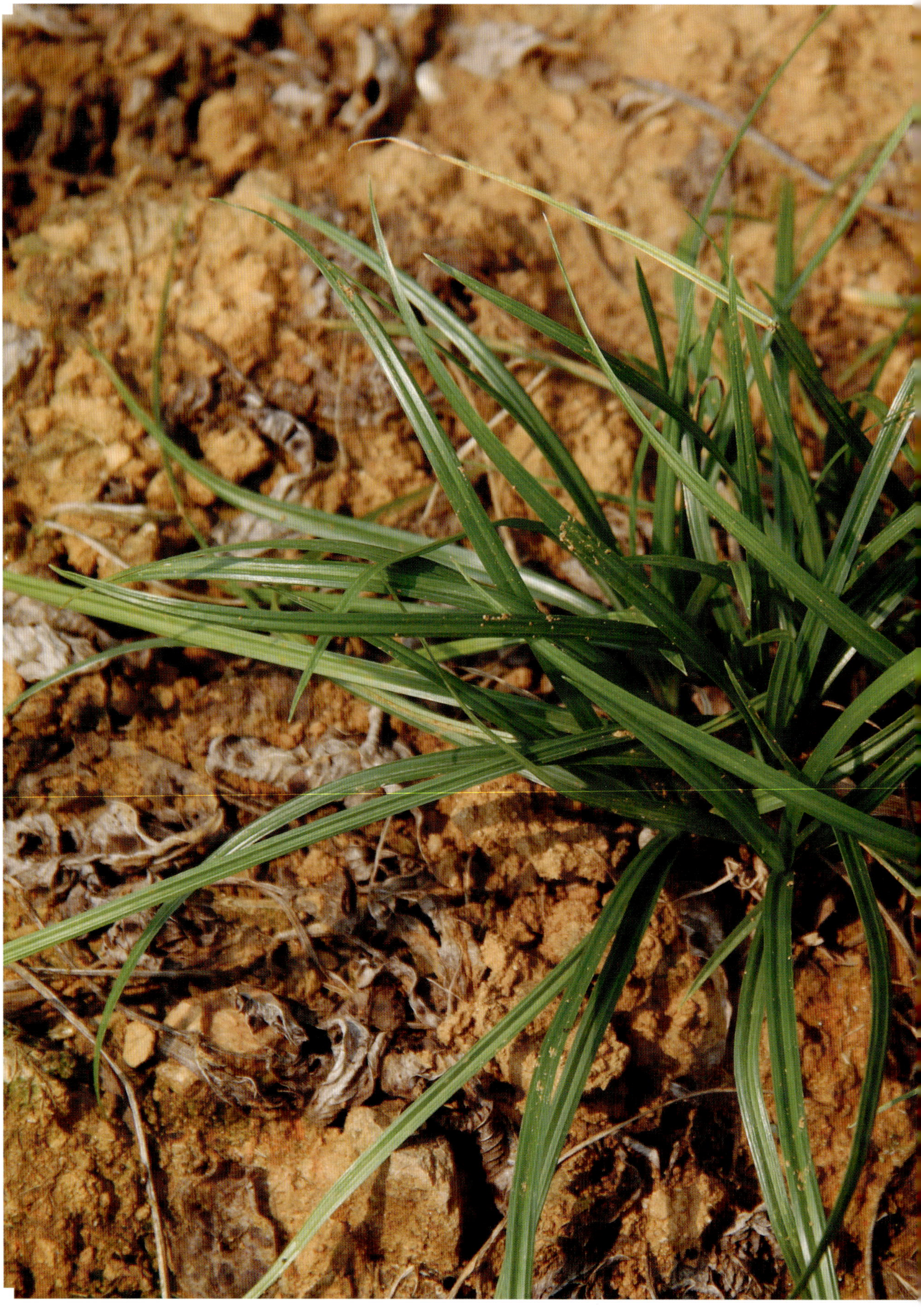

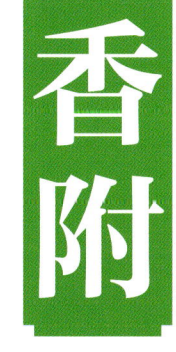

香附

【水药名】杠汉拢。

【别　名】香附子、雀头香、莎草根、三棱草根、莎草、小三棱草。

【来　源】本品为莎草科植物莎草 *Cyperus rotundus* L. 的根茎。

【性味归经】味辛、微苦、微甘，性平。归肝、脾、三焦经。

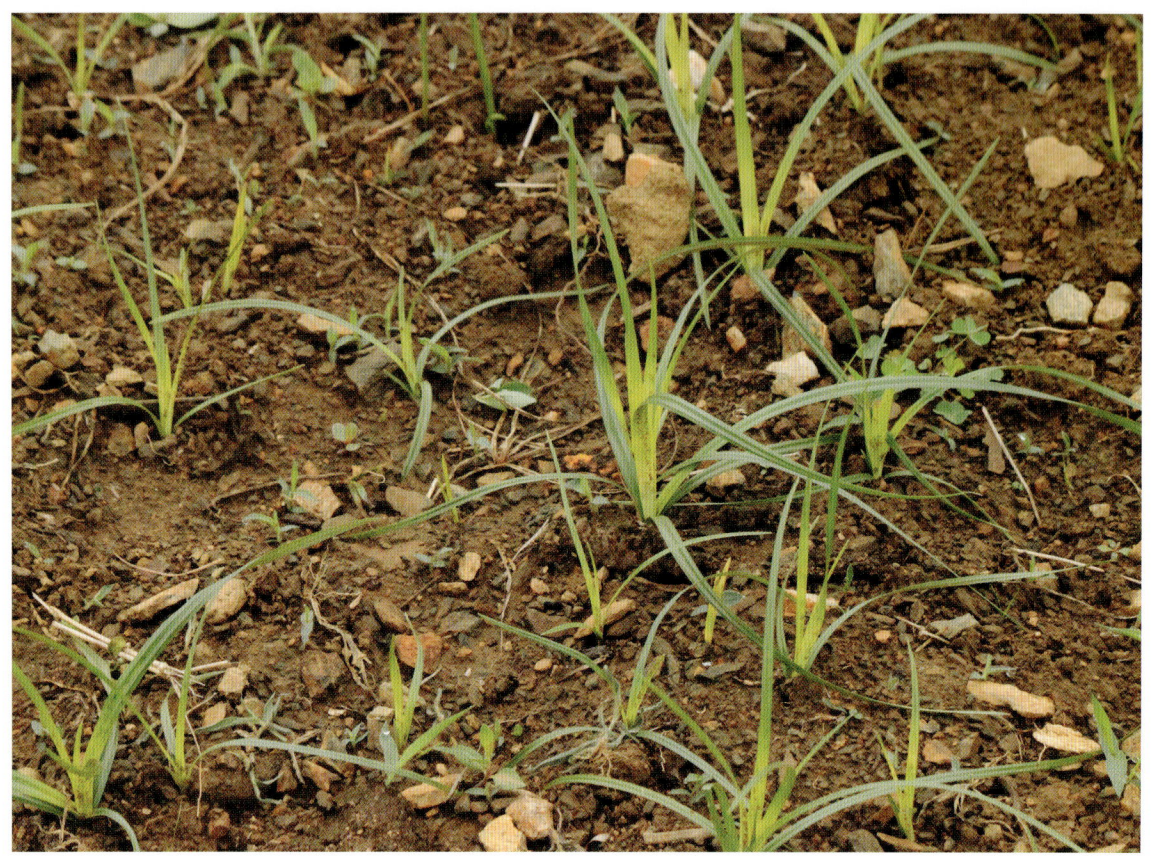

莎草

▍识别特征

多年生草本。匍匐根茎长，先端具肥大纺锤形块茎，外皮紫褐色，有棕毛或黑褐色毛状物。茎锐三棱形，基部呈块茎状。叶窄线形，鞘棕色，常裂成纤维状。长侧枝聚伞花序简单或复出，辐射枝 3 ~ 10；穗状花序轮廓为陀螺形；小穗鳞片覆瓦状排形，膜质，中间绿色，两侧紫红色或红棕色。小坚果长圆状倒卵形。花、果期 5—11 月。

▍生境分布

生长于山地、田野。分布于全国各地。

▍采收加工

春、夏、秋三季均可采，一般在秋季采挖，洗净泥土，晒至八成干，用火燎去须根，置沸水中略煮或蒸透后晒干。也可用火燎后直接晒干。

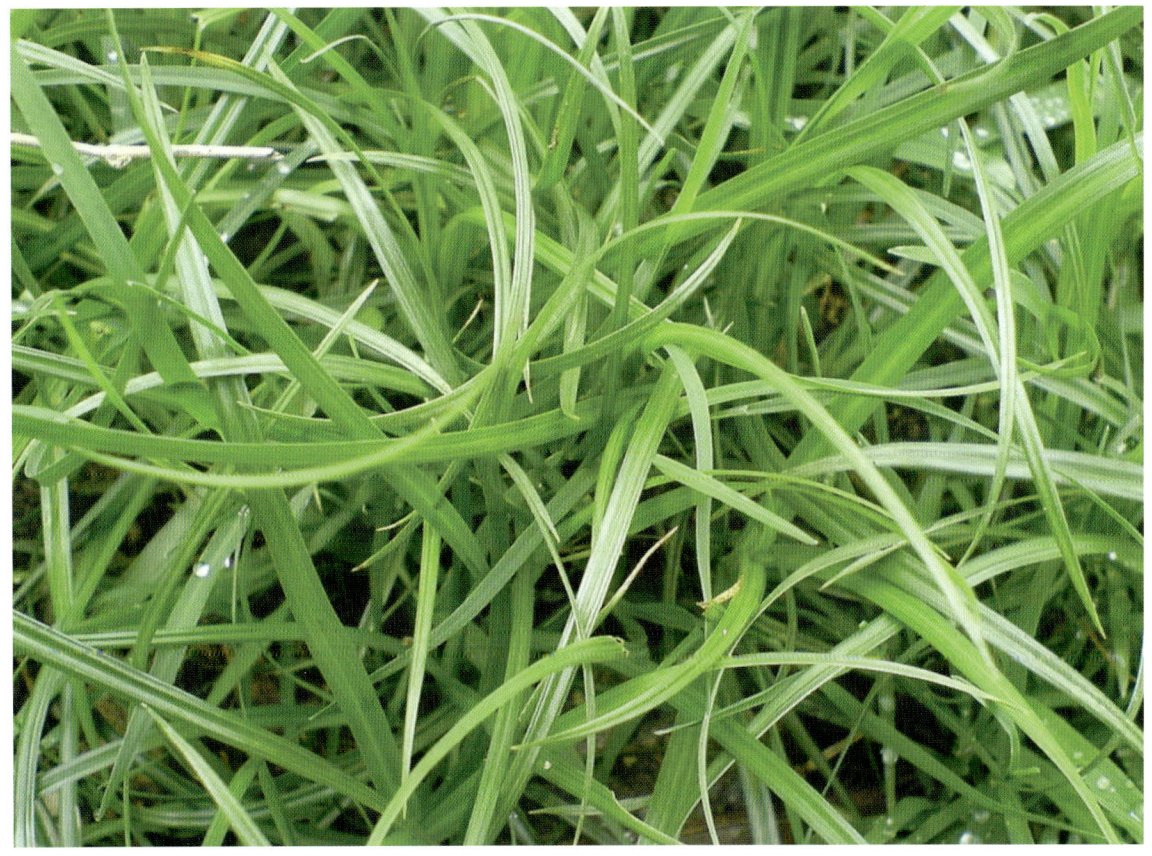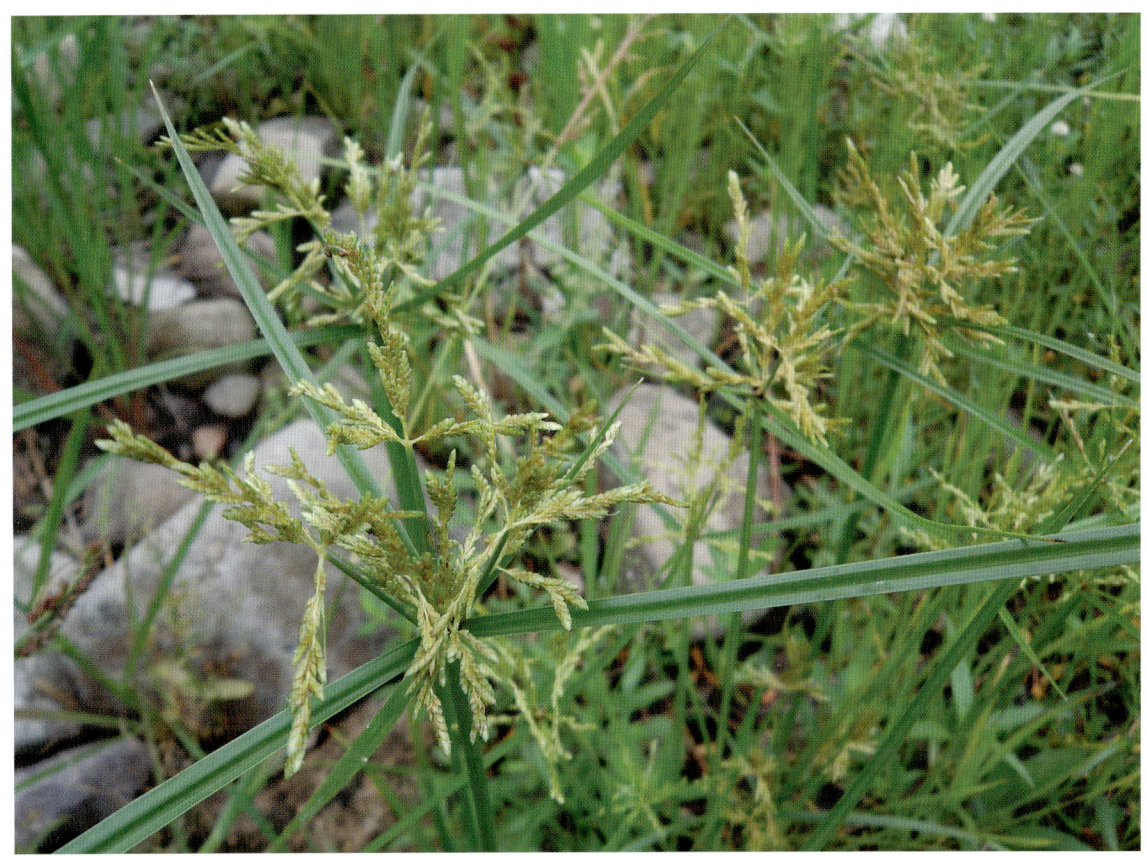

莎草

莎草

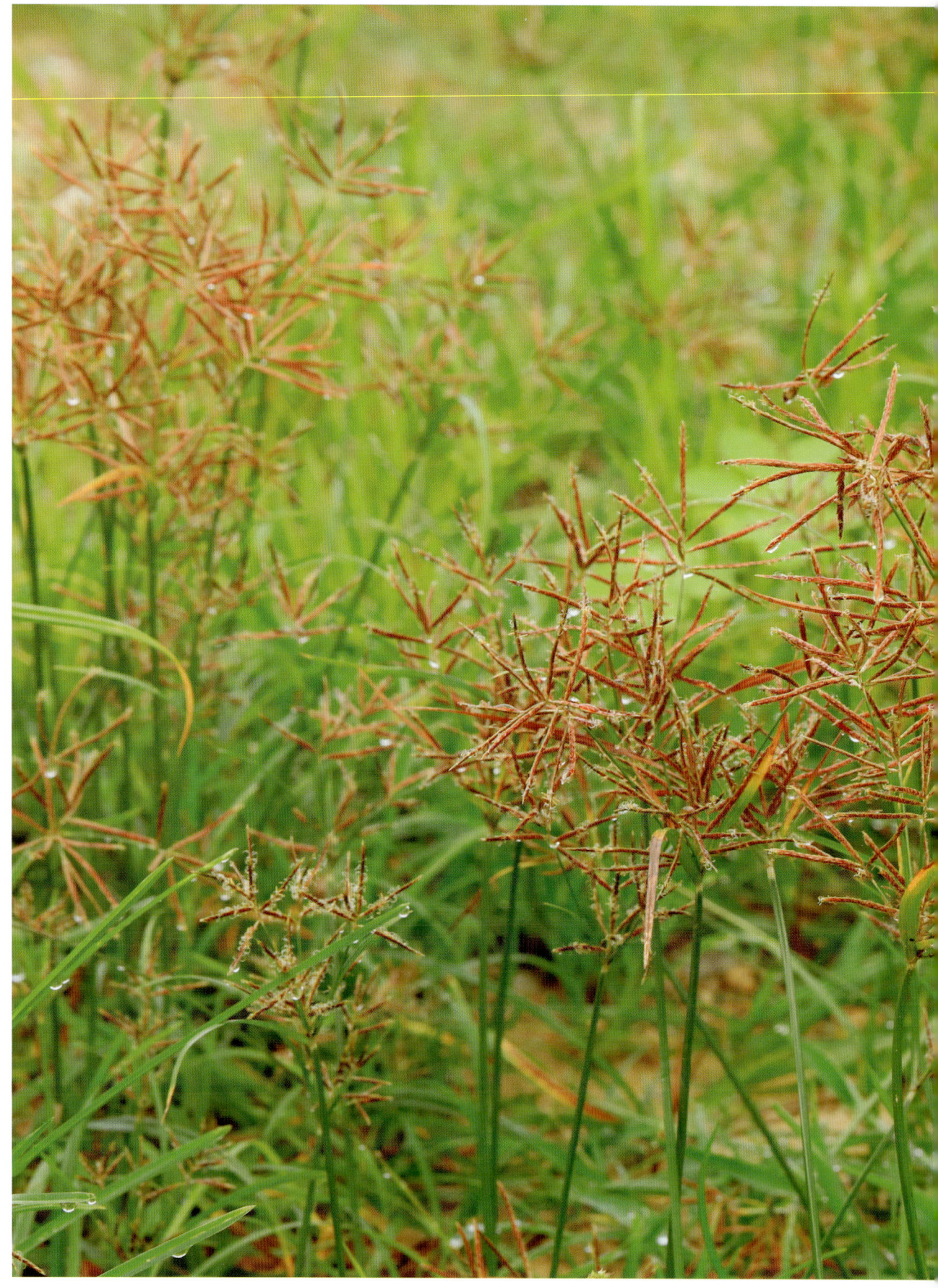

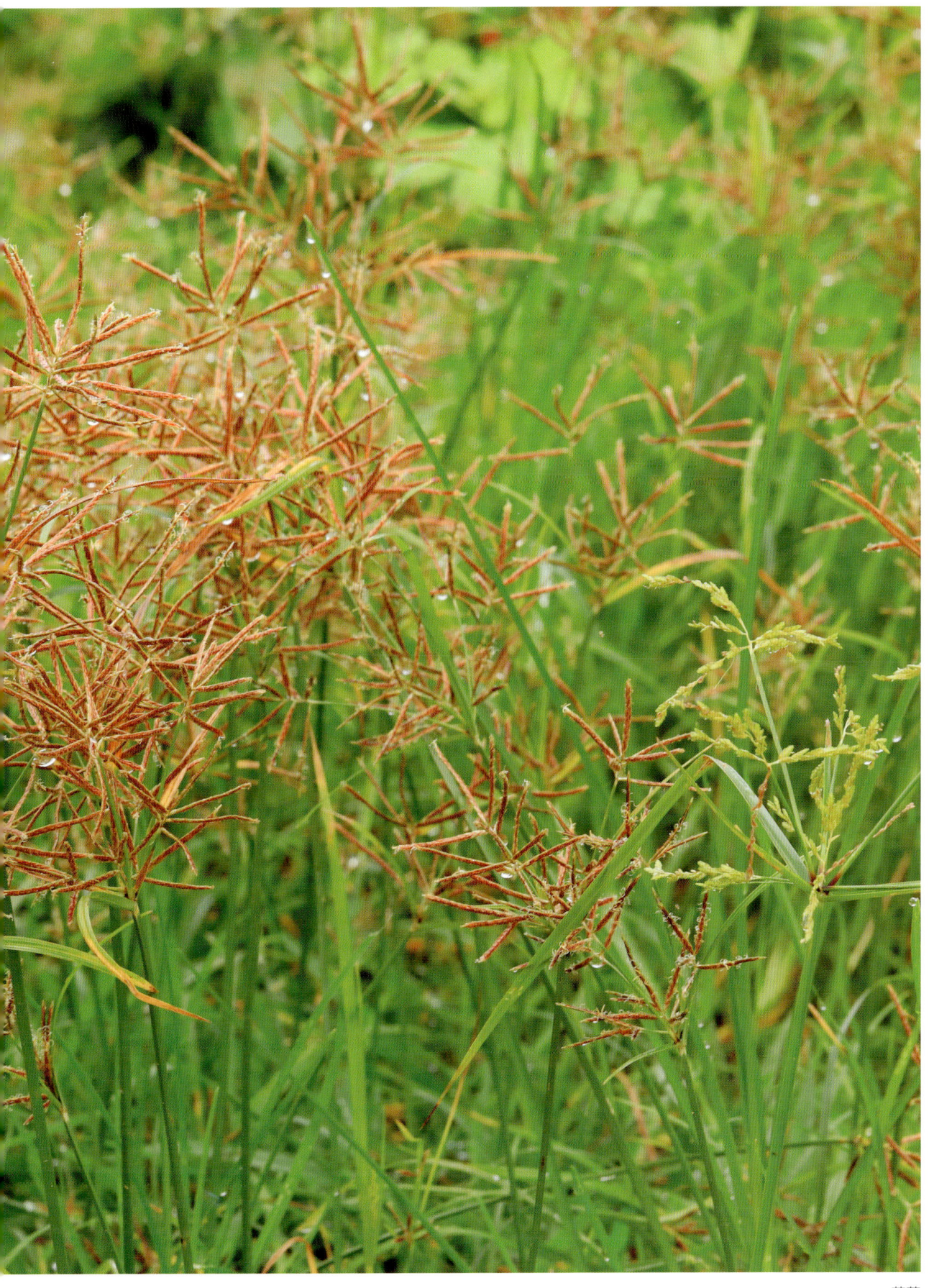

莎草

莎草

药材鉴别

本品根茎多呈纺锤形，或略弯曲，长2～3.5 cm，直径0.5～1 cm。表面棕褐色或黑褐色，有不规则纵皱纹，并有明显而略隆重起的环节 6～10个，节间长2～6 mm，节上有众多朝向一方的棕色毛须，并残留根痕；去净毛须的较光滑，有细密的纵脊纹。质坚硬，蒸煮者断面角质样，棕黄色或棕红色，生晒者断面粉性，类白色；内皮层环明显，中柱色较深，维管束点清晰可见。气芳香特异，味微苦。

功效主治

理气解郁，止痛调经。主治肝胃不和，气郁不舒，胸腹胁肋胀痛，痰饮痞满，月经不调，崩漏带下。

用法用量

内服：5～15 g，煎汤；或入丸、散服。外用：研末撒或调敷。

民族药方

1. 妊娠呕吐 香附10 g，黄连6 g，竹茹6～10 g，紫苏叶6～10 g，半夏6～10 g，生姜3 g。共煎2次，混合煎液，先以小量频服，后分2次于饭前服用，连续服用1～5剂。

2. 偏正头痛　香附（炒）12 g，川芎60 g。研为细末，以茶调服。

3. 尿血　香附、新地榆各等份。分别水煎，先服香附汤，后服地榆汤。

4. 痛经　香附12 g，艾叶4 g。水煎服。

5. 胃、十二指肠溃疡　炒香附60 g，煅牡蛎60 g，炒五灵脂30 g。共研末，早、晚各服5 g，服完后隔5日再服第2剂，2个月为1个疗程。

6. 丹毒　香附30 g。研细末，黄酒送服，微醉为度，不饮酒者，以温开水送服。

7. 扁平疣　香附150 g，木贼10 g，生薏苡仁10 g。水煎外洗，并同鸦胆子去壳捣烂摩擦局部。

8. 乳腺增生　香附、柴胡、郁金、穿山甲、浙贝母、瓜蒌、夏枯草各等量。水煎服。

9. 链霉素中毒之眩晕　香附、柴胡各30 g，川芎15 g。研细末，装入胶囊，成人每次2丸，每日3次，饭后温开水送服，老人与儿童量酌减，连用2剂。

10. 小腹积瘀症　香附5 g，小茴香3 g，桃仁15 g，红花10 g，当归10 g，川芎15 g，延胡索10 g，干姜6 g，桂皮5 g，赤芍10 g，夏天无10 g，甘草10 g。水煎服，每日3次。

▌使用注意

血虚气弱者不宜单用，阴虚血热者慎服。

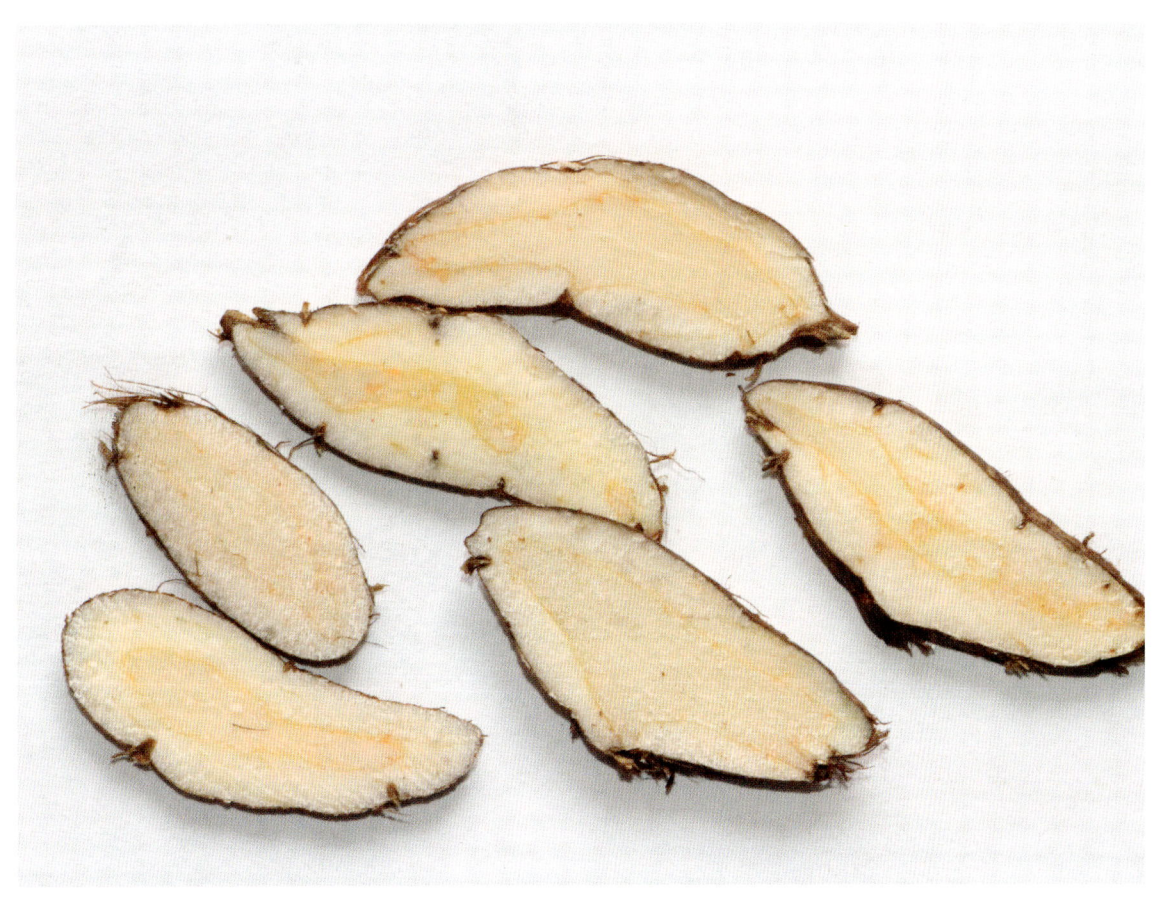

香附药材

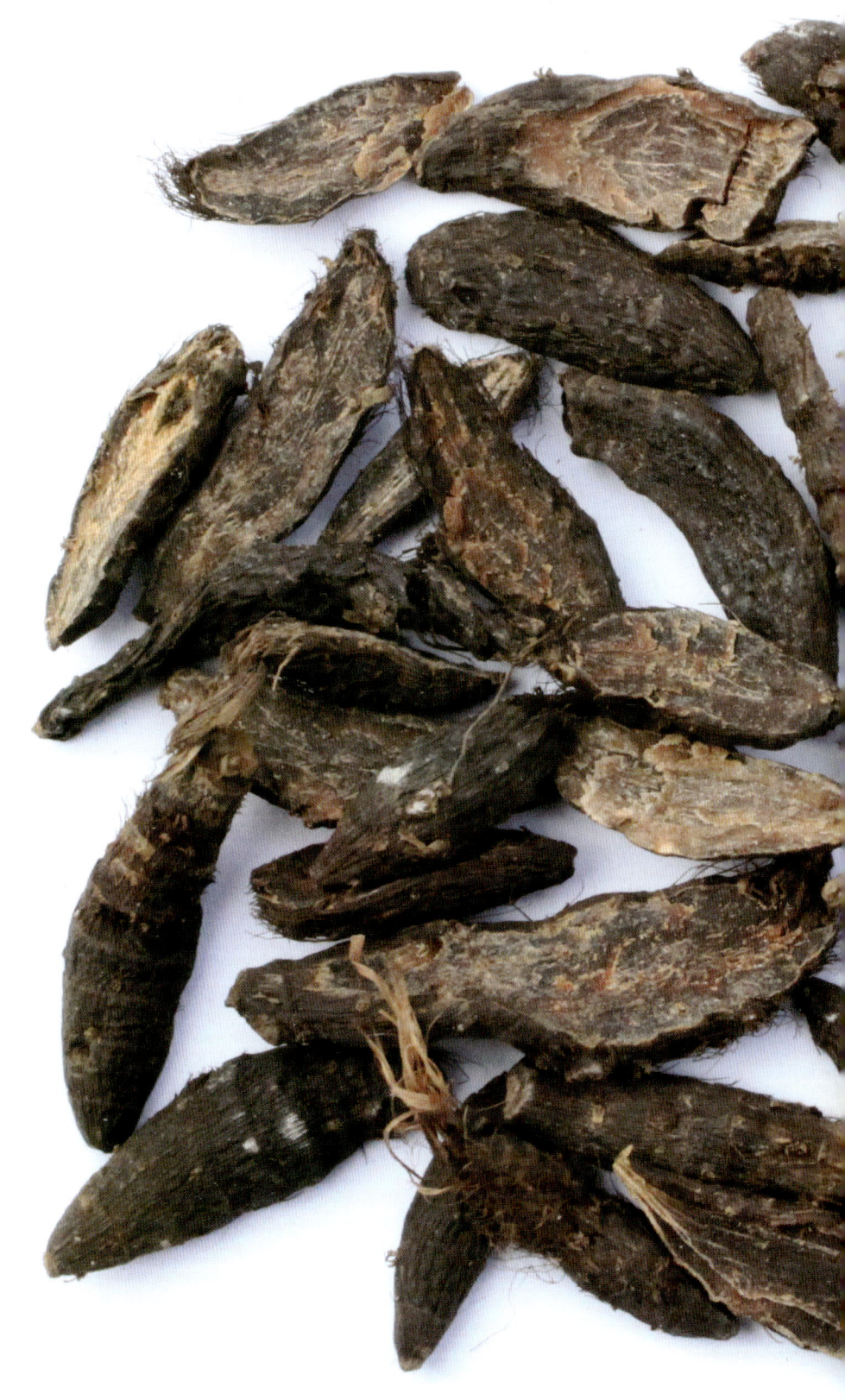

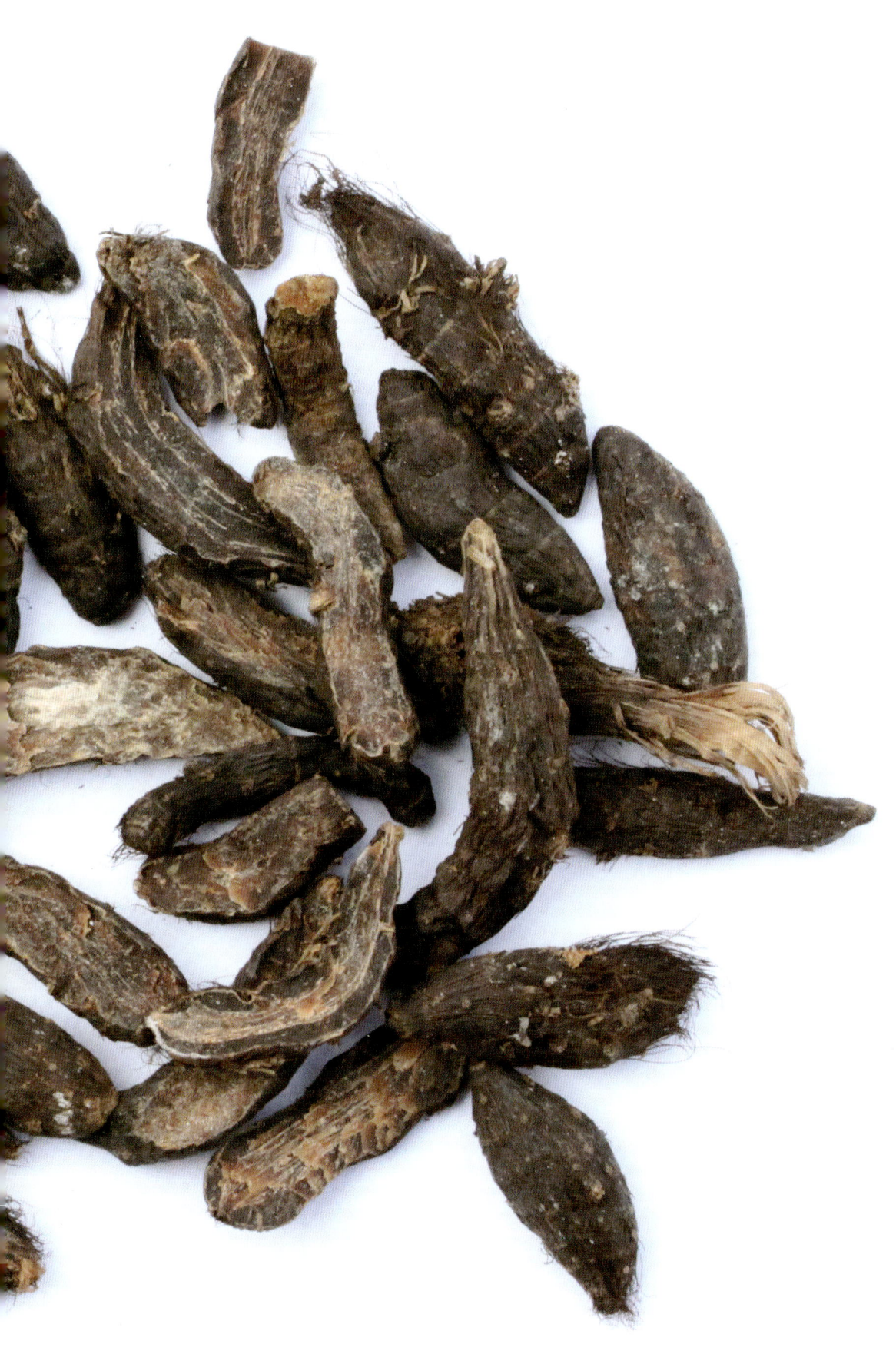

香附药材

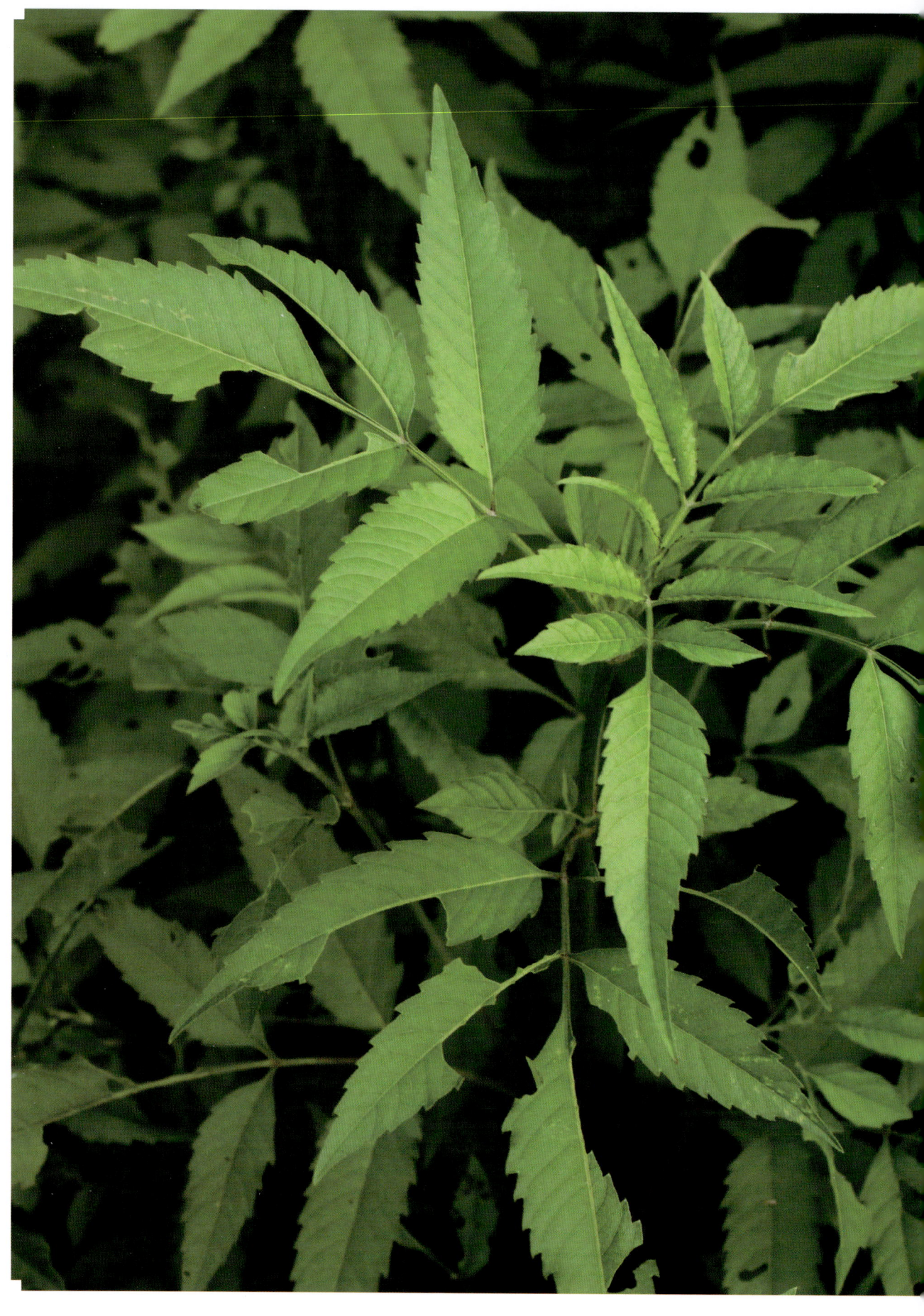

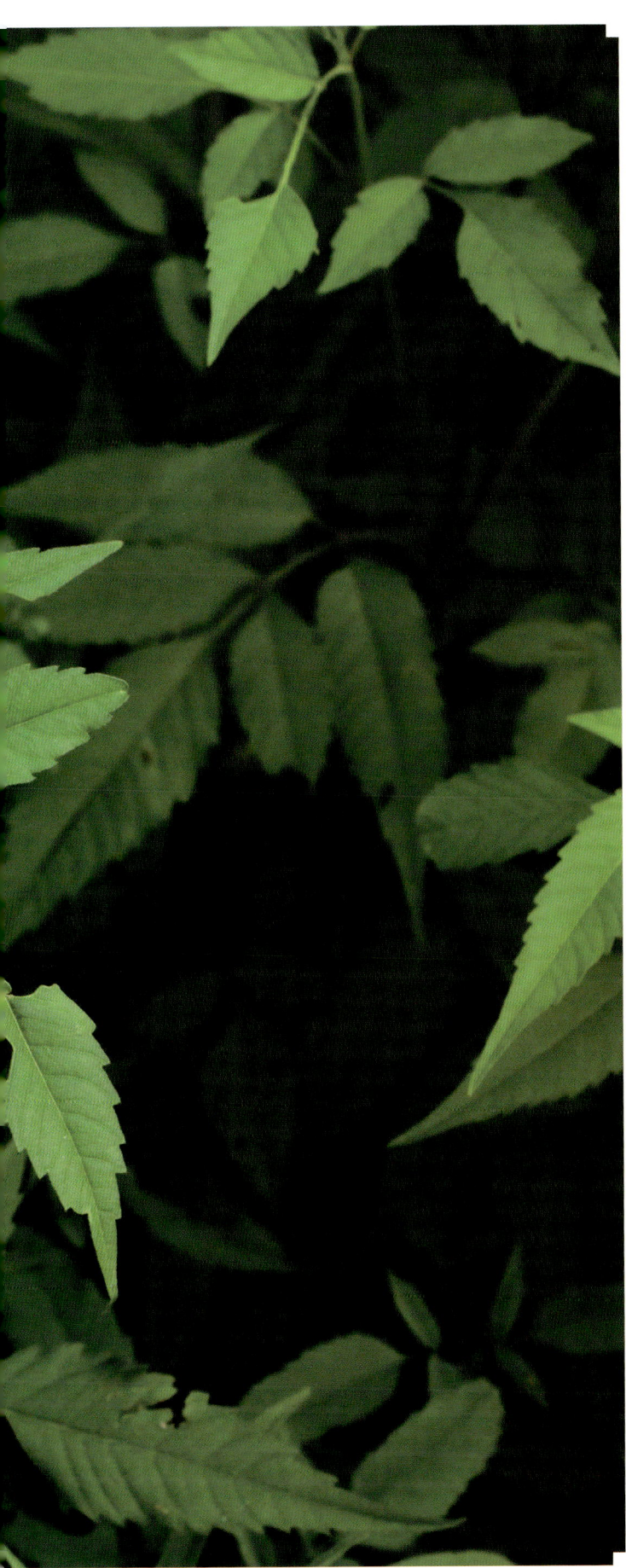

鬼针草

【水 药 名】堵刚。

【别　　名】三叶鬼针草、婆婆针、一把针、粘身草、一包针、小鬼针。

【来　　源】本品为菊科植物鬼针草 *Bidens bipinnata* L. 的全草。

【性味归经】味微苦，微辛，性凉。归肝、肺、大肠经。

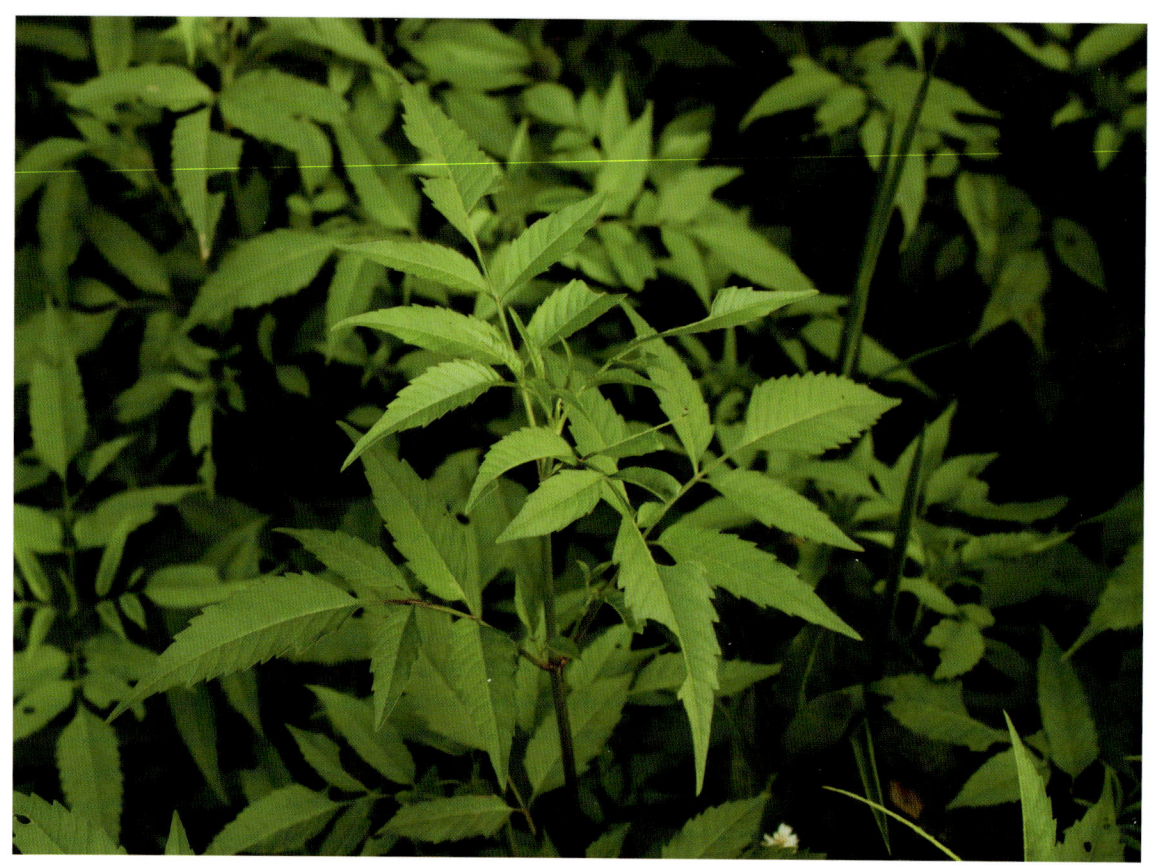

鬼针草

识别特征

一年生草本，高 30 ~ 100 cm，茎直立，呈四棱形，疏生柔毛或无毛。叶对生，一回羽状复叶，长约 15cm，下部的叶有时为单叶；小叶 3 枚，有时 5 枚，具柄，卵形或椭圆状卵形，长 2.5 ~ 7 cm，有锯齿或分裂。头状花序，具长柄，开花时径约 8 mm，花柄长 1 ~ 6 cm；总苞绿色，基部被细柔毛，苞片 7 ~ 8 枚；花托外层托片狭长圆形，内层托叶狭披针形；花杂性，舌状花白色或黄色，4 ~ 7 枚，舌片长 5 ~ 8 mm，呈不规则的 3 ~ 5 裂；管状花两性，黄褐色，长约 4.5 mm，5 裂；雄蕊 5；雌蕊 1，柱头 2 裂。瘦果线形，略扁，黑色，具 4 棱，稍有硬毛，长 7 ~ 12 mm，顶部有具有倒毛的硬刺 3 ~ 4 条，长 1.5 ~ 2.5 mm。花、果期 7—10 月。

生境分布

生长于旷野、路边。分布于陕西、江苏、安徽、浙江、福建、台湾、广东、海南、广西、四川、贵州、云南等省区。

采收加工

夏、秋二季采收，晒干备用，鲜品随用随采。

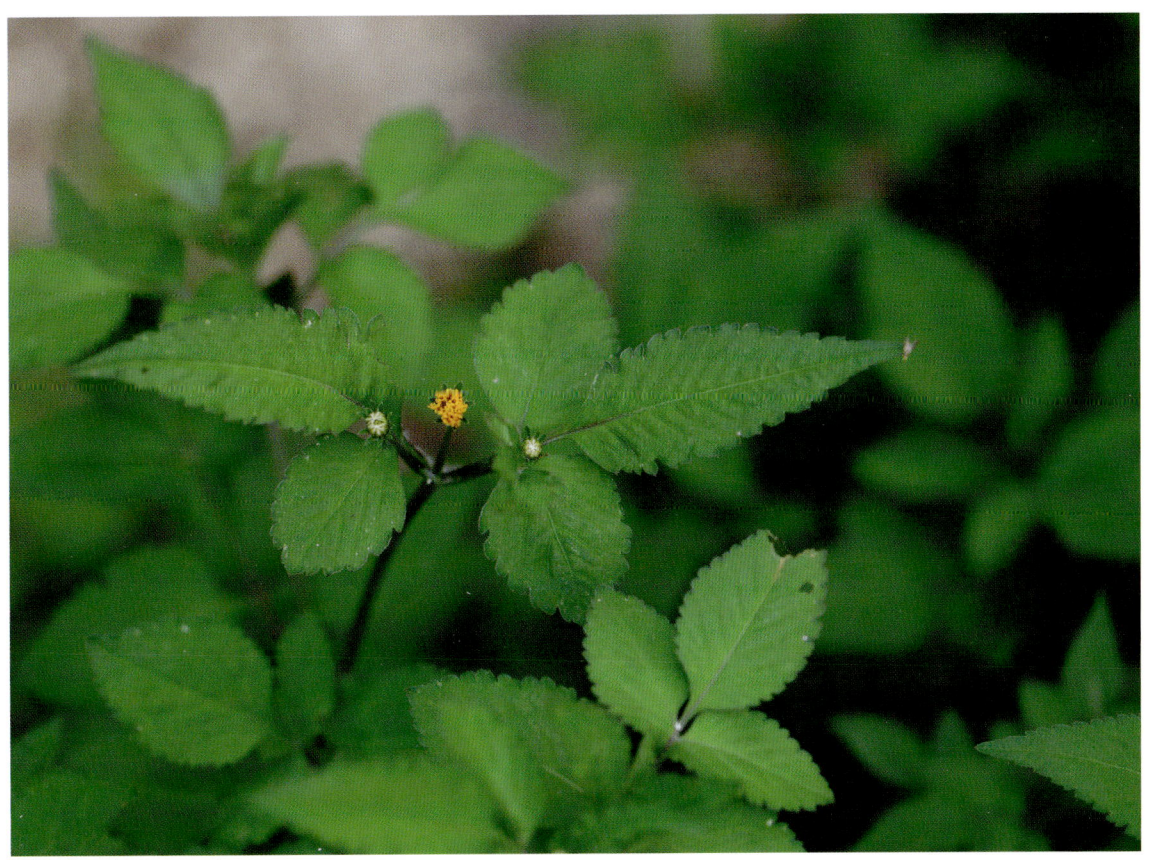

鬼针草

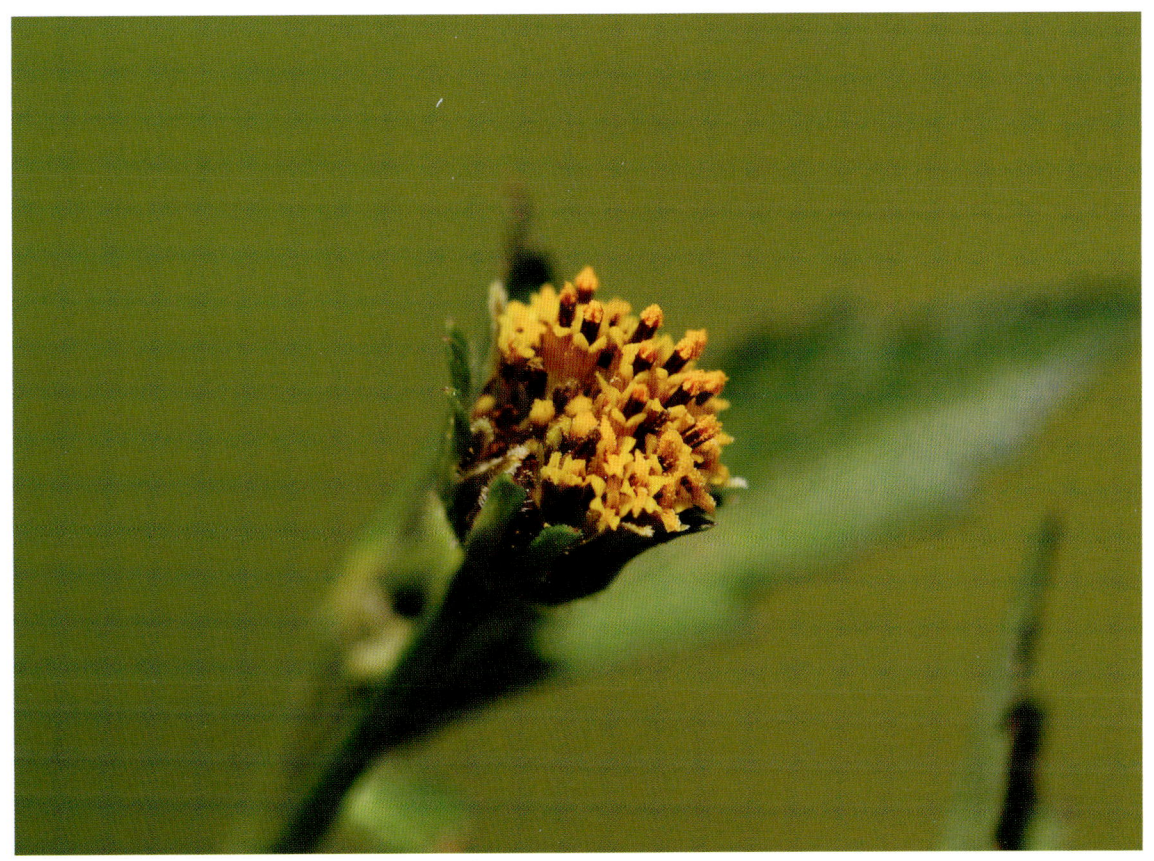

鬼针草

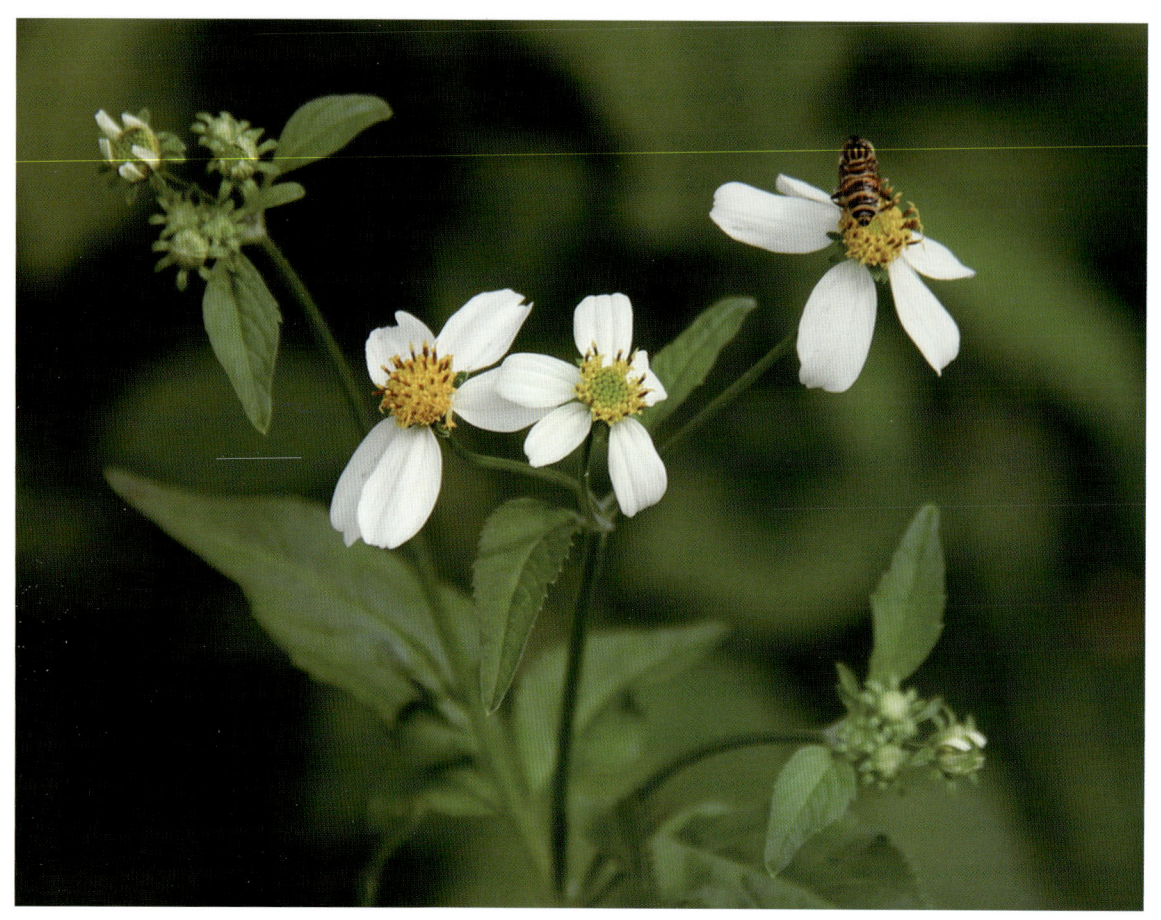

鬼针草

药材鉴别

本品全草长 30 ~ 50 cm，茎粗 3 ~ 8 mm，棱柱状，浅棕褐色，有棱线。叶纸质而薄，一回羽状复叶，干枯，易脱落，有叶柄。花序干枯，瘦果易脱落而残存圆形的花托。气微，味淡。以色绿、叶多者为佳。

功效主治

清热，解毒，散瘀，消肿。主治疟疾，腹泻，痢疾，肝炎，急性肾炎，胃痛，噎膈，肠痈，咽喉肿痛，蛇虫咬伤。

用法用量

内服：15 ~ 30 g，煎汤。外用：捣敷或煎水熏洗。

民族药方

1. 高血压病 鬼针草 10 g，问荆 10 g。开水冲泡，以代茶饮。

2. 荨麻疹 鬼针草根 20g。水煎服。

3. 腹痛腹泻，恶心呕吐 鬼针草 20g。水煎服。

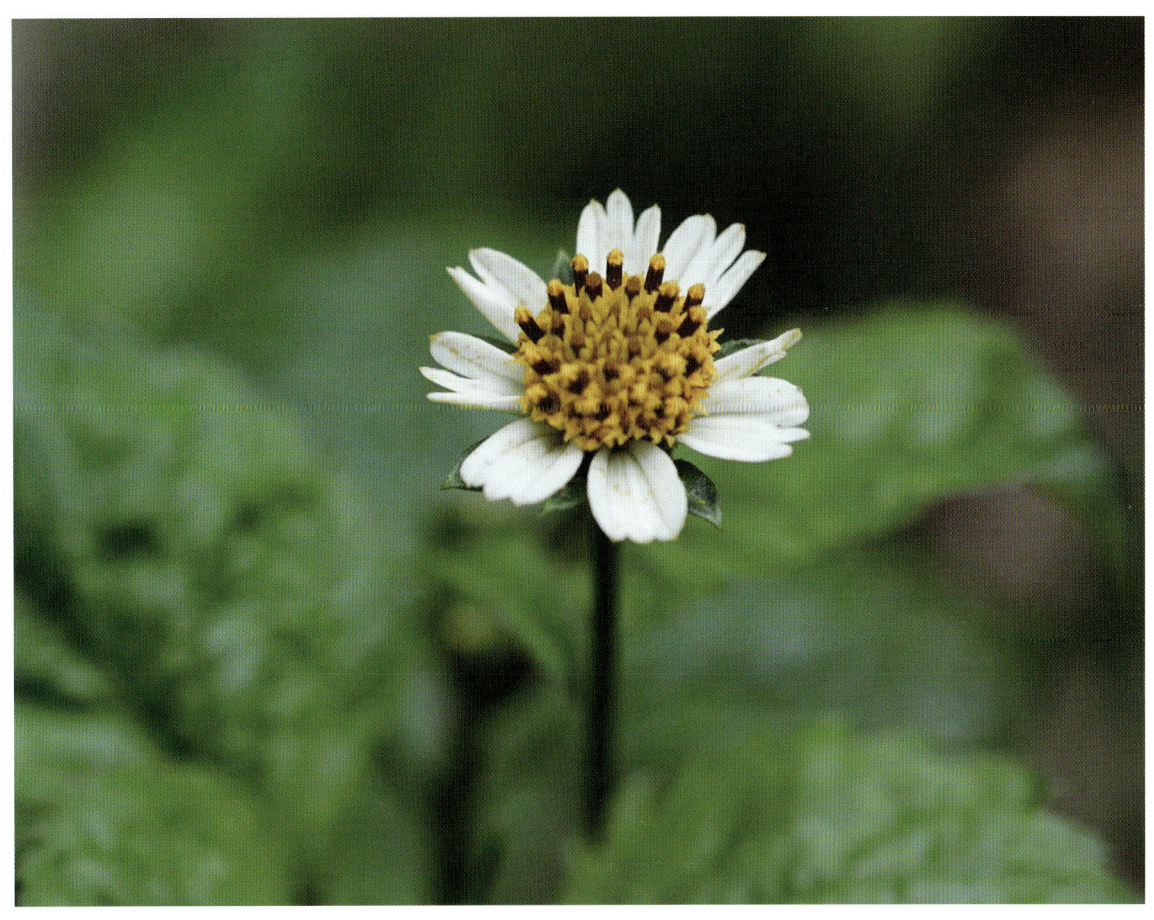

鬼针草

4. 肝炎　鬼针草 75 ~ 100 g，黄花棉 75 ~ 100 g。加水 1 000 mL，煎至 500 mL。每日多次服，服完为止。

5. 急性肾小球肾炎　鬼针草叶（切细）25 g。煎汤，和鸡蛋 1 个，加适量麻油或茶油煮熟食之，每日服 1 次。

6. 偏头痛　鬼针草 50 g，大枣 3 枚。水煎温服。

7. 胃气痛　鲜鬼针草 75 g，猪肉 200 g。同炖熟，调酒少许，饭前服。

8. 大小便出血　鲜鬼针草 25 ~ 50 g。煎汤服。

9. 跌打损伤　鲜鬼针草 100 ~ 200 g（干品减半）。水煎，另加黄酒 50 mL，温服，每日服 1 次，一般连服 3 次。

10. 四肢无力　鬼针草 1 把。煎汤服。

11. 蛇伤，虫咬　鲜鬼针 100 g。酌加水，煎成半碗，温服；渣捣烂涂贴伤口，每日 2 次。

12. 金疮出血　鲜鬼针草适量。捣烂敷创口。

使用注意

孕妇忌服。

右上角：鬼针草

2777

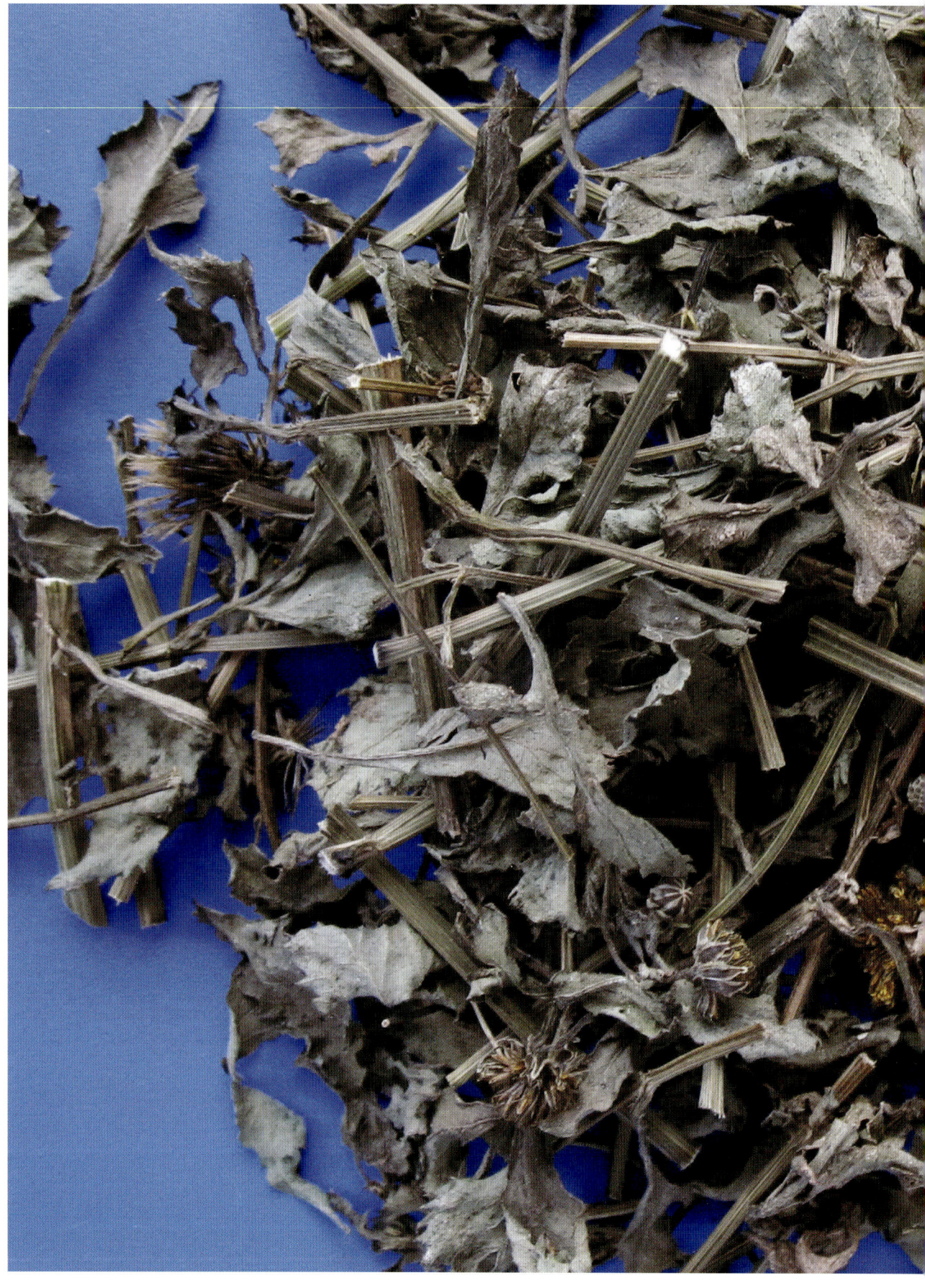

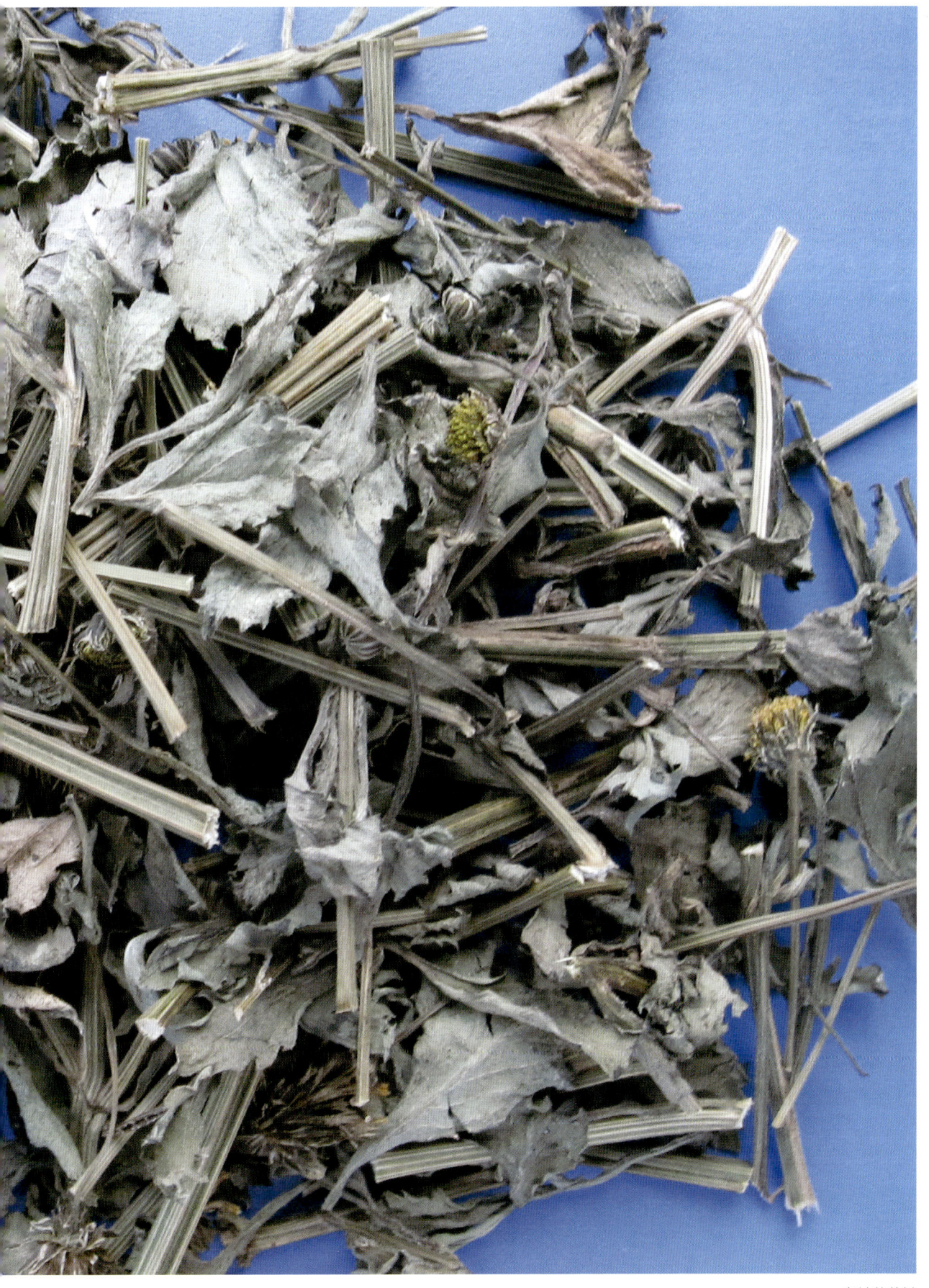

鬼针草药材

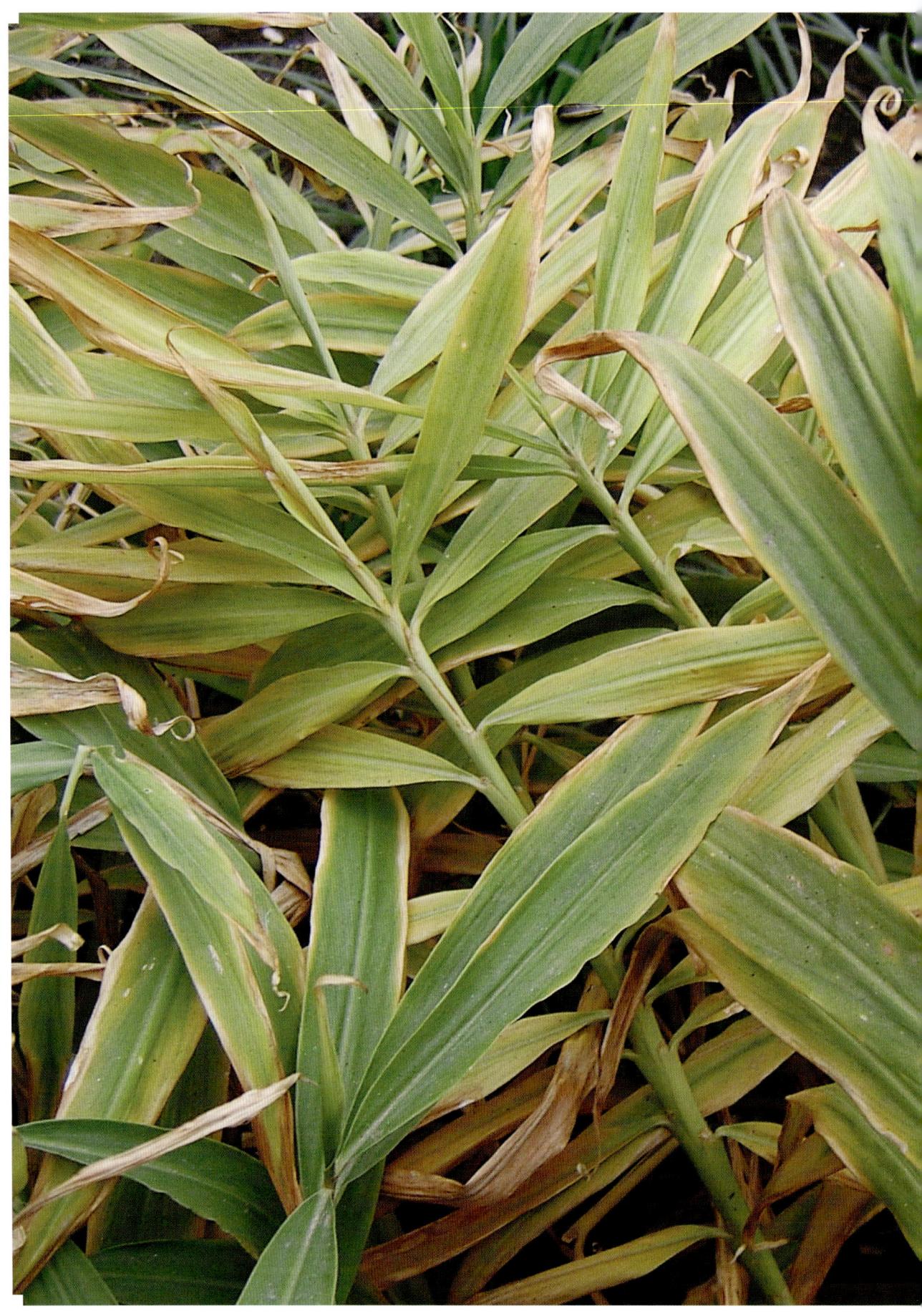

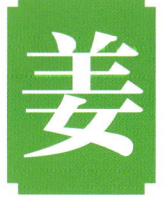

姜

【水 药 名】杏歹。

【别　名】生姜、干姜、炮姜、慰姜、归姜。

【来　源】本品为姜科植物姜 *Zingiber Officinale Rosc.* 的鲜根茎、干燥根茎（干姜）和姜皮。

【性味归经】味辛，性温。归肺、胃、脾经。

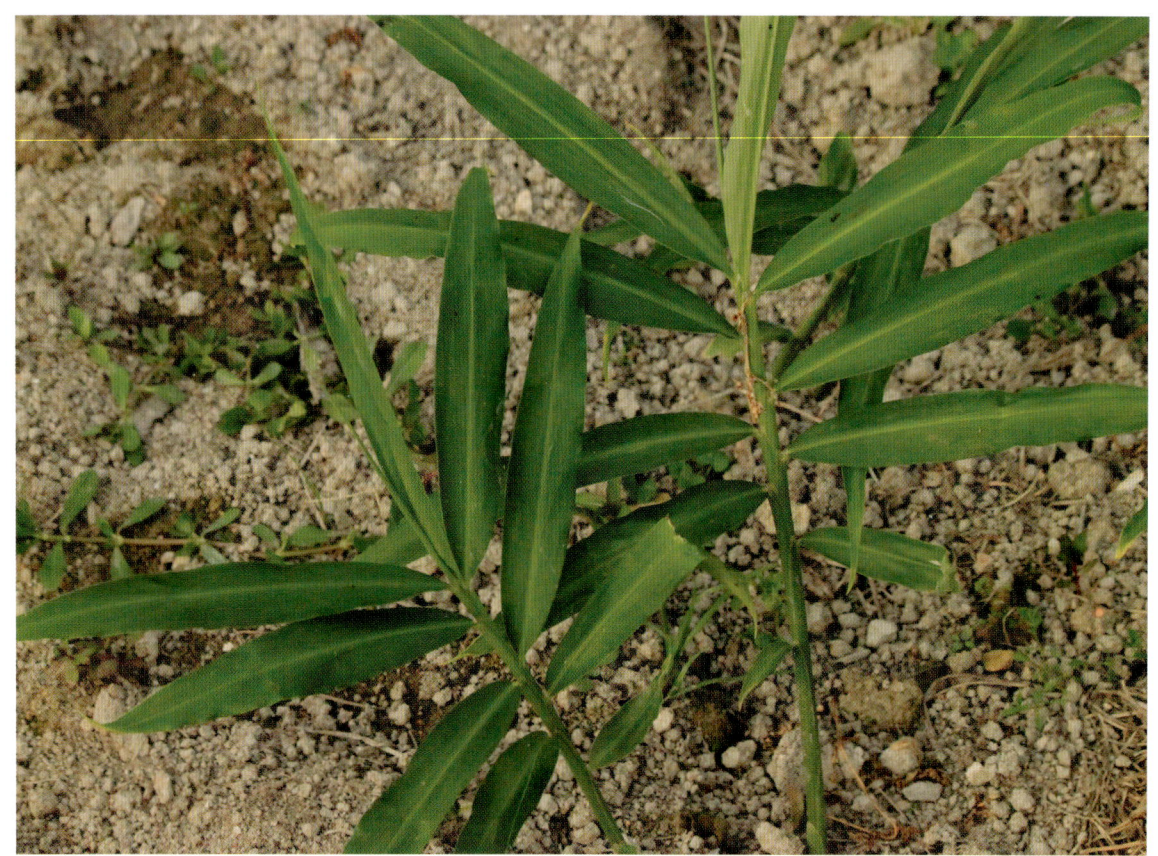

姜

识别特征

多年生宿根草本，根茎肉质，肥厚，扁平，有芳香和辛辣味。叶披针形至条状披针形，长 15～30 cm，宽约 2 cm，先端渐尖基部渐狭，平滑无毛，有抱茎的叶鞘；无柄。花茎直立，被以覆瓦状疏离的鳞片；穗状花序卵形至椭圆形，长约 5 cm，宽约 2.5 cm；苞片卵形，淡绿色；花稠密，长约 2.5 cm，先端锐尖；萼短筒状；花冠 3 裂，裂片披针形，黄色，唇瓣较短，长圆状倒卵形，呈淡紫色，有黄白色斑点；雄蕊 1 枚，挺出，子房下位；花柱丝状，为淡紫色，柱头呈放射状。蒴果长圆形，长约 2.5 cm。花期 6—8 月。

生境分布

多为栽培。分布于全国各地。

采收加工

秋、冬二季采挖，除去须根及泥沙，切片，生用。

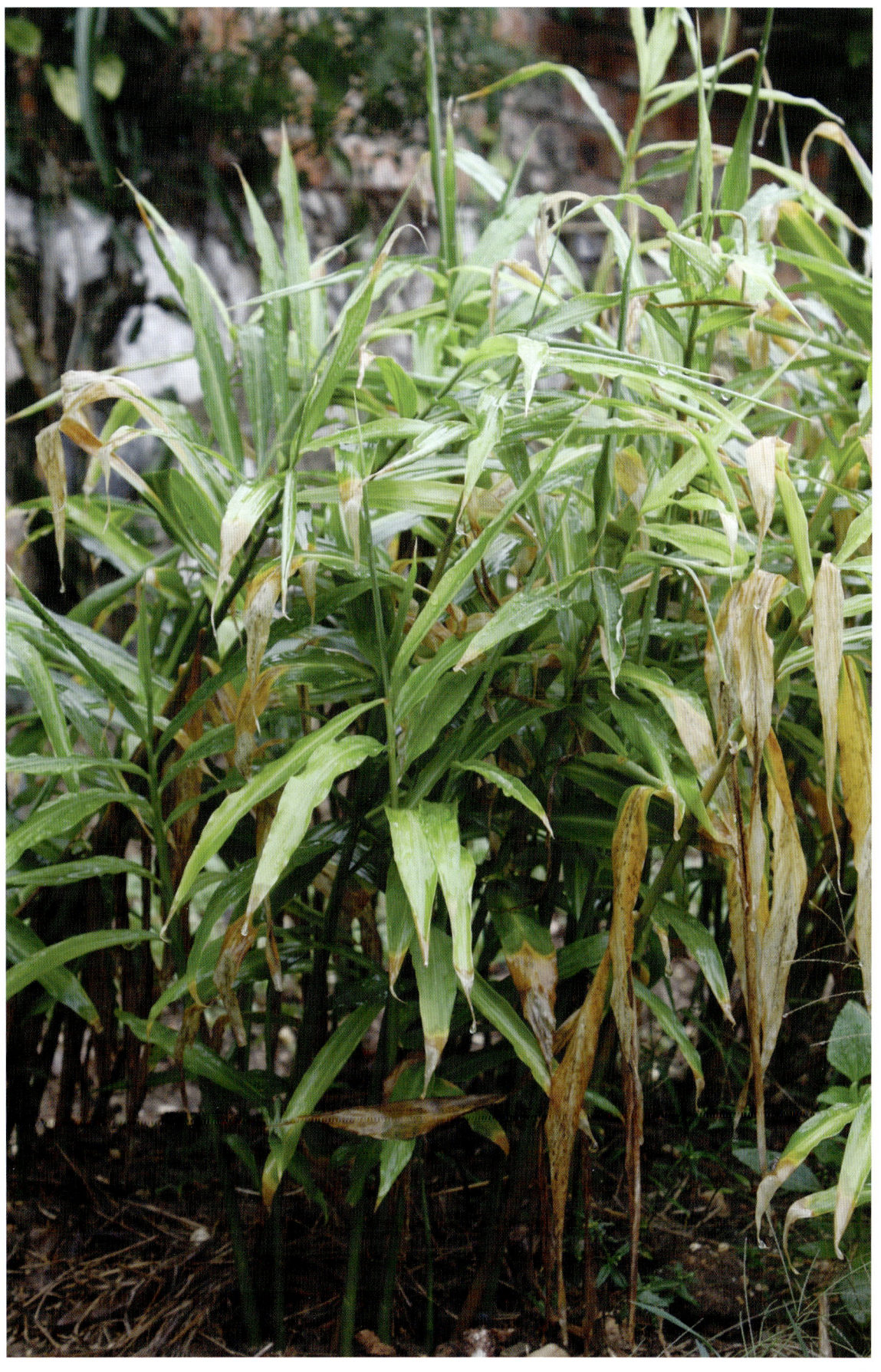

姜

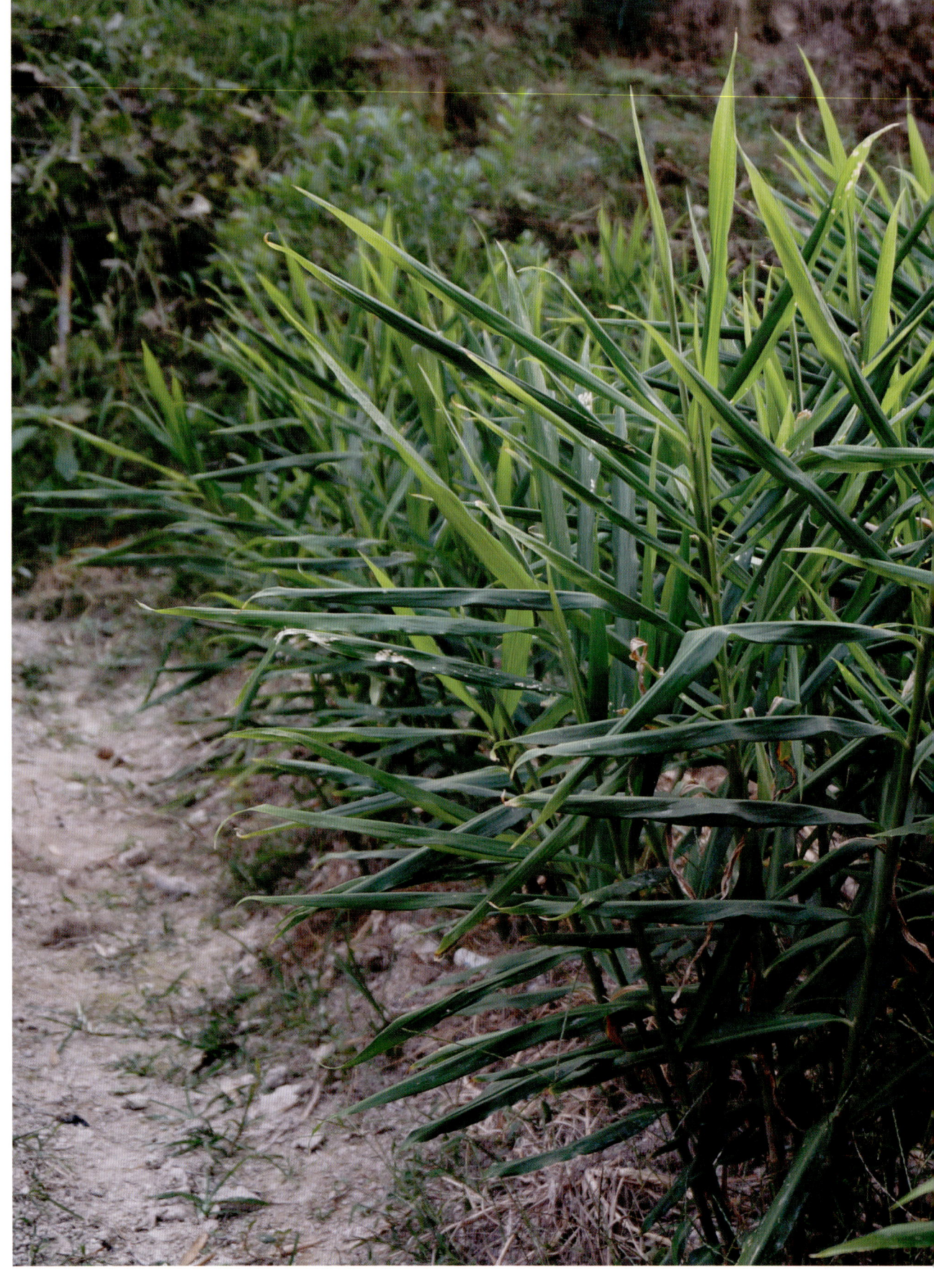

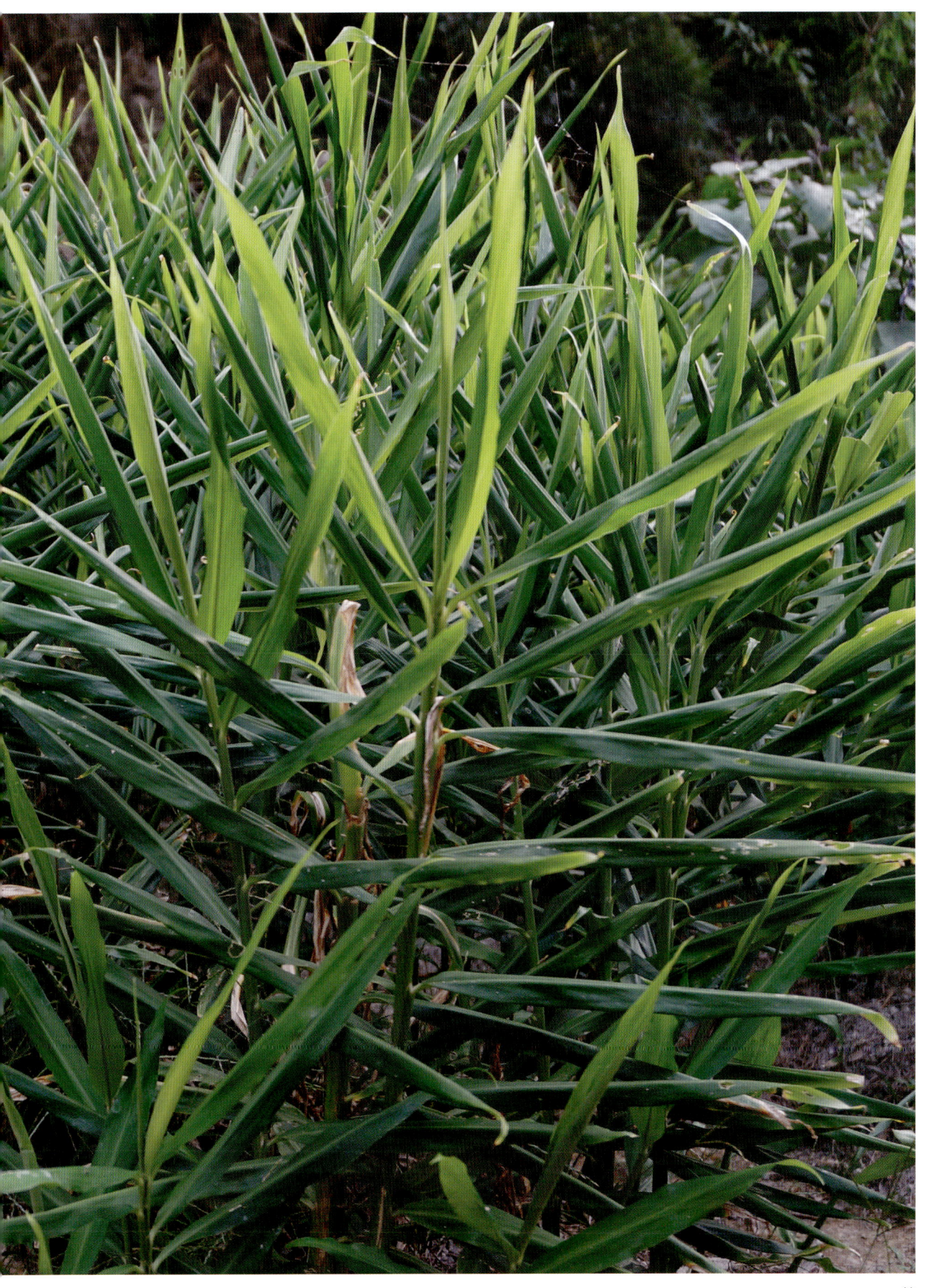

姜

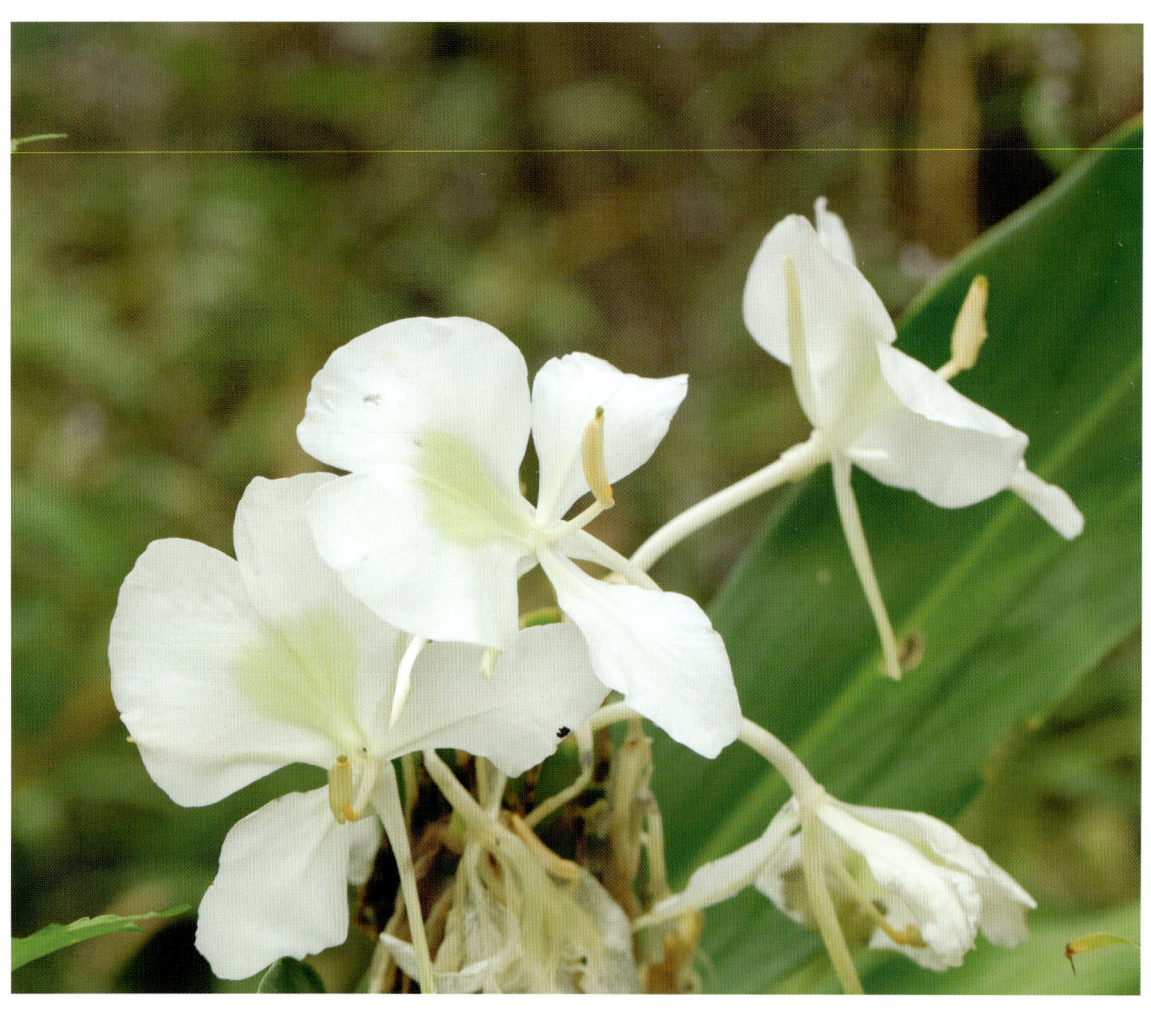

姜花

药材鉴别

本品呈不规则块状，略扁，具指状分枝，长 4 ～ 18 cm，厚 1 ～ 3 cm。表面黄褐色或灰棕色，有环节，分枝顶端有茎痕或芽。质脆，易折断，断面浅黄色，内皮层环纹明显，维管束散在。气香特异，味辛辣。

功效主治

发表，散寒，止呕，祛痰。主治感冒风寒，呕吐，痰饮，喘咳，胀满，泄泻；解半夏、天南星及鱼蟹、鸟兽肉毒。

药理作用

生姜能促进消化液分泌，保护胃黏膜，具有抗溃疡、保肝、利胆、抗炎、解热、抗菌、镇痛、镇吐作用。其醇提物能兴奋血管运动中枢、呼吸中枢、心脏。正常人咀嚼生姜，可升高血压。生姜水浸液对伤寒沙门菌、霍乱弧菌、堇色毛癣菌、阴道滴虫均有不同程度的抑杀作用，并有防止血吸虫卵孵化及杀灭血吸虫作用。

▍用法用量

内服：10～30 g，煎汤；或鲜品捣、绞汁服。外用：捣敷，擦患处或炒热熨。

▍民族药方

1. 暑天中寒，呕吐连连，食不下　生姜（烧熟）50 g，灶心土（捣碎）100 g。前味煎汤冲灶心土，沉清后服。

2. 胃寒呕吐，吃啥吐啥，入水皆吐　生姜7片，桂枝15 g，饴糖30 g，芍药15 g。水煎服。

3. 风寒骨疼，关节疼　生姜、葱白各适量。捣烂炒热，用布包好熨敷患处，每日数次。

4. 胃病　生姜、桂皮各12 g。加水适量煎汤服下，每日2次。

5. 中暑昏厥　生姜、韭菜各适量，大蒜1头。共捣烂取汁灌服。

6. 产后腹疼　生姜150 g，当归150 g，羊肉1000 g。加水适量炖汤，分3次服下。

7. 恶心呕吐　生姜9 g，橘皮9 g，水500 mL。水煎服，每日2次。

8. 肩周炎　生姜50 g，葱白30 g，白酒15 mL。共捣烂，炒热或微波炉打热敷患处，每次30 min，每日数次。

▍使用注意

本品助火伤阴，故热盛及阴虚内热者忌服。

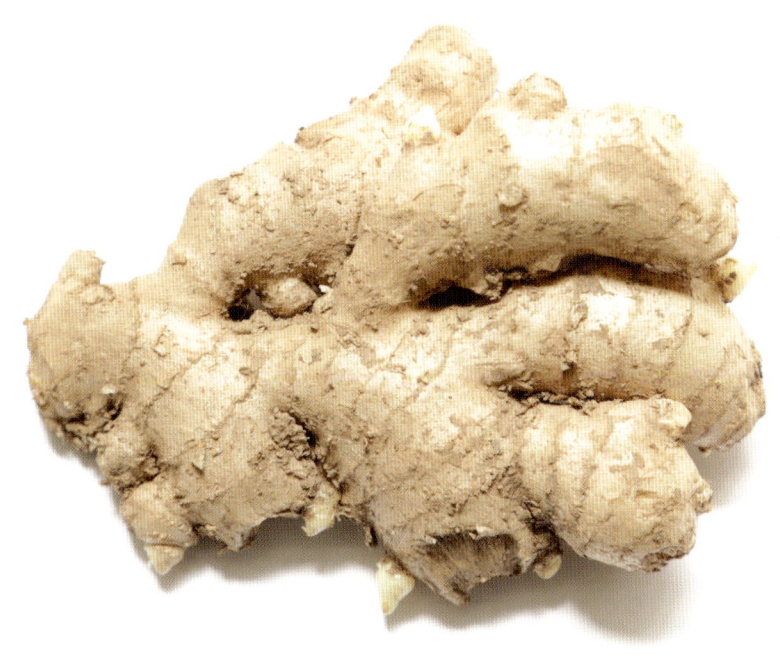

姜

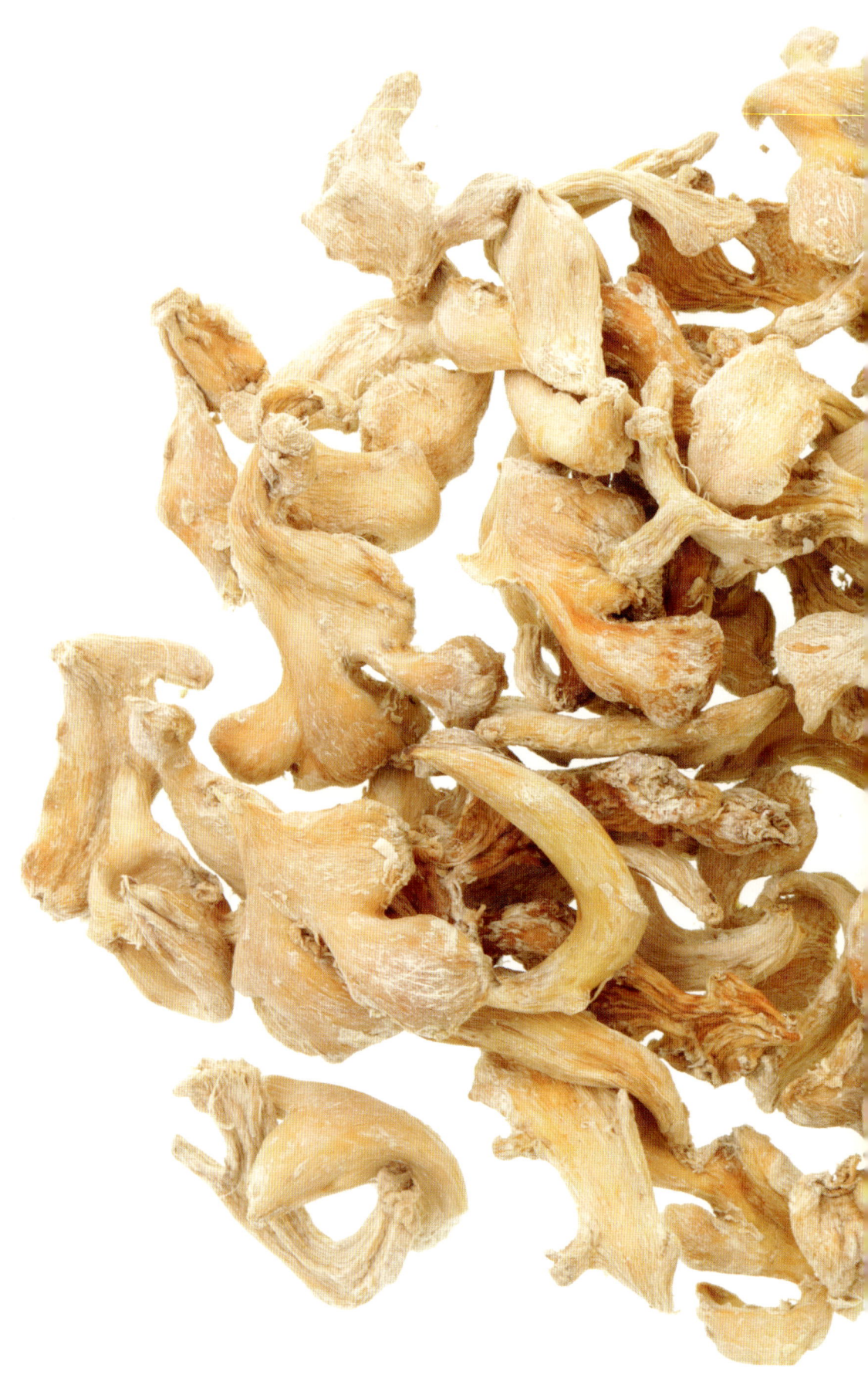

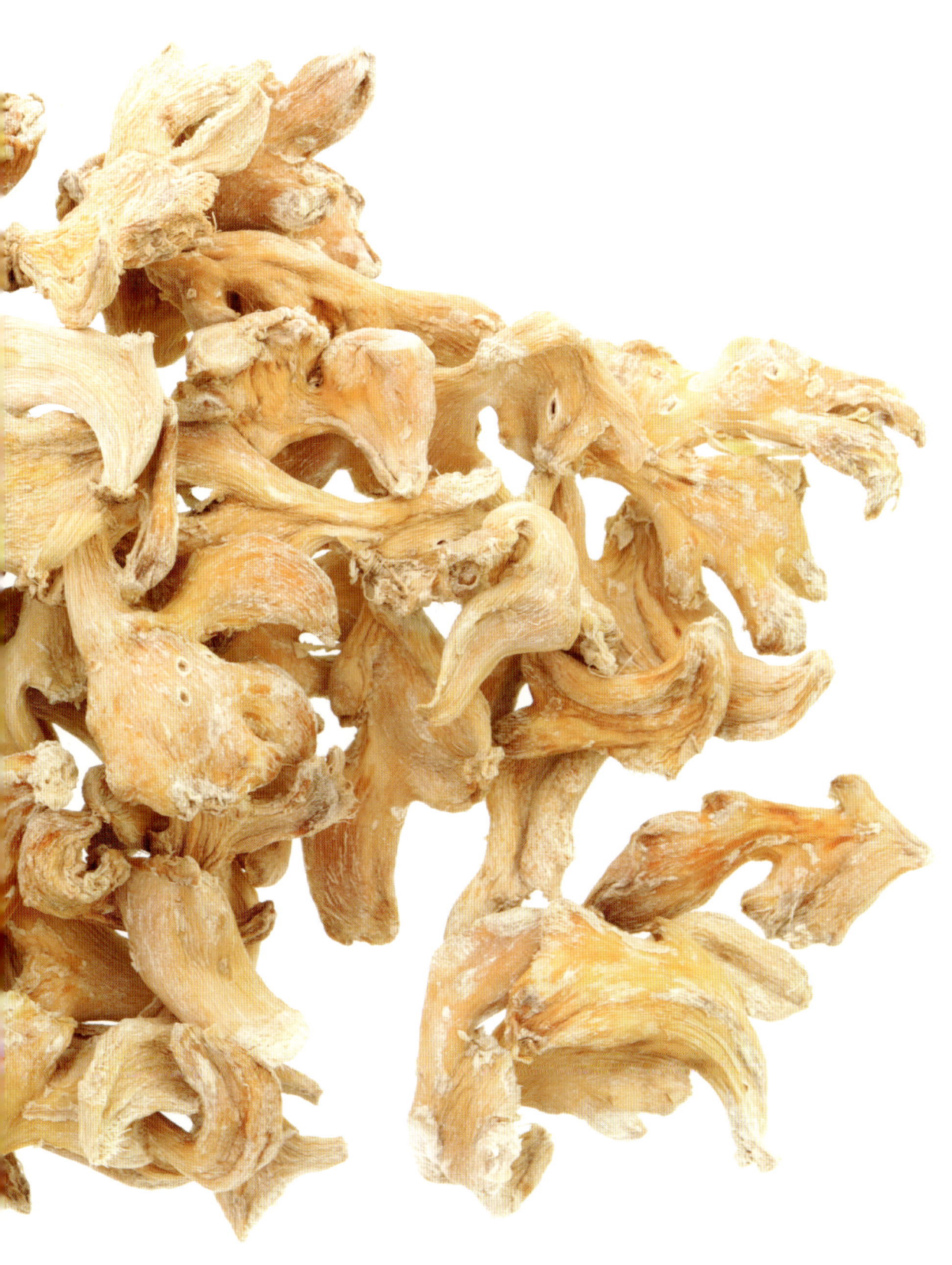

姜皮药材

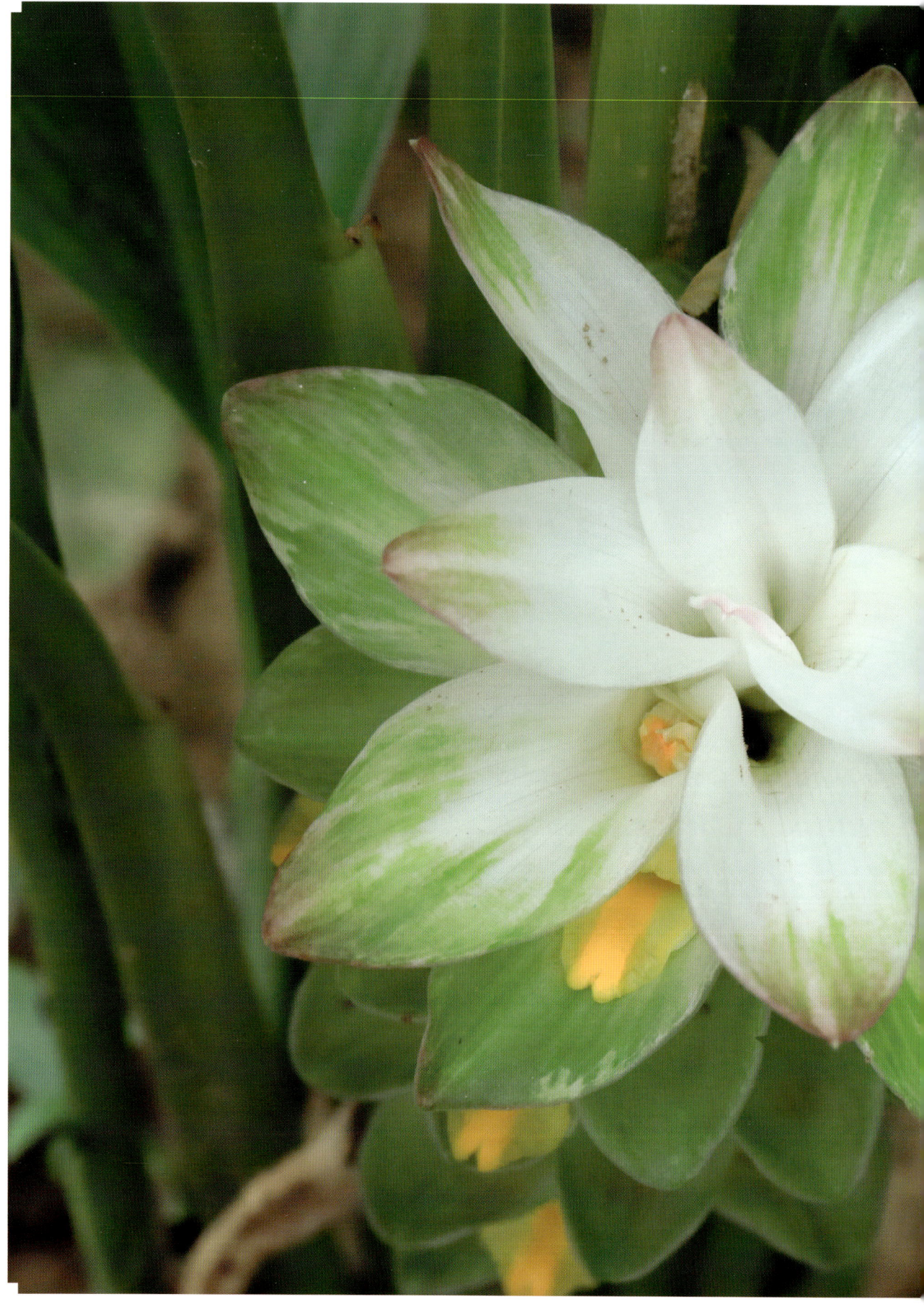

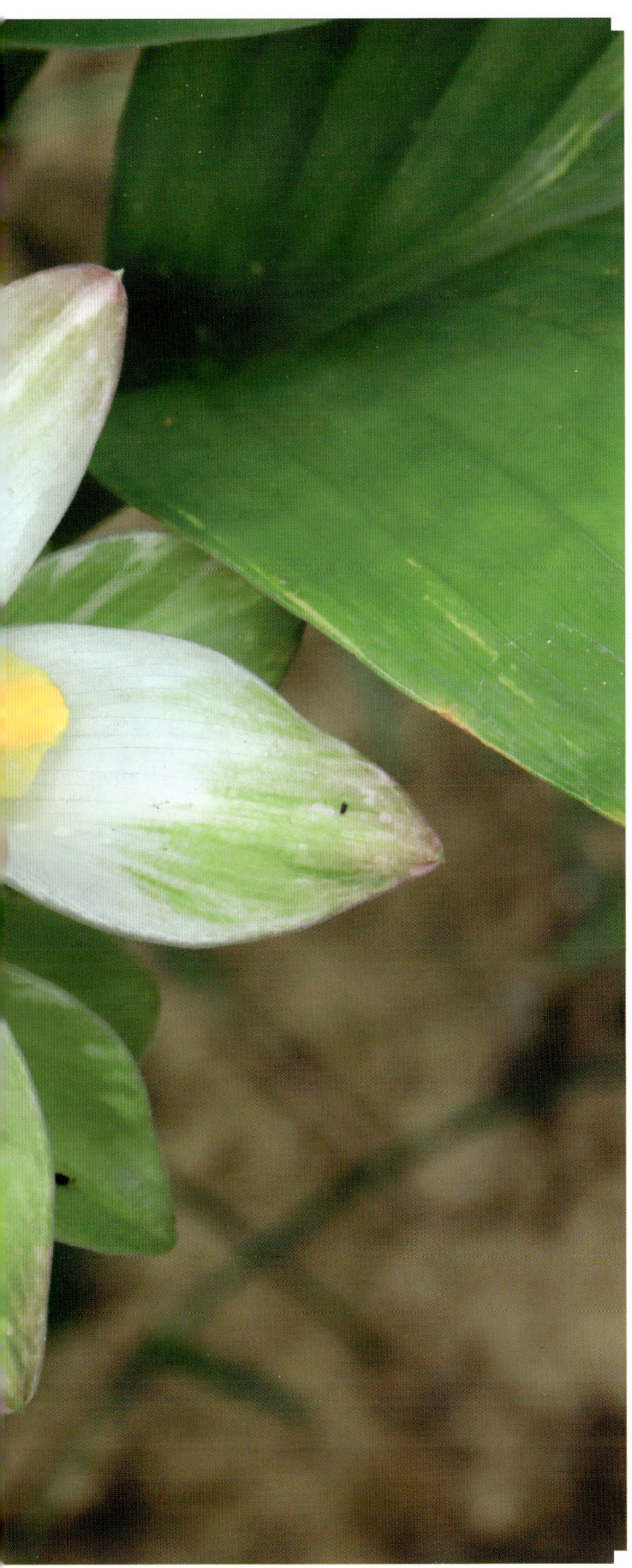

姜黄

【水 药 名】杏妈。

【别　名】黄姜、宝鼎香、郁金、牛角七。

【来　源】本品为姜科植物姜黄 *Curcuma longa* L. 的母根茎。子块茎（郁金）亦供药用。

【性味归经】味辛、苦，性温。归脾、肝经。

姜黄

识别特征

多年生宿根草本。根粗壮,末端膨大呈长卵形或纺锤状块根,灰褐色。根茎卵形,内面黄色,侧根茎圆柱状,红黄色。叶根生;叶片椭圆形或较狭,长20～45 cm,宽6～15 cm,先端渐尖,基部渐狭;叶柄长约为叶片之半,有时几与叶片等长;叶鞘宽,约与叶柄等长。穗状花序稠密,长13～19 cm;总花梗长20～30 cm;苞片阔卵圆形,每苞片内含小花数朵,顶端苞片卵形或狭卵形,腋内无花;萼3钝齿;花冠管上部漏斗状,3裂;雄蕊药隔矩形,花丝扁阔,侧生退化,雄蕊长卵圆形;雌蕊1,子房下位,花柱丝状,基部具2棒状体,柱头2唇状。蒴果膜质,球形,3瓣裂。种子卵状长圆形,具假种皮。花期8月。

生境分布

多为栽培。分布于全国各地。

采收加工

冬季茎叶枯萎时采挖,煮或蒸至透心,晒干,除去须根,切厚片,生用。

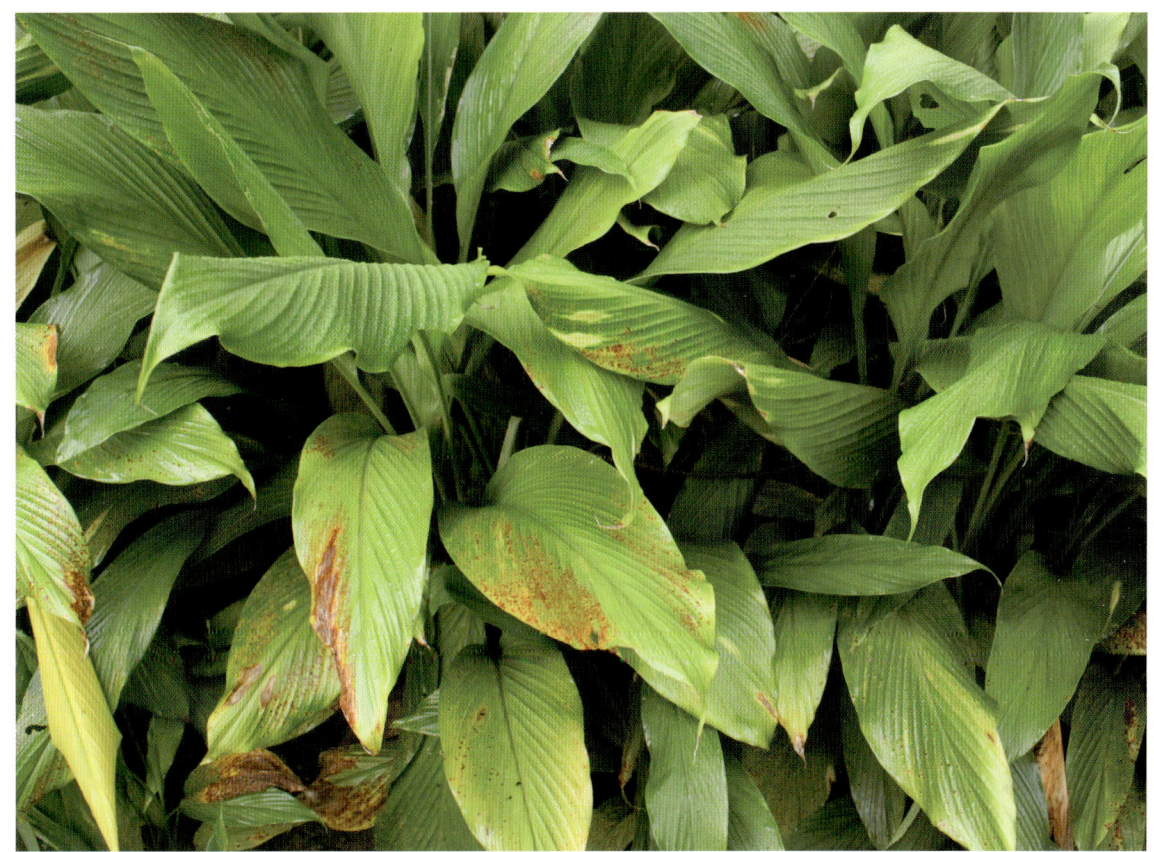

姜黄

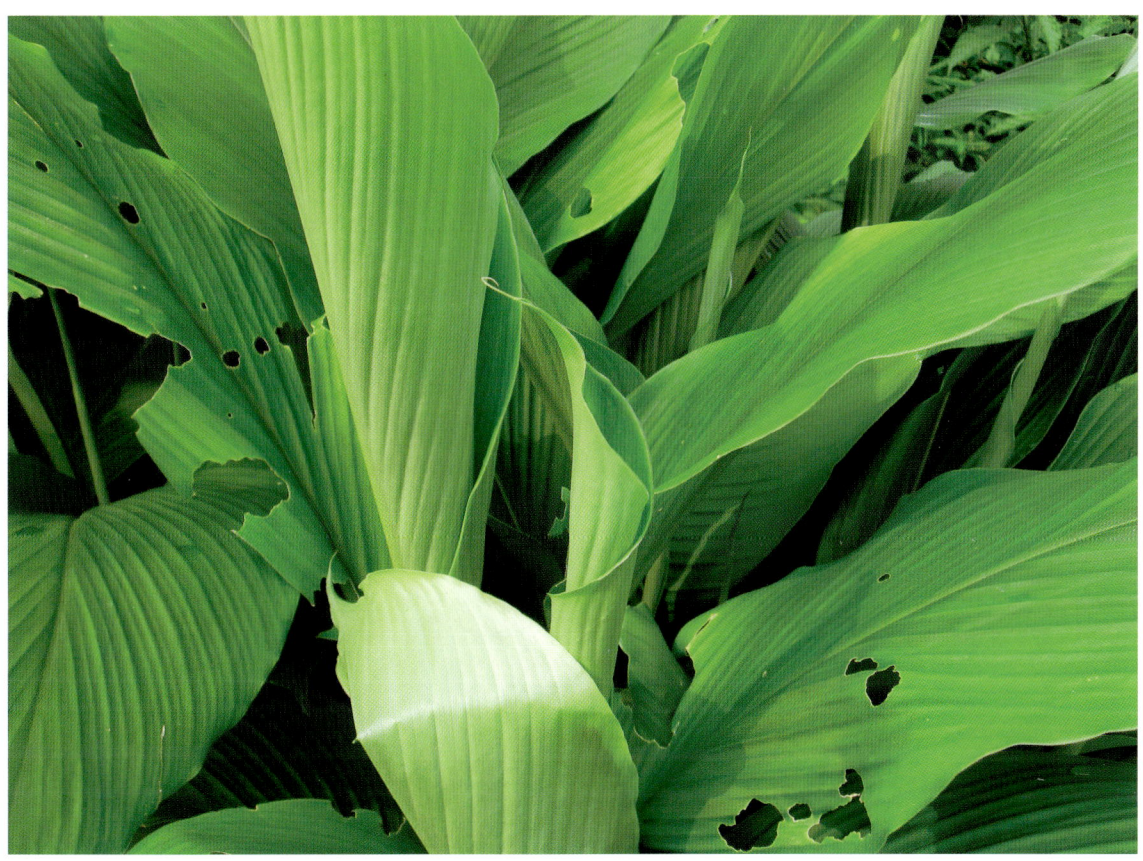

姜黄

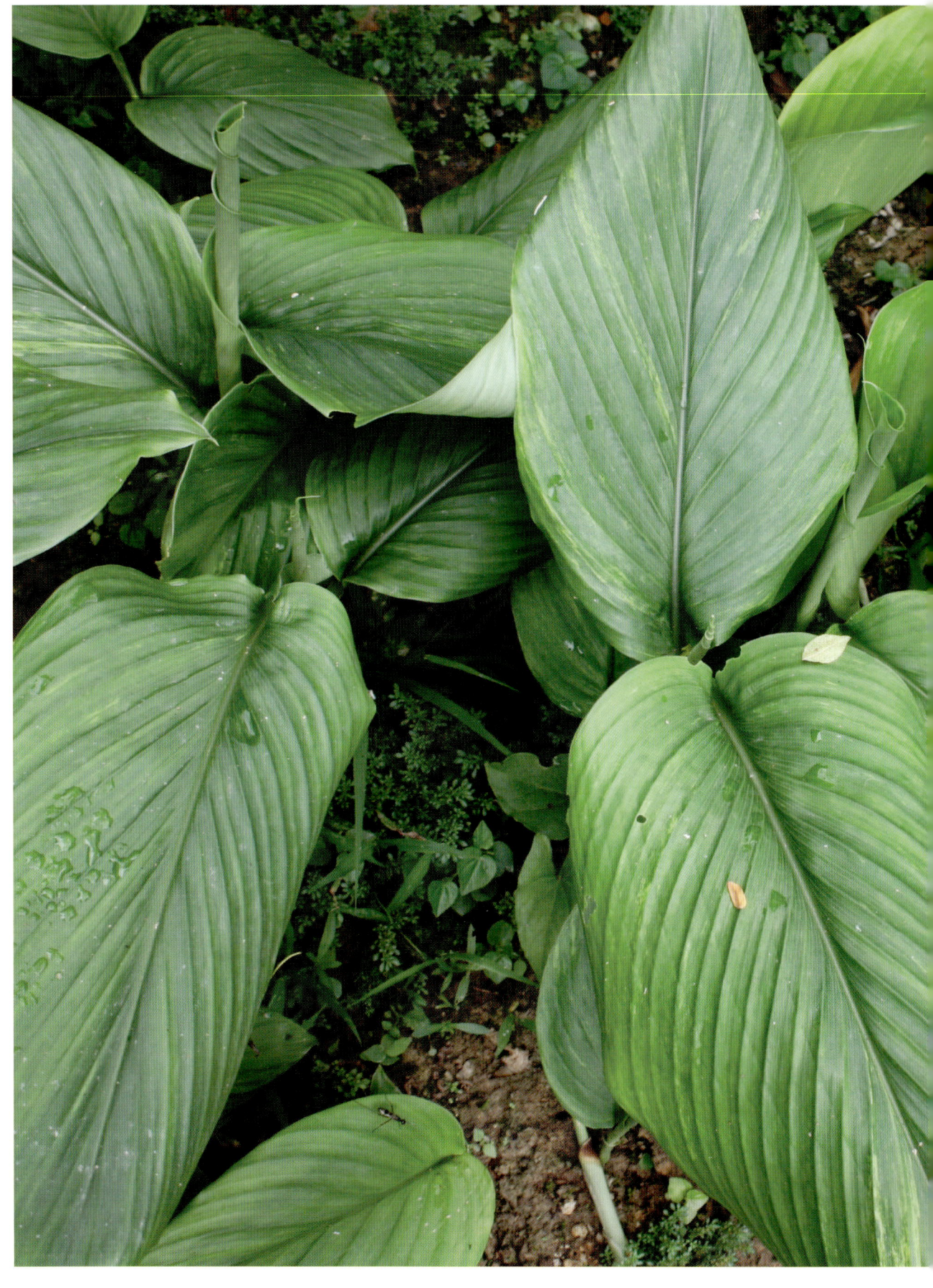

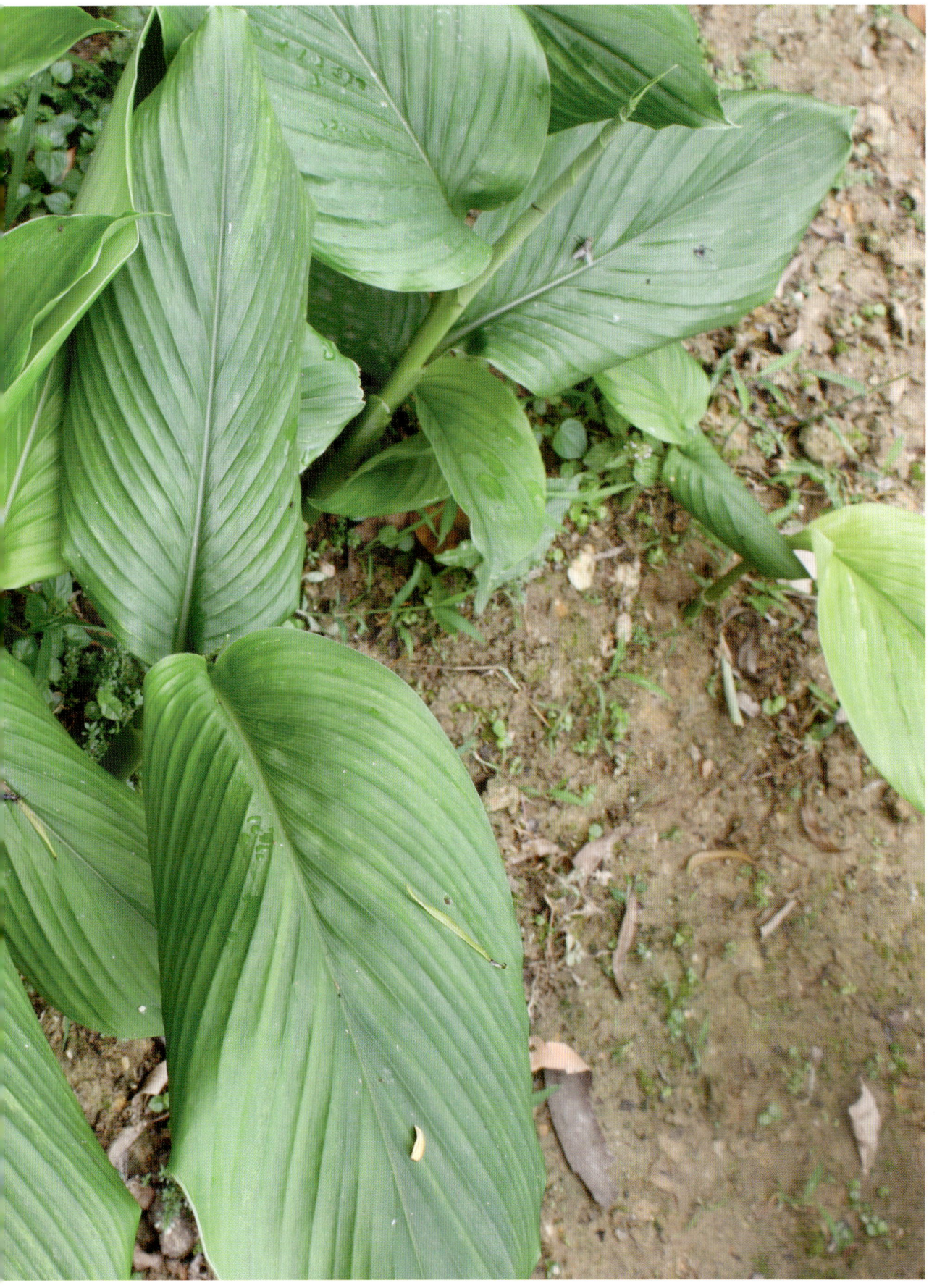

姜黄

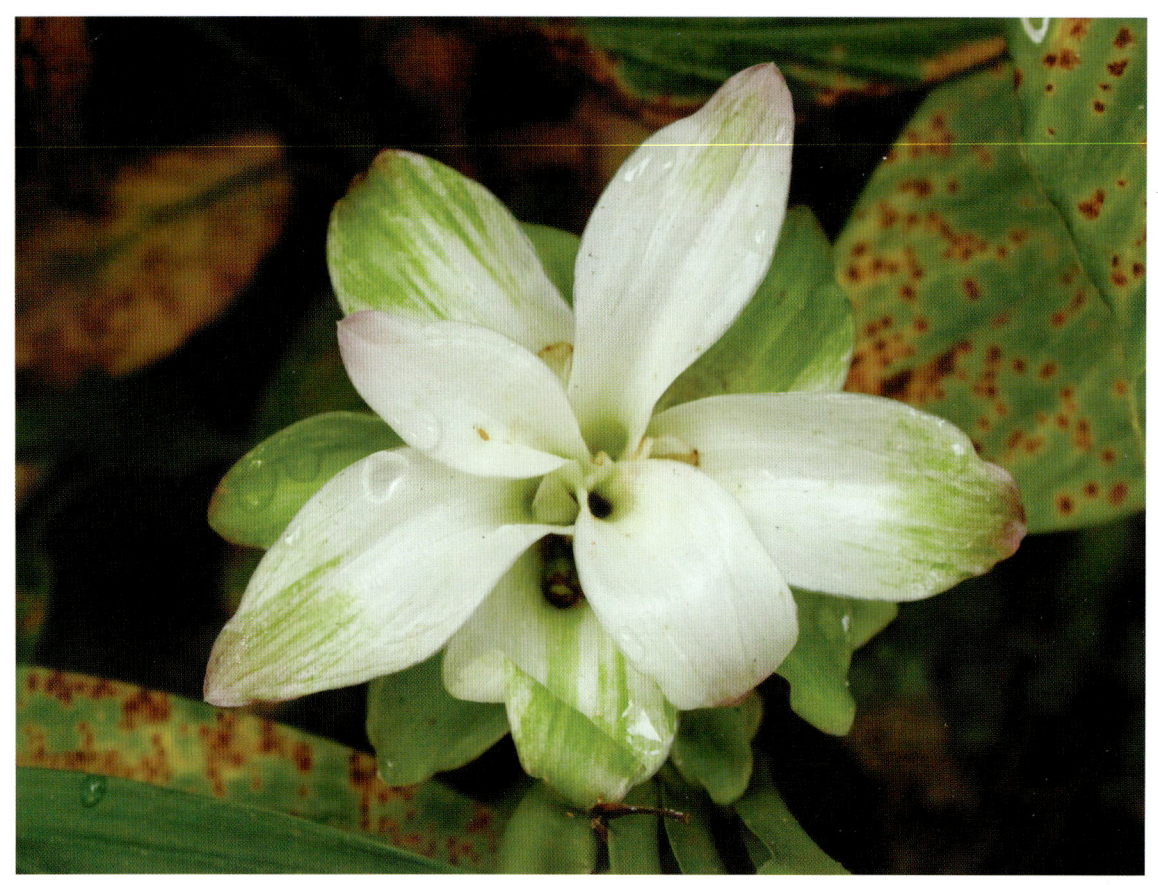

姜黄

药材鉴别

本品根茎呈不规则卵圆形、圆柱形或纺锤形，常弯曲，表面深黄色，粗糙，有皱缩纹理和明显环节，并有圆形分枝痕及须根痕。质坚实，不易折断，断面棕黄色至金黄色，角质样，有蜡样光泽。内皮层环纹明显，维管束呈点状散在。气香特异味苦、辛。以质坚实、断面金黄、香气浓厚者为佳。

功效主治

破血，行气，通经，止痛。主治心腹痞满胀痛，臂痛，妇女血瘀经闭，产后瘀停腹痛，跌打损伤，痈肿。

用法用量

内服：5 ～ 15 g，煎汤；或研末，入丸、散服。外用：研末调敷。

民族药方

1. 痛风 姜黄 5 g，铁马鞭 15 g，对叉丁 15 g，臭常山 10 g，羌活 15 g，川芎 10 g，麦冬 10 g。水煎服。

2. 妇女月经不通，小腹胀痛　姜黄 10 g，香附 5 g，桃仁 10 g，红花 10 g，川芎 10 g，阴行草 10 g，干姜 5 g。水煎服。

3. 胆囊炎，肝胆结石，上腹痛　姜黄 9 g，郁金 9 g，茵陈 15 g，黄连 3 g，肉桂 3 g，元胡 6 g。水煎服。

4. 跌打损伤及体表脓肿疼痛属阳证者　姜黄、大黄、黄柏、陈皮、白芷、天南星、苍术、厚朴、花粉、甘草各适量。研末外敷。

5. 风湿肩臂关节肌肉疼痛及腰痛　姜黄、羌活、白术、当归、赤芍、海桐皮、甘草各适量。水煎服。

6. 产后腹痛　姜黄 1～6 g。研末或煎汤分服。

7. 闭经、痛经对于血瘀者　姜黄、莪术、川芎、当归、白芍、延胡索、牡丹皮、红花、肉桂各适量。同配用，如《证治准绳》姜黄散。

▎使用注意

孕妇慎服。

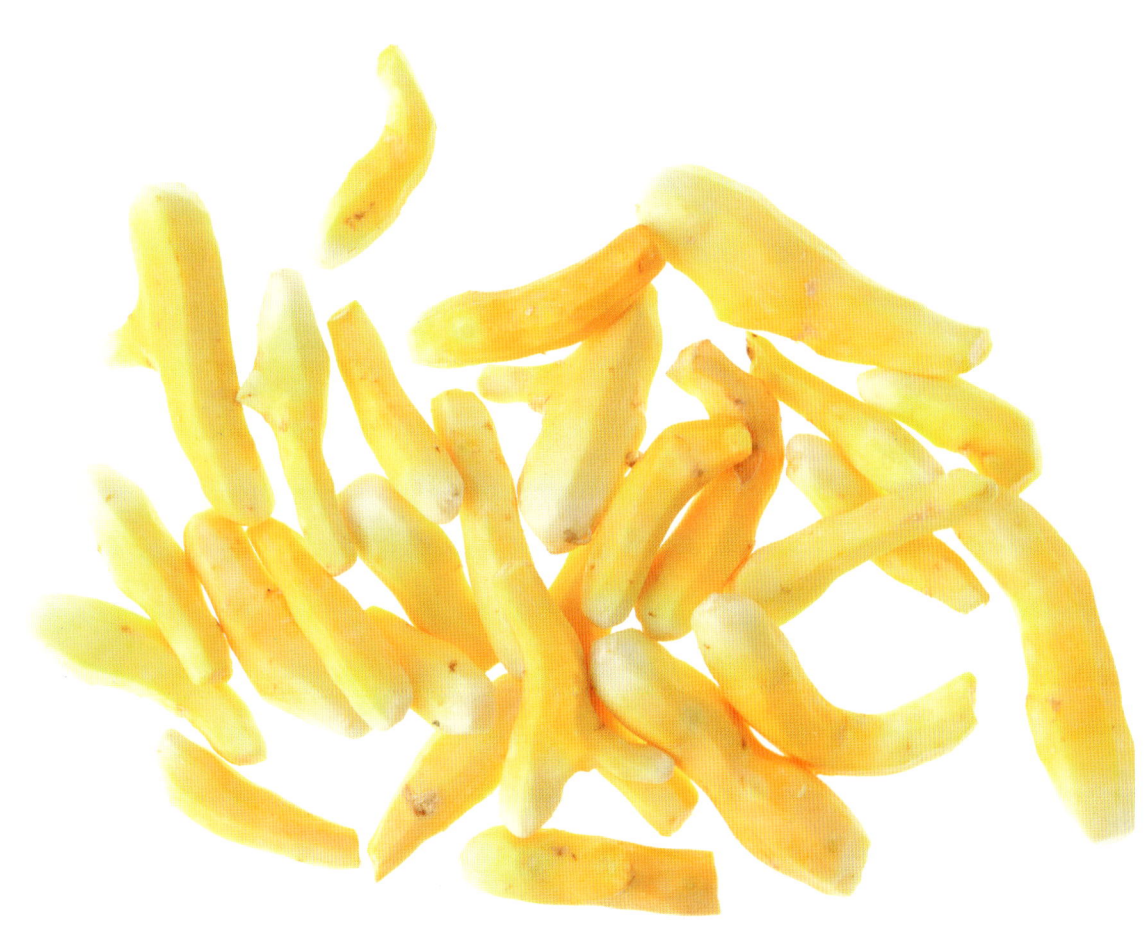

姜黄药材

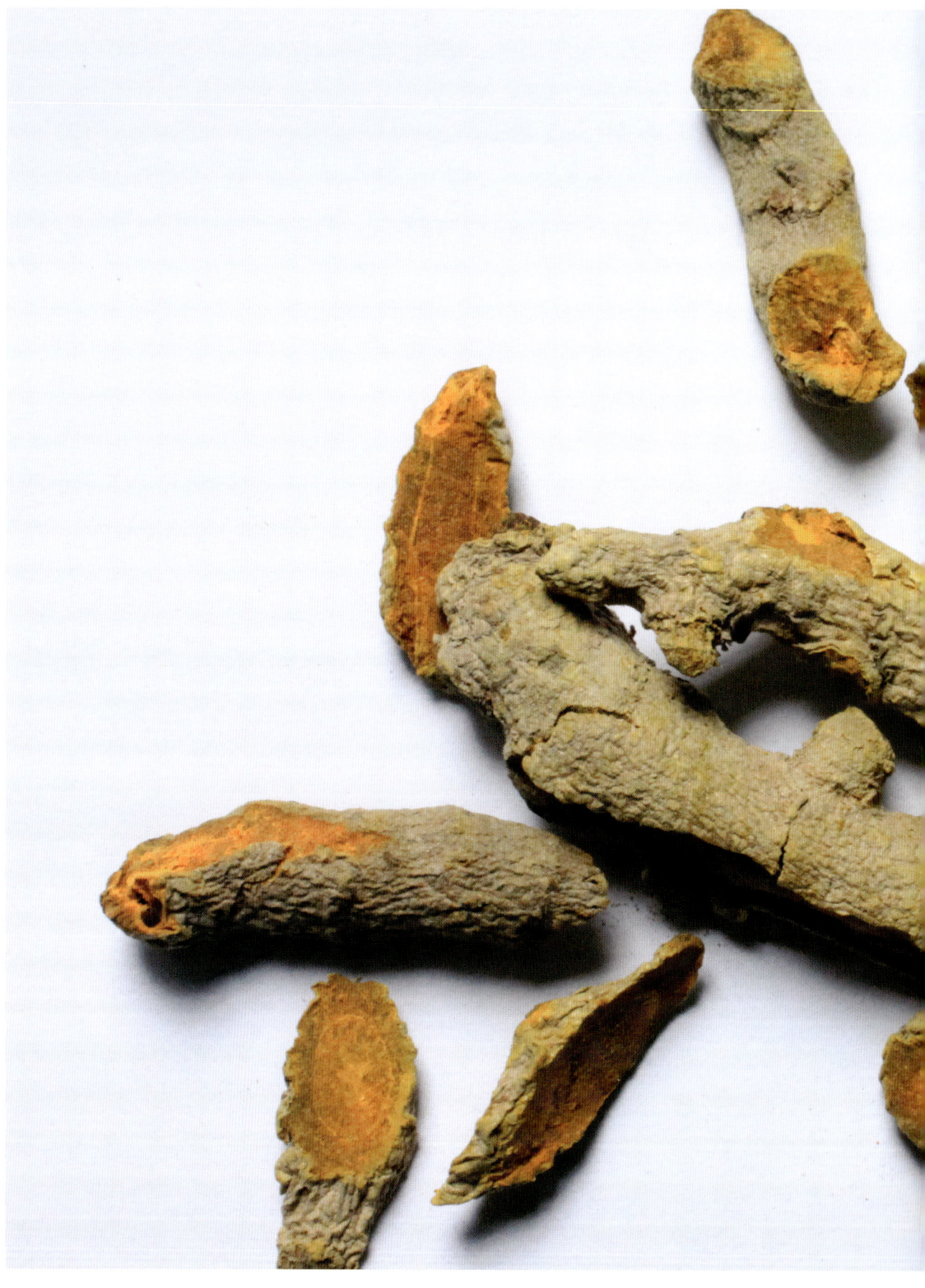

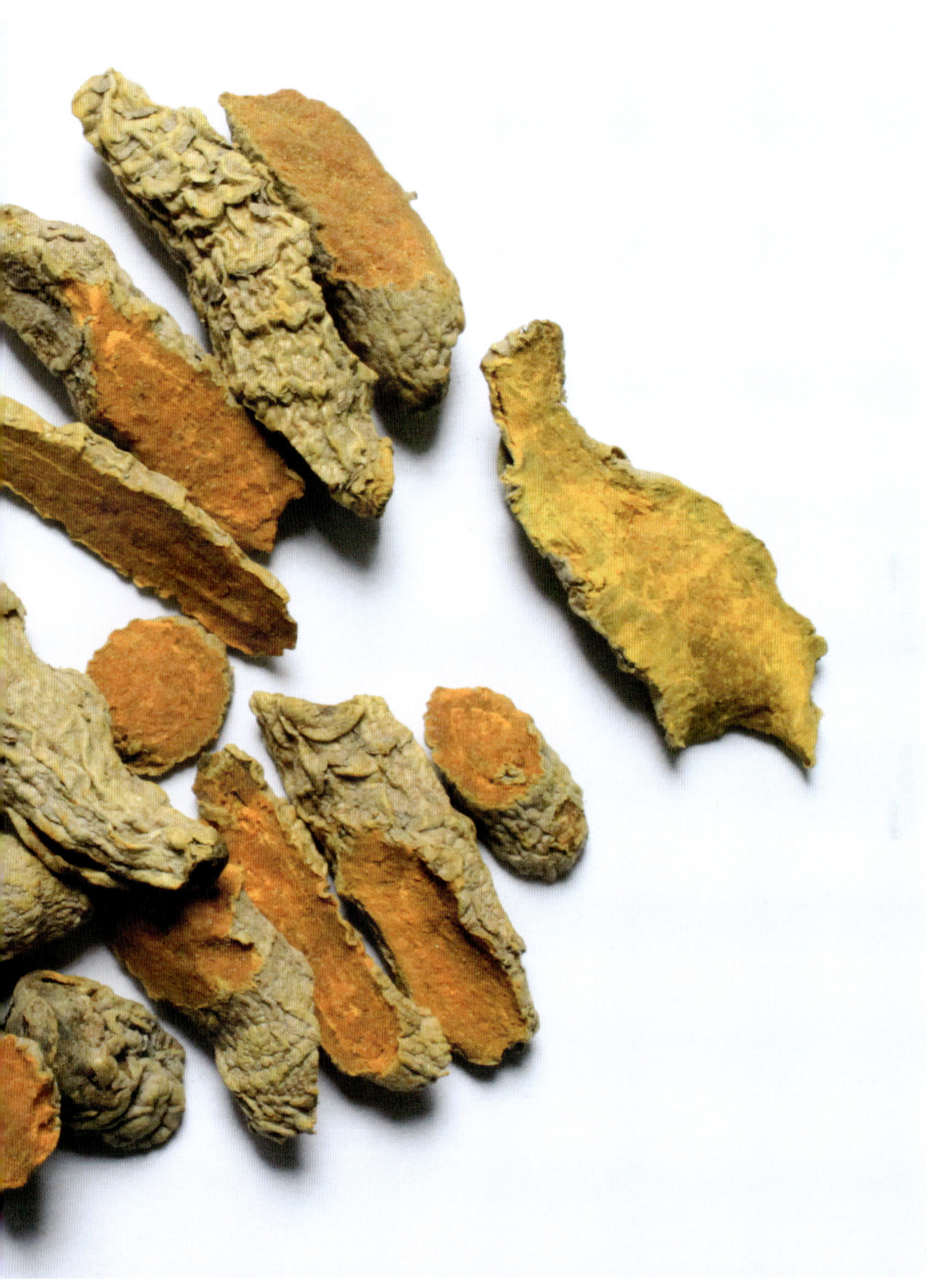

姜黄药材

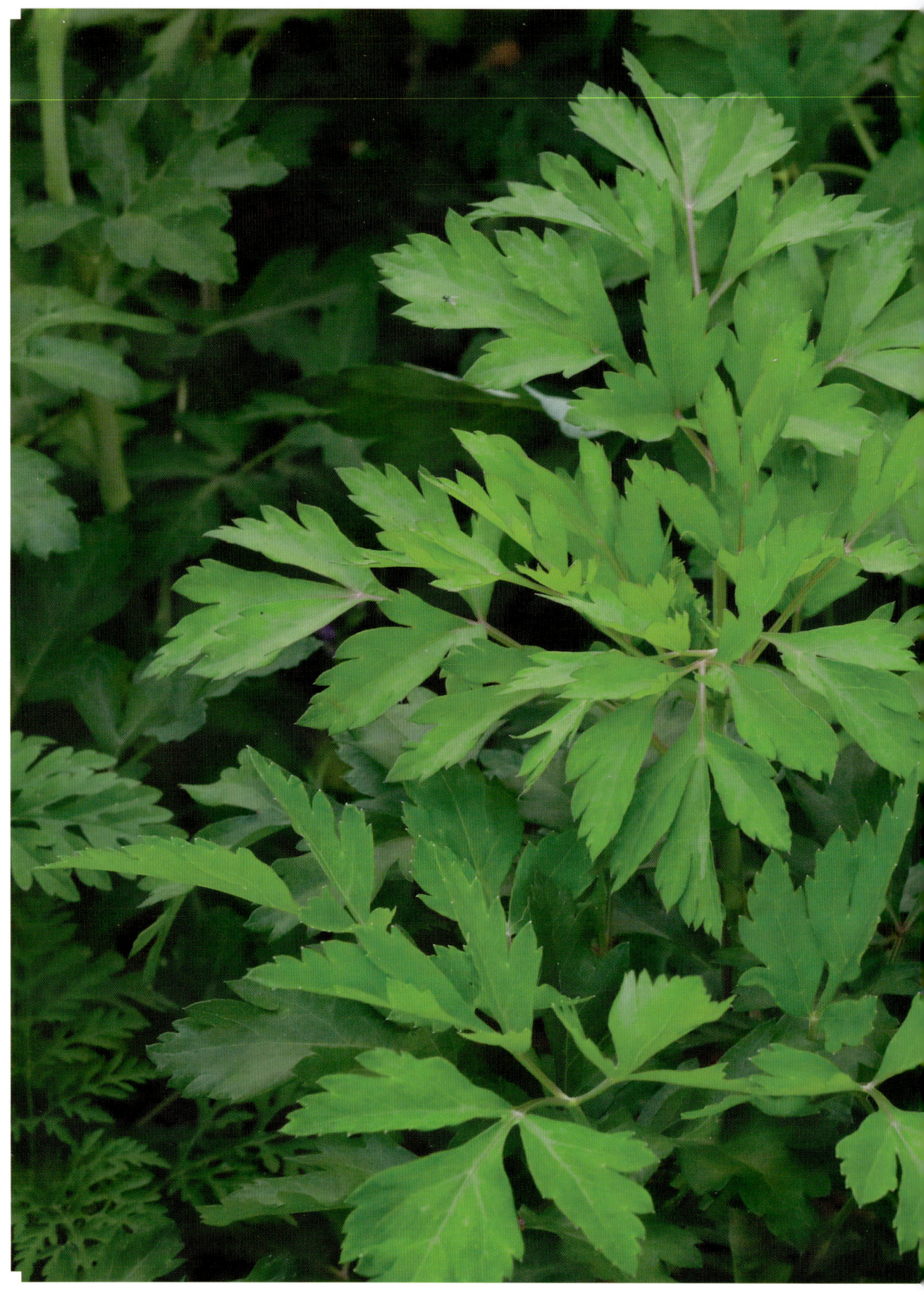

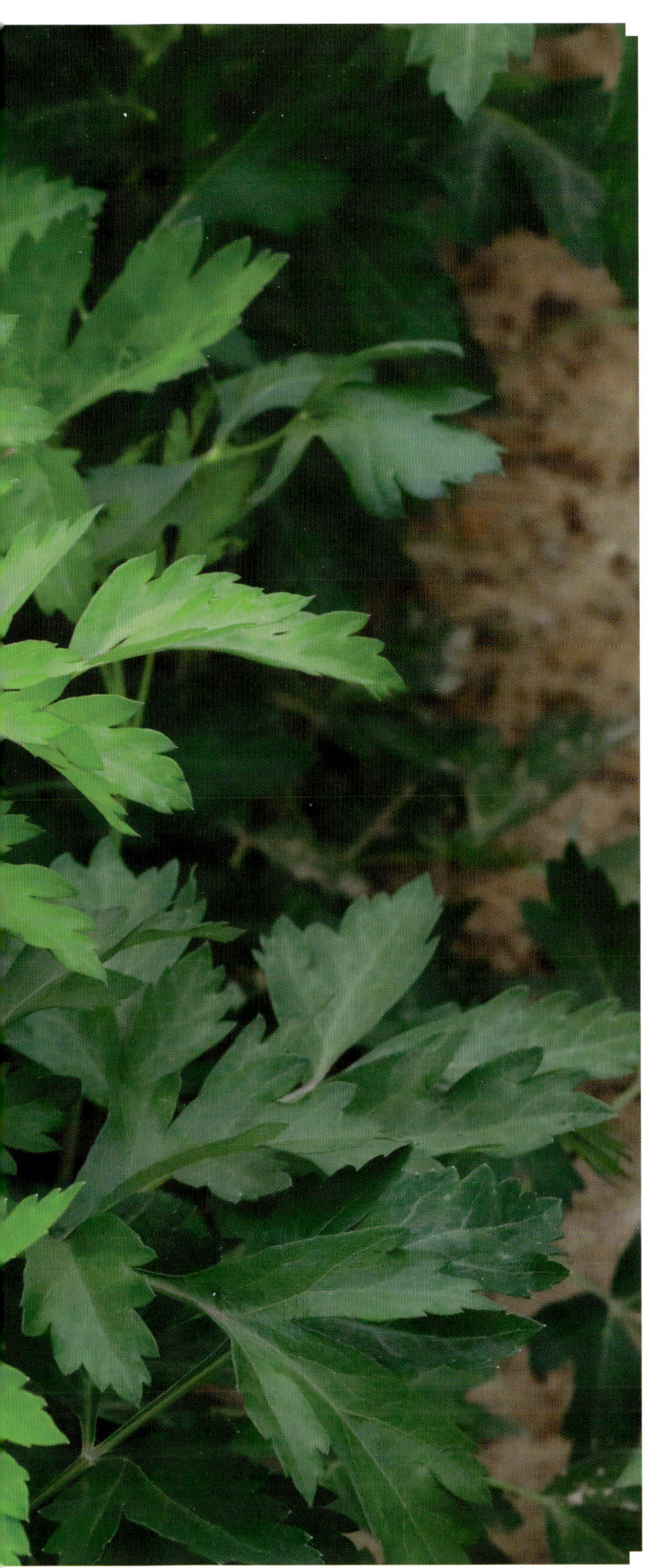

前胡

【水药名】骂海。

【别　名】野芹菜、姨妈菜、南石防风、岩防风、鸡脚前胡、岩川芎。

【来　源】本品为伞形科植物白花前胡 *Peucedanum praeruptorum* Dunn. 的根。

【性味归经】味苦，辛，性凉。归肺、脾、肝经。

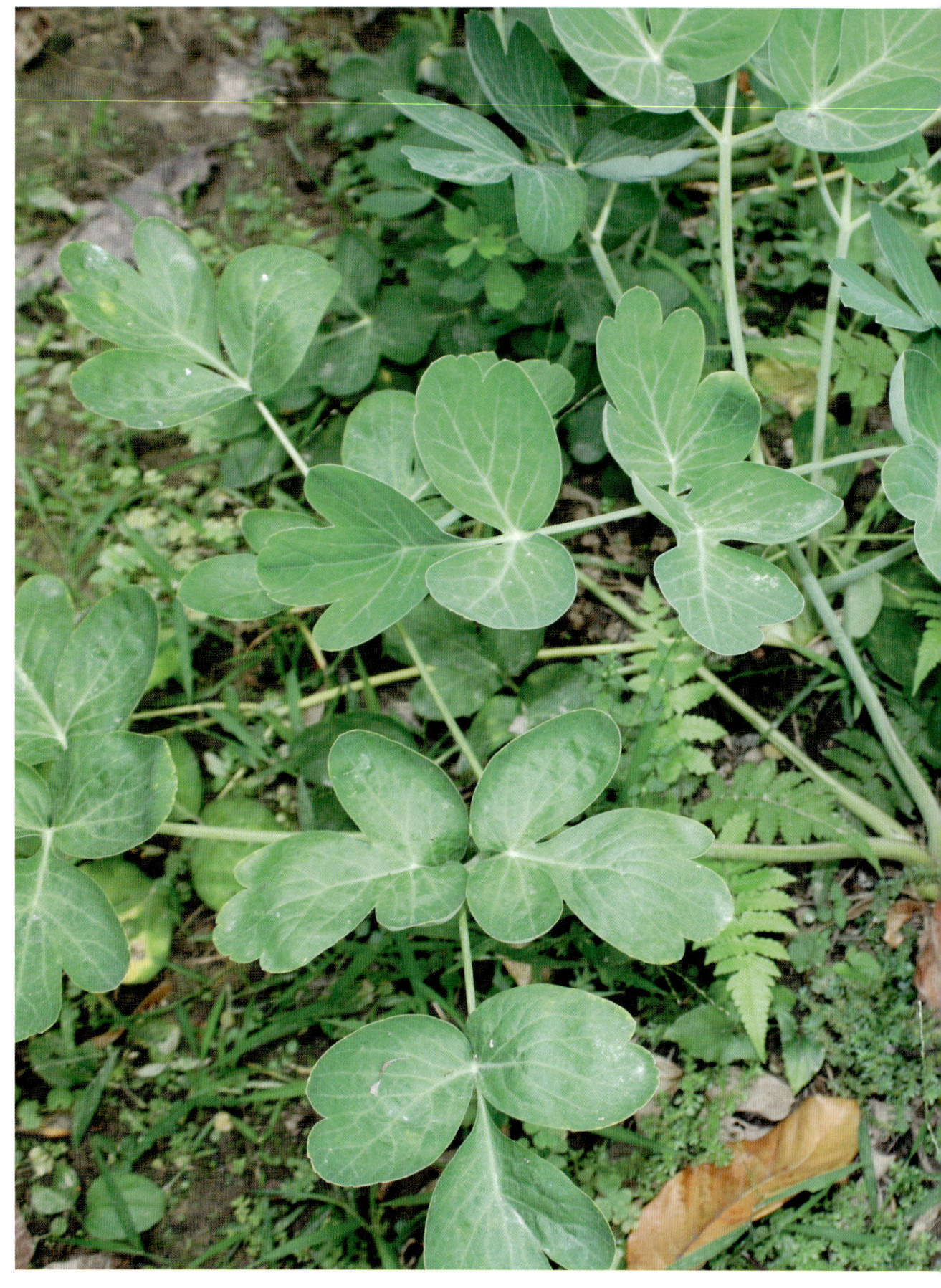

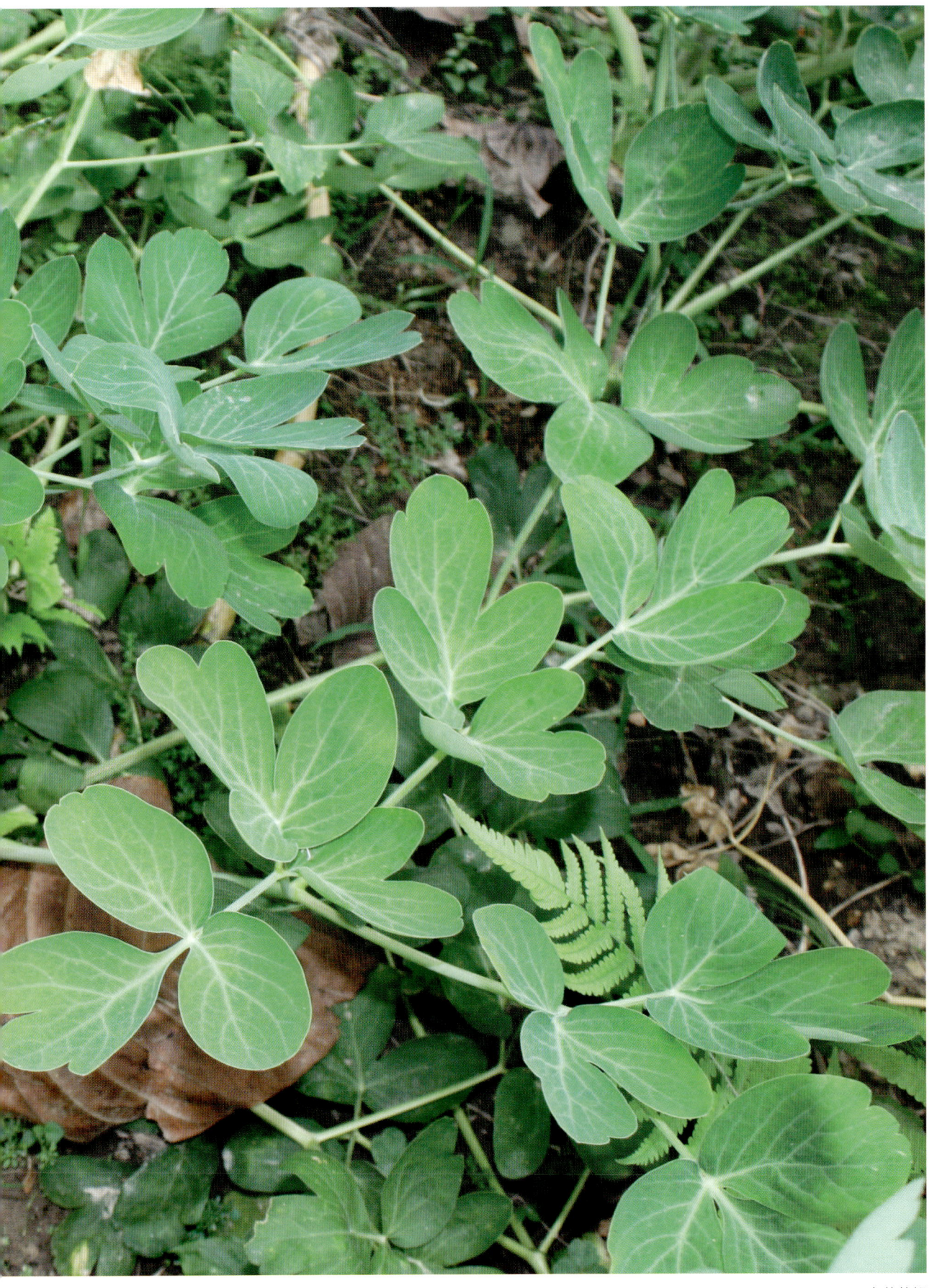

白花前胡

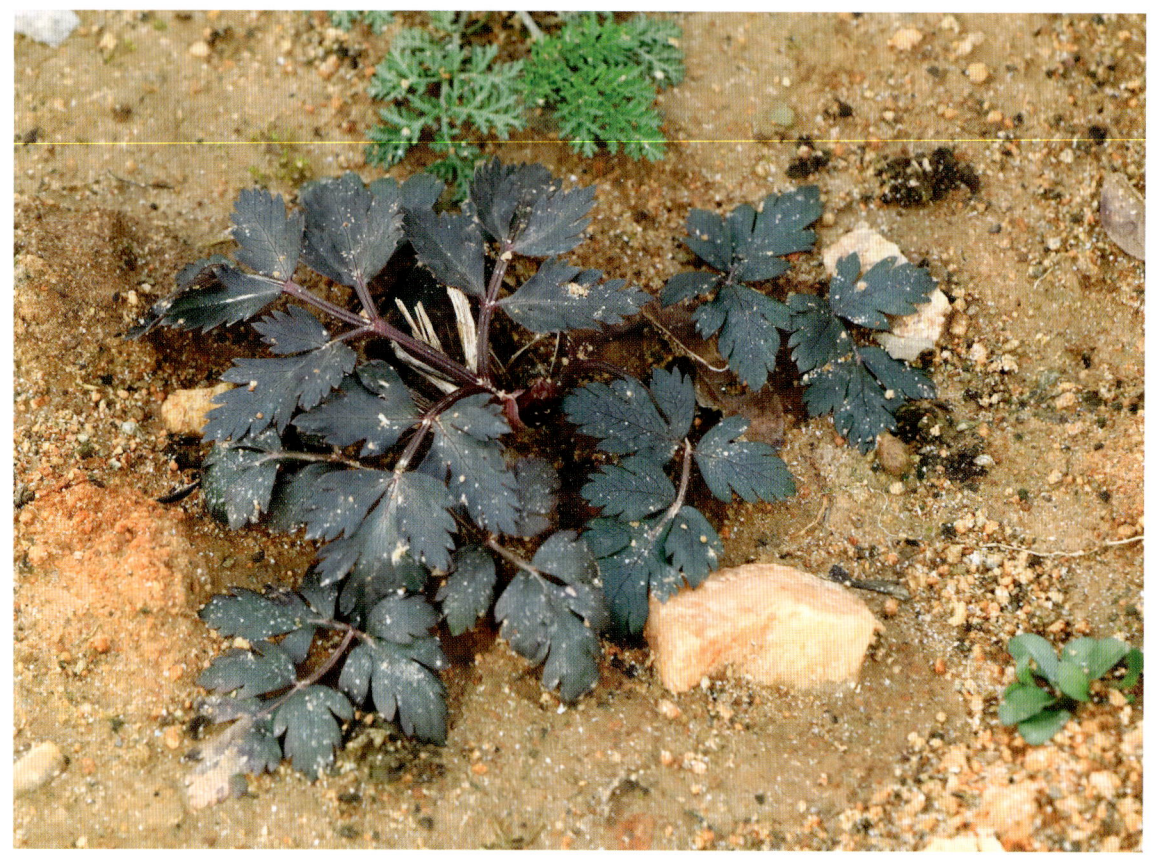

白花前胡

识别特征

多年生草本植物，高 60 ～ 100 cm。根圆锥形，有少数侧根，根头处残留多数棕褐色叶鞘纤维。茎直立，圆柱形，上部分枝，被短柔毛，下部无毛。基生叶有长柄；三出或二至三回羽状分裂，叶片宽三角状卵形，长 15 ～ 20 cm，宽约 12 cm，先端渐尖，基部楔形至截形，边缘具不整齐的 3 ～ 4 圆锯齿，两面无毛，或在下表面叶脉上以及边缘有稀疏短毛；茎生叶和基生叶相似，较小；茎上部叶无柄，叶片三出分裂，裂片狭窄。复伞形花序顶生或侧生，伞幅 6 ～ 18，有柔毛；总苞片 1 至数片，花后脱落，线状披针形；小伞形花序有花 15 ～ 20 朵，花梗不等长，有柔毛；小总苞片 7 ～ 12，卵状披针形，先端长渐尖，有柔毛；萼齿不显著；花瓣 5，白色，广卵形近圆形；雄蕊 5；花柱短，弯曲，花柱基圆锥形。果实卵圆形，背部扁压，长约 4 mm，宽约 3 mm，棕色，被稀疏短毛，背棱线稍突起，侧棱呈翅状。花期 7—9 月，果期 10—11 月。

生境分布

生长于向阳山坡草丛中。分布于浙江、河南、湖南、四川、贵州等省。

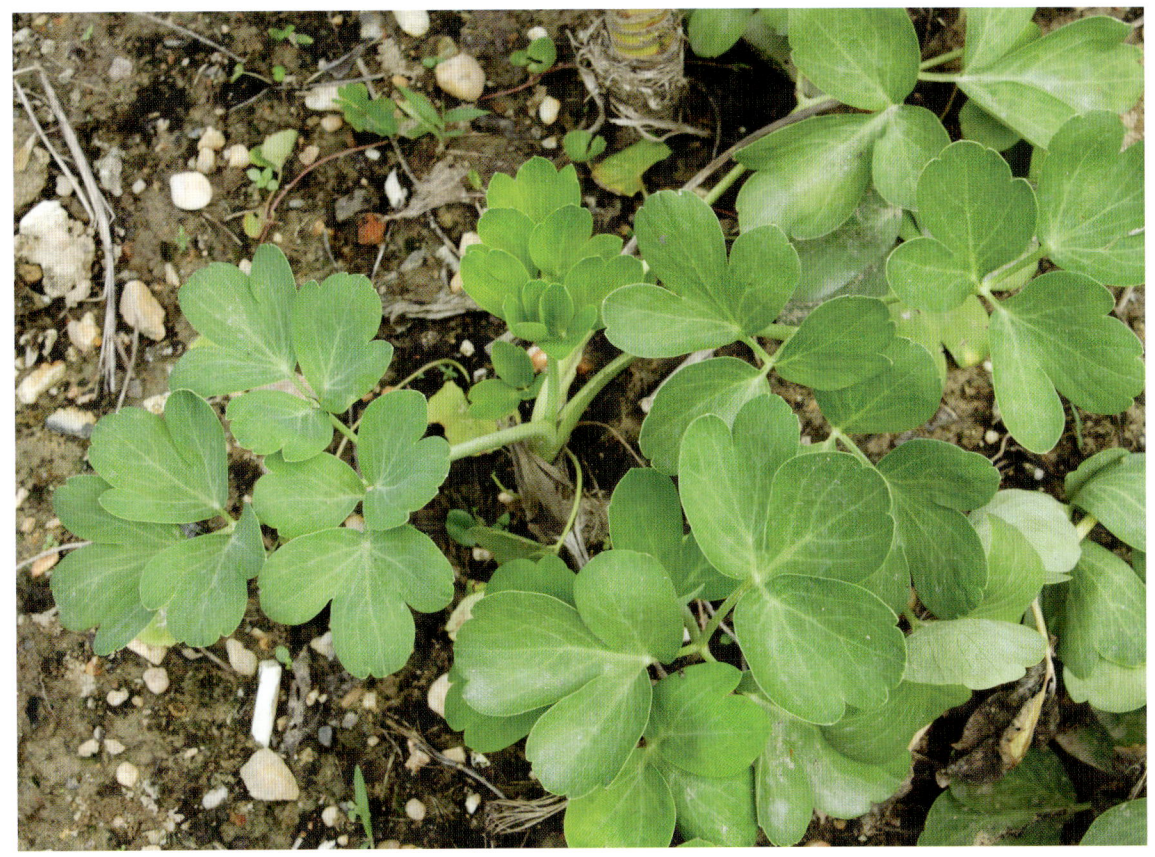

白花前胡

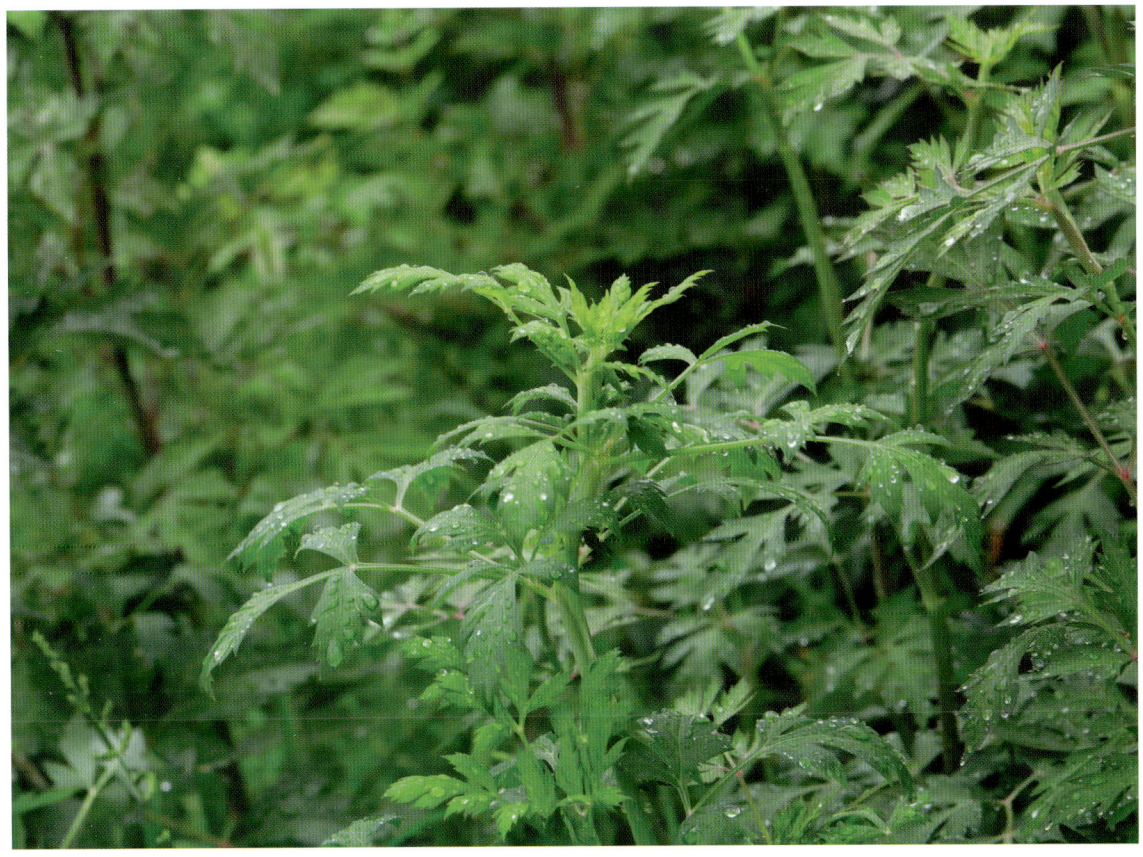

白花前胡

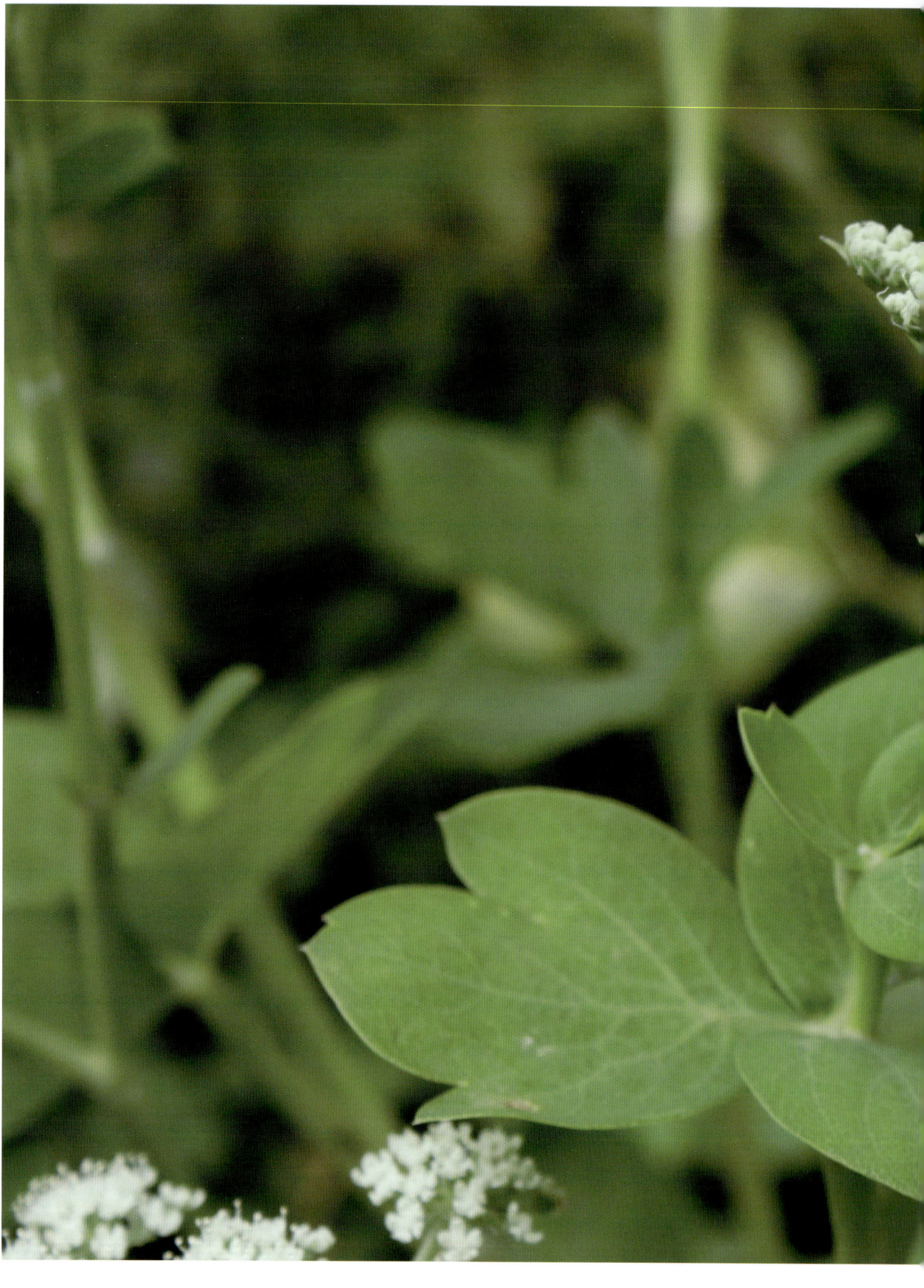

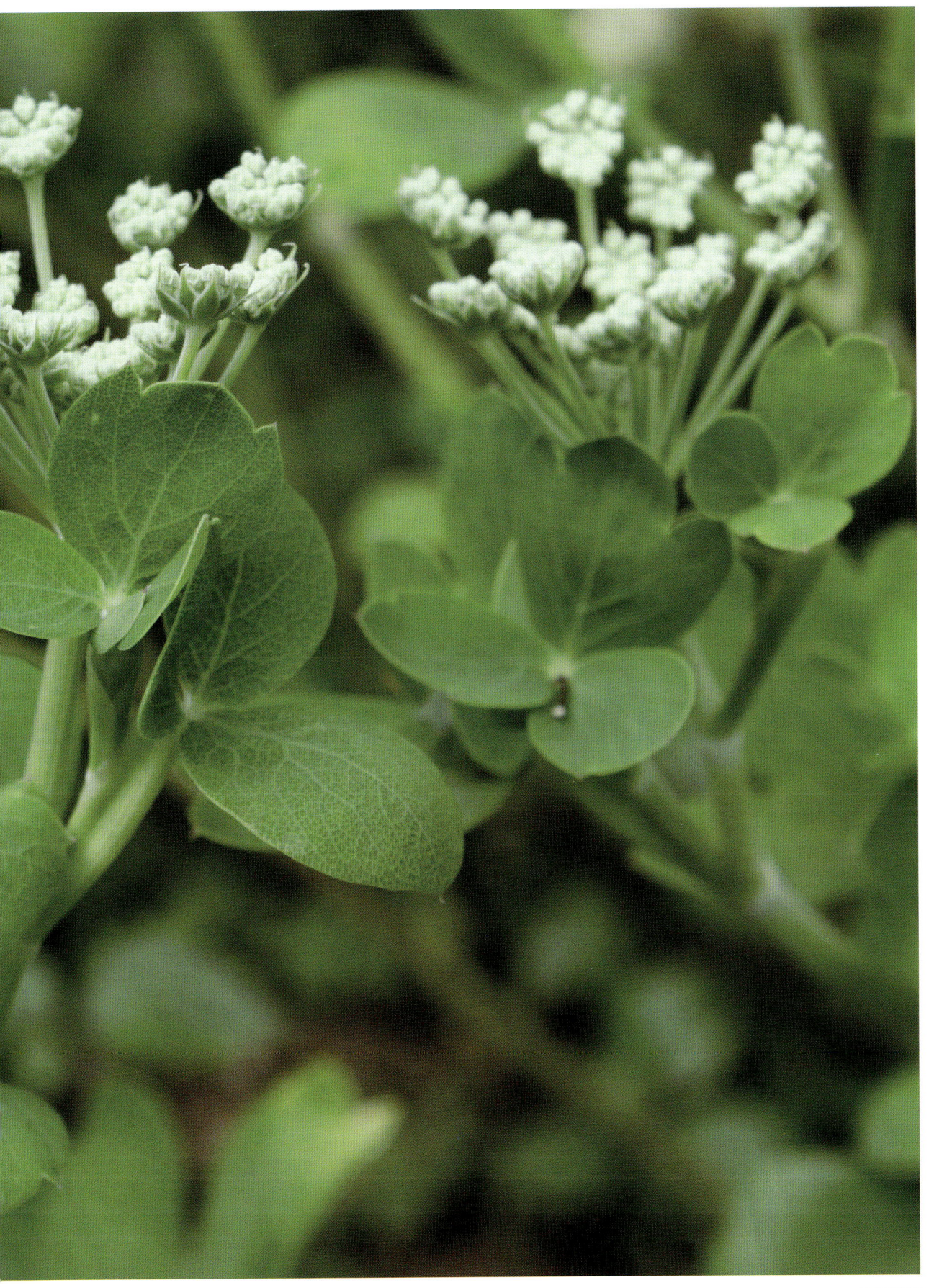

白花前胡

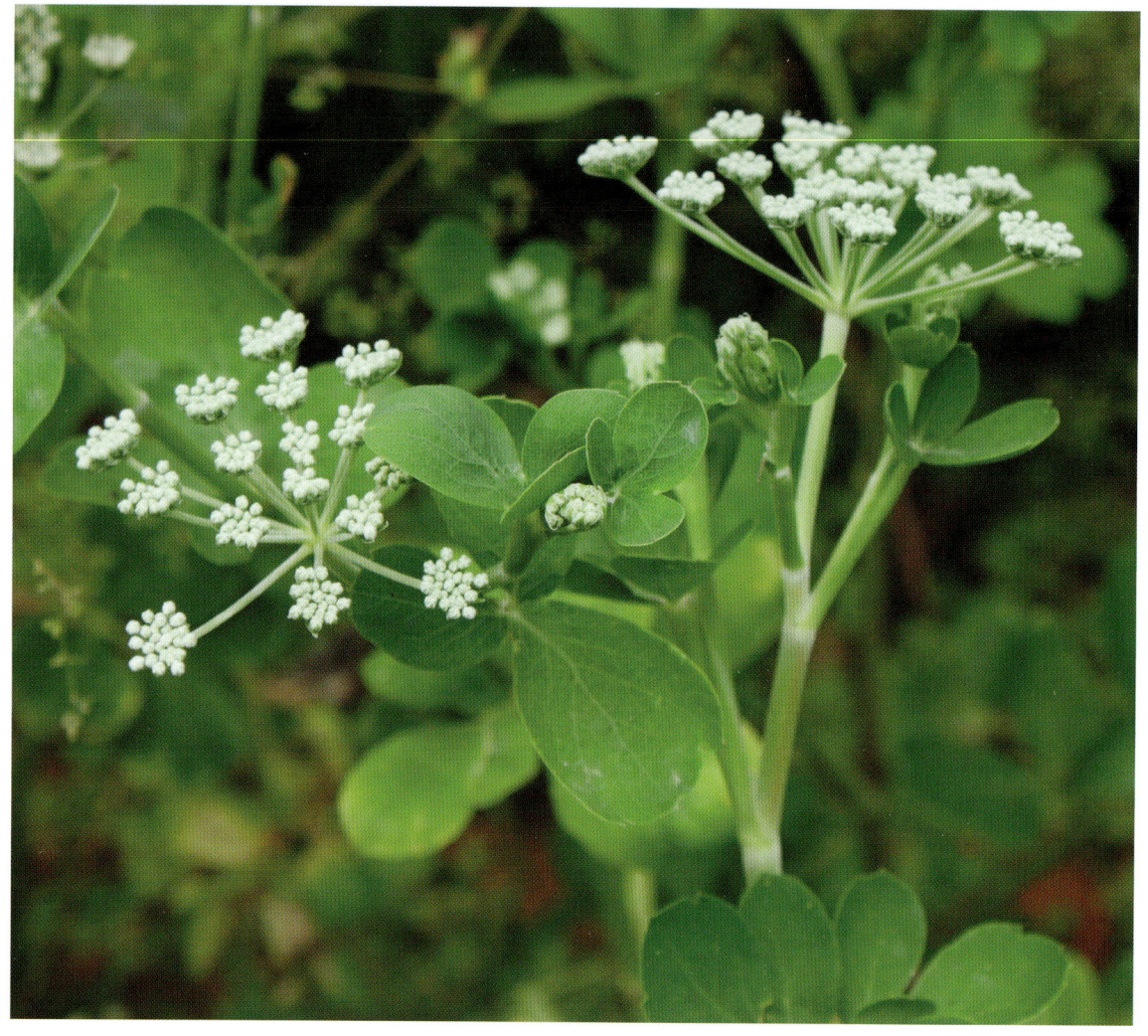

白花前胡

采收加工

秋冬季或早春茎叶枯萎或未抽花茎时采挖，除去须根及泥土，晒干，切片生用或蜜炙用。

药材鉴别

本品呈不规则的圆柱形、圆锥形或纺锤形，稍扭曲，下部常有分枝，长 3 ～ 15 cm，直径 1 ～ 2 cm。表面黑褐色或灰黄色，根头部多有茎痕及纤维状叶鞘残基，上端有密集的细环纹，下部有纵沟、纵皱纹及横向皮孔。质较柔软，干者质硬，可折断，断面不整齐，淡黄白色，皮部散有多数棕黄色油点，形成层环纹棕色，射线放射状。气芳香，味微苦、辛。

功效主治

宣散风热，下气，消痰。主治风热头痛，痰热咳喘，呕逆，胸膈满闷。

█ 药理作用

本品有较好的祛痰作用，作用时间长，其效力与桔梗相当；甲醇总提取物能抑制炎症初期血管通透性，对溃疡有明显抑制作用，还有解痉作用；能延长巴比妥钠的睡眠时间，有镇静作用。

█ 用法用量

内服：10 ~ 30 g，煎汤；或入丸、散服。

█ 民族药方

1. 咳嗽，痰浓，胸闷，心烦　前胡15 g，麦冬25 g，贝母15 g，杏仁10 g，甘草10 g，生姜3片，水煎服。

2. 风寒咳嗽　前胡15 g，麻黄15 g，杏仁15 g，紫苏叶10 g，桔梗10 g，胡颓叶15 g，麦冬10 g，五味子5 g，甘草10 g，水煎服。

█ 使用注意

阴虚气弱咳嗽者慎服。

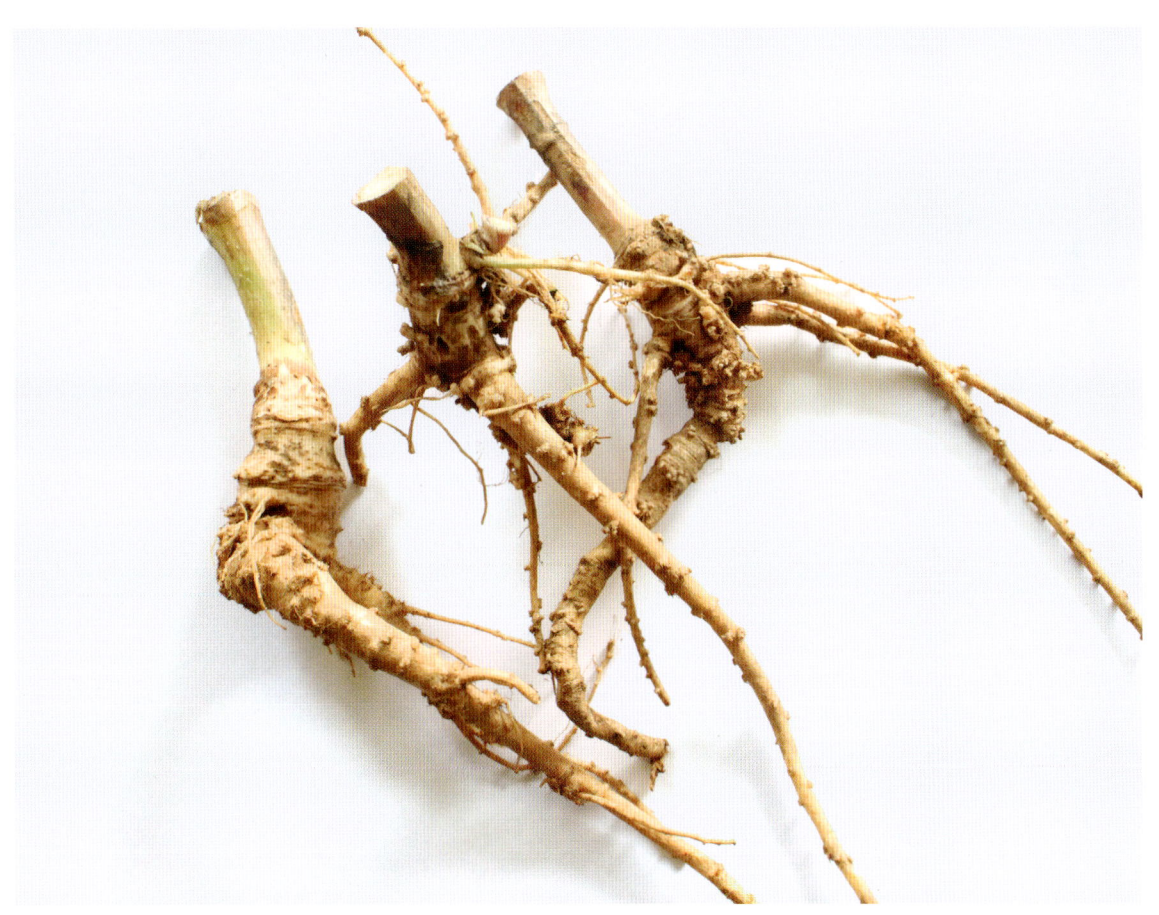

前胡药材

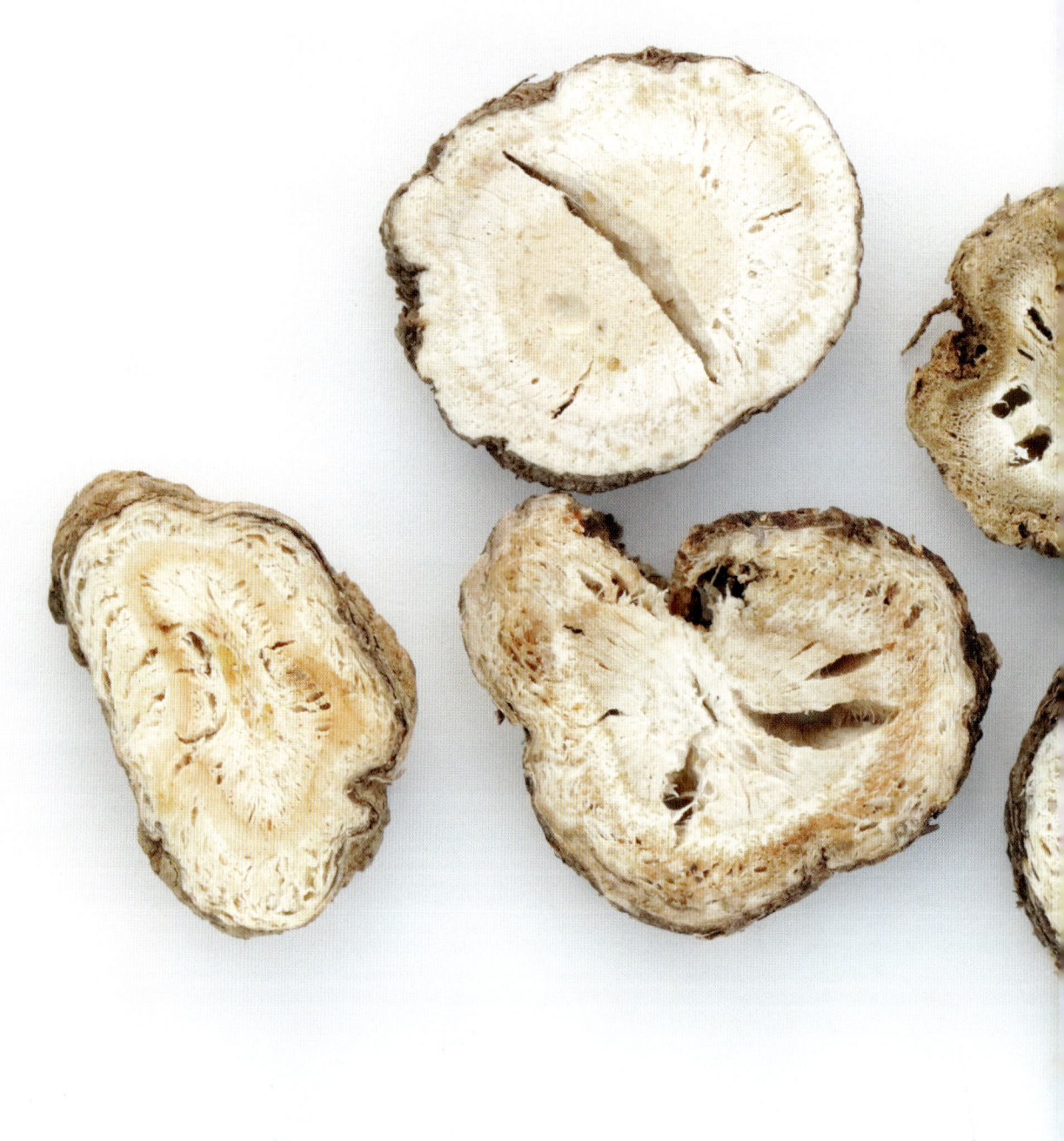

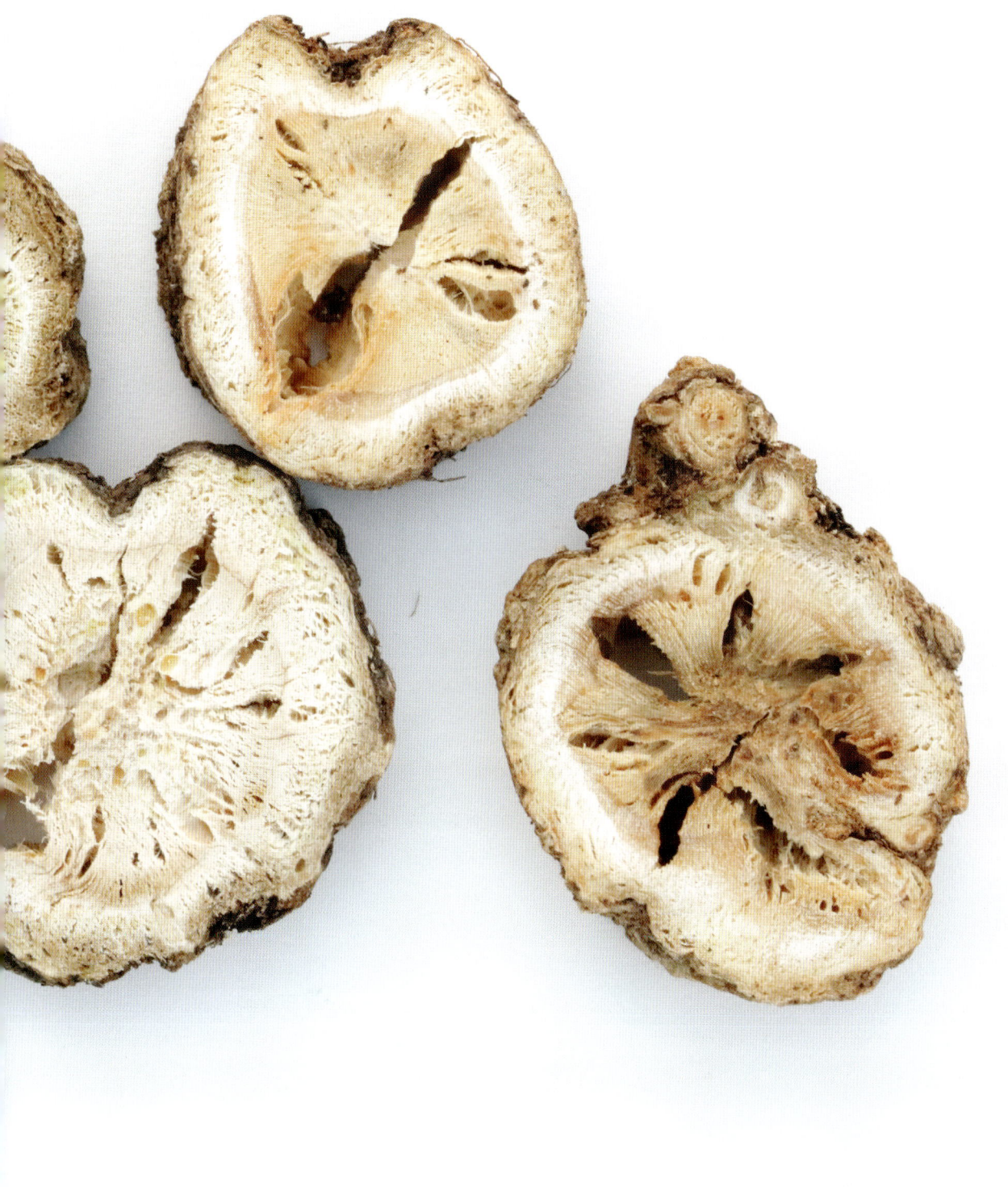

前胡饮片

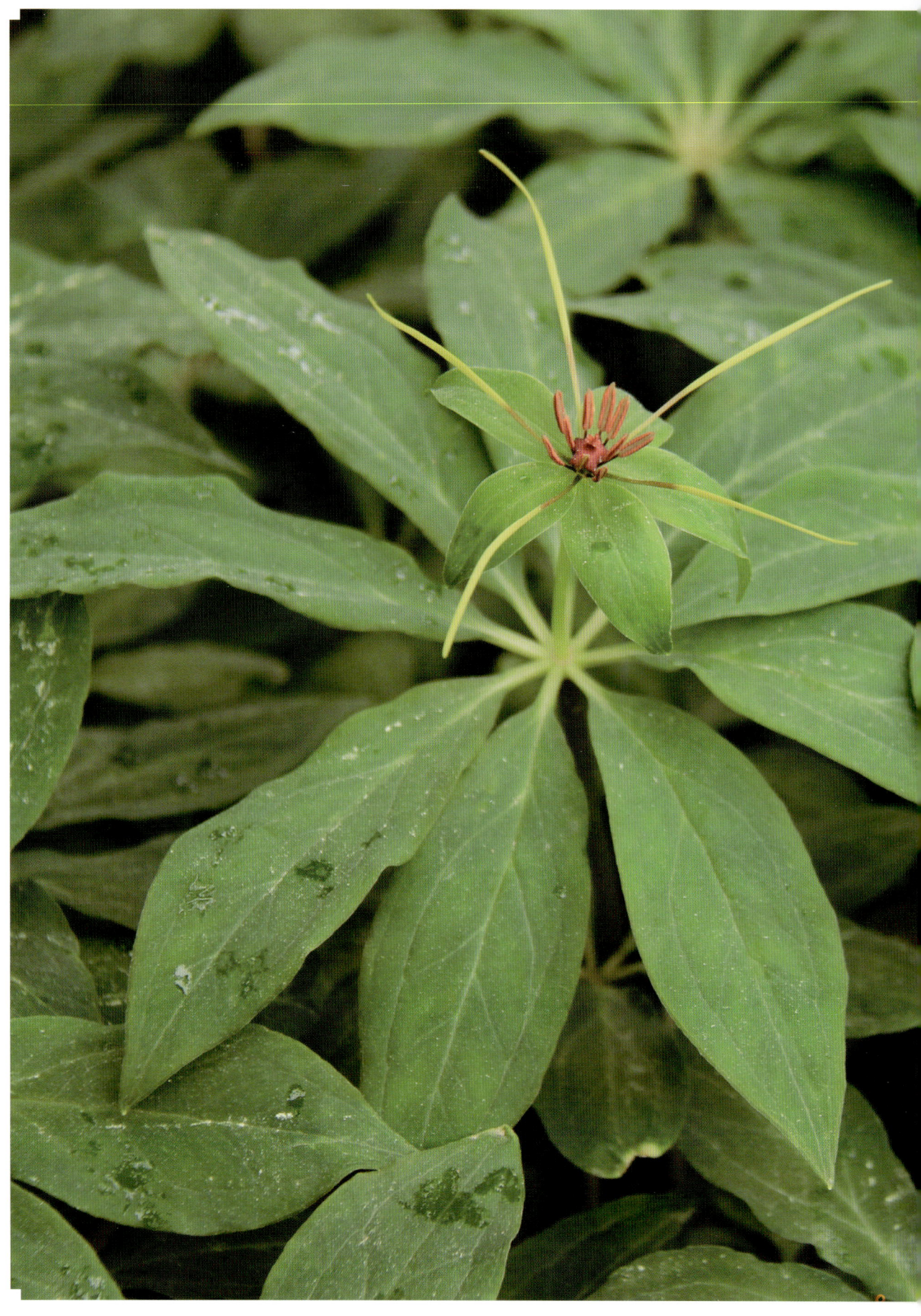

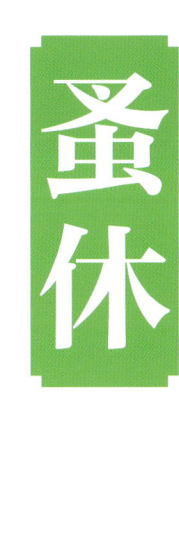

蚤休

【水 药 名】骂喜娃。

【别　　名】重楼、草河车、牛角七、九道箍、七层塔、双层楼、铁灯台。

【来　　源】本品为百合科植物七叶一枝花 *Pars polyphylla* Smith. var. *chinensis* (Franch.)Hara 的根茎。

【性味归经】味苦、辛，性寒，有小毒。归心、肝经。

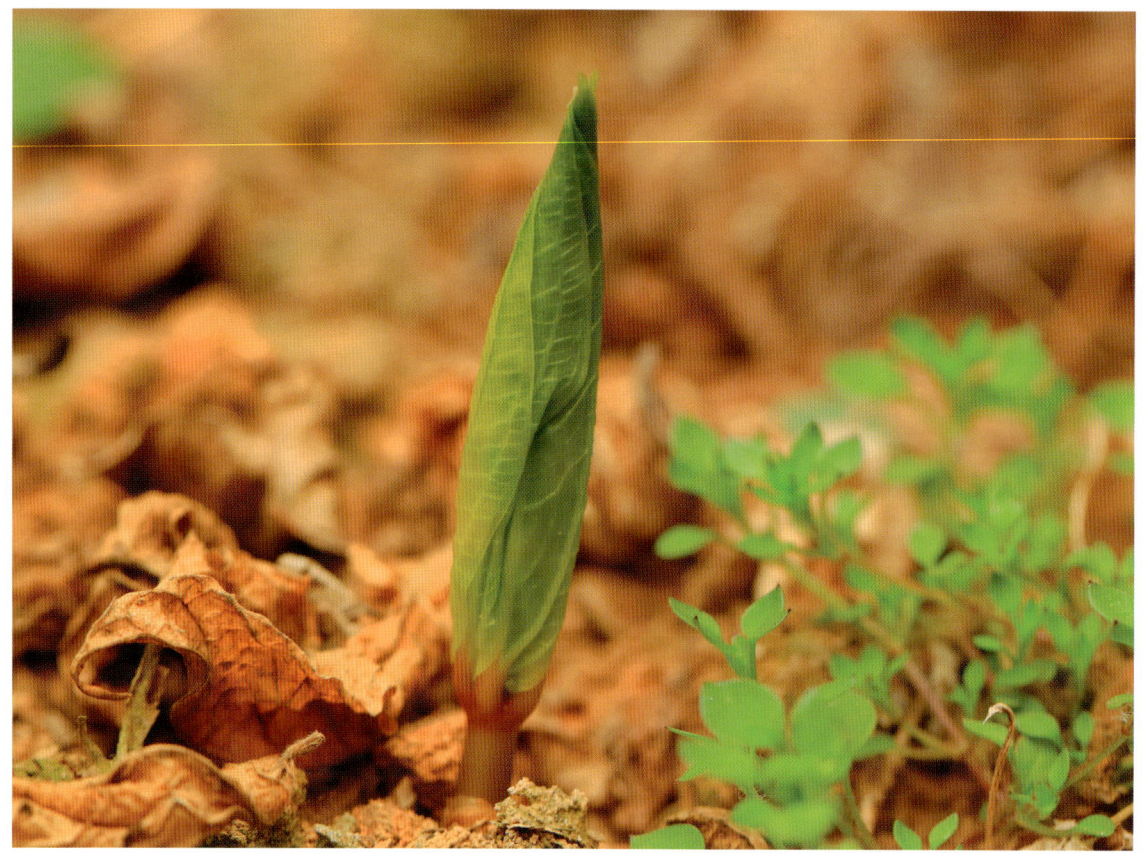

七叶一枝花

▊ 识别特征

多年生草本植物，高 30 ～ 100 cm。根茎肥厚，直径 1 ～ 3 cm，黄褐色，结节明显。茎直立，圆柱形，常带紫红色或青紫色，基部有 1 ～ 3 片膜质叶鞘包茎。叶轮生茎顶，通常 7 片；叶柄长 5 ～ 18 mm；叶片长圆状披针形、倒卵状披针形或倒披针形，长 8 ～ 15 cm，宽 2.2 ～ 5 cm，先端急尖或渐尖，基部楔形，全缘，膜质或薄纸质。花柄出自轮生叶中央，通常比叶长，顶生一花；花两性，外轮花被片 4 ～ 6，叶状，狭卵状披针形，长 4.5 ～ 7 cm；内轮花被片狭条形，长超过外轮或近等长；雄蕊 8 ～ 12，花药短，长 5 ～ 8 mm，与花丝近等长或稍长，药隔突出部分长 0.5 ～ 1 mm；花柱粗短，具 4 ～ 5 分枝。蒴果紫色，直径 1.5 ～ 2.5 mm，3 ～ 6 瓣开裂。种子多数，具鲜红色多浆汁的外种皮。花期 4—7 月，果期 8—11 月。

▊ 生境分布

生长于海拔 1800 ～ 3200 m 的林下。分布于江苏、浙江、福建、江西、安徽、湖北、四川、贵州、云南、广东、广西等省区。

▊ 采收加工

移栽 3 ～ 5 年后，在 9—10 月倒苗时，挖起根茎，晒或炕干后，撞去粗皮、须根。

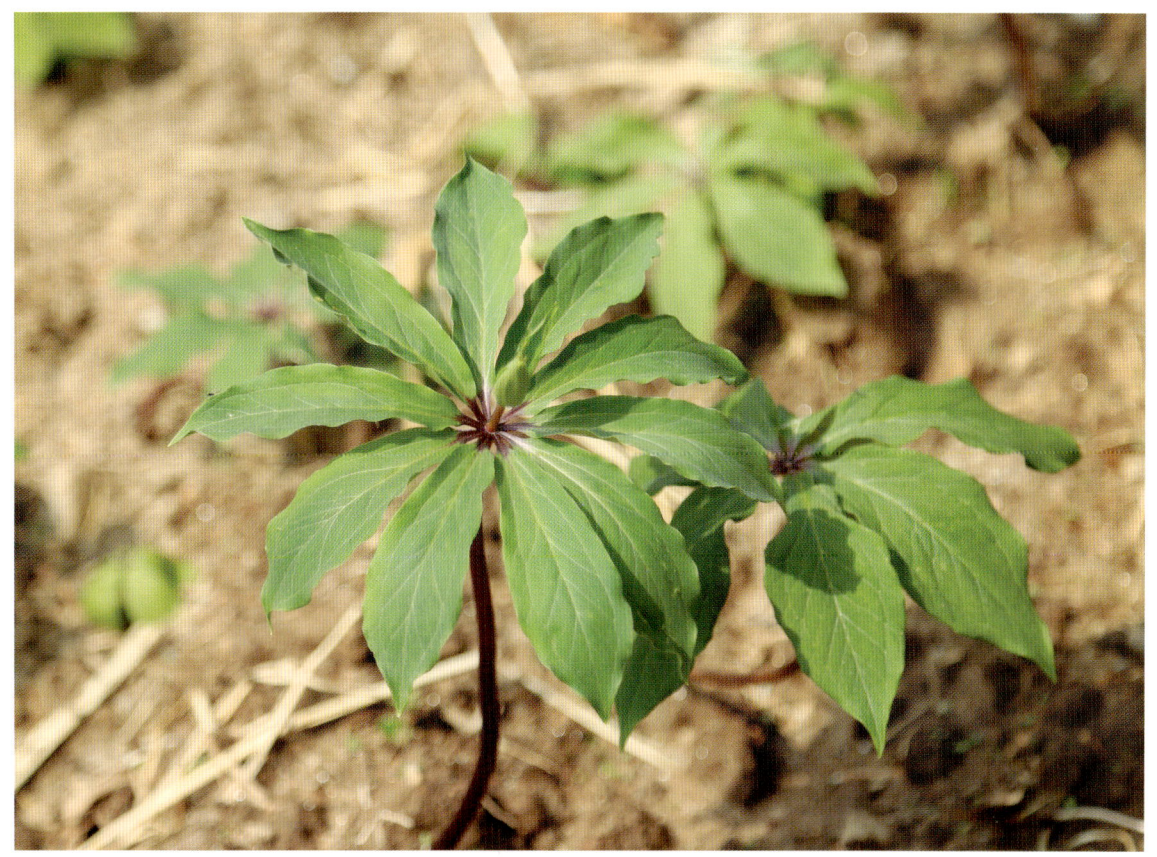

七叶一枝花

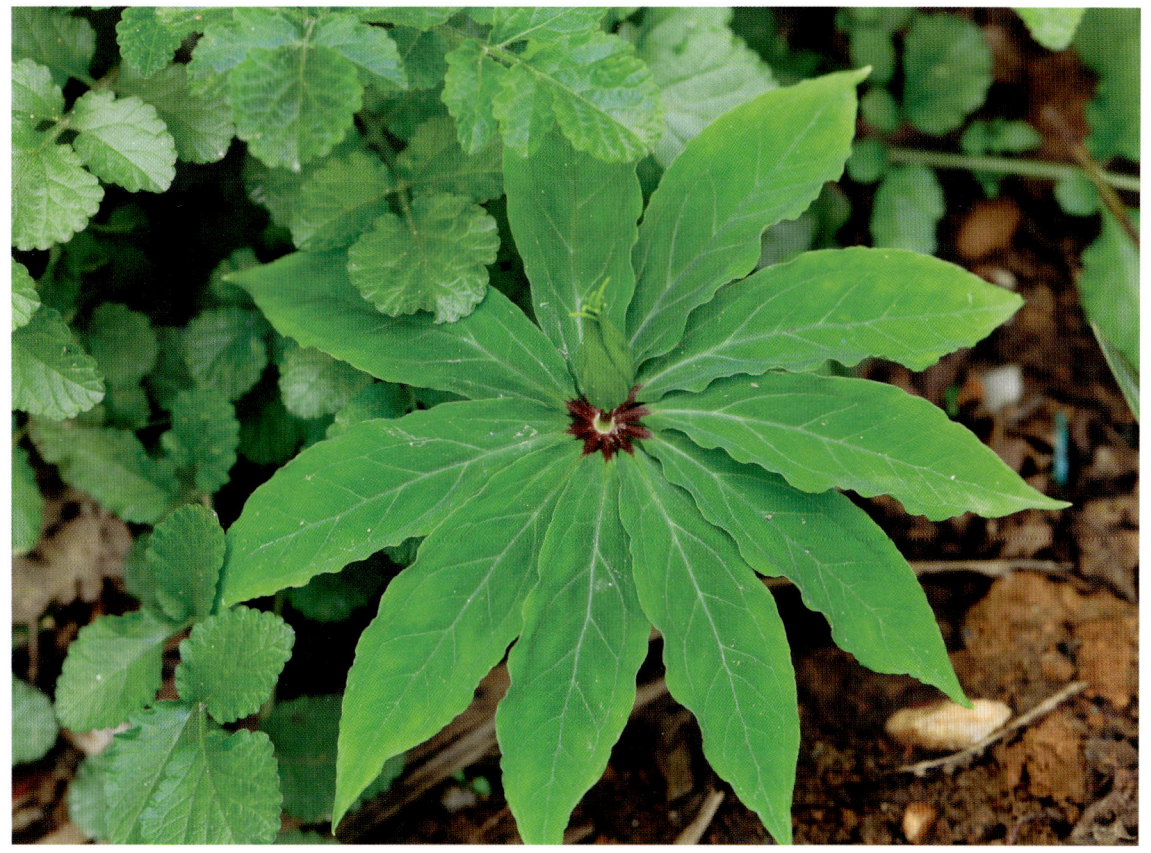

七叶一枝花

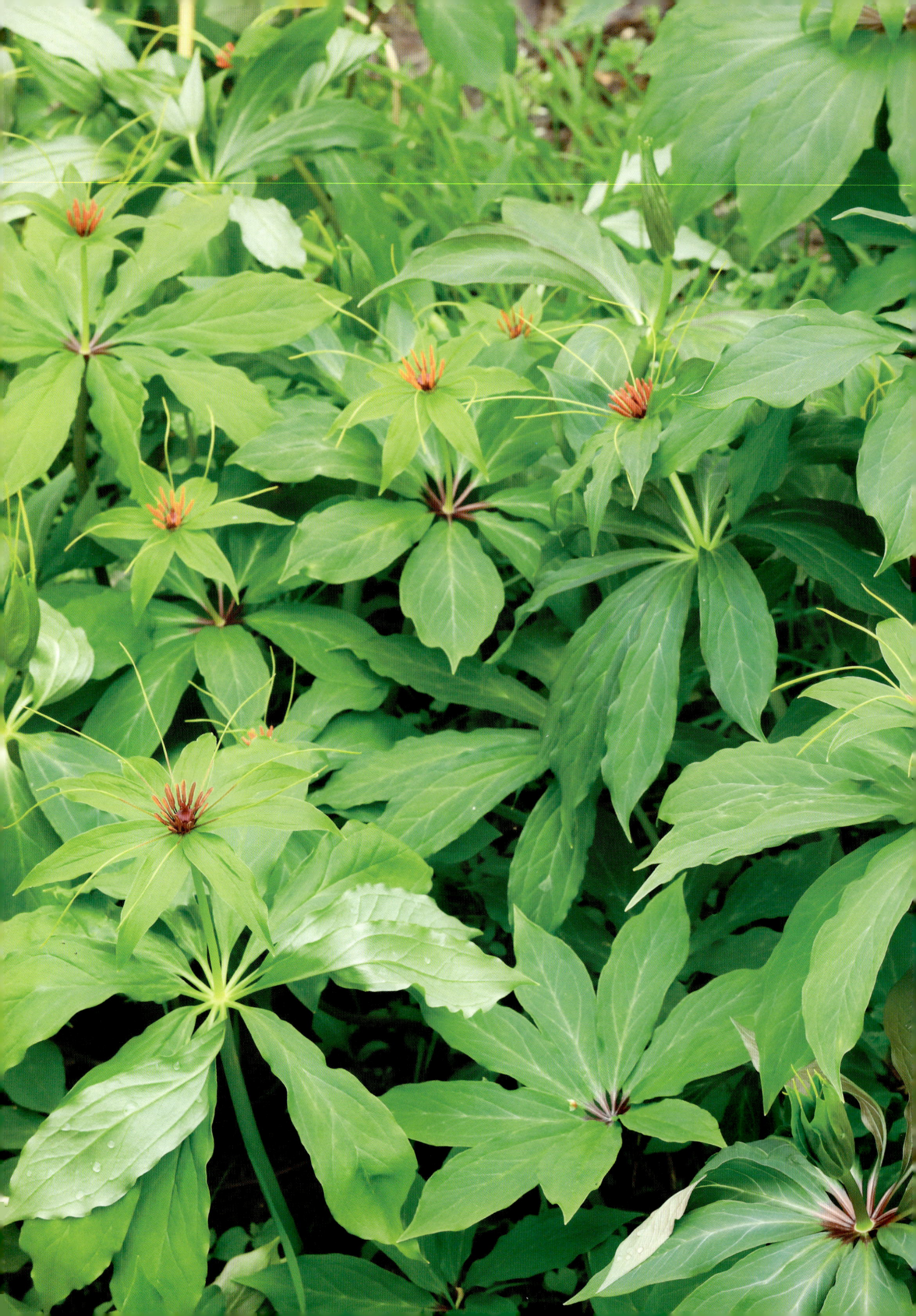

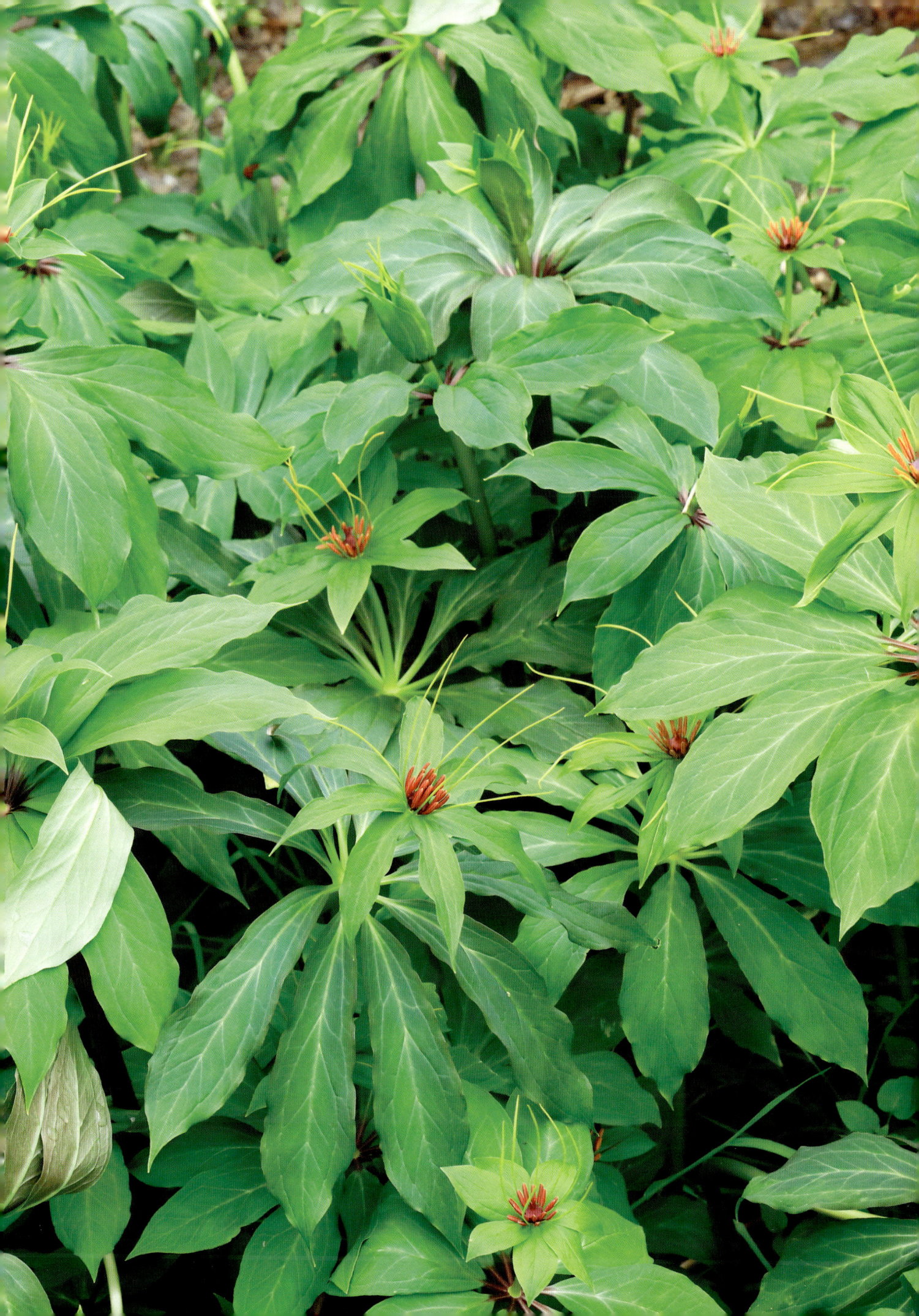

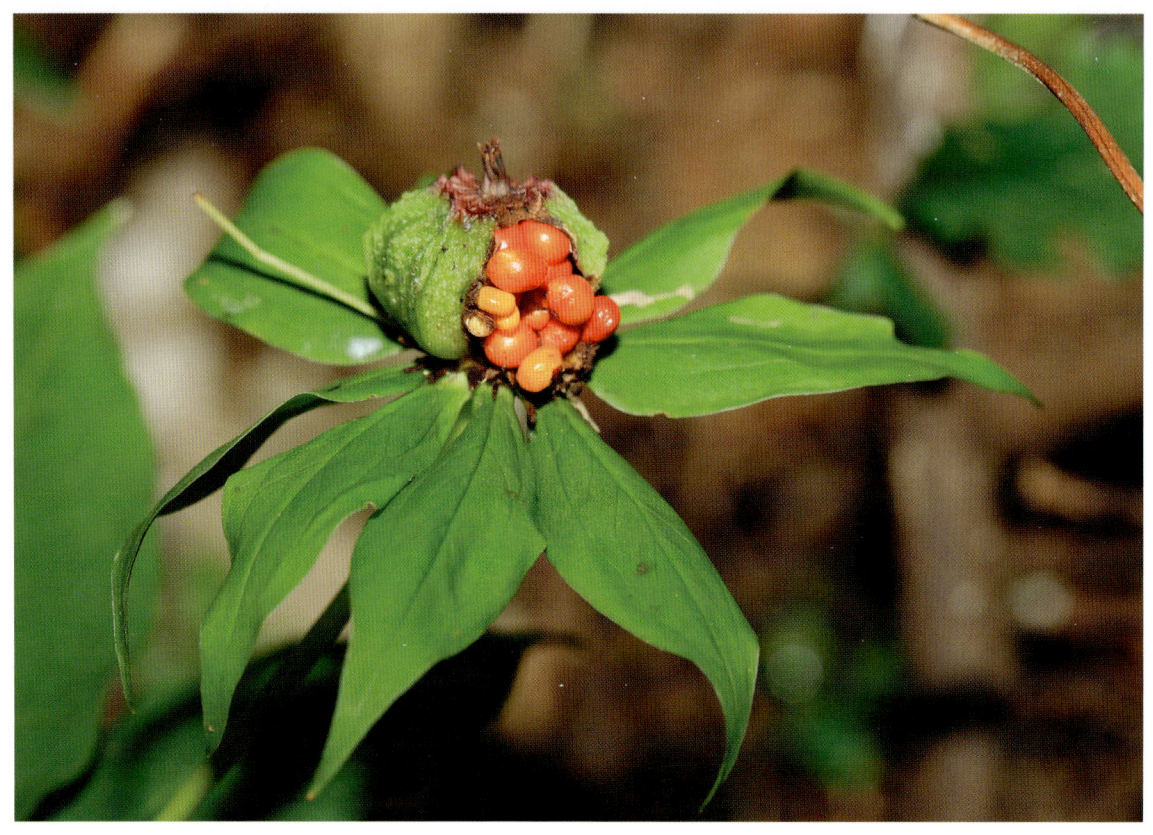

七叶一枝花

药材鉴别

本品根茎类圆锥形，常弯曲，直径 1.3 ~ 3 cm，长 3.7 ~ 10 cm，顶端及中部较膨大，末端渐细。表面淡黄棕色或黄棕色，具斜向环节，节间长 1.5 ~ 5 mm；上侧有半圆形或椭圆形凹陷的茎痕，直径 0.5 ~ 1.1 cm，略交错排列；下侧有稀疏的须根及少数残留的须根；膨大顶端具凹陷的茎残基，有的环节可见鳞叶。质坚实，易折断；断面平坦，粉质，少数部分角质，粉质者粉白色，角质者淡黄棕色，可见草酸钙针晶束亮点。气微，味苦。

功效主治

清热，解毒，杀菌，熄风定惊。主治痈肿，疔疮，瘰疬，喉痹，慢性气管炎，小儿惊风抽搐，蛇虫咬伤。

用法用量

内服：5 ~ 10 g，煎汤；或研末，入丸、散剂；或磨汁，外搽。

民族药方

1. 各种无名肿毒、毒虫、毒蛇咬伤　蚤休适量。用醋或酒磨汁，外搽。

2. 妇人乳结不通，红肿疼痛 蚤休 9 g。水煎，点水酒服。

3. 脱肛 蚤休适量。用醋磨汁，外涂患部后，用纱布压送复位，每日可涂 2 ～ 3 次。

4. 新旧跌打内伤 蚤休适量。童便浸 4 ～ 5 日，洗净晒干研末，每次服 1 g，酒或温开水送下。

5. 毒蛇咬伤 蚤休适量。研细末，开水吞服，每日 3 次；并用适量粉末调水敷于伤口周围。

6. 急性扁桃体炎 蚤休适量。切片晒干，并熏烤后研末，过 80 目筛，温开水冲服 1.5 g，每日 3 次，儿童酌减。

7. 流行性腮腺炎 蚤休 10 g。用食醋磨成浓汁状涂患处，每日 3 次；或用鲜品 20 g，捣烂加食醋适量拌匀敷患处，每日 2 次。

8. 静脉炎 蚤休适量。用醋磨汁涂患处，每日 3 ～ 4 次。

9. 小儿高热惊风，脑膜炎 蚤休 5 g，鸭脚莲 5 g，白毛夏枯草 5 g。水煎频服或滴服。

10. 慢性气管炎 蚤休适量。研粉压片，每次服 3 g，每日 3 次。另用重楼总皂苷软片（每片含 0.15 g，相当于生药 1 g），每次 3 片，每日 2 次。

使用注意

体虚、无实火热毒，阴证外疡及孕妇均忌服。

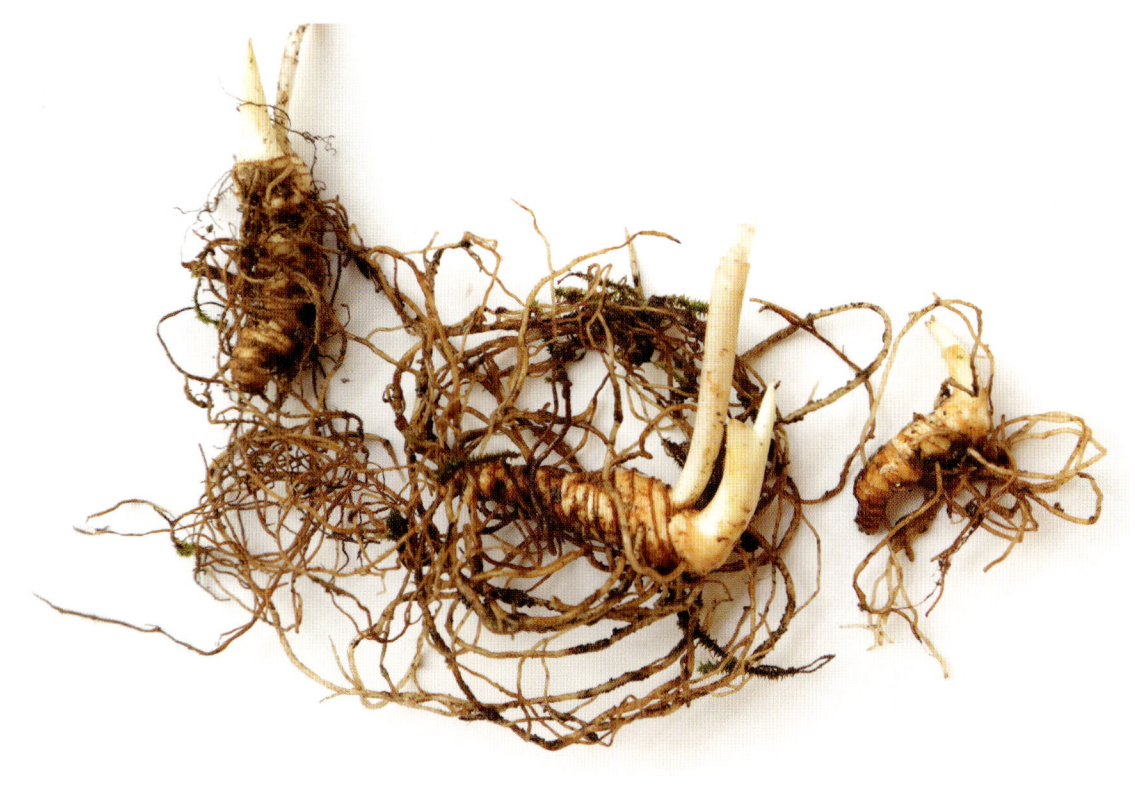

蚤休药材

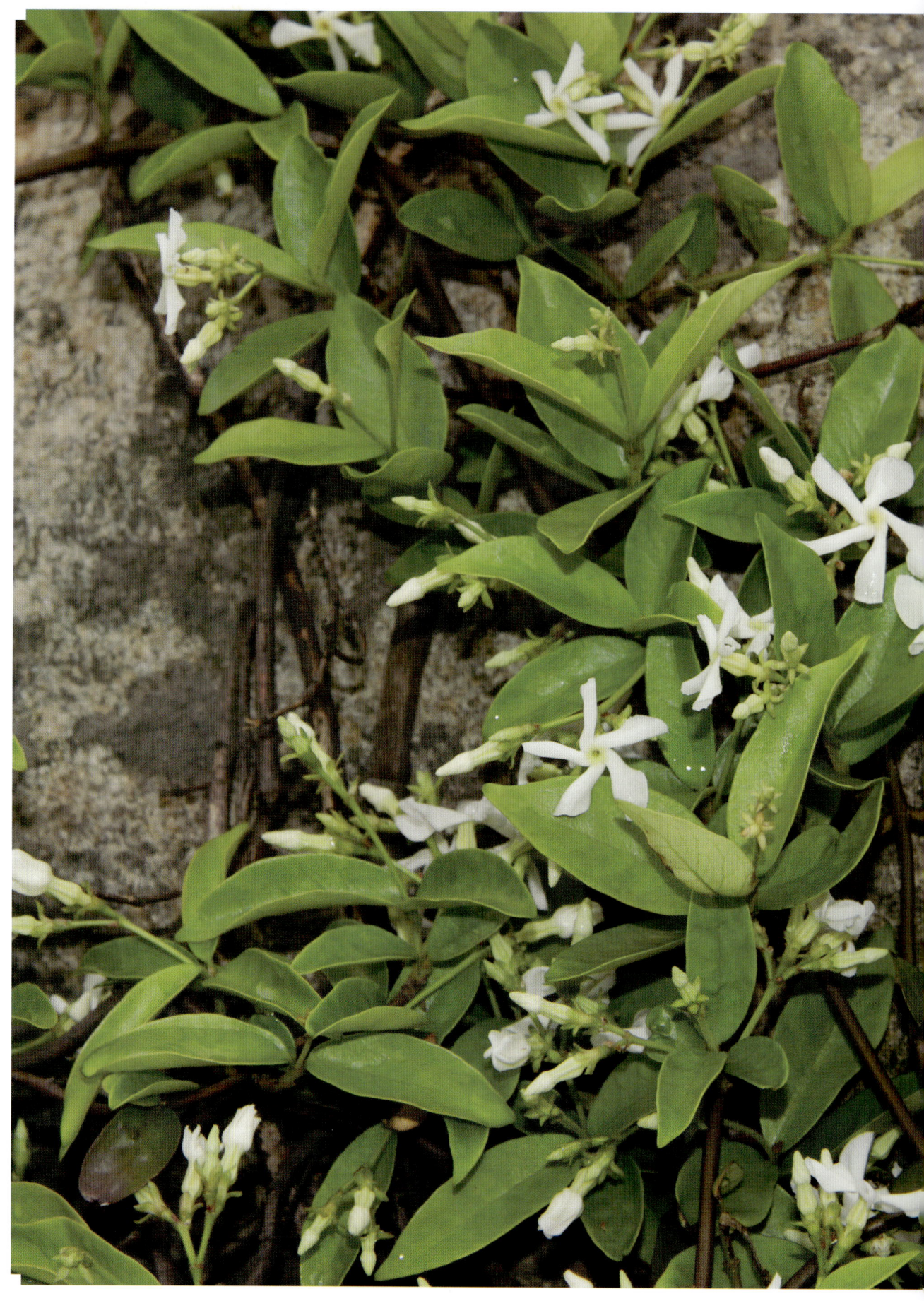

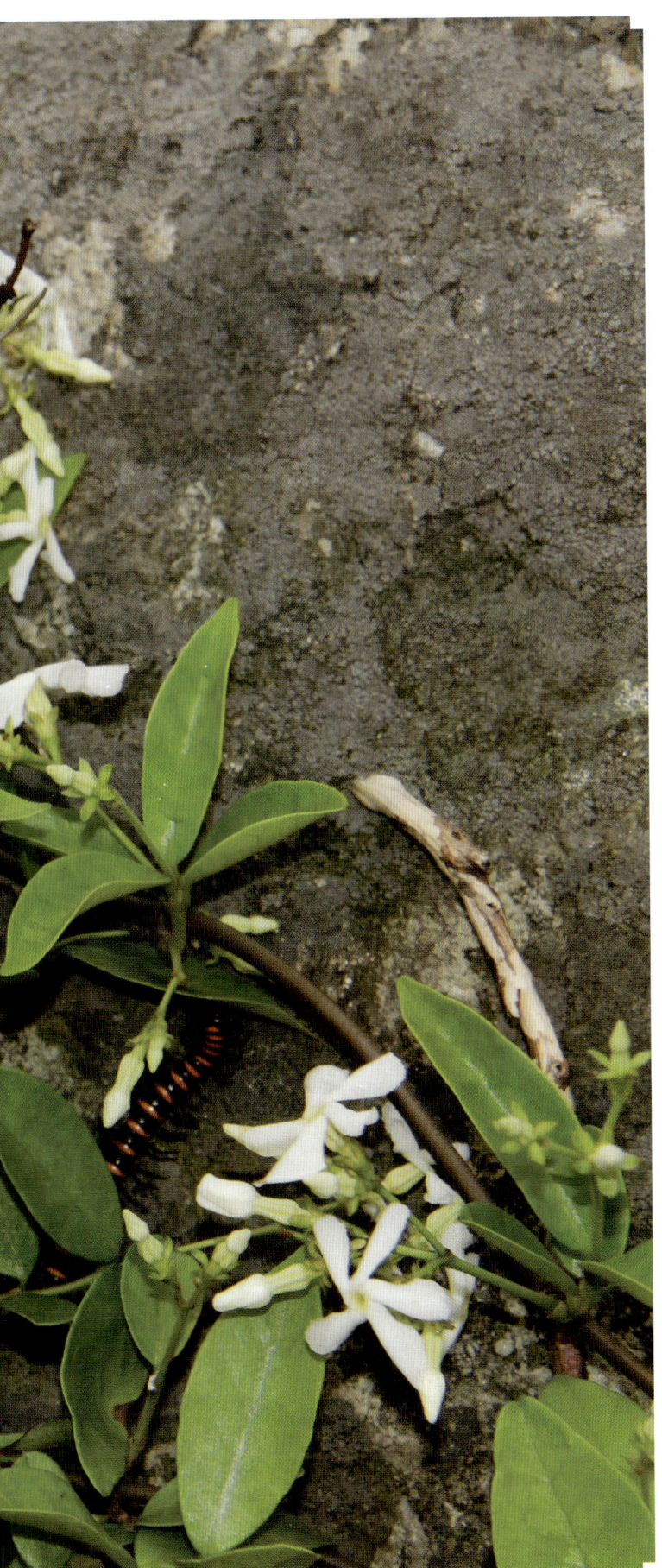

络石藤

【水药名】嘎动梅。

【别　名】络石、云花、石龙藤、耐冬、络石草、石气柑、软筋藤。

【来　源】本品为夹竹桃科植物络石 *Trachelospermum jasminoides* (Lindl.)Lem. 的茎和叶。

【性味归经】味苦，性凉。归心、肝、肾经。

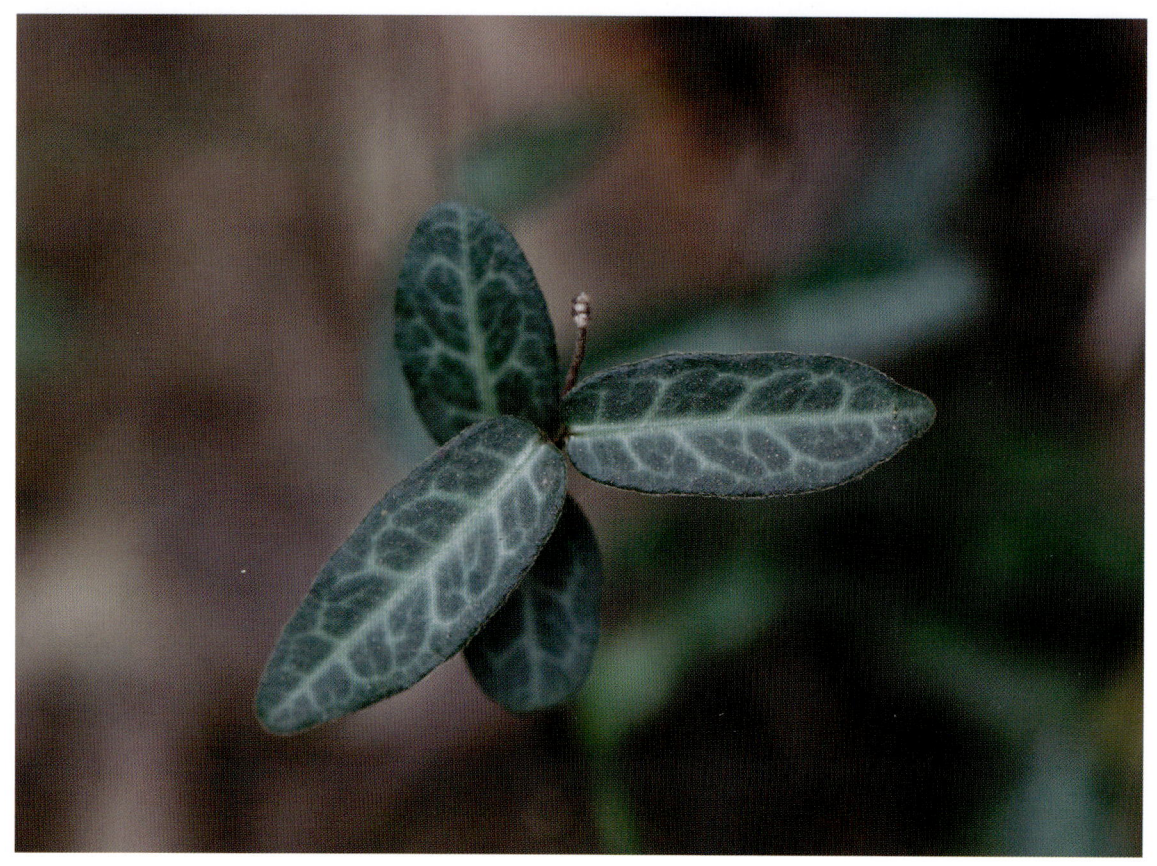

络石

▌识别特征

常绿攀缘灌木。茎赤褐色，多分枝，无毛，表面有点状皮孔，细枝有细柔毛。叶对生，叶柄长 2 ~ 5 mm，幼时被灰褐色柔毛，后脱落；叶片椭圆形或卵状披针形，长 2 ~ 8 cm，宽 1.5 ~ 4 cm；先端短尖或钝圆，基部阔楔形或圆形，全缘，上面深绿色，无毛，下面淡绿色，被细柔毛。聚伞花序腋生，花白色，芳香；萼小，5 深裂；花冠 5 裂，裂片长椭圆状披针形。蓇葖果长圆柱形。花期 4—5 月，果期 10 月。

▌生境分布

生长于山野，常攀缘于岩石或植物上。分布于河南、山东、安徽、江苏、浙江、福建、台湾、广东、广西、江西、湖北、湖南、贵州、云南等省区。

▌采收加工

冬季至次春采割，除去杂质，晒干。

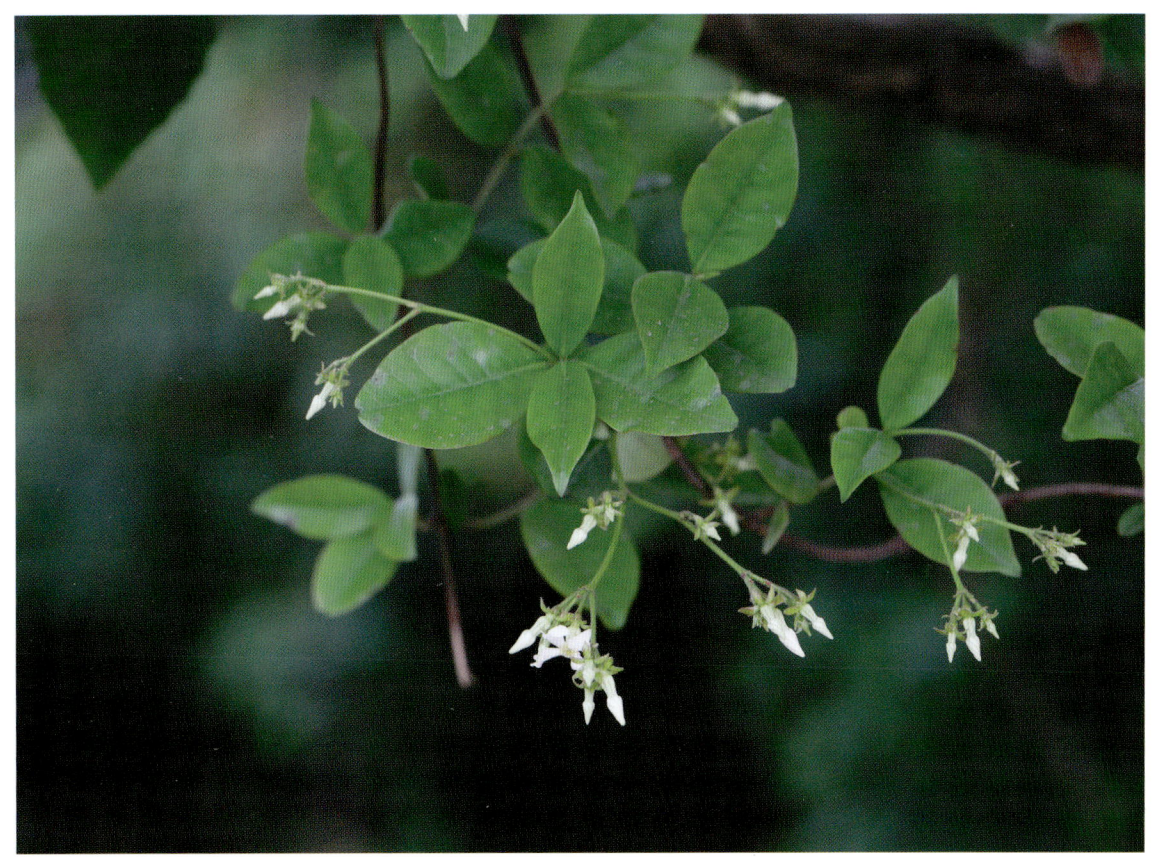

络石

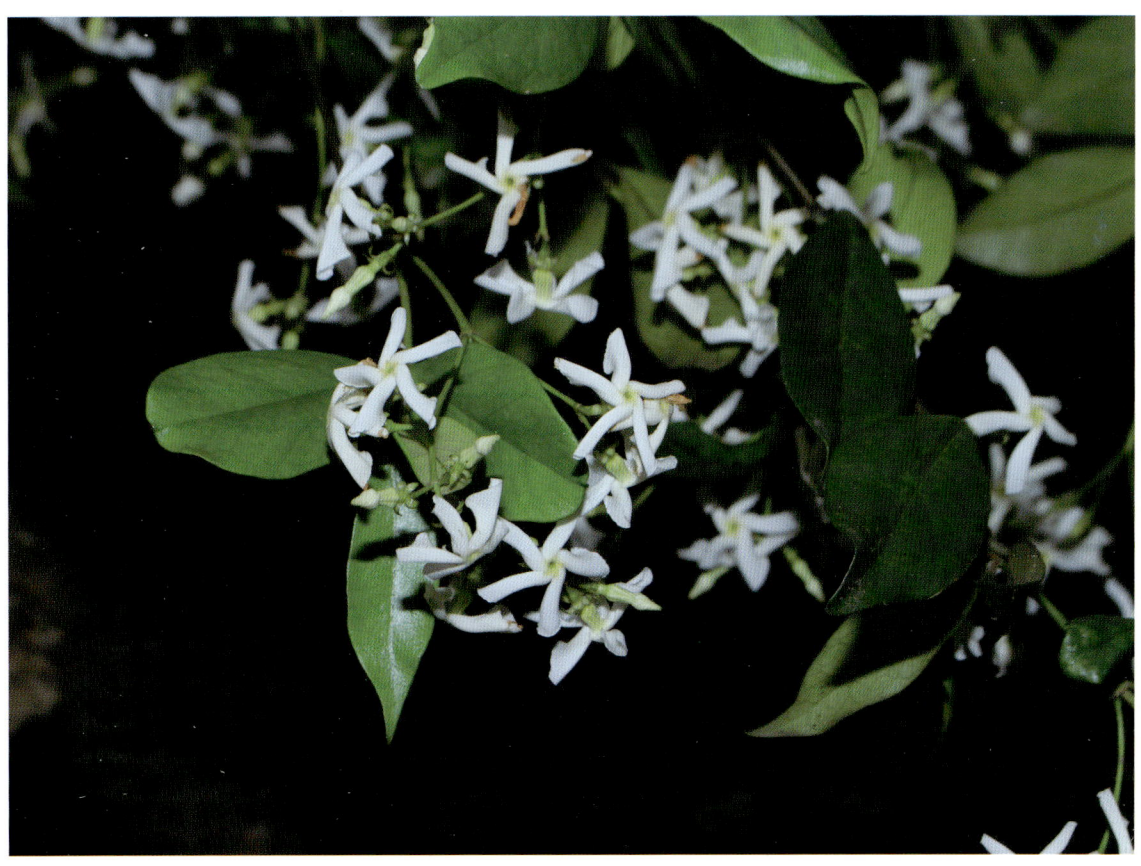

络石

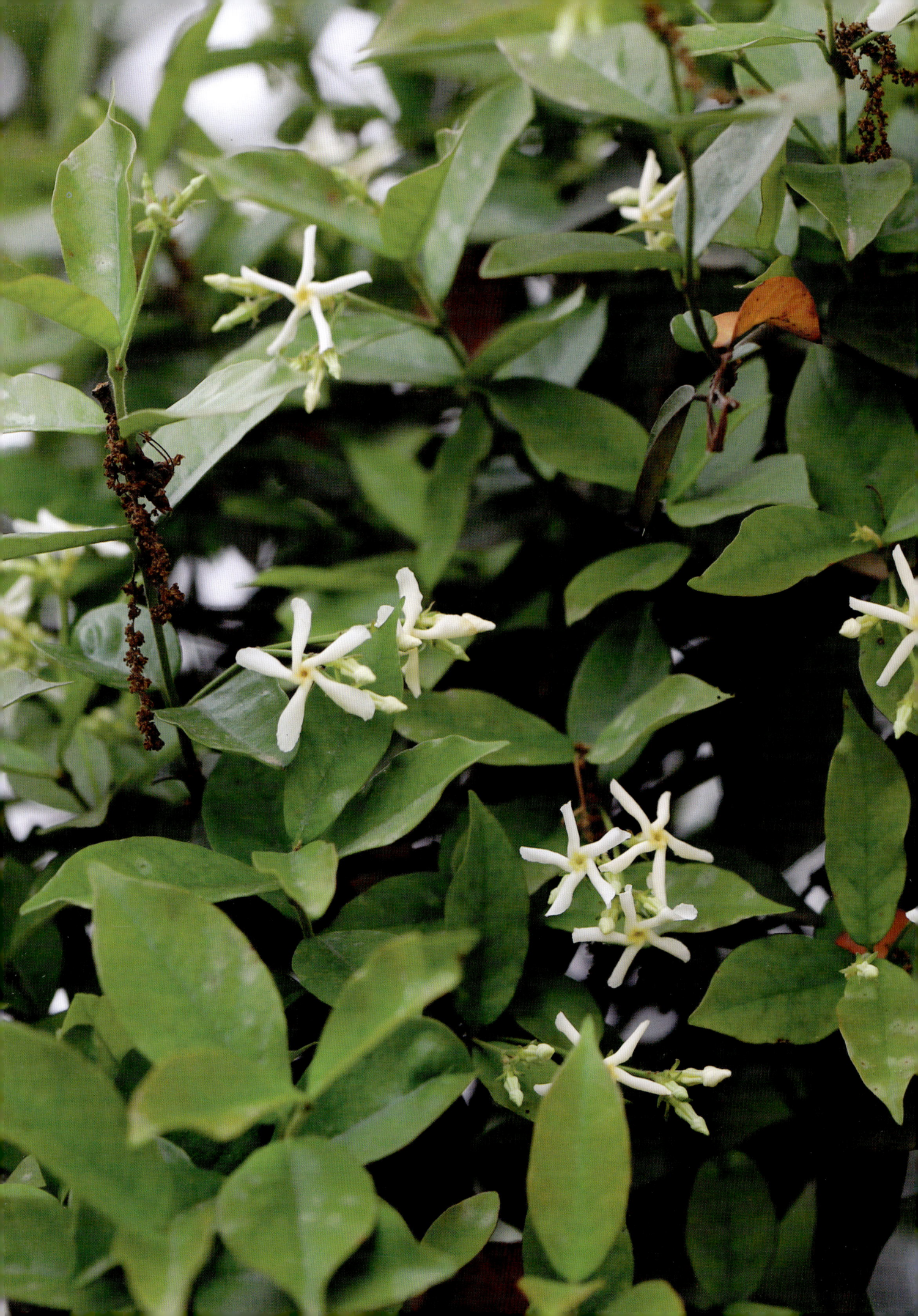

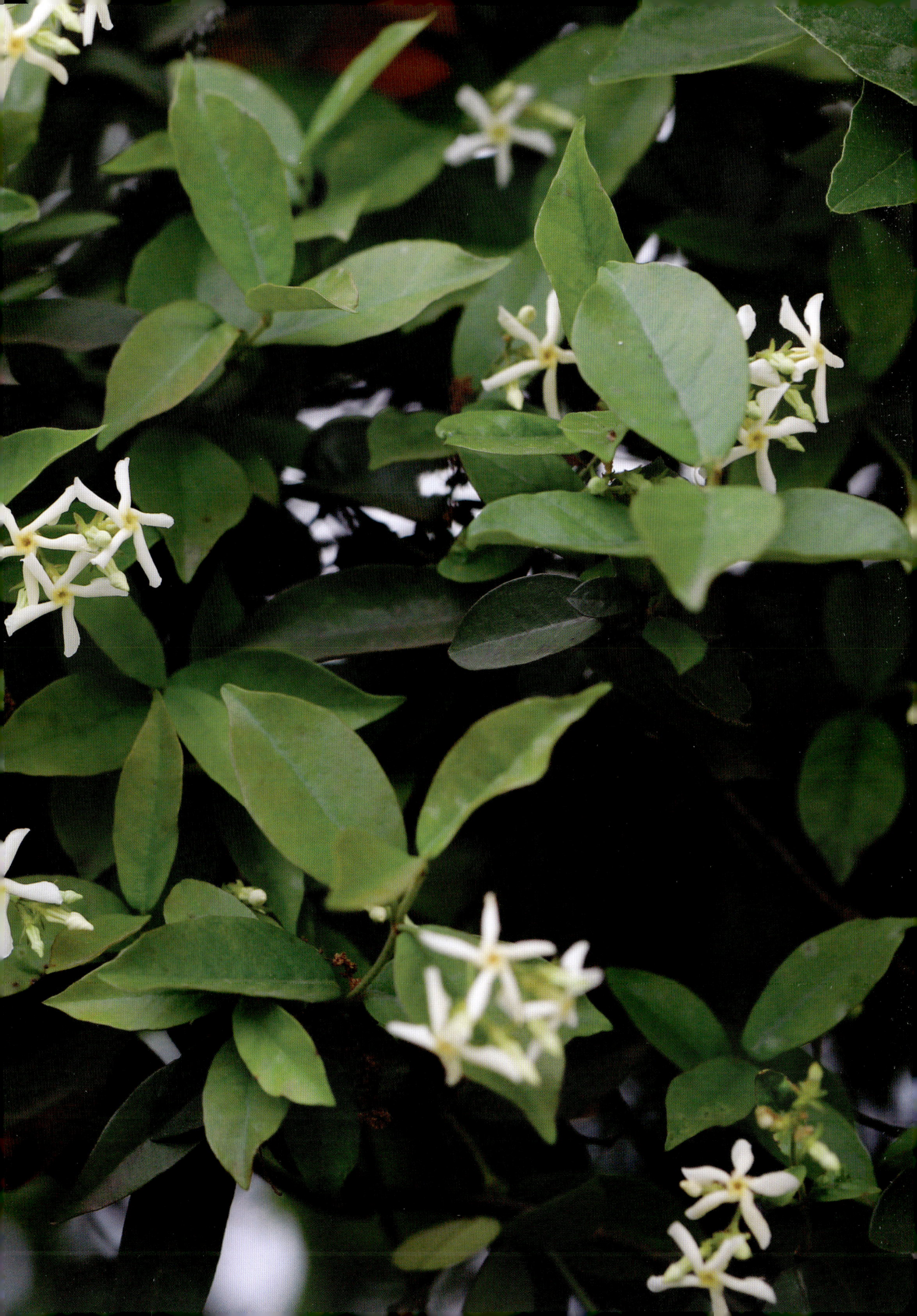

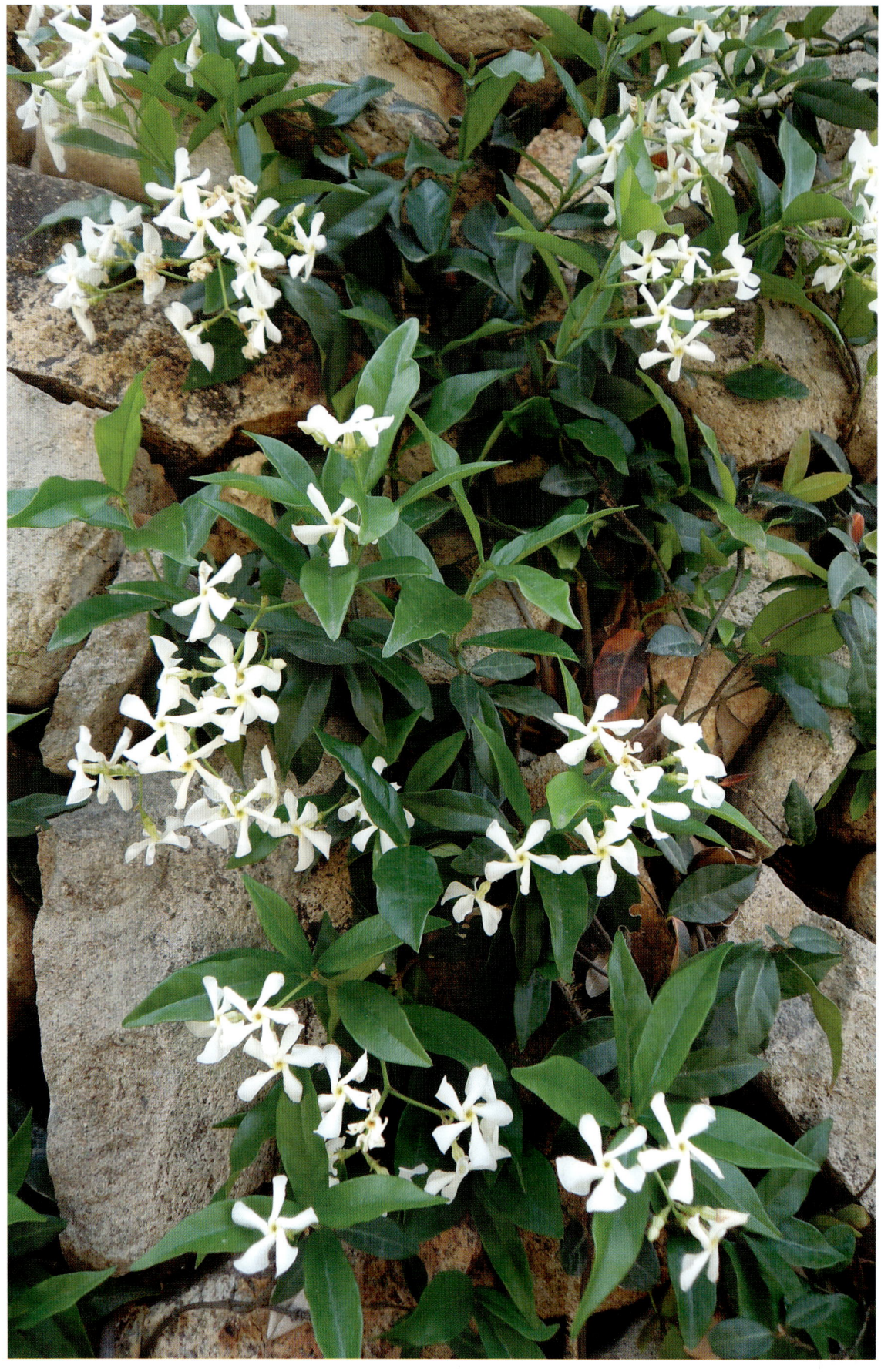

络石

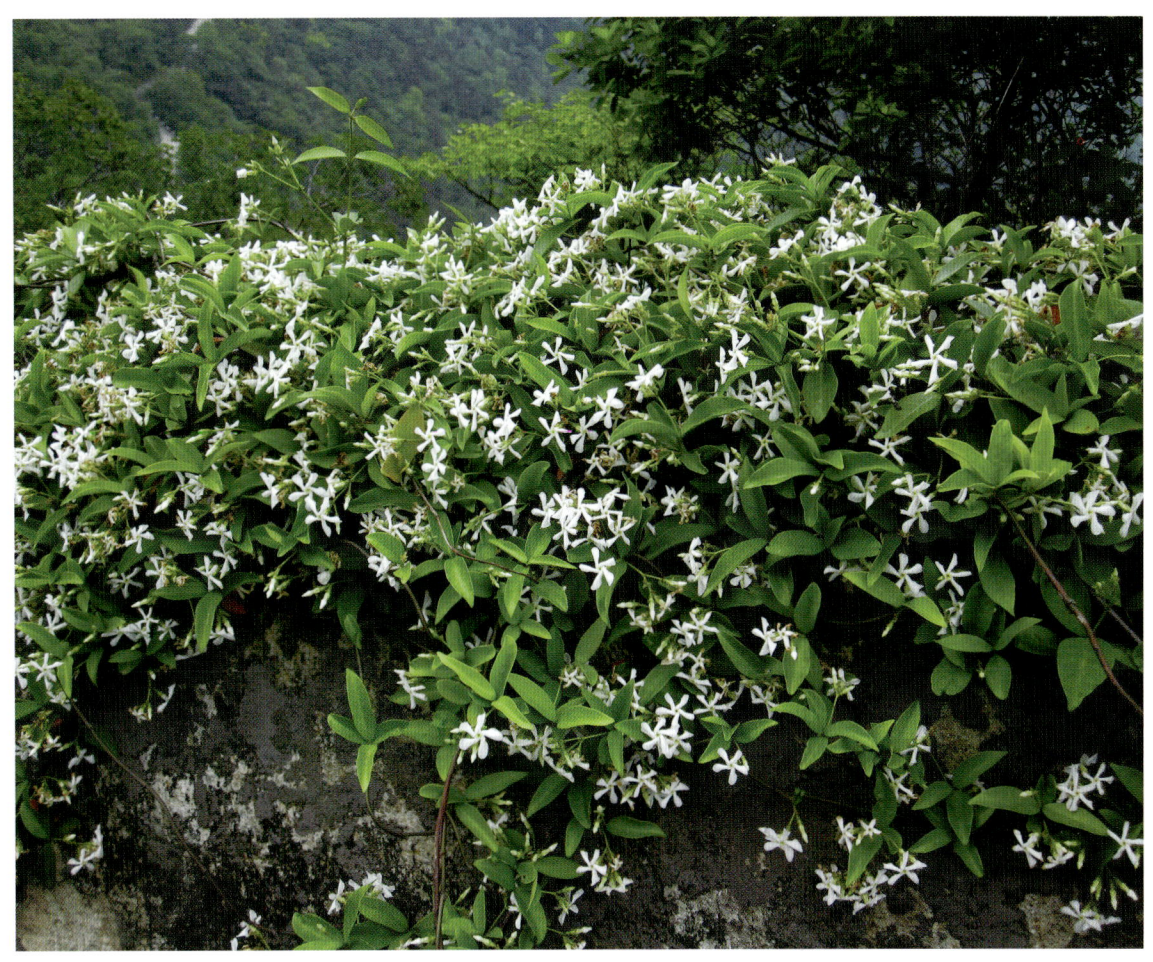

络石

药材鉴别

本品藤茎圆柱形，多分枝，直径 0.2～1 cm；表面红棕色，具点状皮孔和不定根；质较硬，折断面纤维状，黄白色，有时中空。叶对生，具短柄，完整叶片椭圆形或卵状椭圆形，长 2～10 cm，宽 0.8～3.5 cm，先端渐尖或钝，有时微凹，叶缘略反卷，上表面黄绿色，下表面较浅，叶脉羽状，下表面较清晰，稍凸起；革质，折断时可见白色绵毛状丝。气微，味微苦。以叶多、色绿者为佳。

功效主治

祛风，通络，止血，消瘀。主治风湿痹痛，筋脉拘挛，痈肿，喉痹，吐血，跌打损伤，产后恶露不行。

药理作用

牛蒡苷可引起血管扩张，血压下降，使冷血及温血动物产生惊厥，大剂量引起呼吸衰竭，并使小鼠皮肤发红，腹泻，对离体兔肠及子宫则抑制之。

用法用量

内服：10 ~ 15 g，煎汤；浸酒或入散剂。外用：研末调敷或捣汁洗。

民族药方

1. **风湿关节炎**　络石藤 30 g，五力加皮 30 g，牛膝 15 g。水煎服。
2. **肺结核**　络石藤 30 g，地苍 30 g，猪肺 120 g。同炖，服汤食肉，每日 1 剂。
3. **吐血**　络石藤叶 30 g，雪里见 15 g，乌韭 15 g。水煎服。
4. **筋骨痛**　络石藤 50 ~ 100 g。浸酒服。
5. **外伤出血**　络石藤适量。晒干研末，撒敷，外加包扎。

使用注意

阴脏人畏寒易泄者勿服。

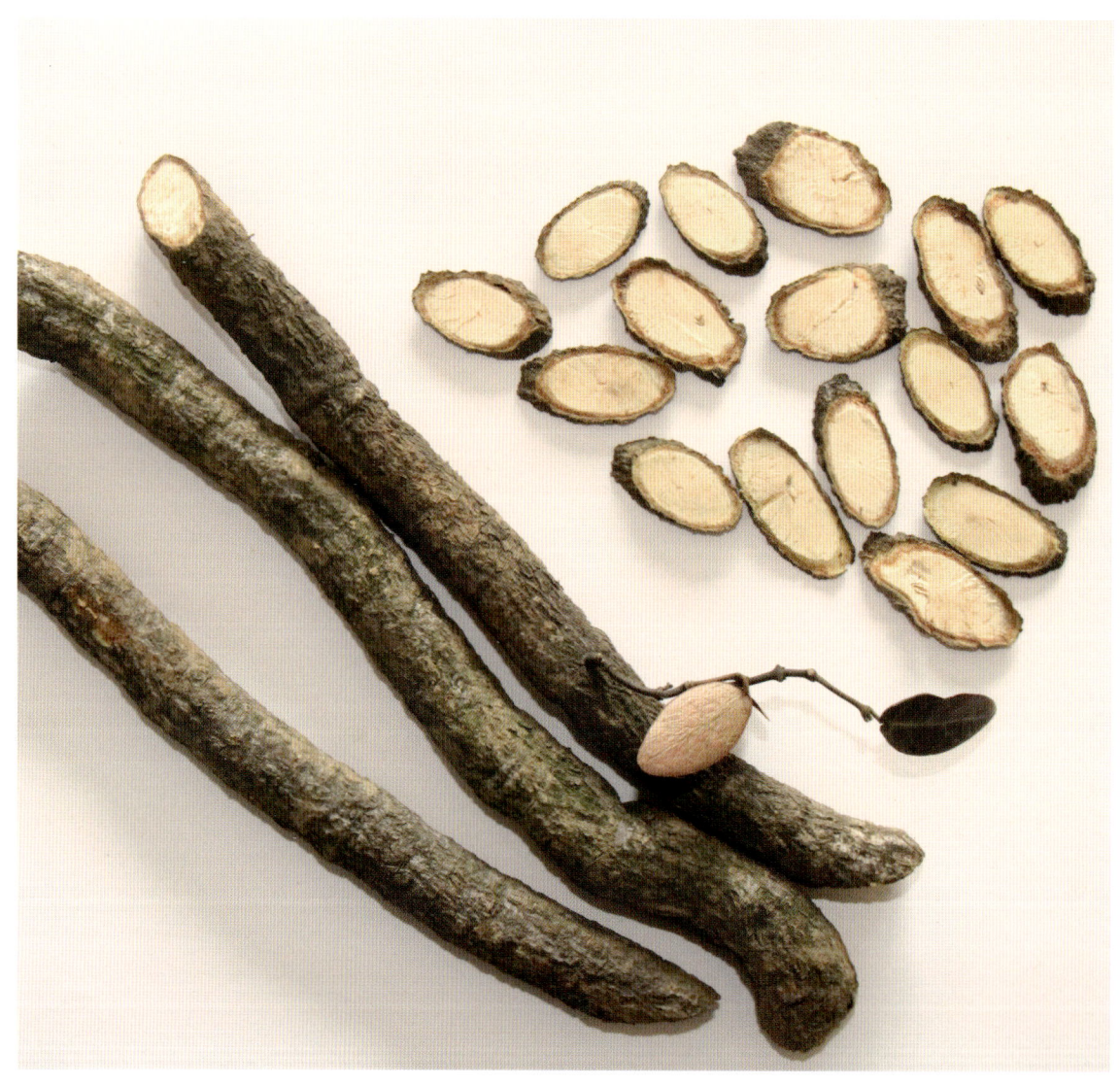

络石藤药材

图书在版编目（ＣＩＰ）数据

中国民族药用植物图典. 水族卷 / 肖培根，诸国本
总主编. -- 长沙 ：湖南科学技术出版社，2023.12
　　ISBN 978-7-5710-2533-5

　　Ⅰ．①中… Ⅱ．①肖… ②诸… Ⅲ．①民族地区－药用
植物－中国－图集②水族－中草药－图集 Ⅳ．①R282.71-64

中国国家版本馆 CIP 数据核字(2023)第 196869 号

"十四五"时期国家重点出版物出版专项规划项目

ZHONGGUO MINZU YAOYONG ZHIWU TUDIAN SHUIZUJUAN DI-JIU CE

中国民族药用植物图典 水族卷 第九册

总 主 编：肖培根　诸国本
主　　编：司有奇
出 版 人：潘晓山
责任编辑：李　忠　杨　颖
出版发行：湖南科学技术出版社
社　　址：长沙市芙蓉中路一段 416 号泊富国际金融中心
网　　址：http://www.hnstp.com
湖南科学技术出版社天猫旗舰店网址：
　　　　　http://hnkjcbs.tmall.com
邮购联系：0731-84375808
印　　刷：长沙鸿发印务实业有限公司
　　　　　（印装质量问题请直接与本厂联系）
厂　　址：长沙县黄花镇工业园 3 号
邮　　编：410137
版　　次：2023 年 12 月第 1 版
印　　次：2023 年 12 月第 1 次印刷
开　　本：889mm×1194mm　1/16
印　　张：20.25
字　　数：359 千字
书　　号：ISBN 978-7-5710-2533-5
定　　价：2580.00 元(共十册)